我们一起解决问题

COGNITIVE THERAPY OF
PERSONALITY DISORDERS
Third Edition

人格障碍的
认知行为疗法

（第3版）

［美］亚伦·T. 贝克（Aaron T. Beck）
［美］丹尼丝·D. 戴维斯（Denise D. Davis）◎主编
［美］阿瑟·弗里曼（Arthur Freeman）

王建平 辛挺翔 朱雅雯 ◎译

人民邮电出版社
北　京

图书在版编目（CIP）数据

人格障碍的认知行为疗法 : 第3版 / （美）亚伦·T.
贝克（Aaron T. Beck），（美）丹尼丝·D. 戴维斯
（Denise D. Davis），（美）阿瑟·弗里曼
（Arthur Freeman）主编 ；王建平，辛挺翔，朱雅雯译
. — 北京 ：人民邮电出版社，2018.10
ISBN 978-7-115-49353-8

Ⅰ. ①人… Ⅱ. ①亚… ②丹… ③阿… ④王… ⑤辛
… ⑥朱… Ⅲ. ①人格障碍—精神疗法 Ⅳ.
①R749.910.5

中国版本图书馆CIP数据核字(2018)第210999号

内容提要

　　本书阐释了人格障碍的性质，也说明了其较难治疗的原因。书中共列出 12 种人格障碍，分章节具体讲述，行文生动，临床案例翔实。书中有关各障碍的知识内容都是最新的，同时，本书针对鉴别诊断、个案概念化、实施个性化的认知行为疗法干预以及克服治疗阻碍等方面，提供了有效的策略。

　　本书是以认知行为疗法视角来理解和治疗人格障碍的一部权威性著作，内容翔实全面，可作为治疗师的实操资源及培训工具书。本书不仅适合心理学专业人士阅读，也适合心理学爱好者及患者家属阅读。

◆主　　编　　〔美〕亚伦·T. 贝克（Aaron T. Beck）
　　　　　　　〔美〕丹尼丝·D. 戴维斯（Denise D. Davis）
　　　　　　　〔美〕阿瑟·弗里曼（Arthur Freeman）
　译　　　　　王建平　辛挺翔　朱雅雯
　责任编辑　　柳小红
　责任印制　　焦志炜
◆人民邮电出版社出版发行　　北京市丰台区成寿寺路 11 号
　邮编 100164　电子邮件 315@ptpress.com.cn
　网址 https://www.ptpress.com.cn
　涿州市般润文化传播有限公司印刷
◆开本：787×1092　1/16
　印张：26.5　　　　　　　　　　　　2018 年 10 月第 1 版
　字数：520 千字　　　　　　　　2025 年 4 月河北第 28 次印刷
　　　　著作权合同登记号　图字：01-2016-4641号

定　价：108.00 元
读者服务热线：（010）81055656　印装质量热线：（010）81055316
反盗版热线：（010）81055315

关于人格障碍

人格障碍，顾名思义，是指一个人的性格模式明显偏离其所在的文化标准，且持久、普遍而僵化，并给个体造成学业、工作或人际方面的功能损害，同时还可能引发个体或其周围人的痛苦与困扰。从实践的角度说，人格的这种"持久性与普遍性"，可能会让心理咨询或治疗工作趋于复杂化，仅举三点为例：（1）与诸如抑郁或焦虑这类症状性障碍的发作性相比，人格问题的发展更为缓慢，因此可能让来访者或其周围人"习以为常""不以为然"，但人格障碍对患者功能的损害也是持久而广泛的；（2）人格障碍可能增加个体罹患抑郁或焦虑等症状性障碍的风险，也可能与之形成共病，同时还会影响针对抑郁或焦虑的干预效果；（3）某些类型的人格障碍，对咨询（或治疗）关系的破坏性冲击非常大，来访者（或患者）的合作性与依从性可能都不佳，脱落率较高，同时也会给临床工作者造成较大的压力。因此，识别及理解人格障碍，学习相应的关系建立策略，是不同设置下的心理健康工作者都需要具备的。当然，对于治疗人格障碍的临床工作者而言，则需要进一步掌握具体的概念化模型和相应的干预技术。

从理论角度看，DSM-5 中变化最大的内容之一，就是提出了"人格障碍的替代性模型"。人格障碍从旧时的分类模型，推进到了维度性、谱系化的研究范式中，即将人格问题放在"人人皆有，只是程度不同"的连续体（维度）上加以审视与思考。这一变化大大提高了人格及人格障碍的"像素"，不但解决了旧时人格障碍诊断中"非此即彼""症状重叠""不能反映个体差异性"的现象，而且还可以基于一个统一的模型，描述所有人群（包括普通人群与患者群体），理解芸芸众生性格的多样性——这无疑拓展了人格及人格障碍领域的学术研究空间。

所以，我们需要一部有关"人格障碍"方面的、与时俱进的权威性专著，以此丰富理论细节，指导实践工作。

关于本书

由贝克、戴维斯与弗里曼主编，学界若干位知名专家联合撰写的《人格障碍的认知行为疗法（第 3 版）》，正是这样一部好书！该书分为三大部分。第一部分为"理论、研究与临床方法"，阐述了认知行为疗法在人格障碍领域的实证发展与整合、人格障碍理论、评估诊断、神经机制、干预技术、关系建立以及相应的文化议题。特别是认知疗法的创始人亚伦·贝克教授亲自执笔的理论部分，从人类进化的角度理解人格障碍的起源，解释了"图式与模式"的形成，强调策略的"适应意义"及其"发展过度/发展不足"在人格障碍中的作用。这种理论上的拓展与 DSM-5 的"人格谱系化"考量可谓异曲同工，彼此呼应，对于全书的认知行为疗法视角也是一种提纲挈领。而病理评估一章，则纳入了 DSM-5 替代性维度模型的新内容，并总结了其他常用的测量工具，同时附上"人格信念问卷 - 简版"，便于认知行为疗法取向的临床工作者实践应用。第 5 章和第 6 章详解了具体的干预方法，并针对各种人格障碍的特点给出了关系建立的策略与技巧，对临床实践颇具指导意义。

第二部分"临床应用"分为十章，分别针对各种人格障碍进行讲解，从评估、概念化、目标建立、关系建立、具体的干预实施，到怎样安排结束咨询（治疗）工作，再到探讨这个过程中可能遇到的常见问题、临床工作者的压力管理等，内容非常全面，而且资料新颖、案例翔实。其中第 14 章与第 17 章详述了"图式疗法"的临床应用。第三部分"共病与临床管理"侧重于个案复杂的临床表现，第 18 章提醒临床工作者关注人格障碍与症状性障碍的高共病现象，而第 19 章则以一个具体的案例展示了临床管理、风险管控方面的复杂性，并提出了相应的解决思路。

鉴于认知行为疗法的循证性与实操性已经获得了全世界范围的广泛认可，而且更为可贵的是，其与主流诊断系统（如 DSM）的人格病理模型匹配良好，再加上这些享誉全球的作者们通力合作，《人格障碍的认知行为疗法（第 3 版）》可谓是博采众长，对于读者充实理论、提升专业或在工作中进行参考，都极具价值！

关于翻译工作

本书的翻译难点在于：（1）大量的新资料、新模型；（2）作者们来自不同国家，其本国文化或英语语言文化都与中国文化及汉语语言文化存在差异；（3）对很多心理学术语的中文翻译，学术界自身也存在不一致的现象。以上问题如果得不到统一的考量与处理，都可能让翻译品质大打折扣，平添歧义，影响读者的阅读体验。

术语上，我们采取了以下处理办法。（1）不同的英文术语，尽量翻译为不同的中文语汇，分别对应，便于区分，如"解离"（dissociation）、"疏离"（detachment）与"分离"（separation）。（2）不同的英文术语，如果在中文中实在找不到相应的区别译法，则只能译为同一个中文词汇，此时，会在文中标注英文，如"模式"（mode）或"模式"（pattern）。（3）同一个英文词汇，可能会因为上下文语境而翻译成不同的中文词汇，如 Detached 译为疏离或超脱、Attachment 译为依恋或依附、Emergency 译为急诊或应急，以便读者理解。（4）有的术语，学界已经更新了译法，如 Agoraphobia 已从"广场恐惧症"更新为"场所恐怖症"。（5）一些术语，我们虽然综合参考了中国香港地区和中国台湾地区的翻译，但最后仍采用了内地学界最为习惯和接受的译法，如将 Empathy 译为"共情"。①

新术语、新模型及文化上的一些差异，我们在翻译时查阅了大量相关的中、英文文献，如果有人已经翻译过，我们会审慎地参考，在确定已有译法本身合理，并且符合本书中含义的前提下才会采用；如果没有可借鉴的译法，我们也会根据原文的含义，推敲

---

① 因为考虑中文阅读习惯，也为了让图书不那么厚重，参考文献和专有词汇两个部分没有体现在本书的中文版中。有需要这两部分内容的专业读者可以联系编辑单独索取。

出妥帖、合适的措辞，力求信、达、雅。

本书的翻译工作主要由我的学生辛挺翔承担，他翻译了大部分章节、对其他译者的稿件进行了初校并统一了全书的语言风格。我对全书术语进行了统一与订正，并审读了全书，就一些翻译问题做出了最终的确认。本书的译者还包括：第四章，张迎黎；第九章，邹晓丹；第十章，沈可汗。朱雅雯、邓昱旻、许菲、高艳敏、沈艳红、张迎黎、宋晓莉、刘洋参与了部分章节的翻译工作；李婉君、邓昱旻、李静雅参与了部分校对工作；朱雅雯、徐慊参与了统稿工作。

此书的翻译与审校工作，历时近两年，可以说是倾注心血、力求精品、以飨读者。在此要感谢所有的译者，还要特别感谢人民邮电出版社柳小红编辑的帮助与支持！

希望本书能成为心理健康及相关领域专业工作者们的重要参考资料。同时，鉴于水平与时间所限，译本仍难免出现错漏之处，诚请各位同行、专家及每位读者不吝指正，以便今后进一步修订完善。我的邮箱是 wjphh@bnu.edu.cn。

王建平

2018 年 8 月 22 日

从定义上看，人格障碍深植于一个人对自己的看法中，障碍不但会造成患者本人的生活痛苦，还会影响其社会网络，包括他们的照料者。临床工作者在治疗人格障碍患者时，常感到"困难""成问题""具有挑战性""无尽无休"，甚至是"难治的"。当编著完成《人格障碍的认知行为疗法》的第3版之后，我们深谙这些基本事实。但是，我们同时也相信：认知行为疗法治疗人格障碍，无论是其过往的发展，还是今后的前景，都是"鼓舞人心的""合作性的"和"充满希望的"。

1988年，亚伦·贝克（Aaron Beck）首次邀请阿瑟·弗里曼（Arthur Freeman）合著了一本有关人格障碍治疗的书籍。那时，针对这一备受关注但难治的患者群体，相关的治疗手册屈指可数。当时的大部分文献也都是心理动力学视角的，将人格障碍概念化为"神经症"或"神经质"。《抑郁的认知疗法》（*Cognitive Therapy of Depression*）以及《焦虑障碍与恐惧症：一种认知视角》（*Anxiety Disorders and Phobia：A Cognitive Perspective*）两本书面世后，引起了非同寻常的反响，作者们受到了鼓舞，继而尝试将"贝克的认知模型"应用在人格障碍的治疗中，并予以检验。同时，在治疗抑郁或焦虑等症状性障碍的临床试验中积累的证据，也进一步推动了此项工作——因为总会有患者脱落，或对治疗方案的应答不典型。通常，这类患者就是确诊或疑似人格障碍的患者。鉴于临床上的需求很明确，但经过实证检验的疗法却又不足，所以拓展认知模型的应用范围，做出调整以适用于人格障碍的治疗，是大势所趋。在那时，颇具挑战性的案例并不少，认知疗法的早期践行者们为了克服困难、取得治疗进展，可谓是费尽了心思。治疗师们在案例研讨期间，思维碰撞，灵感迸发，集思广益，然后，他们会将这些见解带回咨询间，检验其临床价值。

贝克与弗里曼决定，将这些临床观点进行归纳总结，以便开展范围更广的临床检验。他们先是找了几位一流水准的治疗师，这些治疗师在宾夕法尼亚大学认知治疗中心（Center for Cognitive Therapy at the University of Pennsylvania）接受过贝克的培训指导，都深受贝克的影响。他们总共只有九人，都是贝克中心的早期会员（现已成为认知疗法学院的创始院士），他们相互合作，彼此启发，调整认知模型以适用于治疗人格障碍。在这些治疗师的共同努力下，《人格障碍的认知行为疗法》第 1 版于 1990 年问世，在这部开山之作中，针对 DSM-Ⅲ-R 中每种类型人格障碍给出了全面的认知干预方法。同行对这部作品的评价是"实用""学术性""有临床价值""推动了这类难治型人群的疗法进步"。认知行为疗法是问题取向的、主动的，这给复杂型或难治型患者带来了新的选择，随着治疗师队伍的增长，认知行为疗法也受到了更广泛的认可。

在第 1 版广受好评之后，贝克与弗里曼再次受邀编纂本书的第 2 版。他们认真思考，如何基于读者对第 1 版的评价和该领域不断涌现的研究发现，做出修订、更正、调整？他们继续发扬合作精神，决定邀请第 1 版中的撰稿人之——丹尼丝·戴维斯（Denise Davis）担任第 2 版的撰稿人兼主编。戴维斯制定了修订的大方向，确保了从第 1 版到第 2 版的顺畅过渡，并在第 2 版中整合了"各家之言"，使之具有连贯性。我们组建了10 人的撰稿团队，其中有几位就是第 1 版的撰稿人，他们为本书奠定了基础，但同时也有新的撰稿人加入，他们为本书贡献了新的视角与新的研究维度。所以，第 2 版不是 14年前第 1 版的简单翻新，而是在理论及临床上都有新的推进。与第 1 版时的工作经历一样，我们再度投入到彼此启迪、灵感迸发的合作之中，对成书充满了期待——我们的成果也再次获得了专业人士的大力肯定。

2012 年，吉尔福德出版社（Guilford Press）邀请我们编纂《人格障碍的认知行为疗法》的第 3 版。旧版是否需要增补？是否出现了新的数据资料，用以对治疗进行概念化？有哪些议题关系到进一步改善人格障碍患者的护理，但在旧版中却未曾提及？团队经过慎重考虑后，决定接受出版社的邀请，着手第3版的编纂工作，仍由戴维斯任主编。

我们当时遭遇了一个巨大的挑战。鉴于DSM-5即将出版，而关于DSM-5的内容，特别是其中的人格障碍部分，学界充斥着各种猜测、争论，具有不确定性。DSM工作组究竟会保留哪些内容，又会删掉哪些内容呢？我们四处探问，然而，即便是那些知情人士，其实也是一头雾水。因此，我们决定，保留我们的临床关注点，第3版仍旧聚焦在一线治疗师的日常工作上。根据对DSM-5新内容的预测，我们着手了第3版的工作，而一旦DSM-5出版，我们会立即将新内容整合到第3版中来。同时，基于撰稿团队的背景——临床工作者、研究者、编辑、学术文献的研读者——我们根据自身经验，将多年来逐渐归入DSM附录部分的几种障碍，以及一些已被DSM彻底删掉的障碍，保留或增补到了第3版之中。例如，根据团队集体的临床实践经验，我们都遇到过许多符合"被动-攻击型人格障碍"诊断标准（在DSM先前的版本中有描述）的患者。因此，我们在第3版中保留了这一类型的人格障碍，以帮助临床工作者理解、概念化及治疗这类患者。同样，我们也决定，在第3版中增加"抑郁型人格障碍"，从而填补文献上的空白。

自工作伊始，我们就致力于保持本书的丰富性与翔实性，这也是第二版广受好评的原因之一。同时，我们还为第3版全面增补了重要的新内容，将之很好地整合融入各章之中。因此，第3版大约有65%是新内容。第3版在形式上沿袭了第2版的"两大部分"划分（第一部分讲理论、研究与临床方法，第二部分讲对特定人格障碍的临床干预），但同时增加了全新的第三部分"共病与临床管理"。与先前两版相比，第3版共计增加了五章全新的内容，分别是："人格障碍适应不良图式及模式（modes）的神经机制""多样性、文化与人格障碍""抑郁型人格障碍""与症状性障碍的共病"以及"临床管理"。而"治疗概述""病理评估""依赖型人格障碍""自恋型人格障碍""表演型人格障碍"及"反社会型人格障碍"各章都由新作者或联合作者进行了重新编写。"偏执型人格障碍"与"分裂样及分裂型人格障碍"合并为一章。另外，"人格障碍理论""一般原则和特定技术"及"治疗联盟"三章也都更新了大量的内容。

那么，我们具体增补了哪些内容呢？我们又是如何让书稿保持了合理的篇幅，不至于分成上、下两册呢？首先，我们决定删掉诊断标准列表，因为读者很方便就能在别处查询到这类内容；其次，我们简约化了历史性的回顾，而聚焦于临床干预成功的新案例，给出演示与细节。在针对特定人格障碍临床干预的各章中，所有作者都在文中增加了"治疗的主要目标""治疗进展、毕生发展及结束治疗的考量""常见问题挑战"及"临床工作者的自我关怀"这些内容。与临床干预各章一样，我们对人格障碍理论与基本临床方法的基础性章节也做了更新与补充，从而把那些与认知疗法兼容的、与人格障碍有关的新技术整合起来：动机性访谈、正念、图式角色扮演及其他的体验式练习、图式反馈、培养功能性的核心信念和心理弹性的个体模式（personal models）、价值澄清以及管理治疗联盟的各种具体策略。需要特别指出的是，亚伦·贝克更新了人格障碍理论一章，他所提出的假设不但表述清晰，而且也比上一版更加翔实。该假设涵盖了贝克最新的领悟与洞察：原始需求如何催生出行为策略，行为策略又如何形成了人格的基本特质，以及人格障碍又怎样从发展过度的、不灵活的激活状态的图式与模式（modes）中产生？一如既往的是，在第3版中，贝克的慈悲立场、将理论与临床演示方面所做的高超结合，这些都启迪着我们，给我们希望，也为他的认知疗法模型夯实了基础。我们认为，若想对个案进行有效的概念化，并灵活运用本书介绍的临床方法，那就一定要扎实理解上述基础理论。

自本书第1版问世，距今已有25载，认知疗法在全世界范围也已得到了广泛的接受与认可。所以，第3版撰稿人的名单长度也拉长了不止两倍。鉴于我们的撰稿团队如此庞大，我们决定让他们在具体的章节中分别署名，这样做才是最有意义的。原先两版的作者，其中有一些并未给第3版撰稿，但我们仍要感谢他们的努力与付出——帮助提升了本书的质量与整个领域的水平。我们还要特别感谢为本书1、2、3版都撰稿的三位作者：朱迪斯·贝克（Judith Beck）、克丽丝汀·帕德斯基（Christine Padesky）和卡伦·西蒙（Karen Simon）。在第3版的编纂过程中，我们增补了一些前文提及的新内容，所以，撰稿团队也有新作者加入。这些临床工作者与科学家都享有很高的国际声誉，更难能可贵的是，他们来自不同的国家（除了美国，还有五个国家），文化上的细微差异，也有助于我们更加深入地理解人格。与此同时，我们也有机会看到，认知模型在全球不同国家中的应用都是非常稳定的，这为认知模型的跨文化可行性提供了证据。

本书从第1版到第3版，一路走来，是许许多多人勤奋工作、努力耕耘的结果，在微观上，他们推动了认知疗法的发展，在宏观上，则促进了心理治疗的整体进步。对他们的感激之情，无以言表。吉尔福德出版社的远见卓识也让我们深受启发；而书中对我们的学生以及我们的学生之学生的文献引用，也让我们自愧不如。我们也始终能从患者身上学到东西，始终被他们的反馈鼓舞。资深主编亚伦·贝克先生德高望重，他有着坚韧不拔的意志品质、卓越杰出的才华以及善良慈爱的心灵，跟他一起共事，我们都深受启迪——这是撰稿团队的心声。毋庸置疑，亚伦·贝克是这个时代的巨匠与天才。我们希望，读者能对本书的内容感兴趣，能学得知识，运用于实践，而最重要的还是能从中看到希望，进而帮助人格障碍患者摆脱病症。

第一部分
理论、研究和临床方法

第二部分
临床应用

第三部分
共病与临床管理

第一部分

理论、研究和临床方法

第1章

人格障碍认知行为疗法概述

丹尼尔·O. 大卫（Daniel O. David），哲学博士；

罗马尼亚巴比什 - 博雅依大学临床认知科学系教授。

阿瑟·弗里曼（Arthur Freeman），教育学博士，理学博士；

美国专业心理学委员会（ABPP）认证会员；

美国认知疗法研究院（ACT）杰出创始院士；

美国中西大学行为医学系教授，伊利诺伊州丹尼森校区及

亚利桑那州格伦代尔校区临床心理学项目执行主任。

人格由若干人格特质（personality traits）构成。实际上，每个个体都有其人格的侧写（profiles），其构成为：很少数核心特质、若干主要特质及许多次要特质。

如果依据表现评估人格特质（例如，个体的反应在多大程度上符合特定标准），那么我们就是在谈论能力倾向（aptitudes）（如智力、创造力）。如果我们依据社会价值评估人格特质，那么我们就是在谈论性格特质（characterological traits）（如慷慨、攻击性）。最后，如果我们依据活力（dynamism）和能量评估人格特质，那么我们所谈及的就是气质特质（temperamental traits）（如暴躁／冲动、抑制）。

人格模型有很多，在此我们不一一回顾，因为这不是本章的目的。在此我们只

谈最综合、最具实证支持的人格模型之一——"大五"模型（"Big Five" model）。根据这个模型，人格由5个因素构成：（1）开放性（openness）；（2）尽责性（conscientiousness）；（3）外向性（extraversion）；（4）随和性（agreeableness）和（5）神经质（neuroticism）。每个因素包含一系列更具体的人格特质。例如，外向性因素就包含了正面情绪、自信决断（assertiveness）、有活力等人格特征。

人格障碍有许多心理模型（models）。最早的模型可能基于精神分析，之后进一步发展为动力学-精神分析的范式（paradigm）。人本-存在-体验的范式同样提出了诸多的人格障碍模型。自然，认知行为范式也有其自身的人格障碍模型。然而，前两种范式——"动力学-精神分析"和"人本-存在-体验"模型——在谈及人格障碍时都没有明确联系主流的心理病理学（如DSM系统），而认知行为范式则与心理病理学中有关人格障碍的主流模型相符合（虽然不一定是基于此模型）。例如，人格障碍的认知治疗模型（本书第2章）便是基于DSM系统来考虑人格障碍的，它将人格障碍理解为人格特质的"增生"（hypertrophy），这些特质在最初产生时都具有适应性，但其在发展过程中变得更加夸张、突出。

针对人格障碍的认知行为取向

认知行为疗法（Cognitive-Behavioral Therapy，缩写为CBT）的框架/范式具有一套互相联系的理论原则（即CBT体系）以及一套可组织到临床策略（见手册化的临床方案）中的技术。实际上，从这一一般性的CBT框架出发，各类CBT心理疗法都是基于以下两点发展出来的：（1）与多种临床病况有关的一般性的和/或特定的模型，从而大力推动理论导向性的技术发展［即系统性CBT心理治疗（systemic CBT psychological treatments）］；和/或（2）根据特定临床病况的、CBT技术上的多成分组合，这种技术组合的理论整合性低，只基于那些一般性的CBT理论原则，而非有关该临床病况的"一般性的和/或特定的CBT模型"［因此，这种技术上的多成分组合，即"多成分CBT心理治疗"（multicomponential CBT psychological treatments）］，力求实用。

那些经过实证研究的系统性CBT心理治疗——每一种都组织得如同一个"CBT学派（CBT school of thought）"——我们按字母排序予以列举：接纳与承诺疗法（Acceptance and Commitment Therapy，缩写为ACT）、辩证行为疗法（Dialectic Behavior Therapy，缩写为DBT）及图式疗法（Schema Therapy，缩写为ST）。显然，此处还应该包括认知疗法（Cognitive Therapy，缩写为 CT）及理性情绪行为疗法（Rational-Emotive Behavior Therapy，缩写为 REBT，下文简称为理情行为疗法），虽然它们是一般性 CBT 范式的基础方法（见下文），但同样也被视作系统性的 CBT 心理治疗，从而得到了研究。最后，大量的多成分 CBT 心理治疗，其组织形式更像一种实用性的治疗包，而在理论的导向性和 / 或整合性方面则程度较低。

CBT 的理论基础

贝克（Beck）的认知疗法和埃利斯（Ellis）的理情行为疗法为现代 CBT 范式建立了基本框架。与行为疗法的早期模型一致，它们并未把人格障碍的症状视作一种潜在疾病 / 障碍 / 冲突的表达，而是将其视为人类对特定或一般刺激的习得性反应。然而，具有革新性的、明显区别于原有的行为治疗和现存的医学方法的是：对个体的反应（如主观的、认知的、行为的、心理生理的）——无论视为习得的，还是一种更宽泛的、潜在的障碍的表达——的认识思路不同以往，即：更多地强调认知成分，而且通常将其视为其他反应成分的最初"原因"。不过，这并不意味着因果关系是单向的。贝克［提出"模式"（mode）概念，见第 2 章］与埃利斯［提出"相互依存"（interdependency）概念］都非常谨慎地指出，各类型的反应之间存在着很强的相互联系，形成了多维互动的心理结构。因此，ABC 模型（ABC model）经论证已明确成了 CBT 理论架构的基础（见图 1.1）。

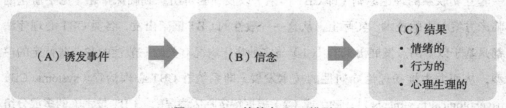

图 1.1　CBT 的基本 ABC 模型

"A"是指各种诱发事件（activating events），无论是外在的和 / 或内在的。"B"指的是个人信念（beliefs），更广义上是指信念和想法形式的信息加工（即认知）。最初，埃利斯与贝克都强调意识的信息加工（即信念和想法形式的显性认知），其也可能会无意识地运转、发挥功能（即无意识运作的认知），只是要通过特定的技术（如思维监测或意象法）让这些认知可以浮现到意识之中。"C"指以个体主观的、行为的和 / 或心理生理的反应形式出现的各种结果（consequences）。通常情况下，歪曲的认知与失功能的结果（如失功能的 / 不健康的感受、适应不良的行为）相联系，而未歪曲的认知则与具有功能的结果相联系（如功能良好的 / 健康的感受、适应性的行为）。C 一旦生成，它就可能成为一个新的 A，因此进一步启动元信念 / 次级信念（B′），它们又产生元结果 / 次级结果（C′）。

从 CBT 一般性的认知架构出发，我们发展出了特定的认知模型，这些模型取决于：（1）在 B 上所强调的认知类型；（2）临床策略的顺序（例如，先去改变 A 和 / 或改变 B 和 / 或直接针对 C）；（3）治疗师如何根据患者的情况来处理各种临床病况与事件。

例如，关于认知的类型，我们可以分为"冷认知"（cold cognitions）与"热认知"（hot cognitions）。"冷认知"是指对现实的描述（例如，"我妻子不在家"）以及个体的解读 / 推论（例如，"她出轨去了"）。"热认知"是指我们如何评价 / 评定（appraisals）这些关于现实的描述与推论（例如，"我妻子绝不会背叛我的，但如果真发生了，那太可怕了，世界末日"）。冷、热认知既可能是较为表层的信念（即自动思维 / 自我陈述），也可能是更为核心性的信念。贝克的认知疗法最初更多聚焦在描述与推论上，因此与一般性的归因理论有更多的联系。后来，认知疗法以及其他形式的 CBT 心理治疗，如图式疗法和辨证行为疗法，同时聚焦于冷、热认知——其在现象学上通常被整合起来（即在来访者头脑中，它们是如何出现的）。事实上，评定歪曲认知的各种量表例如，"自动思维问卷"（Automatic Thoughts Questionnaire）；"失功能态度问卷"（Dysfunctional Attitudes Scale）；"杨图式问卷"（Young Schema Questionnaire）同时包含了冷、热认知的题目。理情行为疗法针对描述 / 推论与评定（即评价）这二者做出了清楚的区分。非理性的信念（例如，"我妻子绝不会背叛我的，但如果真发生了，那太可怕了"）和理性的信念（例如，"我希望妻子不要背叛我，而且我会尽力避免这种情况，但我也能接受'有时候，事不由人'；如果这种情况真发生了，会很糟糕，但也算不上世界末日"）都被视为评价，因此可将它们与更为广义的评价理论相联系。实际上，基于评价理论的理情行为疗法认为，除非被评价，否则冷认知（如描述 / 推论）不会产生感受，虽然它们可以直接产生行为。

在认知疗法中，临床策略的顺序通常是先聚焦于自动思维（其大多被表达为描述和推论——包括意象——和 / 或冷、热认知的混合体），然后聚焦于核心信念（core beliefs）（即我们头脑中编码形成的图式）。有时，认知疗法会运用问题解决策略聚焦于诱发事件上，和 / 或者运用行为和 / 或应对技术聚焦于这些信念所导致的结果上。不过，就核心要素之间的交互性而言，个体间是有差异的。对某一个体来说，其顺序

可能是认知 - 情感 - 行为，另一个体的顺序可能会是行为 - 情感 - 认知，而第三个人的顺序则可能是情感 - 认知 - 行为。相对而言，理情行为疗法先聚焦于通过改变非理性的信念，来改变失功能的结果；然后，如果这么做不起作用的话，那么就聚焦于改变冷认知，以改变失功能的结果。这一过程先聚焦在以特定的非理性自我陈述形式的表层信念上，之后会聚焦在一般性的非理性核心信念上。在认知重建之后，理情行为疗法将会聚焦于另外的部分：诱发事件 A（如运用问题解决策略）和 / 或结果 C（如运用行为技术和 / 或应对策略）。接纳与承诺疗法、正念认知疗法（mindfulness-based CT）及其他称为第三浪潮的 CBT（third-wave CBT）都对"要实现情绪和行为层面更具适应性的改变，就需要改变歪曲认知的**内容**"这一观点提出了挑战，这些疗法认为，我们需要矫正（即在认知上重建）的是歪曲认知的**功能**，具体形式则是通过接纳及正念技术进行中和并在认知上予以脱钩。

心理治疗师如何处理临床病况，在 CBT 各疗法中也存在差异。认知疗法主张每种临床障碍都有其非常特定的、详细的模型。理情行为疗法以及更晚诞生的图式疗法则支持更一般性的模型，其主张如下：虽然特定的模型有效，但在这种特异性之下存在着核心的、共同的心理过程——体现在歪曲的核心信念上。在各种临床病况中，这些歪曲的核心信念之间的交互作用有所不同。这一过程与神经科学中的发现类似，即种类繁多的症状与障碍，可以通过有限几类的神经递质及其相互联合加以简化和 / 或解释。

基于认知科学和认知神经科学的理论框架，大卫（David）在尝试通过扩展 CBT 范式中经典的 ABC 模型来整合这些特定的模型，即尝试将各种"CBT 学派"发展成一种整合及多模型的认知行为疗法（Integrative and Multimodal CBT，缩写为 IM-CBT）。所谓"整合"，即将那些彼此相关的理论原则更好地加以组织，构成一个连贯的 CBT 理论（即一种一般性的 CBT 模型），这一理论可以容纳各种 CBT 学派和它们一般的和 / 或特定的模型。所谓"多模型"，即各类技术与临床策略（基于 CBT 和 / 或其他心理治疗的传统）都基于这一整合性的 CBT 理论来衍生和 / 或概念化，而不是将这些技术与策略视作"成分"——虽来源于一般性的 CBT 众原则，但彼此的关联程度却疏密有异，只是出于处理某种临床病况的实用需求，才被组织为一个多成分的 CBT 治疗包。因此，IM-CBT 强调一种理论导向性的（即整合性的）多模型取向，以帮助患者治疗各种心理病况。

根据 IM-CBT 的理论框架（见图 1.2）有两种类型的核心信念。第一类与冷认知有关，包括贝克所描述的"不可爱"与"无助"这些一般性的核心信念，它们以图式的形式在头脑中编码。第二类与热认知有关，包括埃利斯所提出的一般性的非理性核心信念，具体表述为："要求"（"事情**必须**按我的意愿进行"）、"灾难化"（"这可能是最糟糕的事情"）、"低挫折耐受"（"我受不了这些对我的要求"）以及"个人价值的总括性评价"（那样做或那么想，就表明此人毫无价值），这些信念以图式的形式在头脑中编码（也称为"评价性图式"）。从现象学角度看，这些冷、热核心信念是以混而不分的形式被我们意识到的。各核心信念之间交互作用，导致对事件的信息加工发生偏差，从而产生了会导致失功能结果的、具体的自动思维。自动思维，包含冷、热认知，可能会无意地（自动地）进入我们的意识，但通常与诱发事件有关。实际上，如前文所述，许多测量自动思维与核心信念的量表都包含了涉及冷、热认知的题目（如"自动思维问卷""失功能态度问卷""杨图式问卷"等）。然而，从心理机制的角度来看，冷、热认知是不同的过程，因此，未来还应予以研究。核心信念的来源，与环境／教育及生物（如遗传的／进化的）易感性有关（见第 2 章）。我们特别强调的是：遗传的／进化的易感性与一般性的非理性核心信念之间的联系。

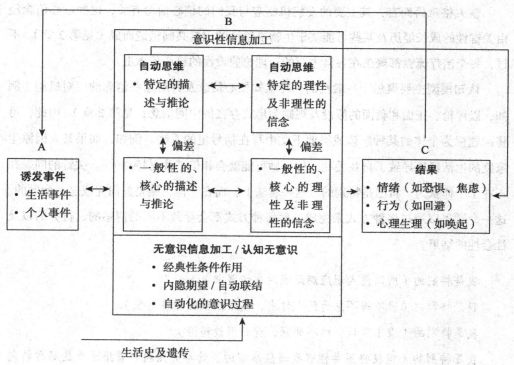

图 1.2 CBT 的现代构架

转自大卫（David，待出版）。版权归威利 - 布莱克威尔（Wiley-Blackwell）出版社所有。本文经许可转载。

基于整合及多模型的认知行为疗法（IM-CBT）去理解，应对机制就不能被视为彼此迥异的认知和／或行为过程了。相反，它们是有规律的、具有各种功能的认知与行为过程，帮助我们应对各种各样的感受与体验。

最后，整合及多模型的认知行为疗法（IM-CBT）在个体的信念层面上还添加了一个概念，即无意识的信息加工。这是一种结构性的认知无意识，其所包含的信息通常以一种意识觉察不到的形式被编码。它能直接地产生失功能的结果（如经典性条件反射），和／或间接地产生失功能的结果（即经典性条件反射的反应输出，又变成了A-B-C过程中的"A"）。这种信息加工基于无意识的、自动化的与核心情绪相关的脑结构，如杏仁核，且单靠经典的认知重建技术无法直接改变。不过，行为技术（如暴露）和基于新体验的再评估技术，因其可以改善认知神经网络的功能，从而可以修改核心系统的输入信息，所以是具有前景的。

CBT 在人格障碍中的应用

就人格障碍而言，其主要的发病机制应与我们的核心信念有关，这些核心信念经由关键性的成长经历及某些可能基于生物易感性的因素共同塑造而成（见第2章）。不过，每个治疗流派都聚焦在各自主要的、理论假设性的核心信念上。

认知模型主要聚焦于一般性的、冷认知核心信念及针对这些信念的应对机制（例如，以评价、正面和负面的假设及规则为形式存在的中间信念；见第2章）。因此，可将问题视为个体的某种解读或类似下文中写在括号里的看法。例如，如果某人因原生家庭的生活经历导致了自我关注，他／她可能就会相信"我是特别的"。关键的问题并不在于个体认为"自己是特别的"这一看法上，而在于他／她是如何完成这一命题的。这一命题可以通过多种方式来完成，而每种方式都会导致不同的情感的、行为的以及社会性的结果。

我是特别的（所以他人理应满足我的一切需求）。

我是特别的（我不得不总为他人付出，以维系我的独特地位）。

我是特别的（谁不承认、谁不同意，就必须被惩治）。

我是特别的（但我将不再拥有我理应享有的、幼年时照料者曾给予我的那种特别待遇，这糟透了，简直如同世界末日一般）。

我是特别的（被他人视为怪人，所以永远没法跟他们相处融洽或者得到他们的理解）。

我是特别的（我比绝大多数人都聪明，所以他人脱不开责罚的那些事，我却能钻空子、脱身免责）。

把改变"我是特别的"这一最初想法作为焦点目标，可能会徒劳无功。治疗师是在挑战并驳斥个体的独特性吗？（那高自尊呢？我们应当建立的是无条件的自我接纳而不是自尊吗？）治疗师考虑患者的自身的实际情况了吗？本书的许多读者，可能就认同如下看法："我能去寻找此书、拿到手、津津有味地专注阅读，就这一点而言我就与众不同啊。"因而，治疗的焦点是要去思考信念中所蕴藏的含义，以及它如何冲击了个体的适应功能。

图式疗法起源于认知疗法，但扩展了原有理论。因此，图式疗法识别出了更多的核心信念（即早期适应不良的图式），增添了若干种针对核心信念的应对机制。辩证行为疗法同样发端于行为疗法的技能训练，通过增添新的理论机制（例如，与唤起系统反应性有关的生物性素质）、加入用于应对认知和情绪痛苦的新型临床策略与技术（如接纳与正念）对原有疗法加以扩展。理情行为疗法主要聚焦于一般性的非理性核心信念、信念间的交互作用（如要求＋灾难化）及其对初级、次级／元结果的作用（如初级产生机制与应对过程）。

CBT 临床干预的主要特点

人格障碍的 CBT 干预通常包括以下四点：（1）临床评估；（2）认知概念化（cognitive conceptualizations）；（3）技术性干预；（4）建立并利用治疗关系。这与对症状性障碍的治疗大致相同。

不过，值得注意的是人格障碍患者的适应性各不相同。基于当前正在使用的 DSM-5 系统，临床评估可同时聚焦于分类与维度。对某些人格障碍（如反社会型人格障碍）而言，从患者临床访谈及自陈式心理测验上获得的信息，应当用临床工作者（或其他相关人员）的他评心理测验和来自患者以外的、确凿可信的信息予以补充完整。

人格障碍个案的认知概念化通常更具动力性，体现在以下各个方面的相互联系上：（1）对当前问题的认知概念化；（2）对过去问题的认知概念化；（3）对治疗关系／设置方面问题的认知概念化（见第 8 章的图 8.2）。虽然这一过程是基于鲜明的认知概念化，与动力学无意识信息的解读或突然闯入截然不同，但它又与短程心理动力治疗有相似之处。通过概念化工作，随着治疗的进展，患者就能够理解自己当前问题的发展脉络，甚至能够直面与体验这些问题（"此时此地"）。

一般而言，针对人格障碍的 CBT 干预比其他临床病况的干预周期更长，通常也会涵盖更多的体验式技术，也因此打造出一种多模型的取向。与其他临床病况相同的是，干预可分为个体形式或者团体形式来进行。

治疗关系的特性体现为：合作、共识、共情及真诚（见第 6 章）。对人格障碍而言，治疗关系必须常被作为引发改变的媒介和一种示范的过程来加以运用，而不仅仅是作为实施 CBT 干预的背景。实际上，在涉及患者过去经历或当前生活经验的会谈过程中或会谈后，我们常会利用治疗关系来引出患者的强烈体验。

CBT 治疗人格障碍的实证支持

巴洛（Barlow）对"心理疗法"（psychotherapy）（即心理健康领域的一般性的心理干预）和"心理治疗"（psychological treatment）（即针对特定临床病况的干预）提出了明确的区分。我们进一步发展了这一构架，主张"CBT 框架"（如 IM-CBT）指的是一种综合性的理论及由该理论所衍生和 / 或强调的一套多模型的技术；CBT 的心理治疗是指通常具有理论导向的、针对特定临床病况的（或多或少手册化的）治疗方案。此外，大卫与蒙哥马利（Montgomery）指出，真正的循证心理疗法（即循证的心理治疗）应当在临床方案的效力 / 效果（efficacy/effectiveness）方面都得到验证，也应当对拟定临床方案时所依据的理论基础提供支持。

心理疗法与人格障碍

总的来说，运用心理疗法治疗人格障碍在效力和效果上都获得了有力的支持。阿尼维克（Arnevik）及其同事发现，私人执业中所采用的折中心理疗法，可媲美基于综合性日托医院及门诊的后续心理治疗。此外，穆尔德（Mulder）、乔伊斯（Joyce）及弗莱普顿（Frampton）发现，在治疗患者的重性抑郁障碍时，其共病的人格障碍也会得到改善。因此，人格障碍既不是稳定不变的，也不是不可治疗的。近期一些分析同样支持了人格障碍心理治疗的成本收益。实际上，索特曼（Soeteman）及其同事发现，对于回避型、依赖型及强迫型人格障碍患者而言，短程日托医院心理治疗和短程住院心理治疗比长程住院心理治疗和长程门诊心理治疗性价比更高。帕西兹尼（Pasieczny）和康纳（Connor）发现，辩证行为疗法在常规公共心理健康的设置下性价比更高（例如，包括对边缘型人格障碍患者的治疗）。最后，范·安赛尔特（van Asselt）及其同事发现，图式疗法治疗边缘型人格障碍具有良好的性价比。

人格障碍的 CBT 心理治疗

针对人格障碍的、得到研究的心理治疗，大多数都是 CBT 的。其中，对辩证行为疗法（DBT）、图式疗法（ST）、认知疗法（CT）以及多成分认知行为疗法的研究最充分。就临床病况而言，得到最多研究的人格障碍是边缘型人格障碍。近年来，一些研究聚焦于其他类型的人格障碍（如回避型人格障碍），但我们仍旧缺乏关于分裂样和分裂型人格障碍的严谨试验。最近，一项对反社会型人格障碍心理干预的元分析总结道：虽然 CBT 心理治疗（或包含 CBT 模块的治疗）看似具有前景（见第 16 章），但就其针对反社会型人格障碍成人患者的应用效果，还没有足够的证据予以支持。

在此，我们将考察人格障碍 CBT 的实证支持，考察会基于由 CBT 所衍生出的、主要从干预的角度开发的各种心理治疗来进行。某些 CBT 的心理治疗会具备一个基础性的理论模型，此模型符合一般性的 CBT 框架，其技术及临床策略都源于这一特定模型，我们称之为系统性 CBT 心理治疗。另一些 CBT 的心理治疗则基于一般性的 CBT 理论，混合使用 CBT 的技术及临床策略，更多是从实用的角度出发，理论上的联系／整合较少，我们称之为多成分 CBT 心理治疗。

系统性 CBT 心理治疗

系统性 CBT 心理治疗是指那些具有清晰的理论模型、具备与模型相符的技术的 CBT 心理治疗，辩证行为疗法（DBT）就是其中之一。DBT 主要针对边缘型人格障碍，已获得了很好的验证。实际上，DBT 的效力和效果已获多方随机对照试验（Randomized Clinical Trials，缩写为 RCT）的研究支持，被英国国家医疗卫生与临床优选研究所指南（National Institute for Health and Clinical Excellence Guidelines，简称为 NICE 指南）和美国心理学会临床心理分会"研究支持的心理治疗"认可为循证疗法。林奇（Lynch）及其同事发现，在抑郁共病人格障碍的老年患者样本中，药物加 DBT 的治疗要优于单纯的药物治疗。不过，DBT 虽然对边缘型人格障碍看似效果很好，但近期一些分析还是提出了某种警示。在近期的科克伦（Cochrane）综述中，斯托弗斯（Stoffers）及其同事就认为，虽然展现出了一些重要的、有益的临床疗效，但这些得到研究的心理治疗（即 DBT、部分住院情况下的心智化治疗、门诊情况下的心智化治疗、移情焦点疗法、多成分 CBT、动力解构心理疗法、人际心理疗法及针对边缘型人格障碍的人际心理疗法）全都缺乏足够坚实的证据基础。同样，施普林格（Springer）、洛尔（Lohr）、布克特尔（Buchtel）及西尔克（Silk）发现，针对混合型人格障碍患者的一个样本而言，其短程住院 DBT 治疗的效果总体上并不优于"幸福与生活方式"讨论组（虽然 DBT 组认为此干预对出院后的生活更有帮助）。

图式疗法（ST）是另一种系统性 CBT 心理治疗。ST 已针对各类人格障碍进行了随机对照试验（RCT）研究。基森 - 布鲁（Gisen-Bloo）及其同事研究发现，针对边缘型人格障碍而言，ST 要优于移情焦点疗法（甚至性价比更高），而且，法雷尔（Farrell）、肖（Shaw）及韦伯（Webber）也发现，实施 ST 治疗的实验组效果要优于常规治疗（Treatment As Usual，缩写为 TAU）的控制组。在贝穆里斯（Bamelis）及其同事的研究中发现，针对各类人格障碍的混合组（如回避型、依赖型、强迫型、表演型、自恋型及偏执型人格障碍），ST 的疗效比常规治疗控制组或人本 - 存在 - 体验取向疗法（即澄清取向的个人中心治疗）的疗效更好。对边缘型人格障碍而言，个体形式的 ST 似乎与团体 - 个体结合型 ST 效力相同，但患者脱落率更低些。但是，迪克浩特（Dickhaut）及阿恩茨（Arntz）指出，当带领团体会谈的治疗师接受过团体心理治疗培训时，团体 - 个体结合型 ST 治疗使患者的复原速度比个体形式的 ST 治疗更快。鲍尔（Ball）、马凯内利（Maccarelli）、莱派格里亚（LaPaglia）及奥斯特洛夫斯基（Ostrowski）在 105 名共病或不共病特定人格障碍的物质依赖障碍患者中比较了个体形式的药物滥用辅导与双焦点 ST 疗法。他们发现，个体形式的药物滥用辅导要比双焦点 ST 对人格障碍症状的干预效果更好，因此，对物质依赖症共病人格障碍的患者进行双焦点 ST 治疗的必要性受到了质疑。某些有关 ST 的研究也探究了 ST 心理治疗引发患者变化的机制。例如，罹患人格障碍和 / 或具有人格障碍症状的成年患者，随着其适应不良的图式和应对方式的减少及其适应性图式的微增，他们的总体痛苦水平有所下降；然而，当痛苦水平得到控制后，适应不良图式的减少情况就不再持续显著了。

与理情行为疗法（REBT）一样，认知疗法（CT）是 CBT 框架的基础方法。不过，一些 CT 取向的心理治疗是特别针对人格障碍而开发的。例如，戴维森（Davidson）及其同事针对边缘型人格障碍患者，将常规治疗的控制组与英国国家卫生署（UK National Health service）例行开展的常规治疗加 CT 进行比较。研究发现，加入 CT 治疗对患者一些方面的症状有所改善（如焦虑降低、痛苦降低、失功能的认知减少等），而在其余方面则没有作用（如非自杀性自伤的频率、人际功能、总体功能、心理病理性症状、住院治疗、急诊就诊、成本收益等）。考特拉克斯（Cottraux）及其同事发现，针对边缘型人格障碍患者，CT 治疗在若干方面的结果均优于个人中心治疗（例如，在绝望、冲动、总体症状严重性方面的改善更快）；不过，马图希尔维茨（Matusiewicz）及其同事指出，鉴于其高脱落率，对本研究结果的解读应当谨慎。手册辅助认知疗法（Manual-assisted CT）与常规治疗相结合时，似乎对治疗边缘型人格障碍有效果；但在混合诊断的样本中其效果稳定性则差些。最后，里斯（Rees）与普里查德（Pritchard）发现了短程 CT 干预针对回避型人格障碍疗效的初步支持性证据；埃梅尔坎浦（Emmelkamp）及其同事也发现，针对回避型人格障碍，CT 治疗要优于短程心理动力治疗。

这些标准的 CBT 心理治疗呈现出非常良好、初步良好和／或具有前景的疗效，除此之外，有两种新兴的系统性 CBT 心理治疗也应予以提及。最近一个公共服务部门的前导性研究分析了常规治疗（TAU），认为：针对边缘型人格障碍的症状，在由支持性治疗、药物管理、所需的危机联络所构成的常规治疗基础上，增加 12 次每次 2 小时的接纳与承诺疗法（ACT）团体治疗，效果会更好。这项研究还发现，心理灵活性、情绪调节技能及正念对边缘型人格障碍症状的改变有中介作用。对 ACT 治疗人格障碍的研究，应以这些令人鼓舞的初步结果为基础，通过严谨的、大规模的随机对照试验，更多地针对那些具有理论导向性的心理治疗开展。

富勒（Fuller）、迪吉乌塞佩（DiGiuseppe）、奥利瑞（O'Leary）、方丹（Fountain）和朗（Lang）在一项研究中，针对有 29 例症状性障碍诊断及 43 例人格障碍诊断的成人门诊患者（N=12），应用以 REBT 为主要治疗成分的多成分心理治疗（16 次每次 2 小时的团体治疗）。研究结果表明，患者在特质性愤怒、愤怒症状及抑郁症状的缓解上都有积极反应（前 - 后测）。另一些理论导向性的实证研究则表明，非理性信念与各类人格障碍之间存在系统性的联系。司伯乐（Spörrle）、斯托贝尔（Strobel）和图马斯佳恩（Tumasjan）发现，非理性信念对生活满意度的影响甚至超过大五人格因素。最后，萨瓦（Sava）发现，"态度与信念量表Ⅱ（Attitude and Belief Scale-Ⅱ）"所测的一般性的非理性核心信念与"杨图式问卷"所测的早期适应不良图式之间具有密切的关联。综合以上，REBT 在治疗人格障碍上的效力和／或效果，应通过大规模的随机对照试验加以研究。鉴于针对反社会型人格障碍的 NICE 指南力主对破坏性行为障碍的儿童病患开展预防工作，而理情行为疗法（REBT）又被认为是针对儿童破坏性行为的可能具效力的治疗（参见美国心理学会国际分会的"循证心理治疗列表"），这样的研究会很有价值。

多成分 CBT 心理治疗

各种针对边缘型人格障碍及反社会型人格障碍的多成分 CBT 已获研究。穆兰（Muran）、萨夫兰（Safran）、萨姆斯塔克（Samstag）、沃纳（Wallner）和温斯顿（Winston）发现，在一个由复合型人格障碍患者组成的样本中，CBT 似乎有助于减轻症状、缓解功能失调（如人际关系问题）。情绪预测和问题解决系统性训练（System Training for Emotional Predictability and Problem Solving，缩写为 STEPPS）——基于行为疗法的技能训练取向——无论是单独应用还是与常规治疗相结合，对于边缘型人格障碍的症状减轻似乎都有效果。情绪调控团体治疗（Emotional Regulation Group Treatment，缩写为 REGT）——基于接纳性技能训练取向——在临床上也能够有效减轻罹患边缘型人格障碍的非自杀患者的症状。针对回避型人格障碍的团体认知行为疗法（Cognitive-Behavioral Group Therapy，缩写为 CBGT）也已获得研究。此类心理治疗通常包括暴露、认知重建及社交技能训练。一般来说，已发现 CBGT 对于回避型人格障碍的症状减轻及许多共病问题（如焦虑）的缓解具有效力。

总之，虽然全部研究都支持 CBT 心理治疗对于人格障碍的作用，但仍需要更为严谨的重复研究，也需要开发出新的 CBT 心理治疗方法。

其他的心理治疗和药物治疗

与 CBT 相比，那些源自动力学 - 精神分析范式的、针对人格障碍的心理治疗，其效力和效果莫衷一是。例如，汤（Town）、阿巴斯（Abbass）和哈代（Hardy）提出，基于 8 个中等质量的随机对照试验的结果，短程心理动力治疗或许可被视为针对广泛的各类人格障碍均具有效力的循证治疗。另一方面，雷克森瑞格（Leichsenring）和拉巴格（Rabung）在分析了 10 个对照研究后发现，针对包含人格障碍在内的复合型心理障碍，长程心理动力疗法要优于那些短程的心理疗法。然而，最近，斯米特（Smit）及其同事在分析了 11 个试验后认为，长程精神分析心理疗法的效果既有限，又不一致。例如，他们发现，对病理性人格而言，由每项研究的最长期追踪得到的、加总的

Hedges' g 不显著（g =0.17，95% 置信区间：–0.25~0.59）。克拉克（Clarke）、托马斯（Thomas）和詹姆斯（James）近期发现，对于人格障碍患者症状的缓解及其人际困难的改善，认知分析疗法（N=38）比常规治疗（N=40）更有效。因此，这些源自动力学 - 精神分析传统、针对人格障碍的心理治疗，似乎是以短程心理动力治疗和 / 或结合 CBT 的形式（即认知分析疗法）来发挥作用的。针对人格障碍的长程动力学 - 精神分析治疗的作用，目前仍有争议。

对于人格障碍的药物治疗，其研究结果莫衷一是。使用心境稳定剂、第二代抗精神病药和 ω-3 脂肪酸的药物疗法，能够靶向作用于边缘型人格障碍的某些症状以及有关的心理病理特性；然而，它们对边缘型人格障碍的核心症状及总体严重程度却没有作用。至于反社会型人格障碍，在分析了 8 个现有的试验后，在药物治疗的效力方面未能得出确切结论。

结论

人格障碍是重要的临床病况，它对其他的心理和 / 或医学的临床状况具有影响。就目前的学界水准而言，CBT 可能是当下对于各种人格障碍最为有效的心理干预形式。虽然 CBT 在治疗人格障碍上展现出前景，但有一些患者对该干预模式反应不充分和 / 或干预的结果还不具有足够的说服力。大部分研究都是针对边缘型人格障碍的，只有一少部分是针对其他类型的人格障碍的，因此，请谨记我们的结论是基于此研究现状得出的。虽然有一些研究是针对罹患混合型人格障碍或共病多种人格障碍的患者（即效果范式），但是大多数研究聚焦于人格障碍中的某一类型（即效力范式）。各种 CBT 心理治疗，虽然都发展自一般性的 CBT 框架（如 IM-CBT），但其实证支持性却莫衷一是。比较起来，其中某些疗法更具实证支持。今后的研究需要进一步检验现有的各种临床方案，如本书中所述的各方案，进而发展更好的新方案。新的研究需要既兼顾**效力**（即在变量控制的条件下，心理疗法如何作用），以获知内部效度，也兼顾**效果**（即在现实的临床实践中，心理疗法作用如何），以获知外部效度。当研究基于现实实践背景，针对的是各疗法的效果时，自然就会更聚焦于各人格障碍间的共病、人格障碍与其他障碍的共病，甚至是混合型人格障碍的样本（如罹患多种人格障碍的患者群体）。跨诊断取向（即人格障碍的维度成分）应作为重要的研究路线，与美国国立卫生研究院的计划性研究保持一致。同时，鉴于卫生系统受资源限制和保险公司要求的影响，疗法的成本收益分析也是很重要的。今后的研究也应聚焦于儿童及青少年的病理性人格和／或特质，以探索 CBT 干预对人格障碍的预防性作用。

一般而言，各种临床方案所依据的特定理论，其研究的严谨性要低于针对方案效力和／或效果的研究。因此，今后的研究也应该着重于对理论的检验，而且这些研究最好基于发病机理，而非基于症状视角。只有整合那些具有效力的 CBT 治疗所依据的、效度良好的各理论，我们才能提升人格障碍领域中循证干预方法的严谨性。

鉴于源自其他心理疗法范式（如动力学 - 精神分析）的心理治疗，在效力与效果方面所获得的只是初步性的证据，所以 CBT 理应成为整合心理治疗的一个平台，同时也要准备好去整合其他循证的、非心理的治疗（即药物治疗）。对 CBT 的治疗结局进行多层面分析（例如，包括神经生物学层面），这对心理治疗与药物治疗的整合而言，是非常重要的——虽然鉴于药物治疗的现状，当前针对人格障碍的首选干预形式仍然是心理治疗。

第 2 章

人格障碍理论

亚伦·T. 贝克（Aaron T. Beck），医学博士；
美国宾夕法尼亚大学精神医学系荣誉退休教授；
美国认知行为疗法贝克学院荣誉主席。

无论治疗哪种障碍，认知疗法都基于对该障碍的概念化工作以及针对具体个案特点的灵活调整。本章将从人格障碍的起因、发展和人格功能的大背景出发，为人格障碍提供一个总体性的理论。本次论述的首个主题是人格的形成与运转如何服务于个体的适应性。但在介绍这一总体性理论之前，我们先回顾一下有关人格的各种概念，并将它们联系、应用到人格障碍领域。

我们先就"人格模式（personality patterns）的原型（prototypes）如何经由种系遗传而产生"这一问题，谈一个推测性的、基于物种进化的解释。那些对生存、资源的保存与拓展及繁衍有促进作用的、由遗传决定的"策略"，会受自然选择法则的青睐。这些原始策略经衍生变化，其夸张、极端的形式可见于症状性综合征及人格障碍；前者如焦虑障碍及抑郁障碍，后者如依赖型人格障碍。因此，人格障碍及症状性障碍，所体现的都是各种适应性策略的夸张化、过度化。

接下来，我们的讨论将从基于进化的策略过渡到思考这样一个问题：信息加工，包括情绪加工，如何先决影响这些策略的运转？换言之，先是对情境中的具体需求进行评估，然后激活适应性的（或适应不良的）策略。这种对情境的评估，至少部分上基于有关的潜在信念（undertying beliefs）。这些信念深植于被我们称为"图式"（schemas）的结构（其稳定性或高或低）之中，而该结构对输入的信息予以选择及整合。这一心理过程的顺序就是从评估，到情感与动机的唤醒，最后再到有关策略的选择与执行。我们将认知、情感及动机过程所基于的这些基础性的结构（图式）视为人格的基本单元。虽然图式无法通过内省法观察到，但信念的内容却会浮现出来，而且图式功能的运转过程也可以被检测到。

人格的各种"特质"虽然被诸如"依赖的""孤僻的""傲慢的""外向的"这些形容词所区分辨识，但都可以被理解为图式的外在表现。通过对事件赋予意义，认知结构启动了一系列的连锁反应并最终出现外显的行为（策略），而这些行为又会被归结为个体的人格特质。因此，我们通常归因于人格特质或秉性（"诚实""害羞""友善"）的行为模式，其实是人际策略的体现；这些策略通过先天秉性（disposition）与环境影响之间的交互作用发展形成。每一种策略都具有特定的、适应性的目标导向功能。

诸如依赖性和自主性这类特征（人格的动机理论将其理解为基本驱力）可以被理解为是那些基础性图式组合之后的功能体现。从行为或功能上看，这些特征可被归类为"基本策略"。这些特定的功能体现，可能会以夸张、极端的形式见之于某些外显行为中，如依赖型或分裂样人格障碍。如果以功能调节的视角——内化调节功能（自我监测与抑制）或外化调节功能（反应、竞争、索取）——去理解这些行为模式的本质，我们也许就能理解得更加透彻了。

我们接下来探讨图式［和模式（modes）］的激活及其在行为上的体现。基于刚才所介绍的人格理论基础，我们将对这些结构与心理病理之间的关系给出进一步的综述。功能不良图式的显著激活，是原轴Ⅰ障碍的核心所在，如抑郁障碍。在诸如信息加工、回忆及预测等功能方面，特异性更高、功能更为不良的图式取代了现实导向更强、更具适应性的图式。例如，在抑郁障碍中，基于自我否定主题组织起来的模式（mode）占据了主导；在焦虑障碍中，个人危险的模式过度激活；在惊恐障碍中，有关大祸临头的模式被调动起来。

在人格障碍中，典型的失功能信念和适应不良策略使个体易感于那些冲击其认知脆弱点的生活体验——尤其是涉及资源的拓展或维系时。因此，依赖型人格障碍体现为对外界爱与安全的丧失很敏感；自恋型人格障碍体现为对自尊被外界伤害敏感；表演型人格障碍体现为对未能获得外界他人的关注及情感保护敏感。这种认知上的脆弱点，虽然其信念基础本身还具有一定的适应性，但却已经演变得极端、僵硬及指令化（imperative）了。我们推测，这些失功能的信念，是"个体的遗传易感性"与"个体暴露于他人、文化经验及特定创伤事件的不良影响中"这两方面彼此交互作用的产物。因此，在个体的发展过程中，特定的核心策略发展过度，相应产生的便是单一特定的或多种混合的人格障碍。

人际策略的进化

我们的人格障碍理论要考虑到人类进化史对我们思维、感受及行为诸模式（patterns）的塑造作用。如果能对照动物行为策略来研究人类的态度、感受及行为，那我们就能对人格的结构、功能及过程有更好的理解。

我们在非人动物上观察到的许多行为，一般都被认为是"程序化"（programmed）的。程序化的基本过程在外显的行为上体现出来。这些程序的发展，通常取决于遗传决定性结构与经验这二者间的交互作用。可以假设，人类也存在类似的发展过程。因此有理由认为，这些存在久远的认知 - 情感 - 动机程序影响着人类的自动化过程：我们建构事件的方式，我们的感受以及我们的行动倾向。这些程序涉及认知加工、情感、唤起和动机过程，其进化发展让人类有能力维持自身的生存并促进自身的繁衍。

人们在生命的各个阶段中，都会遭遇到不同的问题挑战，这同时也是动力与机遇。个体生而需要食物、保护及帮助，这些需求将贯穿人的一生。对于这些基本需求，个体表现出渴想（cravings）、驱迫（urges）及驱力（drives），力求获得满足。而且，个体不仅倾向于渴想生存的必需品，同样也生来倾向于在"人的资源"（human resources）方面维持依恋关系——这种资源是个体在充满竞争，甚至有时是敌意的环境中成功及生存下去所必须具备的。除了自动化的防御反应（如战或逃反应），人类还具备先天的结构来针对那些不怎么紧急的威胁与需求做出知觉与反应。例如，婴儿就具有诸如哭与笑这样的自动化策略，以此引发照料者的呵护反应。

遵循生存进化及基因保存的原则，个体不仅体验到对基本需求的渴想、驱迫及驱力，而且也会选择性地注意照料者，而当个体成熟水平更高时，他们还会选择性地关注潜在的伙伴。各种需求的激活情况部分上是受制于"人的资源"是否易得。对婴儿而言，照料者的出现会催化婴儿表达被抚育的需求。这一需求会以一种修正改进的形式，延续终生。

我们推测，自然选择的过程，在程序化行为与环境或文化的要求之间确定了某种契合点。但是，我们所处环境的变化要快于我们自动化适应策略的调整——策略调整更大程度上是我们针对社会环境自行修正的结果。因此，那些在原始环境下起作用的，关于掠食、竞争及社交的策略，不会一直适用，尤其对于现今高度个性化、技术化的社会，因为它有其自己独特的文化及社交组织模式。对于被我们诊断为"人格障碍"的行为而言，其发展形成的因素之一可能就是这种不良的社会适应性。

无论这些基于进化的行为模式在更为原始的环境中具备多大的生存价值，只要在现今文化下它们干扰了个体的个人目标或有悖群体规范，那么它们就是存在问题的。因此，高度发展的掠食性或竞争性策略可能在原始条件下会有助于生存，但在当今社会背景下就会表现为适应不良，并最终成为"反社会型人格障碍"。同样，一种自我表现的策略，在原始野生的条件下会吸引来帮手及同伴，但在当今社会中可能就会过犹不及。而实际上，只要这些模式是处于僵化、不灵活及相对失控的状态，它们就极有可能会导致问题。

我们同样可以基于进化法则对症状性综合征予以概念化。例如，"战或逃"的模式，虽然可能在远古时期涉及人身安危的紧急情形下具备适应性，但也可能成为焦虑障碍或慢性敌意（chronic hostility）状态的根基。这一反应模式，在诸如看到掠食性动物时，会被激活；同样也会被诸如拒绝或贬低这样的心理创伤性威胁所激活。一旦易感性个体暴露于一系列具有潜在厌恶性的人际情境中而引发出一种心理生理反应时——知觉到危险同时自主神经系统唤起——其表现可能就会符合焦虑障碍的诊断标准了。

同样，基因的多样性可以解释个体的人格差异。所以，在面对危险时，某一个体可能倾向于静止不动，另一个体则可能倾向于攻击，而第三个人则可能倾向于回避潜在的危险源。这些外显行为或策略上的差异——每一种在特定的情境下可能都具备生存价值——体现了某些"人格类型"典型的、相对恒久的特征。这些模式的夸张化，就可能会导致人格障碍。例如，回避型人格障碍也许就有如此表现：对任何有可能出现社会批评的情境，个体都秉持一种退缩或回避的策略。

资源

获得生存必需品的主要途径之一，就是通过与他人建立关系纽带。或者，有些个体则基于其自身的能力独自去面对日常生活中的挑战。但是，人渴望被其亲密伙伴及同辈群体所接纳。被拒绝所造成的破坏性冲击就体现出了人际资源的重要性。对亲密关系和群体关系的依赖似乎是先天驱力中一个作用巨大的进化成分。在远古时代，被部族接受、进入并融入部族，对于个体获得优待、食物及繁衍后代都至关重要。

人们也会利用自身的遗传资源，来提升外部资源利用的程度，使之最大化；同时，这一过程也是自发运转的。权利（entitlement）在个体资源获得方面起着极大的作用。较高地位的个体享有权利，这表明他们能更安稳地获得资源以及躲避伤害。处于部族图腾的顶端，不但意味着是"优越者"，同时也意味着在生存及社会层面上，更能确保快乐、最小化痛苦，也更可能繁衍后代。

除了地位以外，还存在其他形式的权利。例如，孩童可能觉得自己有权获得父母的照料。配偶一方可能会觉得自己有权从另一方获得亲近、亲密及支持等。一种关系（资源）的淡化意味着权利的衰弱。如果某人遭群体驱逐或被爱人拒绝，那么他/她就不再有权从这些关系中获益了。

权利与特权都与个体同他人或同群体的关系强度有关。当个体与某个群体的关系无限紧密时，他/她就有权利获得群体的支持。当某一个体与另一个体关系密切时，他/她就再次具备了相应的权利。一般而言，获取权利的压力会作为一个有力的因素，促使个体努力去增进与他人的关系联结，或促使其提升在人群中的地位，以服务于追求情感安全与人身安全的驱力。

策略

我们为何要对那些传统上被称为"人格特质"或"行为模式"的特征，使用"策略"这一术语呢？从某种意义上讲，策略可以被视作"旨在服务于生物性目标的各种形式的程序化行为"。虽然该术语蕴含有意识的、理性规划的含义，但这并非我们所要传达的意义。相反，我们对该术语的使用与动物行为学家的一样——用来标记那些有助于个体生存及繁衍的高度模式化、刻板化的行为。这些行为模式的终极目标都可以被视为为了生存与繁衍："繁殖效率"或"内含适应性"。早在200多年前，伊拉斯谟斯·达尔文（Erasmus Darwin）——查尔斯·达尔文（Charles Darwin）的祖父——就描述了那些表现为饥饿、性欲与安全的进化策略。

虽然动物们觉知不到这些生物性策略的终极目标，但它们对其主观状态有所意识，这也反映了有机体的运转状况。这些主观状态包括饥饿、恐惧、性唤起以及对其达成或未达成目标的相应奖赏或惩罚（即快乐或痛苦）。人类也一样，饥饿时及时进食缓解并获得满足感；寻求性关系是为了降低性张力，也是为了获得满足感；与别人结交是为了驱散孤独，享受友爱与亲密的快乐。总而言之，当我们体验到内在压力而去满足某些短期愿望时，如获得快感或缓解紧张，我们其实可能，至少在某种程度上，也是在实现长远的进化目标。

　　人类方面，行为的适应性或非适应性是基于环境而言的，对照动物领域，这些行为也都可以被术语"策略"涵盖。自我中心、争强好胜、自我表现及避免不快，它们在某些情境下可能都是适应性的，但在其他的情境下却又可能是基本不适应的。

　　对于人际资源的开发与拓展，个体具有先天的策略贮备库。这些人际策略的每一种都代表着特定的人格成分，通常被称为特质。每种策略（或特质）都是为获取相应的资源发展而来的。这些策略在应对各种渴想、驱迫及驱力时得以激活，而且会因驱迫被满足时的快感而得以强化。反之，策略的失败会导致痛苦。例如，被爱侣接受时会获得满足感的奖赏，但被拒绝时就会造成沮丧感。

　　虽然存在很多潜在适应不良的策略，如顺从、攻击、害羞，但其不适程度还不足以被正式分类系统纳入到人格障碍之中。另外一些策略具有积极属性，如善意、慷慨、自我牺牲，即便夸张化也不会最终发展为人格障碍。会转化为人格障碍的策略，都是僵化、不灵活、过度概括及过度侵扰的。它们过犹不及，让个体在适应他人方面受到干扰，并降低个体的幸福感。而且，当这些僵化、不灵活的策略存在且缺乏其他的调节策略时，就可能会导致障碍。例如，当争强好胜的策略增强且没有共情或社交互惠来调节时，个体就可能会发展为自恋型人格障碍。

　　图 2.1 是人格障碍及症状性综合征发展的进化模型。为了满足基本目标的适应性努力，可能会出现不同形式的发展过度，从而导致向各障碍的演进。特定的发展过度策略为人格障碍打下基础，也对风险及丧失的评估造成不良影响，增加了对焦虑及情感障碍的易感性。随着症状性障碍的发展，图式的基本认知内容越发扎根与突出，这也巩固了人格障碍的认知基础。

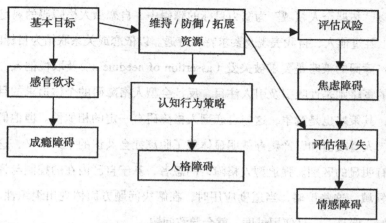

图 2.1　目标、策略、进化与障碍

为进一步阐述此模型，我们可根据主要的资源属性将人格障碍划分为："人际"资源型（社会依赖的——对外聚焦），或"个人主义"资源型（自主的——对内聚焦），如表 2.1 所述。主导的驱力包括竞争、依恋、吸引、保护、控制、防御和批评。驱力所发挥的基本功能是拓展或保护个人资源（或领域）。驱力与先天性的策略相联系，而这些策略具有独特性，故可借此来观察和理解每种障碍在进化上的功能并作为诊断学的依据。

表 2.1　人格障碍的进化模型

人格障碍	资源属性	驱力	功能策略
自恋型	群体	竞争；拓展	彰显特殊性
依赖型	他人	依恋；拓展	要求被关爱；取悦他人
表演型	他人；群体	性吸引；拓展	引人注目；娱乐大众
回避型	他人	保护	避免被贬低
反社会型	自身技能	竞争；拓展	欺骗；舞弊；掠夺
强迫型	自身技能	控制；拓展	设定标准、体系
偏执型	自己	防御；保护	过度警觉；反击
分裂样	自己	保护	隔绝；超脱疏离
被动 - 攻击型	自己	控制；保护	抗拒外在控制；争吵
抑郁型	自己	批评；保护	抱怨；放弃；退缩；苦恼自责

那些以"拓展个人领域"为驱力目标的障碍中，自恋型人格障碍的典型策略是在地位竞争上胜过他人、自我表现及要求特殊待遇。以依恋或关系联结为目标的障碍中，依赖型人格障碍的策略是要求被关爱（assertion of neediness）及取悦他人，而表演型人格障碍的策略则是性吸引及引人注目。反社会型人格障碍的个体追求的目标是拓展个人领域，其策略也是竞争，这与自恋型人格障碍有一定的相似性。但他们对他人的剥削利用、人身攻击和财产剥夺就明显体现了脱离社会共识的个人主义，这与自恋型人格障碍有明显的区别。强迫型人格障碍的患者，基于自己内在的控制与评价系统来拓展个人领域。这些策略，当适度应用时，在解决问题方面体现出组织性与有效性，是适应性的；但是，一旦使用过度，就会导致问题。

那些以"获得安全"为驱力目标的人格障碍中，回避型人格障碍所基于的策略是保护个体、规避挑战性的社交情境及潜在的自我价值贬低。另一方面，该障碍的个体又渴望与他人发展关系，这就让他们对潜在的拒绝、批评或嘲弄特别敏感。他们会回避任何无法充分感到安全的情境。实际上，"人格信念问卷"（Personality Belief Questionnaire，缩写为 PBQ）的因素分析表明回避型与依赖型这两种人格障碍具有一个公共因子。

偏执型人格障碍的特征是防御，表现为正常警觉过程的夸张化及避免自己受那些潜在坏人伤害的保护性。该障碍的患者关注其个人资源，自给自足，而当其知觉到"地盘被侵犯"时，倾向于将威胁视作"在针对自己"并予以反击。分裂样人格障碍的主要特征是孤立隔绝，这类患者的共性是对他人缺乏兴趣，其策略是情感及人身的超脱淡然、疏离独行。分裂型人格障碍患者与偏执型及分裂样人格障碍患者有许多相似之处，虽然这三者在策略上高度特异且其社会性上也各有特点。边缘型人格障碍的驱力及行为模式则体现了人格障碍这一范畴的广泛共性：经常出现的、矛盾冲突的动机及严重的痛苦困扰。因此，分裂型与边缘型这两种人格障碍并未包含在表 2.1 中。我们将两种具临床意义的障碍——被动 - 攻击型人格及抑郁型人格，囊括在本次的概念化中。这二者都依靠自主性资源（自己），其驱力目标是保护个人领域，通过间接抗拒或争吵的策略（被动 - 攻击型人格），或通过抱怨、退缩或苦恼自责的策略（抑郁型人格）来达成。

当观察各种策略的临床表现时，考虑到"内化"和"外化"的概念也是非常重要的。内化策略一般包括抑制和过度控制，而外化策略则体现为投机性或表现性的各种行为，且这些行为是控制不足的（如冲动性、反应性、多动性、攻击性）。正如福尼尔

（Fournier）所述（见第 3 章）：这些维度是独立的，而且很有可能某些人格障碍的策略是外化/控制不足的（如反社会型人格障碍、表演型人格障碍），而某些则是内化/控制过度的（如回避型人格障碍、抑郁型人格障碍）。某些障碍被认为可能在内化和外化方面都体现出低水平（如分裂样人格障碍）；或者在这两方面都呈高水平（如边缘型人格障碍、被动 - 攻击型人格障碍）。依据主要资源（自主性或者社会性）来分组，有所重叠只不过是局部现象，而其对组间差异的解释可以更为深入。虽然这种概念化还有待进一步研究确认，但它为我们提供了一种在临床上具有帮助的方法：在确认行为模式、进一步收集信息、与患者沟通、发展治疗干预等方面都有帮助。

我们认为，这些目标及策略都可以基于"进化中可能的前置事件（antecedents）"来进行分析。例如，表演型人格的戏剧化行为可能源于非人类动物的展示仪式（display rituals）；反社会型人格源于掠食行为；依赖型人格源于动物王国中亦可见到的依恋行为。以这样的视角去理解人类的非适应性行为，我们就能有更加客观的视角，并减少为其贴上诸如"神经质"或"不成熟"此类歧视性标签的倾向。

麦独孤充分发展了"可以从进化视角有效地理解人类行为"这一观点。他详细阐述了"生物本性"向"情操"的转变过程。其著述为当今一些生物社会学（biosocial）理论家［如巴斯（Buss）、斯卡尔（Scarr）及霍根（Hogan）］的研究奠定了基础。巴斯探讨了人类所表现的不同行为类型（如竞争、支配、攻击）与其他灵长类动物行为的相似性。特别是，巴斯的研究聚焦于人类及其他灵长类动物的社会角色上。

霍根提出了种系遗传假说：生物性的程序化机制是依次发展的。他认为，文化为遗传模式的表达提供了机会。一个成年人其行动上的驱力（如在认同、地位、权力及影响力方面的努力）与在灵长类动物及其他社会性哺乳动物中发现的情况类似。在其关于人类发展的进化理论中，霍根强调了"适应"的重要性。

斯卡尔特别强调了遗传禀赋对人格的决定性作用。她写道：

在发展过程中，不同的基因被开启或关闭，这造成了行为组织方面及身体发育方面成熟程度的变化。个体间的遗传差异决定着人们在其环境中会经历什么以及不会经历什么。

遗传与人际间的交互作用

人格障碍的发展历程也可由发展心理学领域的研究澄清。成长中儿童的黏人、害羞或叛逆行为，可能会在其发展阶段持续存在。我们预测，若这些行为模式延续至青春期晚期及成人时期，便会以人格障碍的形式表现出来，如依赖型、回避型或被动 - 攻击型。

无论（由基因所决定的）人类行为原型的终极源头是何处，相关证据都强有力地表明，人类出生时就存在若干相对稳定的气质和行为模式。最好将这些先天特性视为"可以被经验增强或减弱的各种'倾向'"。而且，在个体的先天模式（patterns）与其重要他人的模式之间会形成一种连续的、相互强化的循环。脱氧核糖核酸（DNA）不会决定人格类型及世界观，但根植于文化演进且在人的一生中都在发生的、遗传与经验的交互作用却会塑造及改变那些先天的倾向。

例如，如果某一个体天生就很能引发他人呵护照顾的行为，那么他 / 她的这种先天模式会超越此类行为的适应期而维持下去。以下，我们将会详细探讨病患苏（Sue）的案例。她的母亲描述道，实际上从出生起，苏就比兄弟姐妹们更黏人也更求关注；母亲也回以格外细心的抚育和精心的呵护。在苏的整个童年发展阶段甚至进入成年期，对于那些能回应其对持续的关爱与支持的渴求的强者，她总能成功地建立依恋联结。因此，嫉妒她的哥哥总是欺负她，这为苏之后的信念埋下了伏笔："我无法维系住男性的爱"；她也担心"自己不可爱"，挣扎其中。因为这些信念，苏对可能会遭到拒绝的情境都倾向于回避。

到目前为止，我们谈论的"先天倾向"和"行为"似乎能够对个体的差异性做出解释。但实际上，我们的理论明确主张：整合性的认知 - 情感 - 动机程序决定着个体的行为并将个体彼此区分。例如，较大儿童及成年人中的害羞，就源于如下各个方面的整合："别去冒风险"的态度，人际情境中对焦虑的低阈值，对新结识的人或陌生人的回避动机。反复的创伤体验可能会证实这些信念，从而使这些信念变得坚固稳定。

我们只能观察到人们的外显行为，那么问题在于：我们可意识到的内在状态（想法、感受、愿望）与各策略之间是如何关联的呢？对认知与情感模式（patterns）加以细致的考察，我们就会发现，"特定的信念与态度"和"行为"两者之间的特定关联。如果从逻辑上看，依赖型人格障碍以黏人行为为特征，其根源基于"担心被抛弃"；回避型人格障碍的行为特征源自"担心被伤害"；被动 - 攻击型人格障碍的行为模式则源自"担心被掌控"。这些基于临床观察的概念化内容，将在之后的各章中分别探讨。

尽管先天倾向与环境影响的结合威力巨大，但是一些个体仍顺利完成了外在行为的转变及内在态度的修正。害羞的孩子长大成人后并不都是害羞的。例如，在自信决断行为的培养上，重要他人所起到的推动作用及具有针对性的体验，都可能会使一个害羞的人变得更自信、更合群；特别是，如果存在文化"推手"对这一转变予以广泛奖赏，则这样的转变更可预期。如本书后面章节所述，通过将治疗聚焦于态度检验并且形成或加强更具适应性的态度，甚至对那些严重适应不良的行为模式，也可加以矫正。

到目前我们所探讨的概念化内容可简要概括为：先天禀赋与环境影响彼此互动，造成个体在认知、情感及行为模式上的很多不同，最终导致个体人格差异。每一位个体都有其独特的人格侧写，这些侧写由方式特异、程度特异及情境特异的反应以不同的概率度组合而成。

当进入有陌生人的群体时，一个人可能会想到"我会看起来很蠢"，这会引发其回避的外在行为；另一个人可能会想到"我能给他们带来乐趣"；第三个人可能会想到"他们不友好，可能会操控我"，这会导致其处处防备的外在行为。当各种不同的反应可作为个体的特征化标志时，它们也体现出其基本信念（图式）的重要结构性差异。这些不同的基本信念，可能分别是"因为不善于应对新环境，所以我脆弱易被伤害""所有人都觉得我有趣"及"因为人们不友好，所以我易被伤害"。一般的、适应良好的人之间也存在这种信念差异，而且也正是此类差异让他们的人格丰富多彩、相互区分。

但是，在人格障碍中，这类信念表现得过于突出；上文提到的例子中，不同的信念就分别体现出回避型、表演型及偏执型人格障碍的特点。人格障碍患者与其他人相比，会在更多的情境中表现出重复一致的行为模式且该模式超出文化规范。人格障碍的典型适应不良图式，会在很多或甚至是所有的情境中得以激活，具有强迫性特点；而且与非人格障碍者的图式相比，其更难控制或矫正。任何会触及适应不良图式内容的情境，都更可能会激活这些非适应性的图式，而不是去激活更具适应性的图式。大多数情况下，对个体的许多重要目标而言，这些模式都是自我挫败性的。总之，人格障碍患者与其他人相比，其失功能的态度与行为是过度概括的、不灵活的、强制性的、抗拒改变的。

失功能信念的起源

既然人格障碍患者在人格模式（认知、情感与动机）上不同于其他人，那他们的这些模式是如何发展形成的呢？即使简要回答这一问题，也需要回到天性 - 养育的交互作用上去。有些个体会对被拒绝、被抛弃或挫败极度敏感，他们可能会形成强烈的恐惧并发展出对此类事件的灾难化信念。某位患者若对童年时期那类非常普通的被拒绝先天倾向反应过度，则可能发展出负面的自我形象（"我不可爱"）。如果被拒绝的影响非常巨大，或者发生在某一特别脆弱的阶段，或者反复发生，那么这一形象就可能获得强化。多次重复，该信念便具备了结构性，得以稳固下来。

前文提及的患者苏，一旦出错就会被她哥哥批评，因此发展出了愚蠢、无能的自我形象。为了尽可能地保护自己免遭苦痛，苏倾向于回避一切有此潜在威胁的情境。她过度概括化的态度是"如果我将自己置于不擅处理的窘境，那么肯定会被伤害"。

信息加工与人格

人们对有关自己和他人的信息的加工方式，受其信念及认知组织中其他成分的影响。当存在某种形式的障碍时——某一症状性综合征或某种人格障碍——原先有序的信息加工方式便会发生系统性的失功能偏差。这种偏差发生在信息解读及随后的行为方面并一直受失功能信念的影响。

各种策略均可能被适应性地予以应用，也可能被不适当地加以应用。具有功能的策略应用（或者那些行动中体现出的典型特质）基于适应性的信念系统。各类形式的信念都表征着认知图式的内容。当图式被激活时，其内容（信念）在意识流中得以突出并对信息加工造成影响。作为假设性的构想，图式无法通过内省的方法被观察到，但其内容（信念）却易于浮现出来。为了简单起见，无论图式或信念，我们都将以术语"信念"来描述二者。

我们回到苏的例子上，她共病依赖型和回避型人格障碍，十分怕被拒绝。在一个典型的情境中，她听到隔壁的噪声，那是她男朋友汤姆正在做家务。对该声响的知觉为苏提供了可供解读的原始信息。该知觉是嵌入一个特定背景中的——她知道汤姆正在往隔壁房间的墙上挂画。刺激与背景（context）相融合，构成了信息的基础。

因为原始的感官信息，如噪声，其信息价值有限，所以它们需要被转化为某种具有含义的形式。这种整合性统一是结构（图式）基于特定的背景对原始感官信息进行加工的产物。苏的即刻想法是"汤姆在制造噪声"。在大多数情况下，人们的信息加工可能止于此处，只是将这一推论存储于短时记忆中。但是，因为苏对被拒绝易感，她就可能去推论此类情境的重要含义，并运用内化的保护性策略。因此，苏继续信息加工并对此赋予一种个人化（personalized）的含义："汤姆在制造噪声，因为他在生我的气。"

这种因果归因，是对事件赋予意义的、较高级的认知结构的产物。该高阶系统中的构成成分（图式）就是苏的信念："如果我的亲密伴侣在搞声响，那说明他生我的气。"相对于基本图式（"我不可爱"），这类信念代表了一种条件性图式（"如果……，那么……"）。本案例中，有可能汤姆真的对苏生气了。但是，鉴于苏的基本信念非常强，只要如汤姆这样的亲密角色有所声响，无论他是否真的在生气，苏都倾向于做出这样的解读。而且，她信念层级中占据主导的准则（formula，或理解为"公式"——译注）是"如果亲密的人生气了，他就会拒绝我"，并且在一种更为概括化的层次上"如果人们拒绝我，我将落得孑然一身"，以及"孑然一身是毁灭性的"。信念的组织是基于层级的，即逐级赋予更为宽泛及更为复杂的含义。

下面的例子针对认知心理学领域的一个概念予以说明，即信息加工受到"前馈"机制的影响。在最基础的水平上，苏所具备的信念是自己不可爱。这一信念体现在：倾向于对所发生的有关事件赋予统一、一致的含义。该信念的形式是条件性的："如果被男性拒绝，就意味着我不可爱。"大多数情况下，如果苏不暴露于会被男性拒绝的情境中，则这一信念便处于休眠状态。但是，一旦关联该信念的情境出现，该信念（或图式）就将取代其他可能更为合适的理性信念（或图式）而发挥作用。如果有信息可以明确表明汤姆就是在拒绝她，那么苏将固着于自己不可爱的想法上，其注意力资源也分配于此。苏会对涉及汤姆行为的信息进行加工改造，以使之与图式相匹配，而不顾其他可能更适合该信息的解读，如"锤击的声音大，说明汤姆干劲十足"。因为苏的被拒绝图式是高度活跃的，所以与其他图式相比，被拒绝图式更容易被激活；而其他图式则可能被该高活性的图式所抑制。

当然，在认定自己被拒绝后，苏的心理活动并未停止，而是继续进行。一旦有关个人丧失或威胁的图式获得激活，情感成分也将在随后被激活；苏的个案中，这种情感就是强烈的悲伤。对事件的负面解读，与相应的情感体验相关并激活有关的策略。苏的案例中，她可能是担心汤姆会跟自己分手，因此小心翼翼或想以某种稳妥的方式讨好他。虽然，"苏为了准备二人午餐，而急匆匆出门购买情侣比萨"这一行为表面看来是适应性的，但该行为真正的动力却是"汤姆会生气的恐惧想法"和"想保住汤姆的赞赏并避免被贬低的非适应性压力"。而且，这种适应不良，更为明确地体现在：其实苏正在努力减肥中，她自己午餐是不吃多肉多芝士的比萨类食物的。

虽然诸如想法、感受及愿望这些现象在我们的意识中可能只是一闪而过，但这些主观体验背后的潜在结构却相对稳定、持久。而且，虽然我们可以通过内省的方法识别其内容，但这些结构本身却无法被意识到。不过，对于这些潜在的结构，通过识别、评估、检验其解读的意识过程（认知疗法的基本技术），人们可以修正结构的活性，并且有的时候，可以从根本上改变结构。

图式的特性

我们有必要回顾一下图式在人格中的作用并阐明其特性。"图式"这一概念，在20世纪的心理学中有着相对较长的历史。该术语可以追溯至巴特莱特（Bartlett）和皮亚杰（Piaget），它用于描述那些将事件整合并为其赋予含义的结构。图式概念与乔治·凯利（George Kelly）提出的"个人建构"类似。在心理病理学理论方面，图式概念最先被应用于抑郁领域，最终被扩展到诸如焦虑障碍等其他障碍，但在人格障碍讨论中却较少被使用。如前所述，虽然信念的内容能被确认，但图式却无法通过内省而被观察到。方便起见，我们使用了"信念"这一术语来指称图式及其认知内容。除了内容方面，图式还具备多种属性：活性、主导程度、可渗透性、调适性。

在心理病理学领域，术语"图式"用于指称某些结构（structures），其内容具有高度的个人特异性，在诸如抑郁、焦虑、惊恐发作及强迫障碍阶段获得激活并且具有先占优势。对于某一既定情境，这些特异性的图式一旦处于高活性状态，就有可能也会抑制甚至取代其他更具适应性或更为恰当的图式，进而引起信息加工方面的系统偏差。

人格障碍中的典型图式类似于症状性综合征中获得激活的那类图式，但却对信息加工造成更加持久的影响。在依赖型人格障碍中，一旦问题情境出现，"我需要帮助"的信念就会被激活；而对于抑郁障碍的患者而言，只有处于抑郁发作阶段，该信念才会突出明显。在人格障碍中，图式是常态的、日常的信息加工中的一部分。

"信念"这一术语，包含了态度、假设与预期。信念的形式可以是条件性的，也可以是无条件的。无条件的信念是情感性的，如"我需要关爱呵护"或"别人是危险的"；条件性的信念是对事件强加含义，如"如果我男朋友拒绝我，就说明我不可爱"。条件性信念通常具有偏差性，因为其源自夸张的无条件信念。例如，"如果我太太冷淡不热情了，就说明她不爱我了"就是条件性的。信念的形式也可能是指令式的，如

"我必须让房间井井有条"及"人们应该关注我"。通常的顺序是从含义（意味着什么）→假设→信念，再到指令性信念（imperative belief）。例如，具有表演型行为模式的某一个体，其信念是"如果我不去娱乐大众，他们就会忽视我"。她因此就会遵照指令去"讲笑话、编故事"。一旦别人有所不快，她就认为"是我这人无趣、讨人厌"。这顺序即：条件性信念→指导性信念（instructional belief）。一旦个体将信息解读为"对自己意义重大"，那么其信息加工就会从条件性信念转移到无条件的信念上去。

一旦条件性信念为事件注入含义，个体就会自我指导（self-instruction）式地启动策略。其形式可能是"应该"或"必须"。例如，"我必须让他们表现出对我的尊重。"另一种类型的指令则指导自己怎么对待他人。例如，"我必须表现出对长辈的尊重。"更为完整的顺序是：情境→条件性信念→自我指导→策略。例如，假设情境是"看到一位老人站在地铁里"，该情境可能会激活的条件性信念是"如果我是个好市民，就应该对老年人彬彬有礼"；随后的自我指导是"我应该起身给他让座"；然后出现适宜的行为。但是，如果某人具有反社会型人格，那么这一顺序将会截然不同。假设情境还是"看到一位老人站在地铁里"，但此时所激活的条件性信念则可能是"如果我移动到有利的位置，就能偷他的钱"，随后的自我指导则是"我可要把握住这个好机会"；之后发生的行为与该自我指导一致。

信念的形成始于知觉的最早期阶段。个体接收大量的刺激信息，并将其中的许多标记为"好"或"坏"这两个相互对立的类别。知觉随着时间累积而形成对事物的概括（generalizations）（信念）。因为这些概括是基于知觉的，所以它们可以具备充分的现实性。它们不仅现实可信，而且也会作用于信息加工过程，产生合理可信的事件解读。这些概括在内容上是很多认知构想（cognitive constructs）的整合体——出于描述上的方便，姑且将这些认知构想称为信念——即，由记忆、目标、预期及规则整合构成。这一基础性概念用"信念"加以表示。信念（或更准确地说是图式）通常是适应性的，可引发对情境的必要解读、激活适宜的策略。当图式处于激活状态时，信念就会发挥作用，提供信息解读的内容。

以相互对立的类别来存储信息，有助于认知加工的迅捷化；之后，认知加工的迅捷性也体现在对有关公式及算法的应用上。这就形成了信念系统的连续一致性趋向。例如，朋友就是安全的，陌生人就是危险的。这种一致的方式也体现在过滤经验中。所有的人格障碍都体现出以下特点：极端的"两极化（bipolar）或二分法（dichotomous）信念系统"，该系统既对事件与反应既进行信息分类，又为其进行信息准备，其中起主导作用的信念与患者最突出的目标有关。例如，依赖型人格障碍患者的信念可能是："被帮助／被爱是必需的，而被抛弃／被拒绝则是灾难化的。"经过这一公式的过滤，生活事件就此被二分为"被接纳的"或"被拒绝的"了。强迫型人格障碍患者所持分类化的条件性信念则为："如果我遵照体系、规则及评价，那么一切就都运转良好；而如果我没有这么做，那么一切就会崩溃。"而反社会型人格障碍患者的信念可能是："如果我能利用别人，就表明我很强大；如果我不能戕害、掠夺其他人，就表明我孱弱可欺，将自身难保。"回避型人格障碍患者的信念则可能是："如果置身于那些不愉快的情绪感受中，我将痛苦地深陷其中无法自拔；如果能够控制住并且避免那样的情绪感受，我就一切都好"。对于偏执型人格障碍患者，其信念的一极是："如果我提防着别人的居心，他们就伤害不了我。"而另一极则是："如果我不予提防，那就岌岌可危。"自恋型人格障碍患者的信念则可能是："如果能成名，这辈子就功德圆满；而如果不能成名，那这辈子就一无是处"。

当个体进入某一新情境时，有关图式会基于敏感度阈值来激活。图式的主导程度决定着对信息的解读力度以及在信息加工中该图式是否有主导优势、是否可能取代或抑制其他更为适宜的图式。如果该图式主导性很强，那么图式就会将已有的信息解读判定为正确（加以确认）。因为信念联系着策略，所以某一夸张化的信念就会引发一种夸张化的策略。因此，要理解人格障碍的形成，其关键在于理解信念。例如，在依赖型人格障碍的形成中，一种高度主导的信念"靠我自己应付不来"就可能有所体现；而在回避型人格障碍中，"我必须尽全力去避免不愉快的心情感受"这一信念可能是其核心所在。

人格与模式

绘制人格障碍的认知疗法治疗蓝图，要基于对图式、模式（modes）及其运转方式的理解。我们可以将人格理解为一种由图式系统及模式（modes）构成的、相对稳定的组织体。各结构（图式）相互关联形成系统，该系统负责从刺激感知到最终行为反应的这一流程。整合环境刺激与形成适应性的反应都取决于由这些特殊结构所构成的相互关联的系统。既彼此独立又相互联系的各个系统，涉及记忆、认知、情感、动机、行动及控制。图式，作为基本的信息加工单位，其组织形式是基于功能的（也是基于内容的）。不同类型的图式各有功能。例如，认知性图式涉及抽象、解读、回忆；

情感性图式负责情绪感受的产生；动机性图式负责愿望及需求；工具性图式为行动做准备；而控制性图式则涉及自我监测及行动上的抑制或指导。一些由认知性图式构成的子系统涉及自我评价；而另一些则涉及对他人的评价；还有一些子系统负责记忆的存储、提取，无论是情景性的还是语义性的；也有的子系统，其功能是针对即将出现的情境做准备，负责产生预期、预测及更为长远的展望。

模式（modes）指的是由认知、情感、动机及行为成分构成的网络，它一旦被特定的问题挑战或被生活目标激活，就会对反应方式加以组织。模式的认知性成分包括根基牢固的信念、规则、预期及诸如"身份认同"（identity）这样复杂的概念。情感反应、策略及动机同样也是模式的成分。该网络作为一个整合后的组织体来发挥功能，也体现着单个图式各自的特征。模式在激活水平上有所不同，程度从最低到最高，取决于与图式中特定信念的关联程度；而且，模式也可能过度激活，从而导致适应方面的问题。不过，与适应不良的模式相比，更多的还是适应性的模式。模式贯彻了进化的要求，具体表现为个体体验到渴想（cravings）、驱迫（urges）和驱力（drives）后，通过利用自身或人际资源达成驱力的满足。例如，自恋型人格障碍患者可能会对竞争性情境感到兴奋。"我要胜过别人"的信念一旦被激活，展示优越的驱迫就将接踵而至。

各个具体的模式都分布在一个从适应良好到功能不良的连续体上。可以根据人格障碍的诊断类别，对心理病理性的模式（modes）加以标注。自恋型模式涉及"地位提升"的信念及驱迫；依赖型模式则针对寻求救助及关系依恋；强迫型模式是控制自己和别人；反社会型模式则是损人利己；回避型模式是逃离有所不快的情境；分裂样模式则是隔绝来自他人的压力；偏执型模式是提防假想敌以免遭受伤害；被动 - 攻击型模式则是维护自主与自由；而抑郁型模式是"认清"丧失与失败。

模式的运转是基于情境背景的。通常，模式兼具主动性与反应性。它们寻求机会以满足需求并被奖赏系统所强化。例如，自恋型人格障碍患者寻求权力位置，同样也会通过向观众展示实力来应对竞争性机遇；表演型人格障碍的患者则可能寻求机会与别人建立关系，一旦这些机会出现，模式的激活水平就攀升至最高。基于环境状况及其他图式模式的可获得性，激活的模式也可能从一种转移到另一种。例如，患者在就医期间，其激活的模式就可能从表演型转换到依赖型。各人格障碍的模式比适应性的模式主导性更强，因此也更易激活。其夸张化的信念将引发不适宜、不灵活及失功能的策略，这也是所有类型的人格障碍都体现出弥漫广泛及僵化不灵活特性的原因所在。例如，当表演型人格障碍患者就医时，他们有可能并未根据环境背景做出适合的模式激活转变，反而将情境误读为"获取性（sex）关注的机会"，因此行为上诱惑挑逗。认知干预的关键之一，就是加强更具适应性的替代性图式模式的优势，提升其可获得性。

情感在人格中的作用

以上对认知及行为的讨论，似乎忽略了我们情感生活的主观方面——我们对悲伤、快乐、恐怖及愤怒的感受。我们知道，当与亲人分别或者丧失个人地位时，我们会感到悲伤；当获得他人好感或实现目标时，我们会感到快乐；而当受到不公待遇时，我们又会感到愤怒。这些情绪或情感体验是如何被纳入到人格组织的各图式之中的呢？它们与基本认知结构及策略的关系是怎样的呢？根据我们之前的概念化，与快乐和痛苦有关的情感在关键策略的启动及维持方面起到了核心作用。生存及繁衍的策略是围绕快乐 - 痛苦原则运转的。如前所述，如果以生存和繁衍为目标的行为顺利达成，就会产生快乐的情绪，而失败时则会导致"痛苦"的情绪。感官欲求的驱迫（涉及食欲与性欲）被激活时会造成张力感（tension），而欲求达成时则引发满足感。其他的情感性结构分别产生焦虑及悲伤的情绪，这些结构增强危险的预警性认知信号或加重我们对自己无价值的看法。因此，情感机制的作用是：通过对各种快乐的预期和体验来强化那些以生存及关系结交为目标的行为。同时，互补机制的作用是：通过焦虑及烦躁情绪的唤起来抑制潜在的自我挫败或危险行为。其他的自动化机制与控制系统有关，也涉及行为调节，我们将于下文讨论。

内部控制系统

我们知道，人们是不会对每一种冲动都屈从就范的——无论是笑、是哭还是去打人。因为还存在另外一个系统（即"控制系统"）与行动系统协同运转，负责调控、矫正或抑制冲动。这一系统同样基于信念运作，而且其中绝大多数的信念是现实的、适应性的。冲动虽然形成了"欲求"，但这类信念也会鉴别出"应该做"还是"不应该做"。例如，"无论别人比自己强壮还是弱小，打人都是不对的。""应该尊重权威。""在公共场合不应该哭。"这类信念会自动化地转换为命令："别打""按指示办"及"别哭"；而这些禁令便抑制了愿望的表达。在本案中，苏的特定个人信念是"如果我要求汤姆做太多的保证，他会对我发火的"（预测），因此，她抑制了"跑到隔壁去问汤姆是否还爱自己"的愿望。

治疗时，识别这类信念（如"我不可爱"）是非常重要的，因为它们影响个体对信息的解读，在工具性系统中启动行为（如"去问问他是否还爱我"），在控制系统中负责预测并随后促发或抑制行为。该控制或调节系统在人格障碍中所起的作用是关键性的，但却常被忽略，因此应予以详述。控制功能可被区分为两类：一类涉及自我调节，即，指向个体内部；另一类则指向个体外部，主要是社会性的环境。这些与人格障碍高度相关的自我调节过程主要涉及人们与自己沟通的方式。这种内部的沟通包括自我监测、自我评定及评价、自我警觉和自我指导。这些自我调节过程一旦夸张过度或欠缺不足，便会突显出来，可能就会在内化或外化形式的策略上有所体现。自我监测过度的人，有抑制倾向——常见于回避型人格障碍或焦虑状态中；而过低的抑制性又会助长冲动行为。

自我评定及评价，是人们判断自己"处于正轨"还是"误入歧途"的重要方式。自我评定（self-appraisal）单纯表征了对自己的观察，而自我评价（self-evaluation）则意味着对自己的价值评判：好 - 坏、有价值 - 无价值、可爱 - 不可爱。负面的自我评价在抑郁障碍中明显可见，但它们却可能以更为隐匿、不易察觉的方式在大多数人格障碍中发挥作用。

在正常运转时，自我评价和自我指导系统基本上都是自动化的。人们可能不会察觉到这些自控制信号，除非他们特意将注意力集中于此。这类认知活动可用一个特定术语表述，即"自动思维"。如前所述，这类自动思维在抑郁障碍中过度活跃并被表述为"我没有价值"或"我不可爱"。

自我评价和自我指导源自更深层的结构，即自我概念或自我图式。实际上，夸张化的负面（或正面）自我概念，有可能就是影响个体从某一"人格类型"发展为某种"人格障碍"的重要因素。例如，如果固执僵化地认定自己无助（helpless），那么个体就可能从"依靠他人"这种儿童期正常的愿望体验发展为成人期"病理性的"依赖。同样，对体系、掌控、秩序的偏重也可能使个体易患强迫型人格障碍——体系不再作为方法工具，反而成为一切的核心。

在成长过程中，我们逐渐发展形成了规则的集合体，这是自我评价和自我指导的基础，也是标准设定、预期、自身行动计划的基础。因此，如果一位女士具有诸如"我必须始终把工作做完美"这样内容的规则，那么她就很可能会持续不断地评价自己的表现：在达到既定目标时表扬自己，而在未达目标时就会批评自己。因为其规则是死板僵化的，所以她就无法基于现实去运用诸如"重要的是去完成工作，即便并不完美"这样更为灵活的规则。同样，个体依此形成人际行为上的规则，这些"应该做"和"不应该做"可能会导致明显的社会抑制，这种情况可见于回避型人格障碍。而且，这些人就算只是在头脑中想一下"去违背'别去冒险'的规则"，都会感到焦虑。

转变为人格障碍

一旦个体发展出症状性障碍，其信息加工的方式便往往是选择性的、失功能的。患者在抑郁或焦虑障碍形成以前就持有的基本信念会变得更合理合情、更弥漫广泛，从而加固了人格障碍的认知基础。诸如"人若不成功，就无价值"或"好妈妈应当始终满足孩子的需求"这样的信念，会更加绝对和极端。而且，负面自我形象的某些方面被增强、扩展，患者就此开始沉浸于"我没有价值"或"我是失败者"的想法中。但在抑郁心境占据优势及主导患者的感受和行为之前，这些负面的想法只是暂时的，其影响力也有限。

一些较具体的条件性信念则获得扩展，从而包含了更为宽泛的情境范畴。"如果新环境下没人指引我，我会应付不来的"这样的信念或态度，被扩展为"只要得不到强人的帮助，我就会苦陷困境"。随着抑郁的加重，这些信念可能会扩展成"因为我没用，所以需要别人来照顾我、替我做主"。就此，这些信念变得更加绝对和极端。

患者在抑郁或焦虑障碍期间，很容易接受失功能的信念，这说明患者暂时丧失了对其失功能信息解读的现实检验能力。例如，某位抑郁障碍患者认为"我就是个人渣"，他似乎没有能力检验与该信念、评估相反的证据，即便是在该信念毫无证据支持时，他也无法否定该信念。这种认知失能，可能是因为暂时无法进入并运用（检验结论的）理性认知模式（modes）。认知治疗的明确目标即为"激活"现实检验系统。治疗期间，治疗师会作为"辅助的现实检验者"来协助患者。抑郁患者的独特之处，还在于其自动化的信息加工方式上。实验研究表明：患者在吸纳有关自己的负面信息时快速而高效；但是，加工对自己的正面信息时却阻滞不畅。也正因为如此，失功能的思维活动愈加凸显，而要使用矫正性的、理性的认知过程则是难上加难。

如前所述，个体对自身和他人信息的理解受其人格影响。一旦出现某种障碍——临床（症状性）综合征（原轴Ⅰ）或人格障碍（原轴Ⅱ）——有序的信息加工就会系统性地发生失功能的偏差。这种信息解读及行为上相应的偏差，由患者失功能的信念和态度塑造而成。

认知的变化

苏的经历就体现出从人格障碍到焦虑状态、再到抑郁的转变过程中，认知功能相应的变化情况。从记事起，苏就质疑自己的被接纳度。她与汤姆的关系一旦受到威胁，这类原本零星出现的自我质疑就转变为持续不断的担忧。当抑郁发生时，苏有关自己"也许并不可爱"的信念就变成了"我是不可爱的"。

同样，苏对未来的态度，也从慢性的不确定状态变为了持续的担忧，并且最终——当她抑郁加重时——变成了绝望。而且，在焦虑时，她只是对未来有灾难化的倾向；但在抑郁时，她觉得灾难似乎已然发生了。

当未出现临床意义上的抑郁或焦虑时，苏能够提取有关自身的正面信息：我是个"好人"，对朋友体贴周到、忠诚可靠，工作上严谨负责。当焦虑时，她可能依然相信自己的这些积极品质，但却觉得这些无关痛痒——可能因为这些品质似乎也不能确保她与男性的关系稳固吧。而当抑郁发作时，她就很难去认可，或者甚至很难去想到自己的正面品质了；即便苏能认识到自己的正面品质，但也倾向于忽略它们，因为这些优点与其自我形象并不协调。

我们已经知道：当情感障碍发作时，患者的失功能信念将变得更加极端、僵化。在此之前，苏只是偶尔出现"没有男朋友，我难以开心"这样的信念；而当她的焦虑及抑郁加重时，这一信念就变成了"如果没有男朋友，我将永无幸福可言"。

从人格障碍到焦虑障碍、再到抑郁障碍，认知的失功能性质逐渐加重，这体现为现实检验方面的逐渐受损。当焦虑时，苏对某些灾难化的担忧，还能相对客观地加以审视，她能明白，"如果关系破裂了，我将永远孤独寡欢"这只是一个想法；但当她抑郁时，"永无幸福"对她而言就不再只是一种可能，而是一种现实情况，是一种事实。

治疗时，那些构成人格障碍根基的、由来已久的信念很难改变。那些只与情感和焦虑障碍有关的信念，改善起来相对较快，因为它们不那么牢固。因此，通过心理治疗、药物治疗或只是经过一段时间，个体便可以从抑郁模式（mode）转变到更加常态的模式。能量或力比多投注（cathexis）从一种模式转移到另一种模式上。在这种变化下，抑郁时的"思维障碍"特征（系统性的负面偏向、过度概括、个人化）将大幅改善。但人格障碍的"常态"① 模式要比抑郁或焦虑模式更加持久、更为稳定；而且因为

---

① "常态"，此处指人格障碍患者一贯的思维、情感及行为模式。——译者注

常态模式下的图式在认知组织中密集度更高、表征作用更大，所以它们难以改变。这些图式，也将正常人格与人格障碍区分开来，使二者具备了不同的特征。每一种人格障碍都有某些信念与策略在发挥主导作用，从而形成了特异性的认知侧写。

认知侧写

通过考察特定的表现载体（vector），我们可以较为便捷地理解人格障碍。根据霍妮（Horney）的观点，我们可以在与人沟通、对待他人及人际空间使用中来理解不同人格类型的人际策略。个体可能会将自身置于对抗他人、接近他人、远离他人、胜过他人或逊于他人的各种人际状态中。依赖型人格的人际策略是接近并通常逊于他人（顺从的、卑微的）；另一"类型"则要在其中保持本色，并可能会对别人予以设障、不配合，这便是被动－攻击型人格；自恋型人格的策略是自诩胜过他人；强迫型人格的策略则是要在掌控上胜出一筹；分裂样人格的策略是远离他人；而回避型人格的策略则是先接近再逃离他人；表演型人格的策略则是利用人际空间来吸引他人关注。如我们所见，对于与特定人格障碍相联系的特异性人际策略，可将上述表现载体视为这些策略的可观察的外在表现。这一简化描述，为研究人格类型及人格障碍提供了一种视角——基于个体与他人互动的方式。只有认定上述表现方式已达到失功能的程度时，给出人格障碍的诊断才是合理的，即当其导致令患者痛苦的问题时（如回避型人格障碍），或者在社交或与他人相处困难时（如反社会型人格障碍）。然而，很多人虽然被确诊为人格障碍，但他们却不认为自己患有此类障碍。一般而言，只有人格模式导致症状（如抑郁或焦虑），或者干扰重要的社交或职业目标时（如在抑郁型、回避或被动－攻击型人格障碍中），个体才会认为自己性格不佳。

当面对那些对自身特异性策略造成干扰的情境时这些患者就可能会出现抑郁或焦虑症状。例如，当某位依赖型人格障碍患者要与其重要他人分离，或有分离的风险时；当强迫型人格障碍患者身处不可收拾的境地时。另一类人格障碍患者可能认为自己非常正常，对自己也很满意，但其他人都认为其行为是负面的、不良的，因此也被诊断为人格障碍，如自恋型、分裂样或反社会型人格障碍。

但是，可观察的行为（或策略）只是人格障碍的一个方面。每种人格障碍，其特性都体现在失功能的或反社会的行为以及对信念、态度、情感、策略的整合体上。针对每种人格障碍，我们可以基于其认知、情感及行为方面的典型特征给予独特的侧写

（profile），用以指出临床工作者可能观察到的临床体征。虽然该形式纯属分类学，但我们应当谨记：对于特定的个体而言，其表现特征可能不限于一种人格类型。

发展过度及发展不足的模式

人格障碍患者的某些行为模式（patterns）是发展过度的，而其另一些行为模式则发展不足。例如，强迫型人格障碍，其特征表现为过度强调控制、责任及体系化，而相对缺少自发性与趣味性。如表 2.2 所示，其他类型的人格障碍也有类似的情况：某些行为模式表现得十分突出，而另一些则表现得微不足道。通常，发展不足的与发展过度的行为模式，二者性质上往往是平衡对应的。这可能解释为，当某一种人际策略发展过度时，在跷跷板另一端的策略就发展不足了。我们可以设想一下，当一个孩子过度强化某类优势行为时，其他适应行为的发展就会被忽视并因此可能被弱化。

发展过度的策略可能是某一特定类型自我概念的衍生产物或针对性补偿和针对特定成长经历（包括不断演进中的文化需求）的反应。这一观点将在之后涉及每种人格障碍的章节中予以详述。同时，如前所述，遗传的易感性也会易于发展出某一特定的行为模式。例如，某些儿童就倾向于哗众取宠，而另一些儿童在其发展的早期阶段就明显害羞、抑制。因此，如果个体在遗传上具有"外向、高活动水平，为克服慢性无价值感而激烈挣扎，能利用遗传资源（诸如运动技能）来获取由文化所界定的优越性倾向，那么他/她就可能会发展形成自恋型人格障碍；如果个体天生就对无序的状况很敏感（对于混乱环境下的秩序重建而言，该敏感性可被视为一种助推方式），那么个体可能会发展形成强迫型人格障碍；如果早期经历过背叛或欺骗，个体就可能相应地发展形成偏执型人格障碍；如果早期被别人操纵过，个体则可能相应地发展为被动-攻击型人格障碍。如果个体固着于某种依恋关系上（这种关系并非是根据发展阶段来正常强调的，而是被其家人出于种种原因所强化的），那么他/她就可能会发展形成依赖型人格障碍；而表演型人格障碍的发展形成，可能源自个体成功的自我表现而获得奖赏的经历，如逗笑别人而获得了夸赞与关爱。当然我们也要谨记，人格障碍的形成还有其他不同的原因。例如，自恋型、强迫型、偏执型甚至是反社会型的人格障碍患者，因重要他人强化了相应的策略，可能发展出对某一特定自我概念的补偿或恐惧（恐惧源于混乱感、被操纵感或被迫害感），或二者兼有。

表 2.2　人格障碍的认知侧写

人格障碍	对自己的看法（核心信念）	对他人的看法（核心信念）	条件性/预测性及指导性信念	发展过度的策略（行为）	发展不足的策略（行为）
回避型	· 社交低能 · 对批评及情绪压力易易感（vulnerable） ✓ 我笨 ✓ 我讨人嫌 ✓ 我不可爱 ✓ 我应付不来	· 会批评我 · 会贬低我 · 比我强 ✓ 他们看不起我 ✓ 他们很强大，而且会批评我	· 我没有朋友，所以我必然是不可爱的 · 如果人们注意到我，就会拒绝或羞辱我 ✓ 我要是能有信心，他们就会喜欢我了 ✓ 万事小心谨慎 ✓ 别让人觉得你怪	· 预期并回避他人的关注 · 注意不舒服的情境 · 抑制情感表达，被动 · 逃避 · 对人际关系既有意愿，但又反复纠结	· 承担社交风险 · 自信决断表达 · 日常的社交互动 · 表露情感的交流
依赖型	· 很需要帮助 · 弱小、脆弱、没有支持时不能胜任 · 对遭抛弃易易感 ✓ 我需要关爱 ✓ 我无能为力 ✓ 我不可爱	· 理想化的 · 会给予关爱、呵护的 · 会给予支持的 · 有能力的 ✓ 他们很强大，也能帮助我 ✓ 他们能解决问题	· 如果不能依靠别人，我就完了 · 如果有人陪伴在身边，我就会感到安宁、幸福 ✓ 要倾尽全力维持关系 ✓ 别让自己一个人担风险	· 强力依恋与依附 · 求助 · 黏人 · 自我抑制 · 拖延决策 · 依赖他人 · 取悦他人	· 健康的分离 · 自我表现 · 技能与兴趣的发展 · 自立
被动-攻击型	· 自给自足 · 对操纵纵易易感 ✓ 我需要掌控 ✓ 我应得更多 ✓ 我是瓮中鳖、笼中兽 ✓ 我是个失败者	· 侵扰的 · 命令的 · 支配主导的 ✓ 他们要掌控一切，会对我呼来喝去的	· 如果放弃自己的选择，我就是个失败者 · 他们得寸进尺 ✓ 表面同意，背后还随心所欲 ✓ 守住底线，别屈服	· 间接控制 · 被动抵抗 · 阳奉阴违 · 规避规则或回避期望	· 自信决断表达 · 合作 · 商议 · 接受限制

（续表）

人格障碍	对自己的看法（核心信念）	对他人的看法（核心信念）	条件性/预测性及指导性信念	发展过度的策略（行为）	发展不足的策略（行为）
强迫型	· 负有责任的 · 一丝不苟的 · 对失误易易感 ✓ 我负有责任 ✓ 我要做表率	· 马马虎虎的 · 不能胜任的 · 自我放纵的 ✓ 他们没有责任感	· 如果事情不在掌控之中，就会出问题 · 人就应该更出色，更努力 · 包在我身上 · 我必须掌控一切	· 周密谨慎 · 凡事"正确" · 吹毛求疵，求全责备 · 墨守成规 · 发号施令"应该如何" · 克制冲动	· 自发性 · 趣味性 · 创造性探索 · 明辨合理的标准 · 及期望
偏执型	· 孤家寡人 · 对被掠夺易易感 · 正直、高尚 · 聪明 ✓ 人为刀俎，我为鱼肉 ✓ 我可不傻	· 狡诈奸猾 · 居心不良 · 势利眼 · 污言秽语 ✓ 他们想伤害我，要不就是想偷偷我的东西	· 如果我放任了他们，其他人也会对我而宜的 · 如果我时时提防着，就能保护好自己 · 不要相信任何人 · 看好你的地盘	· 孤疑提防 · 警觉 · 深藏不露；诲莫如深 · 反击	· 信任 · 放松 · 接纳 · 开诚布公
分裂型	· 孤家寡人 · 对怪异力乱神易感 · 与众不同 · 对超自然事物敏感 ✓ 我与众不同 ✓ 我有独特的天赋	· 不友善人 · 怀有敌意的 ✓ 他们不在乎我，可能也会伤害我 ✓ 他们是不懂这些强大力量的	· 如果我与众不同，别人就会对我敬而远之 · 如果我使用神力，这种能力就会保护我 · 要与众不同 · 远离别人 · 保护你的天赋 · 谁也不要靠近我	· 掩饰自己 · 疏离 · 超自然"感" · 外表怪异 · 运用法器及护身符	· 发展人际 · 与别人共处 · 遵循社会习俗

（续表）

人格障碍	对自己的看法（核心信念）	对他人的看法（核心信念）	条件性/预测性及指导性信念	发展过度的策略（行为）	发展不足的策略（行为）
分裂样	• 孤家寡人 • 古怪、不适应 • 自给自足 ✓ 对社交压力易感 ✓ 我不正常 ✓ 我需要私人空间 ✓ 我独自一人更快乐	• 苛刻的 • 不友善、怀有敌意的 ✓ 人们问这问那的 ✓ 他们一有机会就会欺负我 ✓ 我真的不喜欢他们	• 如果我敞开自己，人们就会看到我有多古怪，然后就会戏弄我、拒绝我 • 我不喜欢人，所以社交互动对我没有意义 ✓ 回避接触 ✓ 摆脱他们 ✓ 他们爱干啥干啥，我不参与	• 与人隔绝 • 不予响应 ✓ 独来独往 ✓ 情感抑制 ✓ 超脱疏离	• 耐受社会接近 • 非正式社会交换 • 情感表露 • 承受轻微的情绪风险
反社会型	• 强大、聪明 • 自主 • 无懈可击（invulnerable） ✓ 我行我素 ✓ 我很聪明 ✓ 我有特权 ✓ 我需要刺激	• 弱小、愚蠢、脆弱 • 墨守成规 ✓ 傻子才会按规则来 ✓ 别人的弱点就是我的良机	• 如果能利用体制，就不用努力工作了 • 如果我不做（冤大头），别人也会做的 • 不用在意是否伤害了别人 ✓ 机不可失 ✓ 我想要的就是我的 ✓ 找点乐子	• 操纵别人 • 欺骗别人 • 投机主义 • 掠夺别人 ✓ 寻求刺激	• 责任 • 共情 • 遵守规则 • 行为抑制
自恋型	• 特殊、优越 • 有特权 • 了不起 ✓ 对丧失地位易感 ✓ 我比别人优秀 ✓ 我杰出、强大、完美	• 差劲、不如我 • 都崇拜我 ✓ 他们都仰慕我 ✓ 他们都希望能成为像我一样的人 ✓ 大多数人都无足轻重，不值得我浪费时间	• 因为我特殊，所以我应受特别待遇 • 如果别人挑战我，我必须击败他/她 • 如果我做得特别好，就要成为最好的 ✓ 我要让人领先于你 ✓ 别让任何人领先于你 ✓ 维护好形象	• 竞争、吹嘘 • 利用别人 • 为求权势而操纵别人 • 自吹自擂 ✓ 攻击挑战者 ✓ 欺凌不如自己的人 ✓ 不遵守规则、常规	• 分享舞台 • 共情及体贴 • 抑制如下冲动：吹嘘、竞争或支配别人 ✓ 社交互惠

（续表）

人格障碍	对自己的看法（核心信念）	对他人的看法（核心信念）	条件性/预测性及指导性信念	发展过度的策略（行为）	发展不足的策略（行为）
表演型	• 魅力四射 • 有趣、有意思 • 能力有限 • 对忽视很易感 ✓我需要关注和赞同 ✓我徒有其表	• 易被诱惑的 • 能接纳的 • 都崇拜我 ✓他们很好操纵 ✓有他们在，我对自己的感觉觉能更好	• 如果没人仰慕我，我会受不了发疯的 • 如果他性感魅惑，他们就会关注我 ✓利用好魅力 ✓去表现你的情绪 ✓让他们随我心愿	• 放大情绪 • 展露性感 • 躯体主诉 • 冲动反应 • 勃然发怒 • 为求得别人关注而表现	• 反省式观察 • 冲动控制 • 痛苦耐受 • 社交互惠 • 性遭遇
抑郁型	• 永远一无是处 • 对丧失和空缺易感 • 我很悲惨 ✓我不能改变 ✓我不能胜任	• 很像很天真 • 人本质上是自私、愚蠢的 ✓他们比我还糟	• 如果我抱有希望，最后只会落得失望 • 如果别人也不行，那我相对而言我就没那么糟糕了 ✓不抱希望，就不会失望 ✓毫无意义	• 评判性评价 • 抱怨 • 逃避目标 • 担忧、苦恼自责 • 拖延 • 被动放弃	• 关注优势长处与 • 正面情感 • 修复负面心境 • 满怀希望地憧憬
边缘型	• 我有缺陷 • 对虐待、背叛与忽视易感 ✓我不好 ✓我不了解自己 ✓我弱小、不堪重负 ✓我无法自救	• 温暖、呵护，但却不 ✓他们强大，但也可能翻脸背 ✓得信任 ✓利用、去利用、伤害或者抛弃我	• 如果孤独一人，我应付不来 • 如果我信任了某人，就会遭其虐待或抛弃 • 如果感到被忽视或被抛弃，我会抓狂 ✓需要什么就去提要求 ✓以牙还牙 ✓现在就帮我	• 自我挫败 • 压抑状态与戏剧化的 • 抗争状态、交替反复 • 惩罚别人 • 通过轻生、自毁性的 • 举动来缓解紧张	• 信任的依恋关系 • 自信决断表达及 • 界限设置 • 愤怒调节 • 痛苦耐受 • 冲动控制

我们也不能忽略家族因素。某些个体似乎就沿承了父母或兄弟姐妹的失功能模式，并在长大后赖以为本。而另外一些个体，人格障碍似乎是强有力的遗传易感性的产物。卡根（Kagan）的研究表明：在生命早期就显现的害羞，可能将会一直延续下去。个体先天的害羞秉性，很有可能被之后的经历深度强化，因此，个体并非只是自信决断不足，而是发展形成了一种回避型的人格。因此，根据人格障碍患者对自己及他人的看法、患者的基本信念、基本策略及主要情感，对其心理特征进行分析是很有意义的。借此，治疗师就可以得出特异性的"认知 - 行为 - 情绪"侧写，从而有助于对每种障碍的理解及治疗。

特异性的认知侧写

回避型人格障碍

依据 DSM-5 的标准，患者具有以下的核心冲突，便可以确诊为回避型人格障碍：他们想要接近别人，也想实现才智及职业方面的潜能，但却害怕被伤害、被拒绝，也担心失败。他们的策略是退避（与依赖型人格的相反），或者说，其第一反应就是避免被牵涉卷入。描述这一人格障碍的关键词即为"过度敏感"。

- **对自己的看法**：他们认为自己在社交方面笨拙；在学业或工作上没有能力胜任。

- **对他人的看法**：他们认为，他人可能会给予批评；他人对他们毫无兴趣；他人会贬低他们。

- **信念**：通常，这类患者具有如下核心信念："我不好……，我没价值……，我不可爱。我无法忍耐不愉快的感受。"这些信念会转入到下一（较高）层级的条件性信念："如果人们接近我，他们就会发现'真实的我'，然后就会拒绝我，这种情况我无法承受。""如果我接手一个新任务，却干不成功，那将是极可怕的。"下一层次是工具性或自我指导性信念，它们负责指导行为："最好远离一切风险。""我要尽力避开不愉快的情境。""如果我感受到或想到什么不愉快，就应该转移注意力或采取措施（喝酒、使用药物等），来努力消除这种不愉快。"

- **威胁**：主要的威胁是，被人当成"骗子"，被羞辱、贬低或拒绝。

- **策略**：他们的主要策略是，回避那些自己可能被评价的情境。因此，他们往往龟缩在社会团体的边缘角落里，避免别人关注到自己。在工作中，他们也倾向于回避担负新责任或者谋求晋升，因为担心失败或害怕之后被别人报复。

- **情感**：主要的情感是烦躁不安，即焦虑与悲伤的结合。悲伤缘于其既无法从亲近关系中获得他们想要的愉悦感，也无法从成就中获得掌控感。而所体验到的焦虑，则与担心社交或工作情境中的风险有关。

他们对烦躁不安情绪的耐受度极低，因此妨碍了自己摸索、发展方法来克服害羞及更高效地自信表达。他们以内省的视角持续地监测着感受，因此对自己的悲伤和焦虑特别敏感。然而，颇具讽刺的是，尽管他们能高度觉察痛苦的感受，但却回避识别那些导致不愉快的思维想法——我们将该倾向称为"认知回避"，这也与患者的主要策略相吻合。患者对不愉快感受的低耐受度、对失败和被拒绝的敏感，普遍存在于他们所有的行动领域中。与依赖型人格障碍患者依靠他人来处理对失败的担忧不同，回避型人格障碍的患者只会通过降低期望值及回避任何可能有失败或被拒绝风险的情境，来应对这种担忧。

依赖型人格障碍

依赖型人格障碍的患者认为自己是无助（helpless）的，因而努力让自己与强者角色（强者会为患者提供生存与幸福所需的资源）保持依恋甚至依附关系。描述这一人格障碍的关键词即为"黏人"及"顺从"。

- **对自己的看法**：他们认为自己需要关爱、弱小、无助，没有能力。

- **对他人的看法**：他们将强大的"照料者"理想化为呵护备至、支持鼓励、能力强大的人。与回避型人格障碍回避"错综复杂的人际关系"从而难以获得社会支持不同，依赖型人格障碍患者在有强者角色可去依恋与依附时，其功能可能相当好。

- **信念**：这类患者认为"为了生存，我需要别人，尤其是强者。"而且，他们认为，自身的幸福取决于是否有强者角色可以依恋与依附。他们也认为自己需要稳定的、持续不断的支持与鼓励。某位依赖型人格障碍患者就可能表示："没男人依靠，我活不下去。""没人爱我，我就不会幸福。"根据信念层级，其核心信念可能是"我完全无助"，或者"我孤立无援"。其条件性信念是"只有获得强者的帮助，我才能顺利应对""如果被抛弃，我就死定了"以及"如果没人爱我，我将永不幸福"。其工具性信念所包含的指令包括诸如"不要冒犯照料者""保持亲近""尽可能地发展亲密关系"以及"要恭敬顺从，以维系与他/她的关系"。

- **威胁**：主要的威胁或创伤是担心被拒绝或遭抛弃。
- **策略**：他们的主要策略是发展依赖关系，他们通常会依附于"强者"角色并尽力讨好或取悦该强者。
- **情感**：他们的主要情感是焦虑——担心依赖关系可能会中断。当他们察觉到关系上的紧张时，就会体验到高强度的焦虑。如果失去了靠山，他们可能会陷入抑郁。另一方面，一旦成功地依附上靠山，他们就会体验到满足或欣喜。

被动-攻击型人格障碍

虽然此障碍未被收录于DSM-5，但我们发现有为数众多的患者，其行为及信念都指向了这一障碍。描述这一人格障碍的关键词即为"倔强"。被动-攻击型人格障碍的患者具有对立性，其所掩饰的是：他们其实很想获得权威角色的认可与支持。一方面，他们想要从权威认可中受益；另一方面，他们又想保持自己的自主性——这两方面的冲突造成了主要的问题。结果，为了维系与权威的关系，他们被动且顺从；但是，一旦感到自主权丧失，他们就会抵抗，甚至会推翻权威。

- **对自己的看法**：他们可能认为自己是自给自足的，但对他人的侵扰易感。但是，他们也渴望社会的认可与支持，所以也会被强者角色或有影响力的组织所吸引。因此，他们常常处于渴望依附与担心被侵扰的矛盾冲突之中。
- **对他人的看法**：他们认为其他人——特别是权威角色——是侵犯性的、苛刻的、干扰捣乱的、意欲掌控的并且是要支配别人的，但这些人同时也能认可、接纳以及关照他们。
- **信念**：他们的核心信念诸如"无法忍受被掌控""我必须按照自己的方式做事"或者"看看我所做的事情，我应获赞许、认可"。他们信念上冲突矛盾，诸如"我需要权威栽培我、支持我"，针锋相对的是"我要保护好自身的独立性"。（边缘型人格障碍的患者通常也会表达此类冲突。）其条件性信念的表达是诸如"如果我遵循规则，就会失去行动自由"等。其工具性信念的核心特点是对权威所期待的行动予以拖延，或者阳奉阴违。

- **威胁**：主要的威胁或担心是失去认可以及自主权受限。
- **策略**：他们的主要策略是通过背地里对抗权威角色来捍卫自主权，但同时，他们表面上又去讨权威的欢心。他们本着秘密抵抗的精神，对规则、规章予以绕避或智取。他们的破坏性通常体现在不按时完成工作、逃课以及诸如此类的行为——从某种意义上说，这最终其实是自我挫败的行为。另一方面，他们因为需要被认可，所以表面上看起来恭顺有加，他们也会去发展权威角色对自己的好感。他们总是很被动。他们通常选择最省事的方法，回避竞争，其兴趣也更偏向独处类活动。
- **情感**：他们的主要情感是未表达的愤怒，与对权威规则的抵抗有关。该情感——能被患者意识到——与焦虑交替出现；焦虑源于患者对遭到报复的预期及担心"后援"被切断。

强迫型人格障碍

描述强迫型人格障碍的关键词即为"控制""应该"及"完美主义"。这类患者希望按部就班、井井有条地实现目标，但其对过程方式调整过度，本末倒置，反而让方式成了目标本身。对他们而言，"条理秩序至高无上"。

- **对自己的看法**：他们认为，自己对人对己都是负有责任的。他们也认为，事必躬亲。他们为自己的完美主义良知负责，事事讲究"应该怎样"。很多罹患此障碍的患者有关自身的核心形象都是笨拙或无助的。这种对无助的担忧，与患者害怕自己手足无措、一筹莫展有关。在这类情况下，其对体系的过度强调是对缺陷感及无助感的一种补偿。
- **对他人的看法**：他们认为他人马马虎虎，通常不太负责，是自我放纵或不能胜任的。他们对人随口就说"应该如何"，借此支撑自己的虚弱。
- **信念**：严重的强迫型人格障碍，患者的核心信念如下："我将手足无措。""我实质上是混乱或迷茫的。""我需要秩序、体系和规则才能活下去。"其条件性信念是："如果没有体系保障，凡事都会出乱子。""千里之堤溃于蚁穴。""一个人的表现只要达不到最高水准，就是失败。""如果这事儿没干成，我就是个失败者。""如果能有个完美的体系，我就会成功/幸福。"其工具性信念是下列指令："我必须处于掌控中。""我必须事事到位。""我清楚怎样才是最好。""你必须按我的方式做。""细节决定成败。""人就应该更出色、更努力。""我必须时刻督促自己（和别人）。""人就应该被批评，才能防患于未然。"通常，其自动思维都带有下面这样的批评基调："怎么他们就不能干好呢？"或者，"我怎么总出错？"

- **威胁**：主要的威胁是瑕疵、错误、混乱或者不完美。患者容易产生"灾难化"的看法，认为"事情将会失控"或者自己"将会完不成了"。

- **策略**：其策略的核心是体系化的规则、标准及"应该"。患者应用这些规则时，会对自己及别人的表现予以评价。他们为了实现自己的目标，会对自身行为以及与该目标有关的他人行为极力掌控。对于自身行为，他们会通过"应该"与自责来强调掌控；而对其他人的行为，他们会以过度的指导或否定与惩罚来进行掌控。他们的工具性行为是：对己对人都强压硬逼、无情驱策。

- **情感**：因为具有完美主义的标准，这类患者特别容易体验到遗憾、失望和愤怒，无论对自己还是对别人。他们会有"表现达不到标准"的预期，相应的情感反应是焦虑或愤怒。当严重的"失败"发生时，他们可能会抑郁。

偏执型人格障碍

描述偏执型人格障碍的关键词即为"不信任"。在特定的环境下，提防戒备、明察暗藏的居心或不信任他人，这些可能都是适应性的，甚至是能保命的。但偏执型人格障碍的患者对大部分情境都采取此类立场，包括对大多数安全无害的情境也是如此。

- **对自己的看法**：偏执型人格障碍的患者认为自己是正直的，对他人的欺负虐待易感。

- **对他人的看法**：他们认为他人本质上都是阴暗不正直、欺骗成性、奸猾不忠的，同时也都是背地里的操纵者。他们认为他人故意想要扰乱、贬低、歧视自己，但又会假装无辜，暗藏起祸心。有的患者可能认为他人暗地里在联手对付自己。

- **信念**：患者的核心信念诸如："我对付不了别人""别人是不能信任的""他们（对我）心怀恶意""他们没实话"以及"他们想暗害我、蚕食我"等。其条件性信念是："如果我不予小心提防，别人就会操纵我、欺负我，或者占我便宜。"" 如果别人表现得很友善，那他们是在想办法利用我。"" 如果这人看起来有距离感，就说明他不友好。" 其工具性（或自我指导性）信念是："保持提防。"" 不要相信任何人。"" 明察暗藏的意图。"" 别被骗了。"

* **威胁**：主要的威胁是，担心被别人以某种方式损害或利用——被操纵、被掌控、被贬低或被歧视。任何对于自身的领地、理想、财产或核心关系的侵扰行为，都会让他们感到害怕。

* **策略**：因为相信别人会对自己不利，所以偏执型人格障碍的患者时刻处于高警觉、戒备的状态。他们提防、猜疑，而且时刻留意着那些会显露 " 敌人祸心 " 的蛛丝马迹。有时候，他们也可能当面指责这些 " 敌人 "，痛诉遭遇的不公、冤屈，因此也就激起了别人的敌意，当然患者认为这种敌意是早就存在的。

* **情感**：主要的情感是针对假想的欺凌或剥削的愤怒。不过，有些偏执型人格障碍的患者也可能会因为假想的威胁而体验到持续的焦虑感。这种痛苦的焦虑感，通常会促使他们来寻求治疗。

反社会型人格障碍

反社会型人格障碍可能呈现出多种形式：反社会行为，其表现形式上可能跨度较大（见 DSM-5），从阴谋、操纵、剥削，直至直接的袭击。"不负责任" 这一描述反社会型人格障碍的关键词普遍适用于以上的行为变式；因为这类患者在工作、财务、家庭、财产或社区生活等诸领域，或者就其行为对别人所致的影响冲击方面，都一如既往、极端不负责任。

* **对自己的看法**：一般说来，这类患者认为自己是孤独、自主且强大的。有些患者认为自己遭遇了社会的不公、欺凌，于是伤害别人也就合情合理了，因为患者相信反正大家都是受害者。另一些患者可能只扮演掠食者的角色——在这个 " 狗咬狗 " 的世界中，破坏社会规则反而是一种常态，甚至可以说是众望所归的。

* **对他人的看法**：他们认为有两种人，第一种人是会剥削利用别人的，所以这种人活该也被剥削，自作自受；第二种人弱小、脆弱，所以活该被当作猎物捕食。反社会型人格障碍患者，对于任何被其知觉为 " 既剥削别人同时自己又弱小 " 的人，都会予以特别的锁定。

- **信念**：患者的核心信念诸如："为自己，我要留神当心。""先下手为强，后下手遭殃。"患者也相信"别人都很好哄骗，要不就都是一帮软蛋废物"，或者"别人都盘剥成性，所以我利用盘剥他们也天经地义"。他们认为自己有权破坏规则，因为规则不过是随便定的，是用来保护"有钱人"的，而丝毫未考虑"穷光蛋"的利益。这一观点与自恋型人格障碍患者认为"自己非常特殊、独特，因此有权凌驾于规则之上，认为人人都认可并尊重他们的特权"的观点恰恰相反。反社会型人格障碍患者的条件性信念是："如果我不去欺压他人（操纵、剥削或攻击他们），就永远得不到我应得的。"其工具性或指令性信念是："先下手为强""机不可失"以及"拿着吧，应得的"。

- **策略**：其主要策略有两类。外显的反社会型人格障碍，患者会公然地袭击、抢劫以及讹诈他人。更加隐秘的"骗子"型一类是诱骗他人以及通过狡猾、隐秘的操纵来剥削、讹诈他人。

- **情感**：如果患者表现出特定的情感，基本上就是愤怒——对不公平的愤怒，认为自己（反社会型人格障碍患者）应得的却被他人霸占了；因自己被抓落网或者其他原因导致计划泡汤也会使他们愤怒。

自恋型人格障碍

描述自恋型人格障碍的关键词即为"自我夸大"。

- **对自己的看法**：自恋型人格障碍的患者认为自己是特殊的、独一无二的——差不多就像王子或公主一样。他们认为自己拥有特殊的地位，凌驾于一般人之上。他们认为自己高贵优越，享有特别待遇；而那些规则只是管束一般人的，自己自然是可以不受约束的。

- **对他人的看法**：虽然他们可能也认为别人卑微弱小，但这不同于反社会型人格障碍患者的看法。自恋型人格障碍的患者只是认为自己拥有特权，而且比一般人优越出色；他们视别人为自己的附庸与潜在的崇拜者。他们寻求别人的认同，主要是为了佐证自己的自以为是并确保自身的优越地位。他们倾向于借助他人来衬托自己，故而忽视他人的需求、感受或价值。

- **信念**：患者的核心信念是这样的："既然我是特殊的，那么我就应享受特别的豁免、优待及特权。""我比别人优越出色，他们理应认同这一点。""我凌驾于规则之上。"此类患者中有许多人具有内隐的"自己不可爱或无助"的信念。这些信念会在重大失败之后浮现出来，同时也成为患者抑郁的核心所在。其条件性信念则是这样的："如果其他人不认可我的特殊地位，他们就应该被惩罚。""如果我维持着优越地位，那么别人理应会来恭敬我、逢迎我。"另一方面，他们却具有以下负面信念："如果我没做到最好，我就是个失败者。"因此，一旦体验到重大的挫败，其自尊心极可能灾难性地一落千丈。他们的工具性信念是："每一刻都力争展现优越。"

- **策略**：患者的主要策略围绕巩固优越地位及拓展"个人领域"展开。因此，他们寻求荣耀、财富、地位、权力及名望，以此加强自身的优越形象。针对那些同样自视甚高的人，他们很乐意斗个天翻地覆，而且也会为了达到目的而操弄权术。与反社会型人格障碍患者不同，他们并不蔑视那些约束人类品行的规则；他们只是认为自己对此豁免。同样，他们也认为自己是社会的一部分，但位置处于顶端。

- **情感**：其主要的情感是愤怒——当患者并未从别人那里如期获得自以为的崇拜和尊敬时，或者出予其他原因而感到挫败时，这种愤怒就会出现。不过，如果是其策略失灵或形象受损，患者就很可能会陷入抑郁。例如，我们治疗过一些华尔街的"内幕交易者"，在其操作被揭露曝光并在公众面前颜面扫地后，他们陷入了抑郁。他们相信，自己从那么高的位置上坠落下来，已经摔得一无所有了。

表演型人格障碍

描述表演型人格障碍的关键词即为"富于表现力"，体现为：倾向于对任何情境都加以戏剧化或传奇化演义，并努力去博人眼球、引人入胜、让人印象深刻。

- **对自己的看法**：因为患者担心自己能力不足，也害怕遭到抛弃，所以他们显露出一种补偿性的自我形象：魅力四射、令人难忘、引人关注。

- **对他人的看法**：患者对于能被自己引发关注、欢笑及热情的人们，都抱有好感。他们努力与他人建立关系联盟，但前提是自己要处于群体的中心，他人的角色只是聚精会神的观众而已。不同于自恋型人格障碍患者，表演型的患者更热衷于参与同他人的实时互动，其自尊也仰仗于自己所接收到的、别人所表现出的、持续不断的赞许与欣赏。

- **信念**：患者的核心信念通常如下："我其实根本没有吸引力。"或者"我需要别人崇拜自己以便开心快乐。"他们的补偿性信念包括"我很可爱、很有趣、也特别引人关注""我理应被崇拜""那些人很崇拜我，并对我言听计从"以及"我应得的，他们无权不给"。其条件性信念包括"如果能娱乐大众，或者让人们印象深刻，我就是有价值的""除非我能迷住别人，要不我就一无是处""如果不能娱乐大家，人们就会抛弃我""如果人们没反应，那他们太差劲了"以及"如果不能迷住别人，我就是无助的"。表演型人格障碍的患者，倾向于仅凭笼统、泛泛的印象去考虑问题，这体现在他们的工具性信念，即"跟着感觉走"。如果强迫型人格障碍患者的指导原则是理性或理智的衍生体系，那么表演型患者的指导原则主要就是心情感受了。当表演型患者感到愤怒时，"老子心情不爽"就足以作为惩罚别人的正当理由了；如果他们感受到温情，同样会觉得这足以让自己去倾注关爱（即使几分钟后他们可能就变脸了）；如果感到悲伤，那么大哭一场也是合情合理的。对于挫折感及绝望感，他们也倾向于戏剧化地表达，如"表演型自杀未遂"。这类普遍的模式（patterns）体现在如下指令上："把心情感受表现出来。""娱乐大家。""把人们怎么伤害你的，表现出来给他们看看。"

- **策略**：患者通过戏剧化及富于表现力的方式来吸引他人。但是，一旦未能成功，他们就认为自己遭遇了不公对待并戏剧化地表现其痛苦与愤怒——哭闹、攻击及冲动自杀行为，以此胁迫他人就范。

- **情感**：患者最突出的正面情感是快活（gaiety），通常混有当其成功吸引别人时所体验到的愉悦感（mirth）及其他类似的快感。他们通常会隐隐地体验到焦虑与不安在暗涌不息，这反映出他们害怕被拒绝。一旦遭遇挫败，他们的情感会迅速转变为愤怒或悲伤。

分裂样人格障碍

描述分裂样人格障碍的关键词即为"超脱疏离"。这类患者体现着人格的自主性。他们宁愿牺牲掉亲密关系以捍卫自己的超脱与自主，他们处于社会的边缘，甚至与世隔绝。他们认为自己对被控制、被贬低或遭拒绝易感。

- **对自己的看法**：患者认为自己古怪，不适应社交，是孤家寡人。他们想摆脱社会期望去寻求自由，同时倾向回避一切关系。
- **对他人的看法**：他们认为他人具侵扰性、苛刻严酷，而且敌意满满、不友好。
- **信念**：患者的核心信念如下："我不适应。""我需要自己的空间。""人际关系都太麻烦了。""我独自一人更快乐。"其条件性信念包括"如果我与他人太亲近了，他们就会戏弄我，或者会给我添麻烦"以及"反正我啥也贡献不了，跟别人建立联系没什么意义"。他们的工具性信念如下："拒绝他们。""赶快溜掉。""别把我卷进去。"
- **策略**：其主要的人际策略是尽可能地与他人保持距离、回避接触。出于特定的原因，患者也可能会与他人共处，如职业活动或性行为，但他们通常会回避任何形式的亲密关系。
- **情感**：因为分裂样人格障碍患者总是与他人保持距离，所以他们可能就只是浅浅体验到低程度的悲伤而已。但如果被迫要与他人亲近，他们就会变得很焦虑。与表演型人格障碍相比，分裂样人格障碍患者无论在言语上还是面部表情上，都不会轻易表现出内心的感受；因此，他们看起来超脱尘世，给人的印象是——他们没有强烈的情感体验。

抑郁型人格障碍

虽然 DSM-5 未收录抑郁型人格障碍，但其症状、信念及行为方面的模式（pattern）既具临床意义，也有助于综合考虑心境障碍及人格障碍这两个领域从而确认出一种重要的变体。描述这一人格障碍的关键词即为"忧郁""苦涩""愤世嫉俗""郁郁寡欢"以及"悲观"。罹患其他形式抑郁病况的患者，会暂时性地出现关于自己和世界的负面看法，但是他们仍然认为生活可能是有价值的、有收获的，即便生活只是对他人来说才如此这般。但对抑郁型人格障碍的患者来说，生活本身不过只是消极、无意义的过程而已。

- **对自己的看法**：抑郁型人格障碍的患者，很多时候或始终如一地苛责自己。他们认为自己本质上是有缺陷的，而且无法改变。
- **对他人的看法**：抑郁型人格障碍的患者对人对己都一样严苛，虽然他们不认同或不公开这一点。在他们看来，别人都是心不在焉、不能胜任、欠惩治、有缺陷的，也必然是令人失望的。

- **信念：** 他们的核心信念如下："我无法开心。""我很惨。""我没有价值。""人本质上都是自私的、愚蠢的。"其条件性信念包括"如果我抱有希望，那么最后只会失望"以及"凡事只要有出岔子的可能，那一定就会凶多吉少，一定就是我的过错"。其指令性或自我指导性信念，相应地体现出悲观色彩，如"不要对他人有期待""尝试没有意义"以及"我应该放弃"等。

- **威胁：** 主要的威胁是害怕缺陷及与此有关的丧失，所以患者持续不断地吹毛求疵、探查局限或搜寻其他预示贬低、丧失的迹象，企图以此来控制这种缺陷及丧失。

- **策略：** 他们的主要策略似乎是一种高度警觉（对自己、他人甚至整个世界中的真实及潜在的失败与缺点，通常包括持续不断的批评与负面预期）及由此导致的极度"失落"感和丧失感（正是他们所惧怕的）的循环。患者投入大量时间，心中清查盘点错误，忧虑担心，并且设定出回避性的目标，以应对其固有的无价值感。他们可能会表现为时常抱怨、给予并寻求负面反馈，或退缩到痛苦自责的隔绝状态中。即便所面对的问题有解决的可能，他们的反应也是被动推辞的。患者因为倾向于回避，所以极可能会拖延，虽然他们也可能会一头扎到工作上以回避更深的失败感。

- **情感：** 这类患者在情感上的鲜明特点是持续的沮丧、愤世嫉俗、苦闷以及郁郁寡欢。所明显表露出的情感一般是愤怒，常见的为烦躁易怒及说风凉话，同时夹杂着他们对所知觉到的那些缺陷的厌恶感。患者也可能是慢性愤怒，往往对任何不顺心的事都加以抱怨。他们的忧郁和缺乏正面情感体验是独立于环境或事件存在的，而且他们也容易感到绝望。在抑郁型人格障碍患者的世界中，没有什么（nothing）事情是足够好的。因为正面情绪过于缺乏，抑郁型人格障碍患者一方面力不从心地尝试与别人建立交往，另一方面又对自己给别人带来的负面冲击感到内疚，患者的人际关系就在这种矛盾中变得四分五裂了。

思维风格

各人格障碍的相应特征也可以通过认知风格来区分，因为其可能也会反映出患者不同的行为策略。认知风格是指人们信息加工的方式（manner），而非信息加工的具体内容（content）。有几类人格障碍的认知风格区别明显，值得在此加以说明。

表演型人格障碍患者使用"展示"的策略来吸引他人及满足其自身"获得支持与亲近"的需求。"给人留下印象"或"娱乐大众"的策略一旦失灵，他们就会大肆展示"戏剧化行为"（哭泣、暴怒等）以惩治冒犯者并迫其就范。患者的信息加工呈现出笼统、仅凭泛泛印象的特点。这类人"不见树木，只见森林"。他们对情境做出刻板僵化、宽泛笼统的解读，却牺牲了关键的细节。他们很可能会基于不充足的信息，根据情境在其心理上的完型（gestalt）来做反应。表演型人格障碍患者也倾向于以模式化的视角来认知情境，即便该模式（pattern）并不符合于此情境。例如，如果他人对患者的笑料趣谈没有反应，他们对情境的判断就很笼统，如"人们很拒绝我"，而非就事论事地考虑或许有些具体的原因可以解释他人的行为。因此，他们忽略了以下事实：这些人可能是累了、倦了或脑子里在想别的事。这种仅凭泛泛印象的特点也体现在患者对所有的经历都予以润饰加工，事事都被其演义为一出大戏，或悲或喜。最终，因衡量事物时更基于主观而非客观，所以患者会根据心情感受来解读信息。因此，如果在遇到他人时患者心情不好，这就意味着他人不好。如果患者心情愉快，那么他人就棒极了。

强迫型人格障碍的患者则与表演型人格障碍的患者相反，是"只见树木，不见森林"。这类人过于关注细节，以至于丢失了全局。例如，某强迫型人格障碍患者，可能吹毛求疵地认定他人"搞砸了"，但实际上瑕不掩瑜，这点儿瑕疵只不过是他人全盘成功中的些许插曲而已。而且，不同于表演型人格障碍，强迫型人格障碍的患者倾向于将主观体验最小化。因此，生活的丰富性被他们自行剥离了；他们不能将情绪感受加以利用——去解读或表达这种加强事件重要意义的信息。

回避型人格障碍患者的思维风格又不同于以上二者。就如同倾向于回避那些令其心情不佳的情境一样，患者也具有"内部回避"的机制。一旦开始体验到不愉快，他们就努力转移注意去关注其他事物，或用"速效解忧法"（如喝酒）来缓解这种不快的感受。

其余类型的人格障碍，其认知风格不如上文所描述的那些鲜明、突出。

特点总结

表 2.2 列出了 12 种人格障碍各自的特点。表格的前两列分别是，对自己和对他人的看法（核心信念）；下一列是条件性及工具性信念；后两列分别是发展过度或称增生的特定策略，以及发展不足或称缺失的特定策略。我们可以从表格中看到：患者对自己的看法、对他人的看法，以及相应的信念在特定策略的表达及优势中起了中介的作用。虽然，策略或行为为人格障碍的具体诊断提供了基础，但要充分理解障碍的性质，弄清楚患者有关自我的概念、有关他人的概念以及患者的信念，这也是非常重要的。这些认知成分涉及信息加工，一旦激活，就会引发相应的策略。现在，尝试回到我们的进化模型上，这些认知成分可被视作一种机制，基于该机制：个体趋向资源（个人的及社会的）、根据先前的学习经验来组织相应的反应（以满足驱迫与渴想）并以文化所能接受的方式去实现其首要目标。

例如，吉尔是位回避型人格障碍患者，她对自己的看法是"社交笨拙，因此对被贬低与被拒绝易感"。她对他人的看法是"好批评人、好贬低人"，这更突出了她脆弱易感的特点。她的信念是"遭拒绝是可怕的"，这使她更为敏感；而且，这一信念也极可能会放大被拒绝的影响及意义，无论这些拒绝是她自己预期的还是实际发生的。其实，这一特定的信念往往会屏蔽他人的正面反馈。被拒绝的预期使她在他人面前时会慢性焦虑，而且她对"自己不被接纳"的任何蛛丝马迹都会予以放大，这反而使她心情很糟。

导致吉尔回避社交的其他两种信念是：（1）如果她与人接近，那么别人就会发现她的差劲与无能；（2）她无法忍耐不快的感受，这使她尽力去避免唤起这种不快感。因此，源于各种信念及态度的驱动，把她推向了唯一的策略——该策略顺应于（accommodate）她的严重担忧——即，回避任何自己可能被评价的情境并要达成她的首要目标：保护自己免遭他人贬低。而且，因为很难忍耐不快的感受或想法，她开始习惯于岔开任何可能引发不快感受的想法。治疗中，吉尔难以做决策，难以识别负面的自动思维，抑或在检验导致她不快感的基本信念时有困难。在其焦虑及抑郁状态时，她对自己的核心信念更加确信：自己社交笨拙、他人好批评人，还有就是自己随时都会被拒绝。

图 2.2 展示了个案概念化的基本流程：对自己的看法、对他人的看法以及思维风格，这三者引发了行为上的策略。可在临床工作中创建类似的、符合个体的流程图。

该流程图应包含特异性的信念以及与之相应的行为模式。例如，依赖型人格障碍患者与回避型人格障碍患者的不同在于：他们往往会对那些可能给予自己呵护、关爱的人非常崇拜，并相信这些人会帮助自己、支持自己。因此，依赖型人格障碍患者会被他人吸引。而被动-攻击型人格障碍患者渴望被认可但却不能容忍任何形式的控制，所以他们往往会毁掉他人所寄托的期望，自然也蹉跎了他们自己。

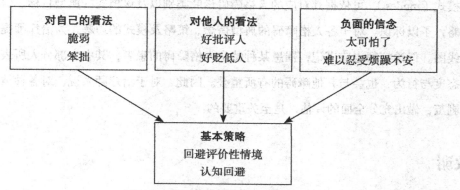

图2.2　看法及信念与基本策略的关系

强迫型人格障碍患者将秩序与体系理想化，驱迫性地要去控制他人（以及他们自己）。偏执型人格障碍患者则对他人极端警觉，这源于患者骨子里的不信任与猜忌，而且患者也会（公开或在心里）指责别人歧视或剥削自己。反社会型人格障碍患者则强调自己有权操纵或虐待别人，因其认为自己遭受了冤屈不公，或者他人都是废物软蛋，或者相信这就是个"狗咬狗"的世界。自恋型人格障碍患者认为自己优于一般人，并尽其所能地追求功名。表演型人格障碍患者则通过娱乐大众来吸引他人关注自己，但当其魅力失效时，他们也会大发脾气或戏剧化地大闹一番来胁迫别人亲近自己。分裂样人格障碍患者所持有的信念是"人际关系没有意义"，他们与他人保持距离。

结论

我们的认知模型假定，人格是用以实现生存及繁衍性进化任务的组织形式。人格的特定亚组织（suborganization）被称为"模式"，用以执行指令以应对环境（包括文化）中的机遇、挑战及困难。模式由策略、信念、动机构成，其运转方式既有主动行动，也有被动反应。图式是模式中的认知结构，包含信念、态度及预期——对策略的选择起中介作用。通过模式去落实的进化需求，被个体主观体验为渴想、驱迫及驱力。

个体受其激活模式中的信念系统指导，使用个人的或人际的资源来实现其目标：满足或缓解这些驱迫与渴想。过度活跃的模式以及夸张化的信念会导致不适宜的、失功能的策略。各具体的模式都会分布在一个介于适应良好到功能不良之间的连续体上：当正常的策略变得夸张及僵化不灵活时，障碍就可能产生了。一旦某些模式发展过度并且变得僵化不灵活、导致适应问题时，就要冠以"人格障碍"的标签了。心理病理性的模式（modes），可依据其对应的人格障碍诊断类别以及该模式的典型目标、信念及策略，予以标识。对于各人格障碍的典型信念、策略及模式的理解，为治疗师提供了路线图。但治疗师也应谨记，罹患某种特定人格障碍的患者，其中大部分人所表现出的态度与行为，也会与其他障碍的有所重叠。因此，对于治疗师来说，对各种情况抽丝剥茧，做出充分全面的评估，是至关重要的。

致谢

　　感谢以下各位对本章编写工作的帮助：感谢凯莉·迪维尼（Kelly Devinney）、芭芭拉·马里内利（Barbara Marinelli）与苏珊·布拉希汉姆（Susan Blassingham）的打字录入和 / 或把内容读给我听。同时也要感谢罗伯特·莱希（Robert Leahy）的意见反馈。

第 3 章

人格病理评估

杰伊·C. 福尼尔（Jay C. Fournier），哲学博士；

美国匹兹堡大学医学院精神医学系副教授。

　　对人格病理进行适当的评估，对准确诊断及有效治疗来说都是非常重要的，这一观点已在众多医学领域成为不争的事实。最近 20 年的研究文献中，对于如何认识与评估人格障碍存在着激烈的争论。随着多样化、相互争鸣的评估系统越来越多，临床工作者很难弄清究竟哪一种对其实践工作最有帮助。与此同时，当前评估工具的多样性也为临床工作者提供了丰富的资源，帮助他们明确治疗目标，处理患者的核心困扰及功能失调。本章我们主要介绍人格障碍的官方诊断标准，同时会涉及一些替代性的诊断模型。我们将介绍几种目前可用的评估工具，并会在本章末尾，为那些依据"人格病理的认知模型"进行个案概念化及制定治疗计划的临床工作者们，提供一些特别有助于其工作的评估工具。

正式定义

《精神障碍诊断与统计手册》

　　自 1952 年美国精神医学学会推出第一版《精神障碍诊断与统计手册》（*Diagnostic*

and Statistical Manual of Mental Disorders，缩写为 DSM）以来，人格障碍就出现在精神疾病的正式清单中了。起初，人格障碍并未从其他心理疾病中分离出来，但从 1980 年的第三版手册起，人格障碍被独立了出来——第三版手册引入了多轴系统以提高诊断的准确性。在新的诊断系统中，人格障碍被独立出来置于第二轴。当临床障碍与人格障碍这二者都明确存在时，研究者与临床工作者可同时做出两方面的诊断，这样处理减轻了他们的负担。当前版本为 DSM-5，在该版本中，为呼应多项研究的汇聚性结果，又再次取消了对临床障碍与人格障碍的区分。虽然在手册修订的准备期中，针对 DSM-Ⅳ 的批评文章大量发表，但 DSM-5 的负责人还是决定保留第四版的诊断标准，只是稍做修改。为此，他们加入了一个单独的、维度性质的理论框架，作为 DSM-5 对人格病理的理解，即第三部分"新出现的量表及模型"。

如果要得出"人格障碍"这一诊断，就需要符合 DSM-5 中对人格障碍的定义：个体表现出一种行为和内部状态（如思维、感受、动机）模式，其开始于生命中相对早期的阶段（青少年期或成年早期），持续稳定并跨情境显示出僵化固定模式，造成个体的情感状态或社会功能严重受损。重要的是，这种模式超出了个体所处文化中规范的认可范畴。此外，个体必须在以下至少二至四个方面显示出这种模式，包括经验解读、感受、人际功能及冲动管理方面，而且这些症状模式不能用其他障碍做出更好地解释。

DSM-5 确定了 10 种人格障碍的正式诊断，并将其划分成三组：A 组表现为"古怪"，包括偏执型、分裂样及分裂型人格障碍；B 组表现为"戏剧化、情绪化或不稳定"，包括反社会型、边缘型、自恋型和表演型人格障碍；C 组表现为"焦虑或恐惧"，包括回避型、依赖型和强迫型人格障碍。在 DSM-5 中，用"其他特定的人格障碍"和"未特定的人格障碍"两类标题，取代了先前的"未特指的人格障碍"，设定这两个类别，旨在描述那些符合人格障碍的一般性标准，但又不符合某一特定人格障碍诊断标准的个体。它们之间的主要区别是，前者（"其他特定的人格障碍"）是当临床工作者在解释为什么患者不符合任何一个类型时，用来提供额外的信息，如加上"混合型人格特征"的标注。如果无法提供这类信息，则使用后者（"未特定的人格障碍"）。

《国际疾病分类标准》（第 10 版）

第十版的《国际疾病分类标准》（10th edition of the *International Classification of Diseases*，缩写为 ICD-10）是与 DSM 相对应的另一种诊断系统。其由世界卫生组织

编制发展，用以表述医学各领域的诊断。ICD-10 可以应用于各种环境，包括卫生保健管理系统及跨国流行病学研究。尽管 DSM-5 和 ICD-10 对人格障碍的定义和诊断不能完全对应，但二者还是存在着一些共同的内容。实际上，在 DSM-5 的附录中，对 DSM-5 中正式认定的 10 种人格障碍中的 9 种，都提供了与 ICD-10 相对应的编码信息。

与 DSM-5 中提出的正式定义一样，ICD-10 对人格障碍也提出了明确的分类，同时该诊断系统也认识到各类型的人格障碍既不是彼此互斥的，也不是完全不同的。ICD-10 将人格障碍界定为"个体性格和行为倾向上的一种严重损害，通常涉及人格的不同方面，几乎都与个人功能及社会功能的严重受损有关"。要符合 ICD 系统的人格障碍一般标准，个体需要表现出"明显不协调的态度和行为"且在多个功能方面都很典型。像 DSM 的标准一样，这种行为模式（pattern）必须是稳定、广泛、长期的，不能只发生在其他心理疾病的病程内。这种模式必须开始于儿童或青少年时期，且必须导致痛苦困扰。

ICD-10 列出了 8 种人格障碍，但并没有像 DSM-5 那样分组。表 3.1 列出了这些障碍及其在 DSM-5 中对应的类型。DSM-5 中的自恋型与分裂型人格障碍没有出现在 ICD-10 里。分裂型的病理特征在旧版 ICD 中被认为是人格障碍，现已被移到了"精神分裂症、分裂型及妄想障碍"这一类别中，自恋型人格障碍在 ICD-10 中只被诊断为"其他特定的人格障碍"。

表 3.1　DSM-5 与 ICD-10 人格障碍分类比较

DSM-5	ICD-10
偏执型	偏执型
分裂样	分裂样
分裂型	—
反社会型（Antisocial）	反社会型（Dissocial）
边缘型	情绪不稳定型：边缘亚型
—	情绪不稳定型：冲动亚型
自恋型	—
表演型	表演型
强迫型（Obsessive-compulsive）	强迫型（Anakastic）
回避型	焦虑型
依赖型	依赖型

除了 8 种被确定的人格障碍之外，ICD-10 还描述了以持久的人格改变为特征的障

碍。这一诊断要求个体在改变之前没有人格障碍，并且临床工作者能够确认这种改变是"影响深远的、关乎个体存在性的极端体验"。对于持久的人格改变的诊断，ICD-10 根据两种不同的病因进行了分类，这两种病因分别是"灾难体验"和"严重的精神疾病"，但也不排除以患者的其他极端体验做出诊断。

概念问题

虽然研究者们几乎一致认同：人格可能会发展出障碍，人格病理也会对个体的诸多功能方面产生深远的冲击，但人格功能紊乱的概念化及表述方式——究竟哪种才是最优的——仍然是研究文献中的争论热点。在这一节中，我们将简要说明针对正式诊断系统的一些挑战以及临床工作者在评估人格时应当谨记的其他一些重要议题。

分类和维度

有关人格障碍适当评估的一个核心性的、悬而未决的问题就是：人格障碍是离散的疾病类别，还是人格实质上具有连续性（即，个体无论是否患有人格障碍，其在某一既定特质上的差异都只是程度性的）——这两种取向，哪种更好？正式系统通过设定分类诊断的阈值，明确指出，在不同的人格障碍之间以及在正常和异常的人格功能上，都存在清晰的区分。但是，各类型的人格障碍之间存在较高的共病率，表明目前的诊断系统并未划定出区分明确的诊断实体。替代性模型的支持者认为，高共病率可能是由共同的、潜在的维度特质所致。

另一个对人格障碍现行分类效度的挑战在于，具有相同人格障碍诊断的个体存在异质性。因为在现行系统下，所有的标准，既不具必要性，也不具充分性——某一患者可能会有多种方式满足系统中任一障碍的诊断标准。例如，边缘型人格障碍和自恋型人格障碍各自就都有 126 种不同的方式来符合诊断标准。而对于反社会型和强迫型人格障碍，很可能出现的是，不同患者都符合此同一种诊断，但他们却都不具备某种相同的单一症状。这种异质性可能会使各类型人格障碍的遗传和神经生物学基础难以确认。

说到底，人格病理究竟是类别性的还是维度性的，这其实是一个实证性问题。例如，韦迪格（Widiger）和科斯塔（Costa）提出，达到 DSM 任一诊断类别阈值的个体都会体验到相似的痛苦水平。而且，对正常范畴人格特质的测量结果（如后文会综述的五因素模型）可以很大比例地解释人格病理方面的变异。尽管这些结论支持了人格障碍可能是维度性的，但支持现行诊断系统的证据也还存在。例如，各项诊断标准中，类别内部的相关性高于类别间的相关性。此外，新发展出的统计学工具也在尝试以实证方式来确定，罹患某一既定人格障碍的个体，与未患该障碍的个体相比，到底是类型不同，还是程度差异？尽管在证据方面并不一致，但至少有的人格障碍好像是分类实体。

层级结构

人格障碍无疑在认知、情感反应倾向、行为和动机方面都表现出广泛的适应不良。不论是将其描述或评估为（每个特质的健康功能水平都是一个连续体的）"一系列的维度性特质"，还是将其理解为离散的诊断类别，一个关键的问题是：能否将各种人格障碍以具有意义的方式来分组？DSM 系统提议将 10 种正式认定的人格障碍划分为三个更高层级的人格障碍组群：A 组，古怪；B 组，戏剧化；C 组，焦虑。DSM-5 宣称对这种分组的研究支持缺乏一致性。尽管如此，还是应该注意到，有两个独立的研究小组已发现了对 DSM "三组群"架构的至少中等程度的支持性证据。

另外的几种高阶结构也被提出，其中最好的可能就是"五因素模型"（Five-Factor Model，缩写为 FFM），该模型认为：人格维度存在于一个从健康到病理性的、人格功能的连续体上。该模型的五个成分分别是："神经质"，反映了情绪的不稳定性和对心理痛苦的易感性；"外向性"，反映了个体在社会互动、活动水平、兴奋性、感官寻求及乐观等方面的倾向程度；"经验开放性"，以活跃的想象力、求知欲、独立的思考与判断为特征；"随和性"，代表了利他、信任、乐于助人；最后一个成分是"尽责性"，体现为可信赖、追求成就、有决心。除了最初 FFM 中提到的五个高阶因素，该模型以高阶因素为基础，还描述了 30 个低阶特质，每一个高阶因素有 6 个低阶特质。已有学者对 DSM 中的人格障碍与 FFM 人格维度评估模式之间的关系进行了多次的探索，但研究结果莫衷一是。有些人格障碍之间存在着很强的关联，如分裂样和回避型人格障碍，但其他障碍的关联则不那么强，如自恋型和强迫型人格障碍。

以替代性的"层级组织框架"来理解心理病理，颠覆了人格障碍与临床精神障碍之间的传统区分。该观点认为，通过仔细地探究个体宽泛的气质领域（domains），其临床障碍（原轴 I 诊断）可被更好地认识理解。肯德勒（Kendler）、普雷斯科特（Prescott）、迈尔斯（Myers）、尼尔（Neale）观察到，当我们研究遗传对心理病理的影响作用时，可将精神障碍大致分为两大类：内化障碍（如焦虑和抑郁）与外化障碍

（如物质滥用障碍、品行障碍、反社会型人格障碍）。理论家们已开始提出，人格病理的维度可能也充分拟合于该二维系统。例如，韦迪格和史密斯（Smith）提出，FFM中的"神经质"可能与"内化"概念相匹配；与之对照的是，低"尽责性"与"外化"概念相对应。他们还注意到，"内化"和"外化"这两个宽泛的维度彼此之间可能是独立的，因此，个体可能会只在某一个维度上得到高分或低分；或者会在两个维度上都高（或都低）；又或者会在两个维度上得分都不极端。不过，10种正式认定的人格障碍与该二维系统的拟合程度尚无定论。有一些人格障碍，像反社会型和表演型，可能会被确认具有外化特征；而回避型和依赖型人格障碍则可能具有内化特征；边缘型人格障碍可能兼具了高内化和高外化；而分裂样人格障碍则表现为在这两个维度上都是低水平。当然，要检验这些假设还需要更多的研究。

稳定与改变

长时间的稳定性一般会被作为界定人格或人格病理的核心特征。事实上，不论是DSM-5还是ICD-10，对人格障碍的正式定义都包含了一个要求，即与人格障碍相关的内部和外部经验模式具有长时间、跨情境的相对稳定性。尽管长期以来的观点认为，人格病理会表现出持久的失功能模式，但近期更多研究表明，随着时间的推移人格障碍的症状可能会出现实质性的改变。在一项针对人格障碍的 12~18 年的长期研究中，内斯塔特（Nestadt）及其同事观察到了 DSM 的 10 种人格障碍在稳定性方面的差异。具体来说，反社会型、回避型、边缘型、表演型和分裂型人格障碍表现出中度左右的稳定性，其余类型的稳定性则较差。斯科多尔（Skodol）回顾了四个设计严谨、大数据规模的有关"人格病理的稳定性与改变"的前瞻性研究，得出的结论是："人格的心理病理性会随着时间的推移得到改善，其改善速度出乎人们的意料。"尽管人格病理在症状上会获得改善，但其长期的功能损害通常会维持下去。而且，随着时间的推移，病理性人格维度明显要比人格障碍的分类诊断更为稳定，这可能是因为诊断系统的临界标准由人为规定所致。这使得一些学者认为，人格障碍是由相对稳定的特质类要素以及一些更容易改变的急性症状共同构成的。

替代性的 DSM-5 特质取向

虽然 DSM-5 系统明确提出如下前提：10 种人格障碍是独立的临床诊断实体，但

DSM-5 也承认每种人格障碍类型并不具备同质性，而且它们之间也并没有明确的界线。DSM-5 的创设者进一步说明，在三个高阶组（clusters）中常会存在共病诊断。也是出于这些考虑，DSM-5 为人格病理提供了一种替代性的、基于维度的概念化模型。

这个新框架是对近年来所提出的、推动 DSM 修订工作的多种替代性系统的综合。实际上，韦迪格和西蒙森（Simonsen）确定了 18 个用于评估人格病理的、可能合理的、替代性的维度模型。DSM-5 的替代性系统将人格病理分解成两个核心性的要素：人格功能（personality functioning）和人格特质（personality traits）。在该替代性系统中，如果个体同时体现出人格功能上的缺陷（至少是中等严重程度）以及至少一种的病理性人格特质，就可以给出人格障碍的诊断了。根据正式诊断标准，这些特征必须是开始于相对早期的年龄阶段（青少年或成年早期），必须在长时间内相对稳定、跨多种情境中相对僵化固定，必须超出个体所处文化规范的认可范畴，不能更好地被其他病况解释，而且会引发个体在情感状态或功能上的显著问题。

DSM-5 描述了人格障碍在人格功能上会有两个方面的损害：自我功能（self-functioning）与人际功能（interpersonal functioning）。每个方面又可分解为两个子要素。不良的自我功能可体现为：身份认同（identity）和自我定向（self-direction）的紊乱。受损的人际功能则表现为缺乏共情（empathy）或亲密（intimacy）。DSM 提供了一个 5 点的"人格功能水平量表"（Level of Personality Functioning Scale，缩写为 LPFS），每一题都是从"没有或几乎没有受损"到"极重度受损"来加以评定。对于该维度模型的第二个一般性诊断标准（即病理性人格特质），DSM-5 描述了 25 种人格子特质，这些子特质又组织形成了五个高阶的特质维度："负性情感"对"情绪稳定""疏离"对"外向""对抗"对"随和""脱抑制"对"尽责""精神质"对"清醒"。这五个维度被认为是前文 FFM 所述的正常人格五特质的病理性变异。

在 DSM-5 的替代性模型中，人格障碍的诊断有两种方式。其一是，个体可以符合某一特定人格障碍的诊断标准。该模型保留了最初的 10 种人格障中的 6 种：反社会型、回避型、边缘型、自恋型、强迫型和分裂型。对于以上每一种，都具体给出了有关人格功能受损以及病理性人格特质的一套标准。其二则是，个体也可以被诊断为"特定特质型"人格障碍（"trait-specified" personality disorder）。要符合这一标准，个体必须在身份认同、自我定向、共情和亲密这四个特定的人格功能方面，至少有两个达到中度受损。此外，个体必须在高阶人格维度或低阶子特质上具有高于平均的病理水平。替代性模型也认为，所有的维度可能都是存在于一个健康功能的连续体上。这种"功能连续体"的认识会指导临床工作者依据自己的判断和／或使用正式的评估工具，来确定个体在某一特质上的水平是否高于其年龄和所处文化所对应的常模水平。

评估工具与策略

临床工作者可运用若干种不同的策略来评估患者的人格功能。可以确定的是，评估过程在临床工作者与新患者的初次接触中就开始了。通过非结构性的临床访谈，可以很大程度地获知患者当前困境的性质及原因。这类访谈既是建立融洽治疗关系的重要契机，也是治疗进程中的关键部分，这对人格障碍患者的治疗工作尤为重要。尽管非结构性临床访谈很重要，但要以此作为人格病理评估和诊断的首要（或唯一）方法，以下几个方面是必须要考虑到的：在非结构性访谈中，临床工作者可以自由地询问任何问题，因此，诊断的准确性在很大程度上取决于临床工作者对诊断系统的熟悉程度，还有他们在探究个体行为、情感、认知及动机模式（pattern）时的提问技巧。综观各心理健康障碍，非结构性临床访谈的诊断准确性要低于有实证支持的、结构性诊断访谈。要把全部的诊断标准都铭记于心是有难度的，除此之外，还存在一些已知的、会干扰临床会谈诊断准确性的认知偏差。例如，所有医学领域的临床工作者在进行诊断时，都容易忽略某一特定诊断在既定人群中的基本比率。其他可能的偏差源包括："首因效应"——即访谈中较先获知的信息倾向于比之后获知的信息更有分量；以及"确认偏误"——初步诊断形成后，临床工作者倾向于去搜寻支持（而非否定）先前诊断的信息。为减弱上述因素的影响，提升诊断的准确性，学界已开发出了结构性的临床访谈和其他的评估策略。

结构性访谈

现已开发出若干结构性的临床访谈用来评估个体是否罹患人格障碍。这类工具大部分聚焦于判断个体是否符合 DSM 或 ICD 确定的分类诊断标准。应用最为广泛的有："DSM-Ⅳ轴Ⅱ人格障碍结构化临床访谈表"（Structured Clinical Interview for DSM-Ⅳ Axis Ⅱ Personality Disorders，缩写为 SCID-Ⅱ），"DSM-Ⅳ人格结构化访谈表"（Structured Interview for DSM-Ⅳ Personality，缩写为 SID-P）和"国际人格障碍检查表"（International Personality Disorder Examination，缩写为 IPDE）。这些工具在属性和格式上有所差异。例如，SCID-Ⅱ 通常既会用作自陈式工具，也会用于结构性访谈。

自陈问卷可以提高访谈的效率，让临床工作者将访谈聚焦于那些患者最初就勾选的诊断标准上。相反，SID-P不在自陈式筛查中使用。它不像SCID-II那样依据诊断标准来组织题目，而是以更加自然的方式从个体的某一功能领域过渡到另一个功能领域。IPDE则可以同时获得分类性质和维度性质的人格障碍分数，虽然从其他的测量工具上也可以获得维度性的分数，但IPDE仍旧与它们有所不同。

结构性访谈评估的评定者间信度普遍良好。对于是否罹患某一种人格障碍，一致性很高，而且对于人格病理的维度性评定，一致性也很高。对大多数的障碍诊断来说，使用同一种结构性访谈工具时评定者间信度的估计值都会很高，但不同的结构性访谈工具之间的一致性则较差。

最后，上述三种工具的平均操作时长有所不同，对于临床应用来说，这是非常重要的实践考量。范·维尔岑（Van Velzen）和埃梅尔坎浦报告称，SCID-II访谈用时平均在30~40分钟之间，SID-P平均60~90分钟，而IPDE则超过120分钟。莫兰（Moran）及其同事认识到，需要更简明的人格障碍筛查工具，所以他们对"人格标准化评估-简明量表"（Standardized Assessment of Personality- Abbreviated Scale，缩写为SAPAS）——包含八个题目的临床访谈，用于筛查个体是否罹患人格障碍——的功效进行了检验。访谈实施只要不到2分钟的时间，每个题目都做"有"或"无"的评定，而且计分方式也很简单，所得筛查分数的范围从0分到8分。研究者报告说，该工具具有良好的内部一致性和重测信度。而且，SAPAS以3分或高于3分作为临界线，参照SCID-II的评定结果，SAPAS划分患者是/否罹患人格障碍的准确度可达90%。随后的工作基本也都支持该筛查工具的心理测量学特性，然而，后续使用该工具时，正确识别患者的比例却不似最初报告中那么高。毫无疑问，用时更长的临床访谈能够提供更精确的、有关个体人格功能属性的信息，但在无法实施此类评估的情况下，SAPAS可作为一种有效的筛查工具。

自陈量表

有许多自陈量表可用于评估个体是否罹患人格障碍。与访谈法不同，大多数自陈工具的设计初衷就是用于人格病理的维度性评定，虽然一般也可以将其转换为分类性的人格障碍诊断。

五因素模型

在过去的几十年里，通常会使用"神经质、外向性、经验开放性人格量表 - 修订版"（Neuroticism，Extroversion，Openness to Experience Personality Inventory-Revised，缩写为 NEO-PI-R）来评估 FFM 的子特质和因素。其更新版 NEO-PI-3 现已可供研究者及临床工作者使用。此外，还有一个缩减的版本——"NEO 五因素问卷"（NEO Five Factor Inventory），它只需要评估高阶因素，而无须去评估低阶子特质。这些 NEO 量表在多个样本中已广泛获得了验证，且具有很好的心理测量学属性。罹患人格障碍的个体和非障碍个体在各特质上的分数差异，被认为只是程度性的，且任一方向的极端分数都可用于提示人格病理的存在。

人格病理的维度评估

"非适应性和适应性人格评估表"（Schedule of Nonadaptive and Adaptive Personality，缩写为 SNAP）以及"人格障碍特质维度问卷"（Dimensional Assessment of Pathological Personality，缩写为 DAPP）都是两维度的人格病理评估工具，也都获得了相当多的研究支持。这两个工具都是通过一系列的因素分析研究而开发的，都用来评估病理性人格的维度。SNAP 评估了 12 种人格因素：不信任、操控性、攻击性、自我伤害、古怪的知觉体验、依赖性、表现欲、权利、疏离、冲动性、得体性、工作狂。除了这些，还补充了三个气质量表：负面气质、正面气质、去抑制 / 约束。而 DAPP 包含了以下 18 个因素：强迫性、品行问题、不自信（diffidence）、身份认同问题、不安全依恋、亲密问题、自恋、多疑、情感不稳定、被动对抗、感知歪曲、被拒绝、自伤行为、受限的情感表达、社交回避、寻求刺激、人际厌恶、焦虑。SNAP 和 DAPP 是独立构建的工具，二者没有相同的题目。即便如此，工具开发者仍能将二者各自的分量表相互对应匹配。这些工具的联合分析显示，它们在评估相同的人格特质时有 92% 的假设关系出现了显著相关。最后，SNAP 还包括了用于对 DSM 认定的人格障碍进行评估的分量表，而且有研究者已经致力于将 DAPP 各分量表的评估模式进行转化，以表述 DSM 所定义的各人格障碍。

DSM-5 人格量表

在 DSM-5 人格病理的替代性维度模型的开发过程中，DSM 工作组成员及其同事开发了"DSM-5 人格量表"（Personality Inventory for DSM-5，缩写为 PID-5）——包含 220 道的自陈式量表，用来测量替代性模型中的高、低阶的维度和特质。已有多个研究团体检验了该工具的心理测量学属性。其所测特质的内部一致性较高，而且该量表也能较好地测量 DSM-5 替代性模型中的五个高阶维度。同时，该量表似乎也能测量出其他的高阶结构，如两因素的"内化"和"外化"框架。研究者已说明了使用"PID-5 的维度特质评定"诊断替代性系统中 6 种人格障碍的方法。

知情者评定

当进行人格病理的评估时，临床工作者除了要求患者自己报告在认知、情感、行为及动机方面的经验 / 体验（experience）外，也应考虑从了解患者的知情者那里搜集信息。自陈式工具，无论访谈还是问卷，都依赖于患者准确表述、报告其经验 / 体验的能力与意愿。就人格障碍而言，患者可能还没有准确地理解自身病理的关键要素——如其行为方式给别人造成的影响。而且，鉴于那些基于人格病理的困境可能由来已久，有些患者可能意识不到自身的功能性要素是突兀或有悖常理的。正如一些研究者指出的，患者与知情者往往会提供不同类型的信息。患者能够提供他们独有的内部状态信息，知情者则会更客观地报告患者的行为及其后果。所以，人格功能的患者自评与知情者他评之间相关性趋于弱到中等也就不足为奇了。因为这两种信息不会完全重叠，所以每一种都可能含有有帮助的、互补性的信息。例如，雷迪（Ready）及其同事发现，患者自陈与知情者评定均有助于更好地预测患者行为。奥尔特曼斯（Oltmanns）和特克海默（Turkheimer）进一步指出，知情者评定的信息特别有助于对某些结果的预测，如患者未来遇到人际问题的可能性。有些评估工具是相对方便搜集知情者信息的。例如，SID-P 中就包括对知情者的访谈说明，并注明了访谈时应询问的问题。目前有些工具，如 PID-5，还创建了单独的知情者评定版。

认知系统

人格信念问卷

在本书的第一版中，贝克、弗里曼及其同事草拟了一个包含 14 条信念的列表，这些信念被假定为是九种人格障碍——回避型、依赖型、强迫型、表演型、被动 - 攻击型、自恋型、偏执型、分裂样和反社会型——背后的基础所在。使用此列表，贝克和贝克编制了"人格信念问卷"（Personality Belief Questionnaire，缩写为 PBQ），这是一个包含 126 道题目的自陈问卷，用来评估失功能的信念。贝克及其同事没有具体给出分裂型及边缘型人格障碍的相关信念。他们认为，边缘型人格障碍患者所具有的一些失功能信念是许多其他类型的人格障碍也具有的，而分裂型人格障碍患者则是思维过程上的功能失调，并非思维内容上的病理。

贝克及其同事采用原 PBQ 的五个分量表（回避型、依赖型、偏执型、自恋型和强迫型）对精神科门诊患者进行了大样本施测，结果呈现出良好的内部一致性和重测信度，而且对这五种人格障碍也能很好地相互鉴别。虽然其研究结果具有很大的预测性，但并非所有的比较都显著。例如，自恋型人格障碍与强迫型人格障碍以及偏执型人格障碍就很难区分。在随后的研究中，研究者又对 PBQ 其余几个量表的效度进行了检验。例如，琼斯（Jones）、伯勒尔 - 霍奇森（Burrell-Hodgson）和泰特（Tate）的研究显示，相应的 PBQ 分量表分数可预测是否会罹患分裂样人格障碍以及被动 - 攻击型人格障碍，而麦克穆兰（McMurran）与克里斯托弗（Christopher）也发现了反社会型分量表效度上的部分支持性证据。与健康的控制组相比，被诊断为反社会型人格障碍的个体 PBQ 反社会信念分数更高。不过，其在反社会型分量表上的得分并不是最高的，相反，回避型分量表和偏执型分量表似乎能更好地识别出罹患反社会型人格障碍的个体。

自 PBQ 首次出版开始，为开发边缘型人格障碍的人格信念量表，研究者们付出了诸多的努力。贝克开发了包含 19 道题目的"边缘型人格信念量表"（Borderline Personality Belief scale）。这 19 道题目，其中有 14 道取自 PBQ 的其他分量表，5 道是新题目。巴特勒（Butler）、布朗（Brown）、贝克和格里沙姆（Grisham）研究发现，边缘型人格障碍患者对这组 14 条信念的勾选，比任何其他的 PBQ 分量表都要多。阿恩茨（Arntz）、迪茨耳（Dietzel）和 德雷森（Dressen）的研究也表明，一个类似的边缘型人格障碍信念问卷可将边缘型人格障碍患者与非患者及 C 组人格障碍的患者相鉴别开。

特鲁尔（Trull）及其同事对健康的大学生样本进行了一次独立的 PBQ 调查，发现九个分量表的内部一致性是可接受的。研究者又将 PBQ 与其他两个自陈式人格障碍症状量表进行了比较并发现，这两个人格障碍症状量表之间的相关程度要高于其中任何一个与 PBQ 之间的相关。此外，对这些量表的联合因素分析发现，大体上讲，PBQ 分量表的分值与这两个对照量表的相应分量表的分值之间呈弱相关。实际上，PBQ 与其他的人格失调量表之间的相关度都不高，特别是对非临床样本而言，这种情况可能也不足为奇——部分原因是，PBQ 专门用于评估人格失调的认知成分，而其他现存的量表并未充分涵盖认知。

贝克开发了包含 65 道题目的"人格信念问卷 - 简版"（Short-Form version of the PBQ，缩写为 PBQ-SF）。与完整版一样，PBQ-SF 中许多分量表的内部一致性和重测信度都是可以接受的。不同于完整版 PBQ 的是，PBQ-SF 的题目是随机排序。福尼尔、德鲁贝伊斯（DeRubeis）和贝克通过对 438 名抑郁门诊患者的施测，检验了 PBQ-SF 的因素结构，其结果验证了从另一个由 683 名因各种精神疾病寻求治疗者所构成的样本上分析出的因素结构。福尼尔与同事发现，PBQ 的题目可用七个因子表述："回避 / 依赖""自恋 / 反社会""强迫""偏执""表演""分裂样""自主性"。前六个因子与DSM 认定的人格障碍相关，第七个因子反映了"自力更生（self-reliance）以及自己被别人支配的负面后果"这方面的信念。研究者认为，该因子与"自主性"这个认知 -人格概念相一致，体现了对以下方面的高度重视：（1）个人成就；（2）从他人的控制下获取自由；（3）维持一个强大的自我概念。

除了在不同样本上确认及验证了七因子的结构，福尼尔及其同事还检验了 PBQ-SF 的效度。他们发现人格障碍患者在七个因子上的得分均高于非人格障碍的患者。此外，他们还观察到，对于五种诊断分类 ① 而言，罹患某种人格障碍的患者在相应障碍所涉及的信念的因子得分都是最高的。

最近一项检验 PBQ 和 DSM-5 替代性维度系统之间重叠程度的研究表明，福尼尔及其同事所确定的信念因子与新模型中"高阶人格领域及低阶人格特质上各种独特的高分模式"（patterns）相联系。例如，与"回避 / 依赖"信念因子相联系的是以下子特质上特别高的得分："情绪不稳定""焦虑""分离不安""执拗""退缩""快感缺乏""抑郁性""多疑"和"知觉失调"。研究者认为，这些发现表明"失功能信念对于细化完善 DSM-5 特质模型是具有潜力的"。

鉴于 PBQ 是基于人格失调的认知理论而开发出来的，所以可能也最适合认知治疗师来临床使用。正如巴尔（Bhar）及其同事所言，PBQ 所确认的失功能信念既代表着治疗的目标，也显示出治疗过程中发生改变的核心机制。相信随着信念的改变，各个功能领域也会得到改善。出于这些考虑，PBQ 已被用于一些治疗研究。有证据表明，PBQ 回避型分量表和偏执型分量表上的高分可预测认知疗法治疗抑郁障碍的相对不良

---

① 被动 - 攻击型不属于 DSM 的诊断分类——译注。

结果。另有两项研究发现，对强迫型和边缘型人格障碍的成功治疗可以降低 PBQ 相应分量表的分数。PBQ-SF 主要的临床用途是识别那些患者最为认同的信念，而不是用于任何诊断性计分。因此，附录 3.1 列出了与每种人格有关的题目，但没有给出具体的分数解释系统。

人格障碍信念问卷

结合临床经验和贝克及其同事最初识别的信念，德雷森（Dreessen）和阿恩茨开发了 "人格障碍信念问卷"（Personality Disorder Belief Questionnaire，缩写为 PDBQ）。PDBQ 由 12 个分量表组成，每个分量表包括 20 条信念。阿恩茨、德雷森、斯考腾（Schouten）和韦尔特曼（Weertman）使用一个由 643 人组成的样本（其中一部分是健康的志愿者，另一部分是被诊断为罹患临床障碍或人格障碍的个体）进行研究，其结果支持他们所检验的六个信念分量表的因子结构："回避型""依赖型""强迫型""偏执型""表演型"与"边缘型"。他们也提供了问卷效度的支持证据。问卷的六个分量表中，每个分量表上的分数都按以下的顺序升高：健康控制组＜有精神障碍诊断但非人格障碍的患者＜有任何一种人格障碍诊断的患者＜被诊断为与该分量表最相关的人格障碍的患者。

图式问卷

杨·（Young）及其同事提出了一种独立的人格病理的认知理论，它并未基于 DSM 或 ICD 所认定的各种人格障碍。杨的理论描述了儿童为了成长为心理健康的成人，必须成功完成的发展任务。他确定了与这些发展任务相匹配的五大领域并假设，如果一个儿童无法成功地完成某项任务，他 / 她将发展出与该领域有关的适应不良图式。杨及其同事共识别出 18 种适应不良的图式。杨认为，个体对其图式有三种反应方式：（1）按图式相符的方式行动；（2）试图通过组织自己的生活来使图式的激活最小化，从而回避该图式；（3）对图式进行过度补偿。例如，试图回避图式的个体更可能滥用物质。另一方面，那些"过度补偿"个体的行事方式似乎与其图式背道而驰。例如，在杨的概念化中，自恋型人格障碍患者所具有的行为方式可能体现出自大和自许权利，但其真正潜在的图式却体现出深深的自卑与自我质疑。

为评估这些图式是否具有影响力和 / 或影响力度如何，杨开发了"图式问卷"（Schema Questionnaire）。最初的长版问卷有 205 道题目，评估了 16 种图式。有两个因素分析检验对该问卷所提的"图式"概念予以支持,其中一个支持了16种图式中的14种,另一个支持了其中的15种。为减轻患者负担,杨开发了75道题目的简版"图式问卷",来测量由施密特(Schmidt)及其同事所确定的15种图式。早先对简版"图式问卷"的因素分析研究普遍都支持其假设结构中的诸要素。2001年,"图式问卷-简版"(Schema Questionnaire-Short Form)被进一步修订,以降低反应偏差以及完成问卷所需的阅读水平。对修订后简版问卷近期进行的一次分析并未重新得出问卷期待测量的15个因子,实际上,也未能确认出任何相干的(coherent)低阶因子结构。研究者得出的结论是,这些由量表确定的图式可能在经验上是不可分的。尽管难以确认出低阶的因子结构,但研究者还是对这15个图式维度进行了高阶因子分析。其结果支持四个宽泛的图式维度:"人际疏离""人际依赖""完美主义"和"冲动剥削"。毫无疑问,还需要做更多的工作来进一步评估"图式问卷"及其变式版的构想效度。除上述考虑,该问卷现已用于临床研究,检测双相情感障碍的风险、检查图式的改变(评估抑郁障碍的治疗结果)以及预测强迫障碍暴露和反应阻止治疗(exposure and response prevention treatment)的应答情况。

结论

究竟如何思考和评估患者的人格障碍才是最好的方式,临床工作者有许多的选择可参考。也许,最好的方式就是一种将临床访谈、知情者评定和自陈量表整合使用的方法。多种信息来源不仅能更充分地描述个体的病理特征,而且这些方法的结合也可以使患者更好地合作,投入到对其独特困境的概念化过程中。当然,这种方法需要大量的时间和资源。当多种手段的方式不可行时,就要基于评估的目的、(成本及时间有限时)各评估方法的临床效率以及患者的合作水平做出次优的选择。某些情况和设置下可能要优先做出分类诊断,分类信息有助于与其他临床工作者快速沟通,也满足保险报销和正式评估的需要。在这种情况下,应该考虑使用结构性的诊断访谈,以避免因仅基于非结构性临床访谈做出分类诊断所带来的问题挑战。如果一些情况下可用于评估的时间很少,临床工作者可以考虑使用SAPAS那样的快速筛查访谈。如果患者的分数显示出其可能罹患某种人格障碍,临床工作者随后可进一步探查其阳性反应。除了以上的那些情况,使用维度取向的评估可能就更为合适了,尤其当评估目标是要把握患者目前功能困难的全貌时。此时,使用自陈问卷可能会更有帮助。使用哪种自陈问卷最合适，这取决于哪一个人格失调模型最适于当下的案例。对于认知治疗师而言，PBQ 可能最有助于识别个体人格病理的认知特征——这些认知特征可能同时也是治疗的目标。无论采用何种评估方式，临床工作者都应谨记：人格病理似乎并不像曾经认为的那样牢固，特别是当其获得充分治疗时。因此，应考虑重复评估，从而监测患者的进步并识别出还需额外工作的那些方面。

人格信念问卷–简版

请阅读下面的陈述，并根据您对每一条陈述的相信程度进行评分。尽量根据您在大多数时间里对每一条陈述的感受来判断。请完成所有的题目。

4	3	2	1	0
完全相信	十分相信	比较相信	有点相信	完全不相信

举例

您有多相信这一陈述？（请在相应的数字上画圈）

1. 世界是一个危险的地方	4 3 2 1 0			

	完全相信	十分相信	比较相信	有点相信	完全不相信
1. 在他人面前表现得差劲或能力不足，这是无法忍受的。	4	3	2	1	0
2. 我应不惜一切代价去避开不愉快的情境。	4	3	2	1	0
3. 如果他人表现友善，他们可能正在试图利用我或占我便宜。	4	3	2	1	0
4. 我必须抵抗来自权威方面的支配与控制，但同时也要保留住他们对我的认可与接纳。	4	3	2	1	0
5. 我无法忍受不愉快的感受。	4	3	2	1	0
6. 瑕疵、缺陷或错误都是不能容忍的。	4	3	2	1	0
7. 他人常常过于苛求。	4	3	2	1	0
8. 我应该是人们的关注焦点。	4	3	2	1	0
9. 如果我做事缺乏系统性，一切都会崩溃的。	4	3	2	1	0
10. 如果我没有得到应得的尊重或权利，这是无法容忍的。	4	3	2	1	0
11. 凡事当尽善尽美。	4	3	2	1	0
12. 比起与他人相处，我更喜欢独处。	4	3	2	1	0
13. 如果我不多加小心，他人就会利用我或摆布我。	4	3	2	1	0
14. 他人都居心叵测。	4	3	2	1	0
15. 最可怕的事就是被人抛弃。	4	3	2	1	0

	完全 相信	十分 相信	比较 相信	有点 相信	完全不 相信
16. 他人理应认识到我有多么与众不同。	4	3	2	1	0
17. 他人会刻意贬低我。	4	3	2	1	0
18. 需要他人帮助我做决定或告诉我做什么。	4	3	2	1	0
19. 细节极其重要。	4	3	2	1	0
20. 如果我觉得他人太霸道了，我就有权无视他们的要求。	4	3	2	1	0
21. 权威人物常是爱插手、多苛求、好干涉以及有控制欲的。	4	3	2	1	0
22. 要获得我想要的东西，方法就是让他人为我倾倒或者我逗 他们开心。	4	3	2	1	0
23. 无论什么事，只要事后能免于罪责，我都可以去做。	4	3	2	1	0
24. 如果他人发现了有关我的一些事，就会对我不利。	4	3	2	1	0
25. 人际关系是麻烦的，而且会妨碍自由。	4	3	2	1	0
26. 只有和我一样优秀的人才能理解我。	4	3	2	1	0
27. 我是如此优秀，所以有权享受特殊待遇和特权。	4	3	2	1	0
28. 对我而言，自由和独立是很重要的。	4	3	2	1	0
29. 在许多情况下，我一个人独处会更好。	4	3	2	1	0
30. 应当始终坚持最高标准，否则事情就会出乱子。	4	3	2	1	0
31. 不愉快的感受会加重并失控。	4	3	2	1	0
32. 生活就是弱肉强食，强者生存。	4	3	2	1	0
33. 我应避开那些他人会关注我的场合，或者我要尽量低调。	4	3	2	1	0
34. 如果我不能一直吸引他人的关注，那就会失去他们对我的 喜爱了。	4	3	2	1	0
35. 如果我想得到什么东西，我会不择手段去得到它。	4	3	2	1	0
36. 比起与人相处的纠缠感，自己独处感觉更好。	4	3	2	1	0
37. 除非我娱乐大家或给人们留下深刻的印象，否则我一无 是处。	4	3	2	1	0
38. 先下手为强，后下手遭殃。	4	3	2	1	0
39. 一段关系中，只要出现一点紧张的迹象，就表明这段关系 已经恶化；因此，我应该中断它。	4	3	2	1	0
40. 如果我不表现出最高的水准，我就会失败。	4	3	2	1	0
41. 设定截止期限、遵循别人的要求、遵守规则，这些都会直 接损害到我的自豪感和自立性。	4	3	2	1	0
42. 我受到了不公平的待遇，所以我有权不择手段为自己取回 公平。	4	3	2	1	0

	完全相信	十分相信	比较相信	有点相信	完全不相信
43. 如果人们接近我，他们就会发现"真实的"我，并会拒绝我。	4	3	2	1	0
44. 我需要关爱，我是弱小的。	4	3	2	1	0
45. 我不得不靠自己时，会感到无助。	4	3	2	1	0
46. 他人应该满足我的需求。	4	3	2	1	0
47. 如果我以人们期望的方式遵守规则，我的行动自由就会受到限制。	4	3	2	1	0
48. 如果我给他人机会，他们就会占我便宜。	4	3	2	1	0
49. 我必须随时有所防备。	4	3	2	1	0
50. 对我来说，隐私要比与人亲近重要得多。	4	3	2	1	0
51. 规则是人们随意制定的，它们扼杀着我。	4	3	2	1	0
52. 被人忽视是很可怕的。	4	3	2	1	0
53. 他人怎么想对我没影响。	4	3	2	1	0
54. 为了开心，我需要他人来关注我。	4	3	2	1	0
55. 如果我娱乐大家，他们就不会注意到我的弱点了。	4	3	2	1	0
56. 我需要有人一直在我身边，有事要做时或遭遇困境时，他们能帮助我。	4	3	2	1	0
57. 只要有瑕疵或不足，就可能会引发灾祸。	4	3	2	1	0
58. 我那么有天赋，人们自然应该破格助我成功。	4	3	2	1	0
59. 宁可我负天下人，不叫天下人负我。	4	3	2	1	0
60. 其他人应该遵守规则，我无须遵守。	4	3	2	1	0
61. 强硬与欺诈是搞定事情的最佳方式。	4	3	2	1	0
62. 我必须时刻拥有支持或帮助。	4	3	2	1	0
63. 我是孤单的——除非我能依靠一个更强大的人。	4	3	2	1	0
64. 我无法信任别人。	4	3	2	1	0
65. 他人能应对的事情，我却不能。	4	3	2	1	0

各类人格侧写的题目计分点

回避型：　　　　1、2、5、31、33、39、43

依赖型：　　　　15、18、44、45、56、62、63

被动 - 攻击型：　4、7、20、21、41、47、51

强迫型：　　　　6、9、11、19、30、40、57

反社会型：　　　23、32、35、38、42、59、61

自恋型：　　　　10、16、26、27、46、58、60

表演型：　　　　8、22、34、37、52、54、55

分裂样：　　　　12、25、28、29、36、50、53

偏执型：　　　　3、13、14、17、24、48、49

边缘型：　　　　31、44、45、49、56、64、65

第 4 章

人格障碍适应不良图式及模式的神经机制

迈克尔·T.特雷德韦（Michael T.Treadway），哲学博士；

美国麦克莱恩医院／哈佛医学院博士后；

美国埃默里大学心理学系副教授。

人格障碍所表述的是一套个体知觉自身以及与他人互动的适应不良、引发痛苦并导致功能损害的模式（patterns）。人格障碍的很多特征被认为是人格特质的极端表现，体现为一个功能的连续体，而非离散的分类。正如人格特质一样，人格障碍有相对的遗传性，大部分人格障碍的遗传性估计值为 55%~75%。另外，人格障碍具有发展性特征，核心症状的早期体征往往在青年时期就显现出来了。

这些基本事实表明，将人格障碍概念化为神经发育障碍可能是有帮助的。也就是说，人格障碍的症状随时间缓慢发展，是生活经历和神经生物学发展之间复杂交互作用的体现。受人格障碍冲击的诸多领域中，关键性过程包括：对情绪刺激（内部的或外部的）的反应、寻求奖赏的行为及社会互动。对认知取向治疗尤为重要的是，所有这些领域都涉及认知与图式（它们一旦极端化就会适应不良）并在自我拓展和自我保护的模式（modes）中发挥着基础性的作用。越来越多的研究运用神经影像学、神经生理学和实验病理心理学的技术来了解这些过程的功能性神经结构。本章将简要综述关于各领域所涉及的基础神经结构的当前知识以及人格障碍对其的影响。需要指出的是，迄今为止，大多数人格障碍的神经影像学研究聚焦的是边缘型人格障碍、精神病态（psychopathy）与反社会型人格障碍以及分裂型人格障碍，几乎没有针对 C 组人格障碍的影像学研究。

用神经影像学方法研究精神障碍有几个重要的注意事项。第一，当用神经影像学的方法比较罹患人格障碍和未患人格障碍的个体的差异时，神经活动的组间差异可能会呈现出刘易斯（Lewis）及其同事描述的"4 个 C"中的任何一个：（1）病因（cause of illness），例如，创伤性脑外伤后个体人格或心境方面发生突然的改变便可能是由大脑结构和功能的改变所引起的；（2）结果（consequence），大脑功能的改变是人格障碍的行为结果，如过度物质使用导致的有害影响；（3）代偿（compensation），为了克服局限性，人格障碍的个体调动不同的神经机制满足一定的任务需求；（4）混淆因素（confound），功能的组间差异所反映的可能是人格障碍患者不同的任务加工方式。虽然研究人员通常最感兴趣的是确认与病因有关的神经活动模式，但是大多数人格障碍的发展性属性需要大量纵向的独立研究，这方面还有待展开。

第二个注意事项是，临床或实践中广泛应用的神经影像学研究的个体差异问题。目前所做的绝大多数影像学研究，对于由不同个体构成的各个组，研究者会计算各组的组内平均数，以评估、识别从事特定任务或处于特定过程时脑的"平均值"。然而，神经活动的组内平均模式在诊断上不一定有用，因为大脑功能及结构在特定个体之间可能有巨大的差异。这就是为什么以"影像学为基础"的检验在诊断和疗效方面的应用未来仍然前路漫漫的原因。因此，应谨记，以下的神经影像学发现不一定适合所有个体。

人格障碍的功能性神经网络异常：选择性概述

处理情绪刺激和情绪状态

很多人格障碍的核心问题之一是：个体如何对情绪刺激和情感体验产生反应。学界越来越多地认识到，情绪信号在人的众多决策中起着关键性作用。不确定感或焦虑感会进一步激活自我保护模式（mode）中的信念，以帮助我们在某些情境中保持适当的警觉，或者将我们的注意引到可能的威胁上。负罪感会激活与社会性自我保护有关的信念，帮助我们识别自己对所在意的人造成伤害的行为并促使我们采取纠正措施。但是，对人格障碍患者来说，这类常态的情绪输入常被知觉为过于痛苦以至于无法忍受，他们可能会竭力否认、隔离、补偿、自我用药或者以其他方式来回避这些感受和想法。回避这些体验的努力可表现为：物质滥用、暴饮暴食或性滥交；逃避人际关系或责任；攻击他人；其他在人格障碍患者身上很普遍出现的许多问题。目前，临床神经科学领域已开始揭示某些负责这种行为的神经环路了。

一些研究已经确定了一些脑区，如脑岛和杏仁核是情感体验的关键结构。脑岛被认为与内在感受性状态（即躯体的一般性感觉）的表征生成有关。杏仁核常常被认为是刺激的"早期应答者"，帮助调整我们的唤起水平，从而在必要时促使我们调整注意，准备行动。最初，学界认为杏仁核主要对负性刺激产生反应，近期的研究显示，杏仁核主要对中性的、新颖的、突出的刺激产生反应，不管是威胁性的刺激，还是吸引人的刺激，又或者仅仅只是一个新颖的刺激。

但是，当杏仁核过度活跃时，可能就会导致对中性刺激或轻微刺激产生强烈的情绪反应——常发生在原发性的焦虑和心境障碍中或作为人格病理的部分体现。该假说的支持性证据是，许多研究已经证明杏仁核在焦虑和抑郁症状患者对情绪刺激的反应中处于高活性。进一步的研究也发现，个体人格特质与焦虑或反刍气质有关时，诸如"神经质"特质，也存在类似的现象。需要强调的是，杏仁核反应的特征具有特质属性，18~20 年以后对婴儿时期评估为焦虑型依恋类型的个体进行功能性磁共振（functional Magnetic Resonance Imaging，缩写为 fMRI）扫描时，同样会发现杏仁核的反应增强。

与对照组相比，被诊断为边缘型人格障碍的患者的情绪反应也会引发脑岛和杏仁核更强的反应。鉴于杏仁核的作用是对刺激产生快速的情绪唤起，所以杏仁核的活性增强可能就是边缘型人格障碍患者情绪不稳定的基础。相反的情况是，精神病态或反社会型人格障碍的个体（对别人冷酷、无情或麻木），其杏仁核对情感刺激相对缺乏反应。在具有"无情"或"情感麻木"特质的个体的早年发展阶段，这一模式（pattern）就可被检测到。

总之，这些结果表明，核心情感相关的脑区如杏仁核、脑岛的改变可能部分地解释了这类患者对情感刺激夸张化反应的原因。对患者而言，理解到自己的反应可能比一般人更强烈及这种强烈也不一定总是坏事，这会对他们有所帮助。高情绪敏感性，对发展深度的、持久的人际关系来说是一种有帮助的特质。但是，这就要求个体先要学会有效地调节自己强烈的初始反应。理解这些反应的生物学基础，就是迈出了理解、接纳这种特质并为此特质发展出功能适应性的方案的第一步。

突显性、成瘾和冲动性

除了对情感刺激的反应变异外，许多人格障碍——特别是 B 组人格障碍——也涉及与自我拓展图式模式（mode）相联系的不良自我调节，即冲动与成瘾性模式（patterns）。例如，边缘型人格障碍和反社会型人格障碍患者通常具有更高的物质滥用和依赖风险，他们也常对自然强化物（如性及食物）表现出冲动倾向。虽然寻求奖赏的行为常被作为一种单一的现象予以讨论，但该行为其实涉及很多亚成分，包括期望或渴想，努力达成奖赏的动机与意愿以及奖赏最终达成时的快乐或舒缓体验。经过数十年的努力，大量研究已取得有力的证据，这些证据表明，奖赏加工（reward processing）的这些亚成分依赖于不同的神经生物机制，这一发现对于理解成瘾行为模式的发展形成具有重大意义。

特别是，研究工作已明确，多巴胺神经递质在奖赏加工的预期和动机方面发挥着关键作用，而阿片系统与奖赏获得时的快感反应关联最强。多巴胺作为驱动方式和动机行为的首要驱动递质，被认为在"外向性"及"寻求新颖"这些人格维度上发挥着关键作用。近期的研究工作已对这种概念化认识提供了支持性的证据，这些研究显示，多巴胺释放剂引发的多巴胺释放反应具有个体差异性，这种差异性可预测与"寻求新颖""冒险"和"冲动性"有关的人格特质。

时至今日，学界早已认识到了多巴胺神经元有两种完全不同的功能"状态"。在基线状态时，它们会自发地、不定期地释放，创建出多巴胺的基线水平——这是随意运动（voluntary movement）所必需的水平（多巴胺神经元及其基线活性的缺乏将导致帕金森病的症状）。但是，这些神经元也可能进入所谓的"爆发释放"模式——奖赏预测线索一旦出现，多巴胺释放就会急剧、快速地增加。例如，当你看到自己喜欢的食物广告时，或者当接收到伴侣的暗送秋波时，或者当听闻自己可能大幅升迁时——你所体验到的那种汹涌而至的渴想、唤起或激动——这些刺激和反应之间，部分是由多巴胺的快速爆发性释放所促成的。但是，需要特别强调的是，多巴胺的作用主要限于奖赏预期——与动机期望相关，但却与奖赏达成时的快感无关。当你最终有机会去享受奖赏时，多巴胺神经元的活性相对于常态基线水平却几乎没有变化。正如某位研究者所述，多巴胺神经元对于"欲求"（wanting）奖赏而言，是至关重要，但相对地却与

"喜欢"（liking）奖赏无关。人脑对"欲求"和"喜欢"的分离现象，有助于我们解释以下这种熟悉的体验：你渴求某些事物，即便有时你知道自己其实并没有那么喜欢的；或者当某件事不如你所期待的那么令人激动时，你会感到失望。

从认知的视角来看，可将多巴胺的爆发性释放理解为一种偏向激活图式和模式（modes）的激励信号。在人格障碍中，反社会型人格障碍或精神病态特质的个体在对奖赏预测线索反应时会显示出更强的多巴胺爆发性释放。这种多巴胺能系统的高敏感性可有助于解释个体在以下方面的高风险：对食物、性、物质的冲动和滥用，以及对他人的暴怒或攻击倾向。某些形式的人格障碍与对奖赏预测线索的多巴胺能反应增强有关，其作用是快速压制自我控制或自我约束的意图。因此，对于这些个体，在治疗早期就让他们认识到其渴想水平比一般人强烈、其形成不良习惯也更快——可能是有帮助的。

多巴胺功能异常也与 A 组人格障碍的症状有关（特别是分裂型人格障碍）。当对奖赏线索产生过度的多巴胺反应时，会导致上述的冲动、冒险、物质滥用等行为，更为持久的多巴胺功能失调会导致偏执性妄想和幻觉。例如，当个体使用中等剂量多巴胺释放剂如安非他命或可卡因时，其行为常会变得更具冒险性，更加冲动，在有些案例中个体的攻击性也会增加。随着服用剂量的增加，个体最终可能会体验到全面发作的精神病性症状，如幻觉和妄想。因此，学界假定，多巴胺功能失调在诸如精神分裂症及分裂型人格障碍的阳性症状的病理生理方面发挥着关键作用。

迄今为止，有关分裂型人格障碍多巴胺功能的研究基本为数寥寥，不过，研究结果已经显现出了某些重要的线索提示。被诊断为分裂型人格障碍的患者通常对多巴胺能类药物如安非他命，显示出更强的多巴胺释放，这可能表明他们具有更敏感的多巴胺系统、更强的多巴胺合成能力。类似的现象在非病样本中那些分裂型特质自陈分数较高的个体身上也能观察到，这都强调了多巴胺功能和分裂型人格障碍之间的维度关系。

总之，这些研究表明，多巴胺功能失调及其对动机、冒险、成瘾和偏执的影响作用，可能是人格障碍病理的重要成分。

认知与社会加工

在许多种人格障碍中，其普遍的困境都在于对他人行为和意图所持的假设。特别是 B 组和 C 组人格障碍都有"对被拒绝敏感"这一共同主题，它会导致一系列潜在的适应不良应对策略，包括回避、理想化/贬低化、抢先拒绝或攻击他人。很多 A 组的人格障碍，其社会加工则涉及了与偏执和不信任有关的认知，从而导致患者对社会线索解读不良，或对社会联结缺乏兴趣。

为探索社会加工的生物学基础，研究者越来越多地将兴趣转向了双人经济"博弈"，这些经验有助于建立基本的社会交往模型。因为可将博弈设计为"只有参与各方都投入一定程度的信任与合作，才能达成最优解法"，所以，博弈就可以作为社会认知歪曲的指数来使用了。这类范式通常包括博弈双方各种形式的货币交易或讨价还价，可用于揭示不同个体对陌生人开启、建立或破坏合作与信任的情况。例如，在"囚徒困境"范式中，两位玩家进行多轮博弈，他们可以选择"合作"或"背叛"。当两位玩家都合作时，他们就都会赢得中等份额的奖金。如果他们都背叛，他们就都获得较少的奖金。但是如果一个人背叛，另一个人合作，背叛者会赢得最多的奖金，而合作者什么也得不到。因此，单个玩家的最优选择很大程度上取决于其关于"另一方会怎么做"的信念，所以这种"最优选择"是了解"处于潜在竞争过程中的每一个人如何看待他人"的一个窗口。博弈也会揭示出个体在人际交往中平衡短期利益和长期利益的能力。多回合的博弈，也为探索人们如何建立信任、惩罚背叛、修复关系提供了机会。博弈研究取向的核心优势在于，它是跨经济学、行为生态学和计算机科学的学科领域。

在人格障碍和相关特质的研究领域中，这类博弈研究也颇具发现。具有广泛性社交焦虑症状的个体，在这类博弈中常会表现出"认同吃亏"的意愿：尽管可以选择报复行为，但他们还是愿意忍受同伴的不公对待或掠夺行为。这类行为体现出自我保护模式（mode）——"避免冲突"的意愿要远远优于"货币收益最大化"的意愿。与此相类似，罹患边缘型人格障碍的个体在社会经济任务中常表现出更多的不信任选择模式。在一项研究中，研究者将社会性任务和 fMRI 相结合，发现边缘型人格障碍的个体脑岛活性显著增强，如前文所述，这种活性增强预测了低合作行为。这些发现的一个可能的解释是，边缘型人格障碍患者的脑岛反应增强导致了他们的高情绪反应，造成患者担心其盟友可能会不合作，所以就先发制人地采取不合作行为。最后，精神病态的个体一般会在博弈中表现出更多的不合作反应，同时伴有的脑部反应是：他们对于别人的不合作，杏仁核反应较低。

值得强调的是，对人格障碍的社会互动研究与那些对更为基本的情感过程的研究相一致。罹患边缘型人格障碍及精神病态的患者都表现出以下现象：对于基本情感刺激，患者脑岛和杏仁核区域的神经活性发生变异，而在其社会互动过程中，相同的模式（pattern）也会出现。这表明，对于人格障碍中常见的人际动力缺失，脑岛和杏仁核的活性改变可能发挥着某种调节作用。另外，博弈模型可以用于检验认知疗法的机制假说。例如，已有研究发现，在双人经济博弈中，有指导的反刍或认知再评价，通过帮助个体改变其对"博弈另一方的行为"的情感反应，可以改变该个体的表现。因此，这些范式也有助于理解认知冥想技术的机制。

认知行为治疗：当前应用与未来方向

虽然临床神经科学已经有了长足的发展，但其实仍然处于起步阶段。实际上，当崭新、强大的技术让我们更有能力去研究大脑时，其所揭示出的现象的复杂性常是我们未曾想象到的。基于现实，我们对"神经科学引发临床实践领域革命"的期待不应过于急切，但多数媒体并不会全面地报道这类局限性。对于临床应用于人格障碍的、已经实证检验的认知行为疗法新兴技术，神经科学基础可在以下若干方面提供支持。

培养非评判性

许多罹患人格障碍的个体都痛苦地深陷于"自卑、无价值及不可爱"的感受中。实际上，各人格障碍中的某些特定症状都可以被理解为：患者在力图避免触及这些低自尊性的核心信念。当治疗进程转向关注这些信念时，患者的防御性回避会让我们很难直接处理这些认知，这也会阻碍治疗的进一步推进。为化解这种困难，可以基于神经生物学来讨论症状，从而鼓励患者以"观察者"的立场来面对自己的情绪体验。通过引入神经生物学领域的信息，可以降低导致自责和羞耻想法的图式的活性。从这个意义上讲，神经科学的视角有助于促进"观察与描述"练习——该练习最初应用于辩证行为疗法。

建立叙事和解释

大量的证据显示，对心理症状的叙事理解（narrative understanding）有助于症状缓解。痛苦的体验一旦可预测了、可理解了，其困扰性常会下降，即便痛苦的强度保持不变。所以，对具体症状给出机制性的解释——即使是如"杏仁核反应性"这样相对简单的机制——通常都会很有帮助。当然，所给出的解释也可以没有神经生物学领域的参考，只要这类解释在认知行为疗法中已经长期运用即可。不过，神经生物学可能会有助于某些患者理解这些解释，而且还可能有助于患者的家庭成员形成共情的视角，因为比起"性格动机"这类解释，神经生物学解释的道德贬义性更弱。

行为干预与神经干预相结合

最后要说的是，学界已经广泛讨论了神经科学可能对治疗产生影响的途径，其中之一就是开发新型的药物和医疗设备。该领域最为成功的例子之一是，在脑中植入电刺激器可缓解抑郁症状。最近，应用短效的生物靶向干预来加强行为疗法疗效的可能性已开始显现。例如，D- 环丝氨酸（D-cycloserine，缩写为 DCS）最初是用于治疗肺结核的药物，后来发现它可通过作用于脑部 N- 甲基 -D- 天冬氨酸（N-methyl-D-aspartate，缩写为 NMDA）受体来增强记忆相关的神经突触的可塑性。这些受体在新记忆形成，特别是在条件化恐惧的消退学习方面发挥着关键作用。鉴于在针对各类焦虑的暴露疗法中，消退学习发挥着关键性的作用，研究者已发现，暴露治疗之前服用 DCS 可以增强单次暴露的疗效。重要的是，这种治疗与传统形式的行为治疗联合药物治疗完全不同，因为使用该药物的特定目的是：靶向和加强行为干预的生物效果。

神经可塑性

最后，值得强调的是，成人大脑的神经网络是不固定的，这与多年来高中生物课所讲的内容截然不同。相反，成人大脑的神经网络也始终依赖经验、不断地自行重布。"神经可塑性"就是对应于此的术语，体现了后生的（epigenetic）、突触的及网络水平上的机制多样性——能使神经元集适应信号的输入、输出，从而学习新观点，加强原有表征，或者弱化习惯的反应模式（patterns）。简而言之，这就是大脑针对"究竟要在多大程度上坚持有关'自己、别人、世界及未来'的原有观点，以及应该在多大程度上根据新的信息更新原有观点"这一决策难题的解决过程。我们不难理解这一原理在认知调节策略促发改变方面的应用方式：针对旧有的负面自动思维，仅仅是考虑其他替代性的解释，只要假以时日都能降低这些负面思维在认知神经网络中的表征优势，从而有助于降低这些思维的作用力度。人和动物模型的研究都表明，神经可塑性机制在某些障碍（如重性抑郁障碍）中可能受损，而那些靶向或加强神经可塑性的干预方法可能对疗效具有提升作用。今后的研究工作将更多地揭示神经可塑性在人格障碍治疗中的应用情况。

结论

总之，人格障碍的神经影像学方面的研究已经阐明了行为及认知领域中特定障碍背后的一些基础性生物机制。联系"杏仁核和脑岛这类情感相关脑区及多巴胺的敏感性与合成"这些方面的功能差异性，可进一步理解"自我拓展"与"自我保护"模式（modes）。这种基于生物学基础的对人格障碍症状的概念化，可能对某些患者具有治疗性帮助作用，因为它在表述症状时不会激活患者的自责认知。鉴于精神神经科学领域尚不完善，希望未来会发现更有效的、以神经科学为基础的、针对人格障碍的治疗方法。

第 5 章

人格障碍认知疗法的一般原则和特定技术

亚伦·T. 贝克，见第 2 章

阿瑟·弗里曼，见第 1 章

丹尼丝·D. 戴维斯（Denise D. Davis），哲学博士；
美国范德堡大学心理学系临床培训部副主任。

　　罹患症状性精神障碍的患者，当其症状缓解时，其认知模式通常会恢复到病前的状态。如果这个认知模式具有良好的适应性，患者就会恢复到相对正常的功能水平。例如，大多数的抑郁康复患者，不再一遇到倒霉事就责备自己，他们能够有效应对每天的压力；也更少会认为自己能力不足，而是对未来抱有正向的期望。但是罹患人格障碍的患者，却常会持续地、以成问题的方式来看待自己或自身经历，他们可能也承认，自己即便不再感到抑郁或焦虑了，但还是会"一如既往地"如此思考事情。

　　人格障碍的模式（mode）与症状性模式（mode）在很多方面有所不同。当患者回归到日常的认知功能上时，在急性障碍中所观察到的失功能自动思维的频率与强度都会下降。虽然从总体上看，患者的失功能自动思维更少了，痛苦程度更轻了，但其夸大或歪曲的解读及相关的紊乱情感在特定的情境下会持续出现。例如，一名高智商、能力强的女性，一旦被要求做那些涉及技能的工作时，她就会出现以下的自动思维：

"我做不了。"尽管她知道如何识别和挑战自己的自动思维及安全行为，但她仍然可能感到非常焦虑，并倾向于重拾自己发展过度的策略——回避这类任务。

对于症状性障碍和人格障碍之间的差异，最可接受的解释是，症状性障碍的患者，其极端错误的信念及解释是具有相对可塑性的——实际上，抑郁即使不做任何治疗干预也会减轻。但是，人格障碍的失功能信念更为持久，是"结构化"的，也就是说，它们渗透到了正常的"认知体系中"，根植于有关"生存、健康、目标、身份认同以及对个体和群体依恋"的原始图式之中。因此，人格障碍的改变，是必须要产生某种结构性变化的，相比于干预非共病人格障碍的情感障碍患者使其思维发生改变，这将花费非常多的时间与精力。

由于失功能信念构成了患者现实导向的基础，所以它持续发挥作用，因为人们会依靠自己的信念来解读事件，所以在新的适应性信念和策略没有出现之前，他们不可能放弃这些信念。当患者恢复到病前的功能水平时，他们还是会去依赖自己所习惯的策略，其潜在信念会在相互连结的网络中保持激活。虽然此时与抑郁障碍或广泛性焦虑障碍发作相比，这些潜在信念的失功能程度通常更低，但相对急性发病期也更难进一步矫正。患者和治疗师都应该认识到这种顽固的、残留的信念（图式）是根深蒂固、不容易被标准化的心理治疗技术所改变的。即便患者深知自己的基本信念是失功能的甚至是非理性的，他们也没法仅仅通过质疑信念、做某一项练习，或"但愿不再有"，来让这些信念消失。

在治疗中，治疗师通常使用"标准"的认知疗法技术缓解急性障碍，如抑郁障碍或者广泛性焦虑障碍。该方法可有效处理失功能的自动思维，也有利于发生从抑郁（或广泛性焦虑障碍）的信息加工模式（mode）到"常态"模式的认知变化。当抑郁或焦虑发作时，在相对静止期对自动思维和信念加以检验便是实践中处理相应认知过程的一种好办法。在这段静止期，有的患者也会被观察到共病人格问题，他们被早期的精神病学术语或通俗用语描述为"神经质"。"神经质人格"的特征通常被描述为"不成熟的"或"孩子气的"：情绪不稳定、对被拒绝或失败有夸张的反应、自我概念不切实际地过低或过高，而最突出的还是他们严重的自我中心性。这一叫法虽然具有描述性，但并未提供一种通用用语，可以向患者解释说明其由来已久的问题的机制所在。

让患者的性格结构或人格发生改变需要经历一个长久的，有时甚至是冗长沉闷的过程。虽然治疗是以完备的个案概念化为基础，能够建立更具适应性的、更有效的图式和新的行为策略，但"性格方面"的治疗往往比较漫长，且治疗期间很少出现显著的、迅速的改善。

基于资料的个案概念化

为了理解患者的适应不良行为、选择有效的治疗策略、修正失功能的态度，必须针对特定的患者进行基于资料的、合作性的概念化工作。因此，治疗师在早期，最好是在评估阶段就让患者参与进来，双方一起讨论形成相应的概念化，来解释患者困境的性质和源头。很多资料来源于和患者讨论其当前的生活处境、想要治疗的问题以及既往治疗史。首先，请患者分享他们的看法：哪里出问题了？问题是如何形成的？其次，治疗师收集患者的成长史，找出情感强烈的记忆与经历，请患者去思考这些是如何联系在一起的。实际上，人格障碍的常见潜在体征，就是患者会说："我一直就是这样的；这就是我"。最后，还有一个重要的资料来源是在治疗过程中治疗师直接接触和观察患者所得到的信息。

我们常用"治疗的三重视角"模型来指引治疗进程中的关注焦点，见图 8.2。使用该模型时，治疗师要同时关注患者在发展（成长）方面的叙述、当前的生活问题以及患者与治疗师的治疗关系。因为罹患各种人格障碍的患者都具有独特的认知侧写，有其各自的学习风格，也可能正面临不同的生活问题，所以，特定的技术要根据具体障碍和个体的不同，与治疗目标一起协同变化。同时，治疗师在这个框架下，可以将个案概念化和干预有机地结合在一起，协助患者识别和矫正其核心图式。

认知概念化所需的基本资料包括：患者关于自己和他人的典型核心信念、一两个条件性假设和指令性信念、所观察到的发展不足和发展过度的策略（行为）以及任何干扰治疗的信念和行为。当然，一旦收集到新的资料，治疗师会相应地对个案概念化加以修正。有些假设可得到确认，而有些假设则要修正或放弃，当然，还有一些新假设是要纳入个案概念化加以思考的。

当治疗师向患者收集资料时，治疗师要指导患如何找出问题情境，如何识别相应的想法和行为，以便形成初步的概念化。患者和治疗师可以检验新信息是否"匹配"个案的初步概念化，并做出所需的调整。治疗师与患者可考虑加入中介因素，包括文化因素，来合作"共创"概念化。起初，治疗师为推进这项工作要承担更多的责任；随着治疗的进展，患者发展出一些技能，能够基于"心理"和"行为"将症状主诉进行分类，能应用各种策略来做出改变。给患者画概念化图表，可以向患者演示如何将之后的经历纳入到整个概念化之中。让患者把概念化图表带回家，这常常对患者有帮助。有些治疗师会用黑板或便利贴给患者演示：患者对现实的曲解是怎样源自其信念的。拟定这类概念化有多种方法，将在本书后面的临床应用章节中予以说明。

例如，依赖型人格障碍的患者在面临新挑战时，会对治疗师说："我做不了；我是个失败者；我需要指导。"通过"箭头向下"练习有助于患者识别自己这些反应与条件性信念（"如果感到不能胜任，就应该找人依靠"）及其与核心信念（"我是个弱者"）之间的联系。然后治疗师和患者可以设计出一个行为实验来收集一些（可能是具有挑战性的）新信息，让患者愿意去尝试一下：不立刻去求援又会如何？然后，可将这一新信息整合纳入基于这一观点修正的模型中来。之后的干预可能会进一步运用行为实验来再次检验失功能的信念，并为更具适应性的态度打下基础。新态度可能包括"没有他人的帮助，我也能做很多事""我在很多方面都能胜任"等。患者对这些新态度的确信程度将取决于是否主动地针对想法进行实验检验以及是否将检验结果与核心信念有针对性地加以联系。

这些探索会引发高度的情绪化反应，因此，有针对性地探索患者对自己、对他人的核心信念这一过程必然会敏感地受制于患者的信任程度及其合作能力。通常，在对患者的核心信念进行假设和深入探索之前，应建立起良好的治疗联盟，而且患者对认知取向的干预应有一定的了解。

识别图式

治疗师可利用所收集到的资料，概括出患者的自我概念、其对他人的看法，以及他们的生活规则、准则。通常，治疗师一定要从患者在各种情境的表现中确定其自我概念。收集这类信息的主要方法就是仔细倾听，同时结合适当的提问，从与患者的直接互动中，或从患者的自陈报告中引出问题，并观察患者的行为。要针对"患者所表述的，具有什么含义"形成工作假设，收集到充足的信息是很重要的，因为那些很类似的表述所能联系到的假设与核心意义，彼此之间可能会有天壤之别。另外，图式之间也会有重叠，因此，图式的特征性信念和假设可能会反映在不止一种的、与不同人格障碍相联系的典型认知侧写上。

例如，若患者有如下表述："我给司机指错路了，我真笨。""我不知道如何熬完大学，我总是把事情搞砸。""我觉得，自己没有能力对您准确讲明我的境况。"治疗师便可以提取出这样一条主线：患者从根本上就觉得自己无能或有缺陷。但是，这类自我评价（"我出丑了""我没法恰如其分地做事"）所具有的含义，却可能会千差万别，因为其所依据的核心性自我概念是不同的（例如，"我笨手笨脚，也受不了人们的奚落""我无助，需要别人的帮助""出错误全怪我，我会受罚""我是个怪人，没法与人相处""我是个软柿子，易遭别人剥削利用""我那么完美，可不该去做这些事""我以戏剧化的方式展示自己、吸引别人"或者"我很糟糕，百无一用"）。治疗师之后的提问要多次去针对患者的想法和自我评价的相关含义，从而对患者的图式侧写有更精准的理解。治疗师可以用以下几种不同的问题来探查这些信息："你认为是什么让你如此生气？"或者"如果事情真是如此了，你认为这对你意味着什么？"或者"当时的情况下，你害怕发生什么？"

为进一步理解相应的含义，治疗师可从患者的表述中（这些表述体现出患者特定的自我概念）推导出"条件性假设"。例如，一旦别人响应的友好程度略低于平日，患者可能就会想到"鲍勃不再喜欢我了"，那么治疗师就能推导出这背后的准则（formula）："如果别人没对我表达出强烈的关爱与兴趣，就意味着他们不在意我。"因为寻求社会依附的努力，被遗传性地嵌入了我们的核心图式之中，所以我们大多数人在经历社交两难或社交被拒绝时，都会有一定的不适感。正常状态下，个体对人际关系的预期会逐渐多样化、灵活化，可以根据所处的具体情况、背景更好地理解这些关系的多样性。但是，人格障碍患者往往恣意地使用人际准则，不分场合地一律贯彻"全或无"准则，甚至就算存在与其信念相悖的替代性解释或反面证据时，他们也是如此。患者似乎不能根据现实去调适自己的泛泛预期，而只局限于其非理性的条件，如"只有得到所有人始终如一的强烈关爱，我才能幸福"，同时患者也表现出由这一假设所驱使的、发展过度的、僵化不灵活的行为。

同样，治疗师要尝试推导出患者有关他人的看法。例如，偏执型人格障碍患者的某些表述，可能就体现出一种基本图式：他人是险恶的、操纵性的、怀有偏见的，如此等等。其所知觉到的鲍勃"不喜欢我"，可能被患者解读为鲍勃心怀恶意，这激活了与自我保护需求有关的指令性信念，如"我最好提防着点，因为鲍勃肯定会跟我过不去"。患者继而对鲍勃的举止保持一个高警觉，纠结于揣摩鲍勃的居心与企图，并感到自己必须深藏不露，方可化险为夷。该图式也在下列这些表述中有所体现："医生对我微笑时，我知道这是虚伪的职业性微笑，他对谁都这样，因为他急于让患者数量多起来。"或者，"收银员在数我的零钱时很慢，因为他不信任我。"或者，"今晚妻子对我格外殷勤。她想跟我要些什么呢？"即便在没有支持性的证据时，甚至即使存在着明显相悖的证据时，患者也可以得出这类结论。当处于急性偏执状态时，他们便满脑子都是如下这样的泛泛想法了："他一直想利用我。"或者"他们都跟我过不去。"其核心图式是："对于伤害，我脆弱易感。""人们是谎话连篇、不怀好意的。"患者妄下的这类结论，体现出一种"图式驱动"的认知偏差。这些妄下的结论又激活了发展过度的策略或行为，以应对被这些信念所唤起的情绪感受。于是，发展过度的策略会随时间的推移而愈发僵化，并发挥着"安全行为"的功能，从而回避了可能的驳斥性信息，强化了患者的基本图式。

　　表 5.1 呈现的是对一对夫妻问题的结构性概念化，这夫妻二人有一组相似的信念，但他们也在一些关键之处彼此不同。加里患有自恋型人格障碍，对贝弗利周期性实施家暴，他指责贝弗利说她整天唠叨自己不做家务。加里认为自己掌控贝弗利——后者有依赖型人格障碍——的唯一方法就是揍她，让她"闭嘴"。另一方面，贝弗利则认为，自己不得不通过指责加里来"提醒"他的失职行为，从而控制住加里一直以来在丈夫和父亲角色上的欠缺担当。她认为这是自己作为家庭主妇和母亲角色能行使职责的唯一方法。这一看法的背后，是她坚定的信念：除非能有个人可依靠，不然自己完全应付不来；自己需要依靠加里。

表 5.1　基于核心图式的认知加工：一个例子

自动思维	贝弗利的信念：加里对我的帮助不足	加里的信念：贝弗利一直唠叨我
应该	只要我有求，加里就应该帮我	贝弗利应该表现出更多的尊重
必须	我必须掌控别人的行为	我必须掌控别人的行为
特定的条件性信念	如果加里不帮我，我就应付不来	如果我给别人机会，他们就会贬低我
担心	我会被抛弃	我会失去地位，会变成妻管严
核心图式	我是个无助的孩子	我是个懦夫
发展过度的策略	就自己的需求敦促、提醒加里；表现出自己的困扰与无助	把贝弗利揍到服软；大男子主义
发展不足的策略	自立、问题解决 就自身的角色与任务，自信决断地与加里进行商讨	共情贝弗利的焦虑感 积极参与家庭事务

加里成长自一个"强权就是真理"的家庭。他一直被爸爸和哥哥威吓，于是逐渐开始相信自己是个"懦夫"。加里通过沿袭爸爸和哥哥的人际策略——从根本上讲，想扼制住别人的"支配"或"贬低"倾向，最好的办法就是去威吓他们，如有必要，可武力恫吓——以此对自我形象加以补偿。随后的夫妻共同访谈以及个体的单独访谈，支持了我们对案例的最初概念化：加里的核心图式是"我是个懦弱的人"。只要他觉得自己要被人贬低了，这一自我概念就会显现出来。出于自我保护，加里巩固了"我必须是吵架的胜者"这一信念，而这也正是其父亲的行为中所固有的。我们之后会讨论针对这类信念的处理方法。从根本上说，治疗师是可以从加里的行为溯源到其信念的。

同样，贝弗利的信念是"我需要让加里参与进来。"她的这种指令性信念源自于——担心自己一旦没有帮手，就没能力做好。其核心图式是"我是个无助的孩子"。请注意，贝弗利的图式（"没有支持的话，我无助无力"）将加里的行为（"不予帮助"）加工为了一种威胁，进而激活了贝弗利有关身份认同的核心图式（"我是个弱者"），从而导致了她的无力感。贝弗利又将这种无力感视为自身生存的威胁，因此她的反应是指责加里，并愈发恼怒。

治疗师借助意象，让贝弗利再次体验曾经的无助经历，就可以激活她相应的核心图式，并帮助她认识到：自己想让加里施予援手的深深执意，是源于"我是个无助的孩子"这一自我形象。所以，自己非适应性的"唠叨"，目的是想要摆脱那种深深的无能感。加里和贝弗利之间的互动，体现出了夫妻双方的人格结构是如何加剧他们各自的问题的，同时也说明：将人格问题置于特定的背景下——如婚姻背景下——去审视，是非常重要的。

明确患者的潜在目标

人们通常都有一些对自己而言非常重要的、宽泛性的目标，却可能并不能充分地意识到。治疗师的工作就是要利用好患者表述中的线索，并根据其外显的行为模式，把他们所表达的愿望与抱负，翻译成"潜在的目标"。无论是突出明显且反复出现的（发展过度的）行为，还是一些本应具有的、却显著缺乏或严重弱化的（发展不足的）行为——它们都非常重要。例如，某患者会说："我去聚会时，感觉很不好，因为只有少数几个人来和我打招呼。"抑或"我感觉棒极了，因为很多人都围着我，打听着我的行程。"从患者对各种情境的描述中，治疗师可以推论出患者的潜在目标，例如，"获得关注与接纳，对我而言太重要了。"目标源自核心图式；在本例中，患者的目标是提升社会价值感，因此表达出了一种为了生存而适应环境的基本驱力，这种驱力同时也体现着特定的人格模式（modes）。而这些模式一旦发展过度，就会造成问题。进一步的探查会问及患者在聚会上是如何反应的，这样做如同先前对患者典型行为模式的关注一样，也会提供重要的细节信息。报告说"我忍了30分钟，然后不得不离开了"的患者，对比那些报告说"我挺好的，当晚很愉快啊"的患者，二者的目标可能是完全不同的。

例如，另有一位患者说自己感觉非常糟糕，因为在一次考试中没能取得完美的成绩；自己也因为在与朋友谈话时想不起来某位著名艺术家的名字，同样会感到一些不自在。另外，当他得知自己将以全额奖学金上研究生时，非常兴奋，一夜未眠。直到问及他的个人体验时，他才清楚表达出自己的目标，就是"要成名"。与这个目标相连的条件性假设就是："如果我没有成名，那整个人生就虚度了。"对他典型行为的描述更进一步显现出了其潜在的目标——通过成名实现自我价值。他非常自负，对同伴缺乏关心，他期待同伴们赞美仰望他荣获的研究生奖学金，却对别人的成就或遭遇毫无兴趣。

其他类型的目标可以用同样的方法推论得出。一个拒绝任何帮助的人会坚持自由自在，不愿卷入任何的"人际关系"。一旦治疗师总结出其中的共同的主题——"我需要空间"——治疗师就可以通过观察患者在治疗中以及在其他情境中的反应来检验这一目标。例如，如果患者在访谈中倾向于与治疗师保持身体间的距离，迅速地终止访谈，并表达出想要独自解决自身问题，以上都暗示着：患者在"容忍社会交换"这一策略上发展不足，其潜在目标是自我保护。患者的条件性假设可能是："如果我向人们敞开自己，他们就会提要求，就会浪费我的时间。"与之相关的信念是："我独自一人时更快乐、更高效。"而其目标则是要保住自主和自由，回避社会责任。

当已经与患者建立起治疗联盟并且针对患者的核心假设、条件性假设、行为策略及目标收集了充足的资料时，治疗师就可以依据认知模型做出个案的概念化（如对前述加里和贝弗利案例的概念化）并与患者就此进行讨论，解释对核心信念的看法，对这一概念化做出必要的修正与调整。

强调治疗师－患者的关系

合作

认知疗法的核心原则之一是逐渐培养患者的合作与信任感。治疗人格障碍与治疗其他症状性精神障碍相比，建立关系尤为重要。对于急性的心理痛苦（通常是抑郁和／或焦虑），患者通常愿意尝试治疗师的建议，并因为病情的迅速缓解而获得强化。而治疗人格障碍时，病情改变非常缓慢，效果并不明显。因此，对人格的改变要从长计议，治疗师和患者有着相当多的工作要做，双方就患者的个人内在目标及人际间目标达成合作共识是尤为关键的。

治疗开始时，设置好患者对合作关系的期望是非常重要的。人格障碍患者通常表现出信任或合作上的困难，这也是他们众多的问题在治疗早期的体现之一。就此，治疗师可以检视那些旨在培养患者投入治疗的基本技术的应用情况，以确保自己所提供的是最优组合。第一，具体的工作目标对患者要具有个人意义，要确保他们对目标的认同，这能提升其合作动机。第二，就认知模型展开简明的心理教育会有助于患者对治疗更具趋向、更有兴趣，可能也会降低他们有关"治疗会让我做什么"的不确定性担忧。第三，从治疗一开始，每次会谈时都要设定并遵循一种一般性的结构，这会让患者产生熟悉感和可预测感，这也为"如何利用会谈时间"定下了基调。这包括讲解会谈设置，并力邀患者参与讨论"会谈中首先要探讨什么问题"。接着，治疗师请患者决定和选择整个会谈的内容。例如，某个话题要分配多少时间，什么时候转变话题以及下次会谈安排在什么时间。在治疗刚开始时，治疗师向患者说明会谈的结构和治疗的方向有助于患者建立安全感；治疗师还要说明：什么是患者要期望的，而什么又是患者被期望的，这有助于降低患者对治疗历程的神秘感，从而使他们更为具象化、更为透彻地理解治疗。

第四，每次会谈时，治疗师对于自己所分享的信息、所阐释的概念或会谈时所做活动的目的，要检查患者对此的理解情况。一般治疗师会通过一个简要的总结，来评估患者的想法和反应，核实自己理解的准确性。第五，与患者一起头脑风暴，共同讨论或共同布置家庭作业。第六，治疗师对患者的优点和长处要给予正面反馈。治疗师要对患者所付出的努力给予支持，对患者的爱好表现出关注，也要对患者的质疑体现出尊重。第七，而且可能也是最为重要的一点是，治疗师要寻求患者对会谈的作用及对治疗师所付出努力的有用性这两点的反馈。不过，无论是治疗师还是患者，可能都会觉得寻求反馈很难，因此，寻求反馈的方式应巧妙而兼具促进性。治疗师应时刻谨记会谈的基调及患者的人格特性，因为，以轻松、愉快的方式来寻求反馈有时候能让患者安心舒适，而有些时候，患者却对此不以为然甚至困惑不解。同样，过于严肃的方式可能会激活患者的负面图式或使患者反感。治疗师的工作是亲身示范，无论是正面反馈还是负面反馈，自己都会接受，从而最好地服务于患者的需求。

　　人格障碍患者常在家庭作业的合作上出现问题，这也是治疗干扰行为的一种形式。患者可能会对完成这些活动感到焦虑，或低估其潜在的作用及意义。人格障碍的特征性信念本身就常会干扰家庭作业的完成。回避型人格障碍患者可能会认为"把我的想法写出来，这太痛苦了"；自恋型人格障碍患者可能会认为"这类事我信手拈来啊"；偏执型人格障碍患者则可能会认为"别人会利用我写的东西起来对我不利"或者"治疗师在尝试操纵我"。

　　治疗师应将这类形式的"阻抗"视为"有待加工的素材"，对其进行分析（与之前对其他资料的分析方式一样），而不要放弃合作。结构化、坚持不懈及创造性，是治疗师应对这些挑战性工作的最有用的方法。如果能建立起对患者有意义的具体目标，那么治疗可能就具备了外部推动力。本书后面的临床应用章节中给出了这方面的例子，包括得到居住权、缓解疼痛、通过工作试用期、避免离婚、收获更满意的人际关系等。力邀患者参与讨论或创造性地设计家庭作业也是非常有益的。例如，对那些反感书写形式作业的患者，可以更为开放地让他们用手机或其他移动设备来录制（记录）自己的思维想法，而且如果这是他们自己想出的主意，他们就更可能会遵守。个案会诊磋商是一个重要的基本工具，治疗师可以用其来获得新的想法以帮助患者完成家庭作业或应对其他挑战。

　　图式疗法的治疗师经常使用的一种方法是：将治疗立场明确地标记为"有限定的再抚育"——一种关怀呵护性的治疗关系，旨在部分性修复患者成长经历中的问题或缺失。治疗师要明确地去深化自己的情感卷入，加强对患者的情感陪伴，还要明确地给予患者反馈，以支持患者的技能发展及其对自身人际影响的觉知——以上都是基于健康的或适应性的界限（limits）而言的（见第 14 章、第 17 章）。以上要素也可能会部分或全部见于其他的认知模型变式中，但不一定都会将这种治疗立场称之为"再抚育"。

引导式发现

认知疗法的艺术性，部分就在于其所体现的探险精神——理清并探明患者信念的源头，探索其创伤性事件的含义，对其丰富多彩的意象加以挖掘。否则，治疗可能就会陷入一种千篇一律的程序中，越往后就越显得冗长乏味。实际上，以不同的方式提出假设、运用不同的字句措辞、借比喻和轶事来阐明观点，这些都有助于将治疗关系带入到人文教育的体验中。同样，恰到好处地运用幽默感也可以给这种体验增加趣味性。

治疗师要花更多的时间与患者一起理清其经历的含义，确定患者面对特定情境时特异的敏感性与易感性，并且要搞清楚是什么导致了患者在这类情境中的过度化反应，这些要贯穿于人格障碍的整个治疗过程中。正如亚伦·贝克所述（见第2章）：在很大程度上，含义取决于潜在的假设与信念（"如果有人批评我，就意味着那个人不喜欢我"）。因此，想要明确患者经历的含义所在，治疗师也许只能分步骤、循序渐进地进行。这些步骤包括回顾患者就其个人成长史和心理发展史的叙述，识别出那些支持其适应不良的认知的关键性情感经历。

利用"移情"反应

患者对治疗及治疗师的情感反应，应予以集中关注。对此，治疗师需要始终留心警觉，但同时也要注意不能激惹到患者，这样才可以对这些情感反应加以探讨，以便更好地理解患者的思维与信念系统。倘若对此不予探讨，那么患者潜在的歪曲解读就可能会持续下去，并可能会干扰到治疗合作与治疗进程。如果与患者公开讨论这些情感反应，治疗师就会从中获得丰富的素材，有助于其理解患者特异性或反复出现的反应背后的含义与信念。治疗师以共情的方式向患者提供对其人际行为的观察以及对此的反馈，这可能是最有力的干预措施之一，尤其是当聚焦于治疗关系以内的人际互动时（包括治疗师与患者在会谈现场的互动）。这要求治疗师必须秉持支持与真诚的方式来进行，要邀请患者一起深入探讨，而不是提供专家式的解读。以专家的角色做解读会损害合作关系，疏远患者，而治疗师提供真诚的个人反馈则会让患者的核心图式更易即刻浮现，并增加患者的情感卷入。

就反移情来说，治疗师针对患者的适应不良模式（patterns），应秉持非评判性的、体恤性的、温暖而兼具客观性的方式来回应，这是极为重要的。与人格障碍患者一起工作通常要求治疗师付出巨大的精力且具备做计划及压力管理的能力。本书第6章详述了概念化治疗的一般策略——干预信念和行为以及管理咨访双方对治疗的情感反应。在本书后面的临床应用章节中，将基于特定的人格模式（modes）更为详细地探讨这一问题。

特定的技术

针对患者特定的病理人格，治疗师可以灵活而创造性地运用认知和行为方面的策略、技术予以干预，可从各种可用的策略与技术中进行选择，包括用以整合情感、认知与行为过程的**体验法**（experiential methods）。为符合患者的特定需求，治疗师可采用标准的方法或即兴创造新方法来工作。这可能需要一定次数的试误尝试。有时，内省式的方法可能最奏效；而有时，选择角色扮演或技能训练可能是合适的。动机性访谈也需要周期性地开展，该种访谈可就患者的矛盾心态与改变进行引导式谈话，从而巧妙地激发患者的内在动机。

有效地运用技术不仅有赖于清晰的个案概念化和良好的合作关系，而且还有赖于治疗师的艺术性。**治疗的艺术**，是要恰到好处地运用幽默、轶事、比喻，治疗师对自身经历的自我披露（以服务于治疗为目的）以及标准的认知行为技术。技巧纯熟的治疗师知道何时去提出患者敏感的素材，何时有必要收起这些素材以及何时要去面质患者的回避。他们能将沉闷的气氛带动起来，也能在白热化时缓和气氛。他们会变换自己表达的措辞、风格及方式，保持放松、专注、专业性，始终聚焦在治疗的目标上。在同一次会谈中保持**灵活**也是非常重要的——治疗师可能会变换自己的工作模式，从积极的倾听到问题的聚焦与深入探查，再到为患者示范新的行为模式。在阅读本书前，治疗师们应对认知行为心理治疗的基本技术有所了解，而且也要对诸如"正念训练""价值澄清"以及"优势概念化"这些新兴技术有所了解。

我们将这些技术人为划分为"认知的""行为的"或"体验的"。但需要谨记的是，任何技术都不会是单纯认知的、单纯行为的或单纯体验的，因为某一方面的改变也会促发其他方面的改变。认知策略可能导致行为改变，而行为技术一般也会促使认知重建的发生。治疗人格障碍最为有效的工具之一就是所谓的**"体验技术"**，诸如对童年事件的再体验、意象、各模式（modes）间的对话或表达性练习。这些颇富戏剧性的技术为治疗师开启了弃旧逐新的学习之旅。一个总的启发就是，认知改变基于一定水平的情感唤醒。其他的体验式干预则聚焦于改变患者在关键情境中的注意或注意焦点，可结合各种正念练习、认知脱钩、价值澄清等方面的训练进行。

因此，人格障碍的治疗是交织运用认知技术、行为技术及体验技术的过程。工作核心在于发展患者的新图式、矫正其旧图式、降低适应不良模式（modes）的效价、提升更具适应性的模式（modes）的优势与活性。当然，大多数改变的发生，说到底还是因为认知技术的作用。当治疗罹患人格障碍的患者时，认知干预与行为干预工作都需要比往常更精准、更持久。这是因为，人格障碍患者的特定认知图式会持续性地功能紊乱，即便当更具适应性的模式（modes）已经发展起来时，也是如此，所以，一般仍需更多形式的、更久时间的认知干预来多次加以巩固。

认知策略与技术

以下所述的这些基本认知技术，可能对治疗人格障碍有帮助。

1. 引导式发现，该技术能让患者意识到自身存在的刻板、失功能的信息解读方式。治疗师通过苏格拉底式对话，进行认知探查，从而收集资料，帮助患者看到其认知和行为背后所隐藏的更深层次的含义（意味着什么）。

2. 心理教育，包括认知过程、"思维、感受和行为"的模式（modes）、正常的目标和需求。选择性的自助阅读治疗可作为治疗会谈的有效辅助形式，包括书籍、精编讲义、博客或网络资源。

3. 思维记录表、工作表和/或会谈中所画的认知关系图，通常包括情境、自动思维、情绪、证据以及替代性的思维想法。绘制相应的模式（patterns）图，也有助于患者观察和理解诱发因素、思维想法、情绪感受、行动及后果之间的联系。这些记录工具，可根据患者的需要加以选择或调整。也可使用电子设备来记录思维与心情，也可做其他形式的认知练习。

4. 标记出不正确的推论或认知歪曲，以帮助患者觉知到特定自动思维中的偏差或不合理成分。分析利弊，也可帮助患者提升对认知偏差的觉知。

5. 合作性发现，以探索求知之心开启行为检验，从而帮助患者评估其信念、解读和预期的真实性、现实性。

6. 探讨患者对别人行为的解读。

7. 以连续性标尺来评价经验，从而将患者极端化的信息解读转换为维度性视角，以化解患者典型的二分法（非黑即白）或灾难化的思维。

8. 绘制行动与结果责任饼图，减少过度控制归因。

9. 进行头脑风暴并且清晰地表达出正面的信念和选择，因为人格障碍患者通常难以建构起正面和适应性的想法。这一技术包括确认、欣赏患者的优点和心理弹性资源，讨论对目标的趋近抑或回避，帮助患者去识别各种类型和程度的正面情绪。

10. 详细探讨"图式日记"中的信息。患者记录这些日记内容，是为了收集与特定的图式相关的信息，从而起到以下一种或多种作用：（1）存储与旧图式不符的新观察；（2）将现实与图式相关的预测做对比；（3）在应对危机事件时，对比新旧图式，而且还可以就新图式的适应性优势来累积证据。

11. 定义与患者自我概念或当前情境有关的概念或构想，从而提升患者的自我理解、多维度的自我赏识和自我接纳。这方面的信息收集，可借助以下的评估工具，诸如："人格信念问卷""图式问卷"或其他的症状量表、压力量表、自尊/自我体恤量表或心理检核表，这非常有助于提升患者相应认知构想的结构性与灵活性。

12. 制作应对卡——当患者出现情绪困扰，或处于别的目标情境中时，应对卡能给予记忆上的提示并能"当场"指导患者，还有其他的替代性解释。

进行"认知探查"

认知探查（cognitive probes）是治疗探讨中使用的首要工具，旨在关注情绪唤起背后的认知依托。例如，洛伊丝患有回避型人格障碍，其主诉为："一旦同事们好像忽视了我，我就会感到心烦不舒服。"最初的认知探查旨在发现患者的自动思维，可以询问这样的问题："当这种情况发生时，你想到了什么？"如果患者熟练掌握了识别自动思维的方法，她可能就会说："我想到的是'他们不喜欢我'。"

如果患者无法找到自动思维，那么治疗师就鼓励她去想象曾经的经历，"好像其发生在此时此地一般"。当这些经历重现于生活之中，或者想象这种昨日重现时，患者很可能就会出现自动思维——如同她在现实情境中会出现自动思维一样。当然，即便不做这种想象，患者今后所遇到的事情，也会为她提供诸多的机会来弄明白自动思维的发生。如果患者预计某一即将发生的经历是"创伤性"的，那么在其进入该厌恶性情境之前，先行了解其思维和想法是有帮助的（"我想知道，今天午餐时琳达会不会冷落我"）。因此，我们的患者洛伊丝，事先就准备好去捕捉有关"被拒绝"的思维和想法了。一旦注意到琳达的冷淡，洛伊丝就能找到自己相应的负面思维了，诸如"她不喜欢我"以及"我有地方出问题了"等。当然，自动思维不见得就是失功能的和非现实的，因为正如我们所知，自动思维是需要被检验的。

重中之重是要去探查事件的终极含义。例如，洛伊丝可能对琳达看似拒绝的态度不屑一顾，体现在如下的思维和想法上："那又如何？她又不算我最亲近的朋友。"或者"我不过是来放松地吃个中午饭而已，交朋友这类社交活动可以顺其自然。"但是，一旦患者对"被拒绝"具有特异的易感性，其相应的链式反应最终会造成长久的悲伤感，这与其潜在信念有关。

有时候，患者能通过内省法来识别出这种链式反应。而更常见的情况是，治疗师通过富于技巧的提问深入抵达到链式反应的起点（核心图式）。治疗师也可以把这种练习应用于向患者演示其做推论、下结论过程中的谬误、缺陷。以下是治疗师和洛伊丝的谈话，洛伊丝因为她朋友琳达在午餐时专注于跟其他同事交流而心烦不快。

治疗师：吃午饭时，你想到了什么？

洛伊丝：琳达在忽视我。[选择性聚焦、个人化]

治疗师：这意味着什么呢？

洛伊丝：我这人肯定让他人觉得无聊。[自归因、过度概括]

治疗师：这意味着什么呢？

洛伊丝：我不会有任何朋友。[绝对化预测]

治疗师："没有朋友"意味着什么呢？

洛伊丝：我很孤独。[核心图式]

治疗师："很孤独"意味着什么呢？

洛伊丝：我不被接纳，我有缺陷，我将郁郁终身。（哭了起来）

因为患者哭了起来，治疗师于是停止了提问，因为治疗师认为已经触及了问题的根基所在——核心图式（"我有缺陷"）。这种强烈情绪感受的唤起，不仅表明患者的核心图式已经显现出来了，而且还表明患者的失功能思维更有可能获得矫正。这种提问方式旨在探查更深层的含义并且触及患者的核心图式，这被称为"箭头向下"技术。在随后的会谈中，治疗师和患者可进一步探索以确定是否还有其他的核心图式存在。

本案例中，洛伊丝的问题源自其信念："如果人们不回应我，就意味着他们不喜欢我。""如果有人不喜欢我，就意味着我是不可爱的。"当她去工作单位所在的写字楼餐厅时，她就对其他员工的接纳性非常敏感——他们是否乐意我坐到旁边呢？是否会让我加入谈话呢？是否会回应我的话呢？鉴于洛伊丝的回避型人格障碍，她倾向于回避那些可能会遭拒绝的情境，她不愿意和认识的人坐到一起，尤其是琳达。该问题的解决办法之一，就是直接面质患者，详见以下对话。相关的情境是，一群女士正聊得热火朝天，患者想要参与到其中。

> 治疗师：假如人们没有张开双臂热烈欢迎你，然后呢？
>
> 洛伊丝：我不知道。估计会觉得她们不喜欢我吧。
>
> 治疗师：假如她们表现得很喜欢你，然后呢？
>
> 洛伊丝：我不确定。我跟她们之间真的没有什么共同话题。
>
> 治疗师：你会从她们中选择谁，做自己的亲密朋友吗？
>
> 洛伊丝：我想不会吧。
>
> 治疗师：所以说，这意味着，是你自己给"别人喜欢我"或"别人不喜欢我"赋予了这种重要性，这对你的影响更大，而不是因为现实中、实际上真有这么重要，是这样吗？
>
> 洛伊丝：估计是这样吧。

因为洛伊丝的核心图式是聚焦于"自己是否可爱"上，所以她几乎是一遇到别人就要去检验"自己是否被人接纳了"，这差不多成了她性命攸关的大事儿。治疗师使用箭头向下技术揭示出患者的核心图式，就能将"被忽视"这一信念背后的含义显现出来，从而阐明"一定要让每个人都喜欢自己"这一信念是失功能的。

一旦潜在的信念浮现出来（被意识到），患者就可以用符合现实的、遵循逻辑的推理方式对之加以矫正。因此，洛伊丝就能用理性的反应——"这只是工作单位的日常互动而已，互动的对象跟我也不太熟悉；我有点内向，也不是很爱交朋友，不过这没关系，挺好的"，来反驳她的自动思维——"她们不在意我"。患者倾向于给事件赋予绝对化的含义，并以"全或无"的方式审视周遭。治疗师的工作是要帮助患者理解事件及其关联的中间区域，找到一个具功能性的自我接纳水平。当然，在大多数情境下，那些点头之交者通常是中性的而非拒绝性的，但鉴于回避型人格障碍患者倾向于将中性解读为拒绝性，所以他们就有必要将自己的核心信念清晰地揭示出来，也有必要去体验相关的情感状态，从而改变其失功能的思维方式。

对图式的标记与矫正

当与患者讨论、说明其图式时，"偏执型、表演型、自恋型、分裂样或边缘型"这类诊断标签可能会导致治疗师对患者的偏见。相反，患者的人格风格是可以转换成操作性的术语来加以表述的。例如，分裂样人格障碍可被描述为患者"很个人主义"或"社会依赖性很低"，以此进行讨论。依赖型人格障碍，则可描述为"深信依靠别人的重要性"或"做一个'有难众人帮'的人"。在每一个案中，要根据患者特定的信念系统修正调整这种非评判性的描述，以此呈现给患者。至于是否有必要以及要在何时传达给患者特定的诊断标签，而不是只就其自我概念和人际关系探讨问题所在、划定治疗焦点，这是需要治疗师进行判断的。患者的特定障碍是否能治疗成功，取决于治疗的关键目标及治疗选择，本书后文临床应用各章将讨论这些内容。

人格障碍的认知行为疗法，目标在于患者图式的矫正以及适应性的调整，而不是谋求患者的人格转变。总目标是要降低失功能图式的效价，增强良性图式的活性。与之相关的治疗选择就是"图式再诠释"——帮助患者以更具功能性的方式来理解以及重新解读其图式。例如，某位表演型人格障碍的患者可以认识到，自己不分场合地寻求别人的关注与仰慕是失功能的，并且可以去寻求某些更具适应性的方式来获得满足。例如，可以参与社区的剧团演出，或者面向那些更会抱以感激之情的人群做志愿者工作。当患者的图式被挑战和改变时，其焦虑感可能会唤起，因此，治疗师告知患者可能会产生焦虑感，并对焦虑管理提供支持，这是有帮助的。

玛丽是一名 23 岁的技术员，她在工作中力求表现得尽善尽美。目前因为预定期限快到了但还没完成工作，所以正面临巨大困难。她认为必须秉持自己的"高标准"。想要改变这类"追求极致"的图式，将会遭遇到患者剧烈的阻抗。她想摆脱压力，但并不想改变自己的规则和标准。治疗师与玛丽探讨了一种选择：去寻求一个看重"高标准"的新职位。短暂的求职之后，玛丽找到了一个能让自己"慢慢来、细心做"，而无须顾及时限的工作。同事们觉得玛丽的风格和项目宗旨很匹配。接下来的治疗工作针对的是，矫正玛丽在社交情境和个人事务（如税务、账单和家庭管理）方面的规则。

做决策

在治疗人格障碍的患者时，治疗师通常会进入患者"治疗外的生活"，其中之一就是帮其做决策。在人格问题的治疗过程中，需要治疗师与患者协同合作，以帮助后者学会"针对其所拖延的事情，如何做出重要的决策"。当患者处于抑郁障碍或焦虑障碍的急性期时，治疗师的工作焦点是让患者动起来，回到"面对眼下问题"的模式中来。当患者抑郁时，觉得其面对的这些问题好像是无法解决的（实际上，这种无解感可能正是抑郁的副产品）："我今天该下床吗？""我怎么去送孩子们上学？""我到超市该买什么呢？"例如，某位抑郁的律师，当她来到办公室时却无法决定先看哪个案子了。她需要别人帮忙决定案件的优先顺序、列出每个案件具体要干些什么。抑郁症状甚至会干扰最简单的日常决策。而重要的长远决策，如婚姻问题、孩子抚养问题、换工作的问题等，在抑郁缓解之前则可能需要先放一放，暂时不予讨论。

　　一旦急性症状得到缓解，治疗就可以聚焦于那些更为长远的问题上了，如婚姻、工作等。那些看起来会让患者陷入困境的决策——特别是人际关系方面的——有必要加以解决。当面对工作选择、约会、结婚或离婚、要孩子（及其他更为日常的）等问题时，有的患者无法决策，而有的患者则是冲动决策。决策所涉及的计划过程，常因患者的人格问题而被阻断。回避型与被动 - 攻击型人格障碍患者倾向拖延；表演型人格障碍患者更可能冲动行事；强迫型人格障碍患者陷入了完美主义；依赖型人格障碍患者则寻求别人给自己做决定；自恋型人格障碍患者所关注的是，这个决定会让他们看起来如何；反社会型人格障碍患者关注的则是眼前的个人获利。

　　很显然，治疗师不可以孤立隔绝地治疗人格问题。一个人认知上的问题会逐渐损害其应对"现实生活情境"的能力。反之，治疗师帮助患者学会并整合新的应对策略，便能够中和抵消人格障碍所具有的某些非适应性策略。新的决策策略的整合，可以提升依赖型患者的自立能力，改善回避型患者在人际方面的风险承受情况，让表演型患者更具深思内省性，也可以提升强迫型患者的灵活性。因此，新的决策方式对每一种人格障碍都能起到矫正作用。

　　有一个方法能帮助患者分清其对关键决策的感受，那就是分别列出每一种选择的利与弊。在治疗师的协助下，患者列出每种选择的利弊，并对每条利弊进行权重评估。例如，汤姆常纠结于各种决策和自身的表现，他因为考试时的不适感及害怕辜负别人的期望而决定放弃自己的法律学业。汤姆的信念使他认为，摆脱压力的唯一途径就是放弃学业。为了帮助汤姆做出客观的抉择，治疗师和他一起填写了一个 4 栏表，详见表 5.2。第一栏列出的是退学或继续学习的理由，第二栏是对这些理由的重要性的评估，第三栏填写的是对这些理由的反驳，第四栏是要评估这些反驳意见的价值或重要性。

表 5.2　汤姆的决策过程

理由	重要性	反驳意见	重要性
退学的理由			
• 我不必那么忧虑了	60%	• 我在治疗自己的完美主义，是它让我如此痛苦的	40%
• 我能搞明白自己是否真想成为一名律师	10%	• 我没必要用这种不可逆的决定来探知自己……我可以继续学业，走一步看一步	30%
• 我的压力将大幅缓解，我可以抽出时间，到处转转	40%	• 刚开始我会觉得舒服吧，但之后我可能会感到特别难过	30%
继续学业的理由			
• 我已经习惯上法律学校读书了，而且也只剩下一年半多的学时而已	40%	无	—
• 我可能真的喜欢做律师工作（只是考试让我灰心）	30%	无	—
• 即使我不喜欢律师工作，对于做其他别的工作（甚至是大学校长！）而言，这也是良好的起点	30%	无	—
• 有些课程我是感兴趣的	20%	无	—
• 我的完美主义可能对做律师工作有好处	20%	无	—

　　汤姆和治疗师一起完成表格后，他便能更为客观地审视退学问题了。当他认识到，痛苦的真正本源是自己的完美主义与强迫纠结，而非法学专业本身的学习难度时；当他知道，针对这些屡生困扰的人格问题，治疗师会帮助自己处理解决时，汤姆感到压力有所缓解。需要注意的是，某些抉择对有的患者而言相对简单容易，但对另外的患者却可能极重大，因为这些抉择触及了特异的人格敏感性。例如，对依赖型人格障碍患者阿格尼丝而言，决定要举办一次晚宴毫无困难，但对于"究竟要不要自己独自去旅行"一事却辗转难决，苦恼不堪；另一方面，分裂样人格障碍患者菲尔可以去计划一个人的独游，但当他的汽车出现故障、需要向人求助时，他就进退维谷了。

行为技术

　　行为技术的使用有三个目的。第一，患者的自我挫败行为可能需要直接去改变。

第二，在特定技能的建立上，患者可能需要支持。第三，可安排行为任务作为家庭作业，为评估患者的认知收集新的信息资料。有益的行为技术（虽然我们不在此展开讨论）包括但不限于以下内容。

1. 活动日志。该技术针对改变做出回溯性的确认和前瞻性的规划，包括针对基线激活水平、目标定向以及日常活动满意度的评估。

2. 安排活动日程。增强个体在目标领域的个人效能感，诸如正面情感（掌控感和愉悦感）、独立性（技能建立）、社会关系（主动发展的、互惠性的）或目的性（个人价值或意义）等。

3. 行为演练、示范、自信决断训练。这些技术帮助患者发展技能，从而更有效地应对具挑战、有压力的情境。通常包括充分思考所需的特定行为技能，详细讨论实施步骤，对"如何有效地执行行动，从而获得期望的结果"这一认知上的流程图加以演练。例如，如何争取别人的配合，或者如何解决问题、应对困难。

4. 放松训练和行为再定向技术。在改变过程中一旦患者的焦虑或担忧感升高了，那么可使用这些技术加以处理。

5. 实境暴露。治疗师协助患者面对可能会诱发问题图式的刺激，支持患者去努力体验、更有效地应对其问题认知。另一种备选方案是，如果特定的情境难以安排实境暴露的话，那么可使用想象暴露技术。

6. 分级任务安排。如此，每一级任务的难度适当、能获得阶段性的成果，患者的改变便会循序渐进地发生。

7. 行为链分析。这一技术有助于患者将问题按顺序分解，并且想出在相应的顺序上可选择的替代性的反应方式。针对原有行为的竞争性反应（与原行为背道而驰的行为）可用于行为的再定向，从而提升行为的可控性。

8. 时间和日常生活管理。这一技术有助于患者设置事情的优先级，利用好时间；有效组织日常生活的日程安排；切合现实地为各类事务分派时间。这通常包括讨论睡眠和起床的时间安排；在时程或事务被打乱后，使日常生活重新稳定下来。

9. 刺激控制。或者说，有意地改变行为线索，以引发合意的反应或行为，并创建可抑制适应不良行为发生的条件。

10. 行为因果关联管理。将奖赏或正强化与合意的结果系统地联系起来，并减少适应不良反应的相关获益。

体验法

会谈中，可利用各种各样的活动来营造一种体验，让患者图式的情感成分、思维成分及行为成分相协调融合，帮助患者建立技能、转换高阻抗性的图式，帮助患者建立起可自行在家中识别、调节情绪的办法。因为患者的认知侧写各异，所以他们参与体验性练习的主观意愿度明显有别，而且他们在改变认知、改变发展过度或发展不足策略的具体需求上也大为不同。总体而言，倾向于社会抑制、拘谨的患者，会认为展露自己的感受是不适宜的、有风险的，他们更适合采用渐进的干预取向——逐渐提升这类具有抑制性的患者的灵活性。脱抑制倾向的患者，则看重自我表现，竭力向大众表达自己，他们可能需要进行表达性练习，练习表达中的自控克制以及提升信息传达的有效性。对抑制倾向的患者而言，"具有建设性的表达"一般意味着大声一点表达、大声一点说话；对于脱抑制倾向的患者而言，则意味着说话时要在语气上更弱一点、音量上更低一点以及在言语密度上更疏一点。上述提到的，是在治疗关系中进行人际反馈时，使用体验法的方式。除此之外，下述各类活动在针对核心图式进行工作时是特别有帮助的。

角色扮演

角色扮演可用于发展人际沟通技能，如"自信决断训练"。当角色扮演练习涉及情感性主题时，患者的失功能图式常被激活，从而便于矫正。

在角色互换练习中，治疗师可以"示范"适宜的行为，帮助患者反思其图式及行为策略造成的不良影响。这种角色互换练习是共情训练的关键成分。例如，18 岁的学生阿兰娜，对父亲始终心存愤怒，觉得他"好批评、刻薄、控制狂"。阿兰娜说："他想掌控我的生活，我做什么他都会责备。"在简要说明之后，治疗师扮演了父亲角色，所依据的就是最近的事件：父亲询问阿兰娜的花销情况，阿兰娜勃然大怒。在角色扮演的过程中，患者有如下想法："你就知道批评我！""你不理解我！""我理应获得更多的表扬！"随后，治疗师与患者互换了角色。阿兰娜努力了很久才做到以父亲的视角理解这一情境。在扮演父亲的角色时，阿兰娜触动落泪，她说："我明白他想给我最好的，我明白这是更多的责任感。"患者曾一度深深局限于自己的视角中，所以她无法理解父亲的立场。

图式溯源

使用患者童年的素材，这在治疗急性期的抑郁或焦虑障碍时，没那么重要；但对于人格障碍的治疗，使用这种素材通常就很重要了。回顾患者的经历及童年素材，可开启对适应不良模式（patterns）起源的理解。该方法有助于提升患者看待事物的正确性与客观性。例如，某患者终日自怨自艾，尽管她无视自己信念所暴露出的不合理性与失功能性，但当她重新体验了童年时被批评的一幕幕时，她的自责减少了。"我现在之所以自责，不是因为我确实做错了什么，而是因为妈妈一直批评我，我被她传染了。"另一位患者则认识到，他有关"尽责"的高标准是源自他所内化的"高度尽责是咱们家最看重、最自豪的美德"这一信念。图式溯源的主要目的是去识别图式的模式（pattern），激活患者改变该模式的潜力。对于将问题归咎于自己的家人或其他人，患者对此可能会有负罪感，这其实不是本练习的要点所在，练习的宗旨在于鼓励患者以一个更大的背景来理解自己的经历和体验。

图式对话

在不同的图式模式（modes）之间——如"脆弱的儿童模式"和"健康的成人模式"之间——进行角色扮演对话，是最为有效的调动情感、引发图式或核心信念"突变"的方法。重新创设"病原"情境或成长阶段中的关键互动，给患者提供了一个机会：对于在该阶段业已形成的态度，可以重新建构。此类案例类似"战争神经症"：为了改变患者坚定牢固的信念，他们需要体验一次情感宣泄。

通过扮演往事中的角色，患者就能以更良性的视角去理解一位"坏"（bad）家长（或兄弟姐妹）了。对于曾给自己造成创伤的父母，患者就可以开启共情或体恤之心了。患者会明白：自己从来都不"坏"，之所以形成并固化这种"坏、糟糕、不堪"的自我形象，是因为父母的坏脾气，是他们拿自己发泄愤怒而造成的。患者也可以明白，是其父母将自身具有的、僵化和不切实际的标准强加给了患者。因此，患者就可以软化他们对自己的态度了。或者，当患者扮演"脆弱的儿童"时，他们就能够更为自信决断地与其不讲道理的父母交涉，捍卫自己被保护、被呵护的权利了。

"重现"患者童年的特定阶段，其工作原理可能与"状态 - 依赖学习"这一一般性的概念相符合。要对源自患者童年的图式的有效性进行"现实检验"，就必须将这些信念带到意识层面。图式对话可以帮助患者了解到，他们对自己的核心看法不是基于逻辑和理性的，而是其非理性反应的产物。父母说"你就会添麻烦"，这会被患者接受并被纳入其信念系统，即便患者可能并不真心认可这一评价的公正性。重新体验这段经历，有助这类支配性的认知结构（即"热图式"）浮现出来，从而更便于对其进行矫正。

意象

激活图式的情感成分的另一种方法是运用意象。该方法对突显的记忆特别有效，也可以与图式对话结合使用。其背后的原理为：对某一创伤事件，只是加以讨论可能会带来一种理智的洞察，如患者为何会持有负面的自我形象？但是，仅凭讨论是不足以改变这种自我形象的。要矫正这种负面的自我形象，就需要如时光倒流一样，再一次创建出相应的情境。一旦与往昔的互动混入当下的生活之中时，患者的曲解会伴着情感获得激活，这时认知重建也就可以发生了。

某位罹患惊恐障碍及回避型人格障碍的年轻女士，说自己因为没做治疗作业而深感不适。治疗师问她，具体哪里不适，患者说觉得是在"胃部"。治疗师于是又问患者，能不能给出一个意象来，为"是什么让你感到不适"提供一下参考，患者回应道："我看到自己走进您的办公室。您高高在上；您好批评、爱苛求；您如同一位至高的权威者，您会被我气坏的。"治疗师接着询问这种意象在过去什么时候也出现过。患者说自己在童年时跟妈妈有过很多次这样不愉快的经历。她妈妈酗酒，喝醉时常对自己发火。有一天，幼年时的患者放学回家早而吵醒了妈妈，妈妈为此对她大发雷霆。

治疗师请患者以意象的形式再次创建出这一经历。患者描述了以下意象："我回到家，按门铃。妈妈来开门。她盯着我。她高高在上，俯视着我，对我吼叫说我吵醒了她。她说：'你竟敢打扰我睡觉！'她说我差劲，不懂事。"患者从该经历（以及很多类似的经历）中总结出："我是个差劲的孩子。""我让妈妈心烦了，我不懂事。"治疗师针对患者母亲的行为，探讨了除"患者是差劲的孩子"之外其他可能的解释，然后聚焦在患者的"成人模式"（adult mode）上，以处理上述影响深远的记忆。治疗师为患者"示范"：如果这孩子具备了一名成人的成熟与技巧，怎样回应她妈妈才是合适的。然后治疗师扮演母亲的角色，由患者实践练习这种回应方式。每练习一次，患者就会对这种回应更确定一点儿，直到她终于达到了一定的确信程度，能够说出来："这不是我的错，是您自己没道理，乱批评我。我没有做错什么。"

表达情感

那些秉持"犯错是不可忍受的、自我控制是必需的、表露自己的情感是不适当的或有危险的"这些信念的个体，可能会发展形成人格障碍：在社交情境中广泛地掩饰自己的情感，从而加剧其孤独、隔绝、与人疏离，并可能造成一种自我异化感（sense of self-alienation）。最近有证据表明，对于具有高度抑制性的个体，如果在进行行为暴露之前先练习改变其生理状态（因其抑制性气质倾向所导致），那么行为暴露的效果会更佳。这种改变是通过激活个体的副交感神经或称安全系统来达成的，可借助以下各种舒缓与表达练习（Soothing and expressive exercises）来进行：故意夸张正向的面部表情、练习表达时的手势、聆听静心的音乐、舒展身体等。此类练习的效果在于，可降低源自痛苦困扰的生理信号、减少患者那种会自动地激起别人负面反应的防御性心境，从而为患者在社交互动方面学习新技能、取得社交上的成功创设出更好的条件。

另外，对于情感抑制、控制过度的患者来说，在会谈中进行情感表达方面的行为演练，有助于他们打破自身的抑制性壁垒。这类演练可以包括：不做硬性要求的夸张情绪（可能是针对微表情而言）"练习"以及针对不同的情境场合来演练情感的表达。重要的是，要向患者说明进行这类练习的道理：旨在降低其抑制性、减少其防御性模式（modes），而且还要在练习完成之后询问患者的想法与自我评价。这类表达练习的家庭作业可以包括：对着镜子或信任的伙伴练习表达，如练习表达迎接朋友时的兴奋之情。这可以帮助那些快感缺乏或情感高度负面的患者更好地觉知到，正面情感就在他们的情感、认知或行为词典里，只不过是不活跃而已。

价值澄清

借助个人价值练习（personal values exercises），与生活意义和目的相关的信念能被患者以一种富于情感的方式觉知、意识到。这类练习最具动力性的一面是，让患者使用有关自己身后事的意象（想象自己的墓碑或悼词）或有关里程碑式纪念活动的意象（如想象自己50岁或80岁生日的贺词），可能还包括要让患者像表演戏剧一样地去表达宣言（如站出来，郑重宣言）。这种对"什么是重要的"——患者希望自己在主要生活领域表现出的优点美德与行动优先性——所做的澄清，将与患者的行为策略及目标相联系起来。这类练习有助加强适应性的模式（modes），并为松动适应不良的图式提供了契机，如在针对具有犯因性价值观的反社会型患者的干预工作中（见第16章）。

患者激活亲社会价值观的图式（如"我因为友善和诚实，所以有价值"），并且明白自己可以通过表达和"活在"这种价值观里来选择重塑自己的人格。将患者所认同的价值作为突显的认知参照点，会有助于他们做出决策以及应对挑战性的情境。价值澄清的另一种常用方法是创建个人或家庭的使命宣言，作为针对价值信念的一种替代性的处理办法。

注意焦点

人格障碍也涉及过度的自我聚焦式（self-focused）关注——通常固着在自己的驱迫或需求上——具有强迫性与难以控制的体验感，这也导致患者自我图式上的偏差，从而影响其信息加工。那些可拓宽对事物细节及背景觉察范围的注意力练习，可推动更具反思性的认知过程，从而有助于患者改变防御性的、自我聚焦式的思维，而这种思维方式是与人格问题相联系的。此类练习包括：监测及调整患者在特定情境中的注意（例如，去注视、关注他人，而非移走视线，从而表达出对他人感兴趣而非不感兴趣），或者去留意其中反复出现的主题（如总是会关注负面的话题与抱怨）并有意地去变化关注主题。

各种正念训练可帮助患者学习脱离一系列思维"拉火车"（比喻思维反刍——译注），并且更擅于将注意力转移到其他的或新的刺激上。正念冥想还可以将注意引导到正面的情感体验上，如温存感、慈爱感；或者针对更难承受的情感，通过对这类内部状态采取更为豁达、更具反思性、更少反应性的立场，从而培养出耐受性。这些练习需要根据患者的核心图式来选定，同时也要给出患者可以认同的临床原理。例如，依赖型人格障碍患者可以练习对不确定性的正念觉察，培养对此的耐受力和自我支持，而不再立刻去寻求外援帮助以逃避这种感受；自恋型人格障碍患者可以通过冥想来提升自己对他人的共情反应；偏执型人格障碍患者可以练习放松对外的警觉，转而关注自己内在的躯体感觉，不过患者一定得先充分地投入到治疗过程中来，愿意做这种练习才行；高度批评性（对自己或他人）的患者，如回避型、强迫型或抑郁型人格障碍的患者，通过体恤正念（compassion-focused mindfulness）练习也可加强新的、适应性的图式。

结论

我们认为，与人格障碍有关的失功能信念深植于个体关于"人生方向、身份认同、关系依恋"的图式中，因此只有花费大量的时间、付出巨大的努力才可能从本质上改变这些信念。这些失功能的信念奠定了患者对现实的基本导向，并会持续发挥其作用，直到新的、更具适应性的信念发展形成并得以强化。人格障碍的认知治疗依托于以资料为基础的个案概念化，其信息来源主要有三个方面：（1）患者当前的生活问题；（2）患者的成长史；（3）患者对治疗关系的反应。个案概念化的基本资料包括概述患者关于自己和他人的核心信念、患者的关键假设和指令性信念、患者的行为策略及其任何干扰治疗的信念和行为。资料收集是一个持续合作的过程，先由治疗师引领，然后患者的主动卷入越来越多。治疗师管理这一过程所需的关键技能包括倾听并适宜地提问、细致地观察患者、用认知探查的方式了解相关事件的含义、对患者的目标所做的假设加以检验、敏锐地运用引导式发现使患者加入其中并有动机继续治疗以及对治疗关系保持关注。通过合理的个案概念化，治疗师可以运用各种技术来改变认知性图式，直接培养技能或改变适应不良的行为，识别、提升患者在情感表达和调节方面的自我效能感。本章所述的干预策略可灵活、交叉使用，而为了促进患者适应性及持久性的改变，将这些策略结合起来使用可能是最佳的选择。

第 6 章

与人格障碍患者的治疗联盟

丹尼丝・D. 戴维斯，见第 5 章。

朱迪斯・S. 贝克（Judith S. Beck），哲学博士；

美国宾夕法尼亚大学精神医学院心理学系临床副教授。

治疗师与人格障碍患者发展并维持治疗联盟，相比于虽罹患焦虑或抑郁这种急性障碍，但发病前人格稳定且适应性良好的患者，通常需要付出更多的时间与努力。治疗未共病人格障碍的急性障碍患者，治疗师需要展现扎实的咨询技能（包括共情、真诚、准确理解以及正面关注），培养合作关系，调整风格以适合患者，引出患者的反馈并且敏锐地响应，缓解患者的痛苦和困扰，并且还要以患者自身认可的、尊重和人道的方式进行治疗。

急性障碍患者在治疗开始时，通常对治疗师及疗法都抱有正面的预期，如"这位治疗师很可能善解人意、贴心周到而且业务出色""治疗会让我心情好转的"。这类患者通常接受并欢迎治疗师的指导，没有过度的权威冲突或焦虑感。他们信任自己的治疗师，对于治疗师会如何看待自己、治疗师会对自己做什么，他们不会予以强烈的质疑或担忧。他们理解并接受会谈内（in sessions）以及会谈间（between session）的责任，努力改进。对于治疗师的指导，患者往往感到温暖与感激：最初是期待缓解，之后是确认改善。这种人际交流体现了双方具功能的（functional）预期与技能。

对更为复杂的人格障碍患者，治疗师需要应用上述技巧去加强联盟，但关系上的困难仍然在所难免。这类患者在治疗开始时，就常对治疗师及疗法抱有负面的预期，如"我的治疗师可能会伤害、批评或者想掌控我""治疗会让我心情更糟"。患者对自己和他人抱有顽固、负面、过度概括、由来已久的失功能信念，而且他们的人际应对策略也是失功能的；这些也会体现在治疗情境中。因为，人格障碍患者通常以发展过度的适应不良策略来应对治疗师，所以患者与治疗师可能都会体验到彼此间一系列的情感反应。

要充分发展治疗联盟，所需的不仅仅是时间。在会谈中，治疗师也需要敏锐地调整自己，适应患者的情感反应，以便快速识别并修复联盟关系上的裂痕。当治疗师成功地解决了关系上的困难后，就可以帮助患者把在关系改善中所学到的内容泛化到治疗以外的情境中。

重要的是联盟的品质。更确切地说，就是治疗师要努力与患者建立一种温暖、信任的关系。要达到这个目标，治疗师必须展现出对患者及其生活的真诚关注，表达出与患者携手合作共同提升其福祉的承诺。治疗师可能还需要帮助人格障碍患者去理解"如何评估自身的最大利益"，同时治疗师也要避免咄咄逼人、武断教条、不尊重患者自主权的工作风格。他们还必须特别留意自己或患者的负面情感反应，以便对那些导致彼此间非建设性（unproductive）互动的不良认知予以识别和矫正。治疗师可能还需要花费大量的精力去培养患者信任治疗师并接受其影响，也需要去理解患者负面的认知与应对策略如何干扰他们朝向治疗目标的协作。

治疗师通常会花更多的时间来询问人格障碍患者的生活情况，如了解其子女、配偶、工作、朋友、原生家庭、个人成长史及休闲爱好。这样做的原因有三点。第一，表现出这种关注是向患者表明治疗师关心他们，愿意理解其生活的现实处境。这有助于患者在治疗关系中投入情感及建立信任感，推动他们去克服回避，从而充分地面对并探究那些高度情绪化的困境领域。第二，治疗师与患者也许能发现这些困境中的重要模式（patterns，在认知、情绪及行为方面），这类模式普遍影响着患者生活的各个方面。第三，讨论这类话题能揭示出重要的信息（诸如正面的经验和更健康的人际关系）、患者的优势及确认治疗的重点所在。

成长史与患者的主要问题有关，所以有时需要反复地聚焦于此进行讨论，这可能对治疗师和患者都有帮助：去理解患者失功能的信念和应对策略是如何发生并维持多年的，理解其如何在当前干扰着患者达成既定目标。图 8.2 阐明了一个适用于所有人格障碍的模型：治疗的讨论焦点在患者成长史、当前的生活境况以及与治疗师直接的人际互动这三者之间不断变换。心理教育、技能建立及情感支持过程对治疗人格障碍患者尤为重要，因为患者的负面体验可能与获得并巩固基本的情绪调节技能、人际技能困难以及"自控、压力耐受及信任他人"方面的功能性信念相关。

在准备与人格障碍患者进行工作时，治疗师需特别留心那些评判性的思维，恰恰是那些用于表述人格障碍的术语（如"自恋型""强迫型""依赖型"）传达出了轻蔑贬损之意。虽然我们在探讨障碍的本质时，很难将"个人"（personal）品质从"人格"（personality）概念中澄清出来，但治疗师对患者的痛苦保持敏感与同情是非常重要的，因为患者的自我信念一旦被激活，就可能对他们造成伤害。尝试设身处地为患者考虑——想象他们的敏感与脆弱——治疗师就能更好地理解患者了。同时，治疗师需要努力保持客观性和基于现实的乐观态度。耐心、坚持不懈及非评判地聚焦于问题是治疗师所需的职业风范。

在图式疗法中，治疗师会明确地将自身界定为一种有限定的再抚育（reparenting）角色：在职业界限内，给予患者情感的滋养与引导，而这些正是他们成长经历中所缺乏的。重要的是，即便并未明确地以此方式框定自身角色，治疗师也要保持并传达出患者性本善的观点，并致力于识别和确认支持这一观点的信息。治疗师既然可以作为患者生活中有限定的依恋角色，那么就会在双方关系的推进中引发出彼此都强烈的情感体验（正面的或负面的）。传统上，我们使用术语"移情"与"反移情"来描述这些反应。为了避免与精神分析的理论假设相混淆，我们仅将此称为患者对治疗师的反应和治疗师对患者的反应。

对治疗师和患者都重要的是，要对治疗持现实的预期，以避免失望、挫折或灰心。那些由来已久的问题，其改善自然是缓慢的，治疗的时间也会较长。最佳的治疗时长，在治疗开始时难以估计，而且患者急性症状的缓解速度可能也是千差万别的。当与患者探讨治疗时，将他们的急性障碍标记分类，通常会有帮助。但对于人格障碍患者，却可能适得其反，因为这会让他们感到被贬低、无助或绝望。

虽然在治疗人格障碍患者时，治疗师的角色有所扩展，但是基本的治疗边界仍应始终保持。治疗师要努力保持客观，而且有责任确保保护性界限（protective limits）的完整无损，特别是当患者有严重的技能缺陷或其失功能信念高度激活时。在任何专业心理治疗中，都明令禁止性关系。多重关系，虽然不一定违背伦理，但因其可能导致角色混淆、误解或干扰治疗，对人格障碍患者造成伤害的风险仍然很大，所以多重关系一般应予规避。

治疗关系上的困难

对治疗师而言，能认识到在治疗人格障碍患者时，治疗关系上的困难是常见的，这会对治疗有所帮助。人格障碍的临床表现复杂，除了导致治疗转介的急性症状或情境性问题外，一般还包括受损的人际功能和有限的内省自知（insight）或自我觉知能力。针对这些问题开展工作是治疗的重要组成部分，也是建立合作关系、给患者提供重要的学习机会所必需的。借助个案概念化技术，治疗师能够周全地考虑并应对各种不同人格的特异需求。所以我们认为，治疗师必须要掌握认知疗法概念化模型，并要始终如一地遵循本书各章中一般和特定的治疗指导。

许多人格障碍患者都难以与治疗师建立合作关系，虽说患者各自的优势、弱点也会调节这些问题的突出性或干扰程度。治疗师应警觉会谈中的人际困难模式（patterns），并寻找其中的共同主题，如极强烈地渴求情绪认可（emotional validation）、害怕强烈的情绪、自洽（self-consistency）趋向或道德两难问题。

但治疗师必须先排除其他因素，才能假定问题与治疗联盟有关。例如，缺席会谈的患者可能持有失功能的信念："如果我完全参与到治疗之中，就会被治疗师控制。"或者也有可能，他们对治疗师及治疗做出了善意的解读，但其生活安排却混乱无序，他们干扰治疗的行为可能与治疗关系完全无关。

合作关系的破裂，也可能不是因为患者心理病理的影响，而是因为治疗师本身所犯的错误。例如，治疗师可能对患者过于强势或过度控制（overcontrolling）。他们可能在治疗中对患者推动（push）过度或过早，可能在会谈时没有针对患者的情绪变化做出反应，可能打断得过多或过少，可能共情过度或共情不足，可能没有准确地理解患者。他们的行事风格可能是非合作性的。因此，有必要去回顾会谈记录，最好能和同事或督导一起回顾，以便发现治疗师无意中所犯的错误。

针对患者适应不良的信念与行为的概念化

当问题出现时，要避免对患者做出泛泛的描述（如患者顽固、懒惰、没动机），而是要具体化患者的行为（例如，患者猛烈地批评了治疗师，坚持认为治疗不会有帮助，拒绝回答问题，对治疗师说谎，或者要求特权），然后再加以概念化：患者的核心信念及假设是如何影响其问题行为的？

例如，当治疗师致力于合作性地解决问题时，有些患者一直说"我不知道"，可能的认知是："如果在治疗中，是我自己去解决问题，我做不成（因为我能力不足），但如果我依靠治疗师去解决，就能行。"这一信念通常是一个更宽泛的假设（assumption）的分支，该假设是："我如果靠自己，就做不成，但如果能依靠别人，我就可以做好。"

有些患者可能不透露重要的信息，其可能的认知是："如果治疗师了解到我的负面信息，他就会无情地评判我（因为他将发觉我有缺陷），但如果我不谈及这些，他就会接纳我。"他们更宽泛的假设是："如果人们了解到真正的我，他们就会伤害或拒绝我，但如果我隐藏真实的自己，他们就会接纳我，至少能在一段时间里如此吧。"

当患者批评治疗师或对其意见不屑一顾时，可能的认知是："如果我贬低治疗师，那我就是优越的（至少暂时如此），但如果我听他的而且表现出重视他的意见，那就意味着我逊色差劲。"他们更宽泛的假设是："如果我行事做派高人一等，那我就是优越的，但是如果我不这样的话，那他们就是优越的，而我是逊色的、差劲的。"各人格障碍中干扰治疗的信念与行为列表可见于朱迪斯·贝克的书中。

因此，合作关系上的许多挑战与患者特有的认知侧写相一致。当患者开始治疗时，其负面的核心图式通常会被激活，他们看待自己的倾向是可被预知的，同样，患者看待他人的方式也是特性鲜明的——他们也这样看待治疗师。表 6.1 总结出了特异性认知与假设侧写的列表，这些认知与假设可能会对治疗关系及治疗各阶段中的咨访互动造成影响。

总的来看，回避型、偏执型、分裂样及分裂型人格障碍患者所持的特征性信念，都表明患者可能会在最初的治疗参与上有困难，而且也可能都会倾向于提前结束治疗。这些个体对威胁高度敏感，而且可能出于各种原因会把治疗视为巨大的威胁，例如，"我将被评判、被伤害、被羞辱、被操控、被利用、被迫同流合污（homogenized），被弄得外表愚蠢、思维怪异，或者会被他们关起来。"

表 6.1 认知侧写与治疗关系

人格障碍	对他人/治疗师的恐惧性看法	发展过度的策略	对治疗师应对立场的建议
偏执型	• 他们就是计划着从我身上坑钱 • 他们想利用我做实验	早早终止治疗以保护自己；怀疑别人的动机；不信任任何人	提供短期的治疗计划；开诚布公地讨论治疗目的、目标及费用；对所提建议，着重透明化、公开化；谨慎使用"实验"这一字眼儿
分裂样	• 他们想让我违背自己，真是浪费我的时间	被动疏离；不做日程安排、不回电话；爽约	共同制定议程；强调效率；尊重自主权；拉大会面之间的时距；温和地邀约后续治疗
分裂型	• 他们对我的特殊天赋充满敌意 • 他们想让我随大流 • 他们会说我疯了然后把我关起来	对直接的接触，焦虑回避；高度试探、推脱逃避；解离化；表现敌意；追求反主流文化或不寻常的应对方式	对患者不寻常的话题表现出平静的关注；对个性化表示支持；做一些自我披露以促进信任；酌情安抚患者，明确治疗的"非侵扰"属性
回避型	• 他们会评判我、批评我，会认为我一无是处	焦虑地讨论着非核心的次要议题；妄自菲薄；力图隐藏负面情绪	以放松的姿态体现安全感；通过合作性的议程设置来加入更为核心的议题；寻求患者反馈；温和地询问情绪体验
依赖型	• 他们比我聪明，有办法解决 • 我必须依赖他们，按照他们说的做	表达痛苦困扰；行事恭敬谦卑；被动地依赖治疗师	逐渐培养患者的议程设置技能；询问患者的意见，并对其主动的问题解决加以鼓励；尤其当患者陷入虐待关系时，为其提供界限设置（limit setting）方面的支持
强迫型	• 他们可能没按正确的方式做事 • 他们需要全面的信息，以梳理出正确答案	过于精益求精；报告得过于细致；在总结及转移话题上有困难	要求对议程中的各项内容做出时间分配设置；阐明对事无巨细的问题描述加以限制的原因；提供概要总结；询求评价反馈
被动-攻击型	• 他们会努力控制我，并把所有的工作都推给我	表面同意但压抑情绪；对任务或结果漠不关心；讲话兜圈子	共情地商讨治疗目标；头脑风暴式或共创式（cocreate）地安排作业；询问情绪；在作业中，治疗师也给自己安排一个任务
自恋型	• 他们可能没有认识到我的独特与优越	吹嘘自己并贬低治疗师；专注于自我夸大；对人际问题回避责任；可能会勃然大怒并责备别人；可能会提早终止治疗	允许患者体验优越，特别是在治疗初期时；对人际困境予以共情；帮助患者明白改善人际关系对其益处所在；设置界限时要审慎、认真地阐明原因；对患者平凡如众的、亲社会的行为予以赞许性关注

（续表）

人格障碍	对他人/治疗师的恐惧性看法	发展过度的策略	对治疗师应对立场的建议
反社会型	• 他们会妨碍我	出于利益考虑或单纯取乐，意欲操纵或恐吓治疗师；对于后续治疗可能会玩失踪或无答复	坚定拒绝患者谋求"特殊"关系的意图；保持现实的、自我保护的界限，并面质程度较低的恐吓行为；如果操纵升级，要考虑结束治疗
表演型	• 他们会觉得我无聊讨厌，不会再充分关注我或在意我的感受了	讲很戏剧性的故事；如果感到被忽视，其抱怨或要求会升级；可能会发脾气和/或突然终止治疗	认可患者的感受，表达关心；申明对患者的关怀承诺，使其不必再去强求关注，从而降低患者突然终止治疗的风险；尝试运用体验法（experiential methods）
边缘型	• 他们会对我好、取悦我，然后又突然对我凶，或在我需要他们时没有了影踪	情绪掩饰与情绪危机交替出现；不能管理压力，不能让自己松弛有度	就如何处理冲突以及如何获得治疗师的支持，建立共识；就自我照顾（self-care）的话题进行商讨
抑郁型	• 最终将证明，他们都太过理想主义，都是不切实际地乐观，都令人失望	保持情绪的冷漠疏离，质疑一切；批评或贬低心理疗法或治疗师；一旦觉得努力徒劳就会放弃	对任何可能的选择都投以好奇与兴趣；通过治疗中的自我披露来示范修复及维持心境的技术

　　强迫型、被动-攻击型、依赖型及回避型人格障碍患者可能会将治疗师视为救世主，完全地去依赖。他们也倾向于过度自控（overcontrolled），而且，其所知觉到的批评与失望容易使他们感受到威胁，因此会导致治疗在看似充满希望的开局之后却无疾而终。另一方面，当关系成功建立后，他们可能会延长治疗，因为他们认为能有所改善完全得益于治疗师的存在。他们可能会有灾难化的认知，存在的担心是："我做不到，会毁了自己的生活。""我独自一人会被情绪压垮的。""没有治疗师可依靠，我该怎么办呢？"为了不让治疗结束，他们可能会转移话题去探讨非核心的次要问题。

　　反社会型、边缘型、自恋型及表演型人格障碍的患者，其认知侧写体现了他们对他人所持的预期，这些预期又导致了他们在治疗关系上更明显的冲突性。当核心的自我图式激活时，他们的反应是防御性的，并试图用其发展过度的模式（pattern）来与治疗师互动。例如，被动-攻击型的患者会认为"我将被操控"，因此被动地抗拒合作。自恋型的患者留意着（通常是误读）治疗师在某种程度上轻视、怠慢他们的迹象，并尽力通过期待或要求治疗师特别的关心或支持来获得优越感，因此，当治疗师合理设限时，他们会生气恼怒。

抑郁型人格障碍的患者可能会给治疗师一些负面评价，说治疗又傻又没用，话里带刺，然后退出治疗、消极倦怠、郁郁寡欢。治疗联盟破裂的后果，就是患者会拐弯抹角地表达出要"结束治疗"：在未预先告知的情况下就不再来治疗了；或者怒气冲冲地离开，却在之后又回来，或威胁恐吓治疗师，或以高度矛盾的心态继续治疗。上述各类治疗终止及关系破裂的情况都会对治疗师造成极大的压力，这要通过治疗反思、会诊磋商及治疗师自我关怀（self-care）才能最好地解决。

治疗联盟的困难可能会出现在首次会谈中，也可能会出现在患者对治疗师产生负面认知的任何一次会谈中。患者可能在任一时刻出现干扰治疗的行为。偶尔，人格障碍患者可能会出现极端的问题行为，会对治疗师造成骚扰、情感虐待或可能的身体虐待。这种情况下，治疗师应对患者的假设（assumption）进行概念化，并且自问："对患者而言，这些行为的正面结果或正面意义是什么？"例如，某患者可能会认为："如果我骚扰治疗师，她就不会再逼着我改变了。"或者"如果我把治疗师搞得心烦意乱，这就说明我很强，而他很弱。"同时，治疗师也应明确地标记出干扰治疗的行为，如果治疗要继续，就不能放任此类行为不管，因为它们可能就预示了患者想要终止治疗。针对患者的极端行为进行同业会诊磋商，通常能有助于治疗师们发展形成针对合作关系问题的概念化，找出将治疗引向建设性方向的办法，同时也得到情感支持、适宜的自我保护并做出风险管控计划。

识别和解决治疗关系问题

合作关系上的困难如能成功解决，就为患者在其他重要人际关系上的改善做出了示范。当患者采取干扰治疗的行为时，治疗联盟上的困难通常很明显。此类行为，可能包括但不限于以下内容：一直不做某类作业，或不做所有的作业；努力取悦讨好治疗师、给治疗师留好印象、娱乐治疗师；或坚持陈述问题的每一个细节；如果患者一直不考虑治疗师所提供的新信息，或反复质疑治疗师的动机，那么这种接受别人信息的困难也变成一种干扰治疗的行为；自伤也是一种干扰治疗的行为，在治疗进一步展开前需特别关注。

其他的治疗关系问题可以通过细心关注患者会谈中的情绪来得以识别，因为这些情绪可能体现着患者对治疗师已有言行的反应，或者是针对治疗师未能做到之事的反应。治疗师应该一直留心患者在情感、面部表情、行为、肢体语言、语气及措辞上的变化，这些变化可能意味着患者感到了烦躁、焦虑、愤怒、失望、绝望或挫折。然后治疗师可就观察到的变化询问患者感受如何以及想到了什么，以引出患者的自动思维（"你看上去更苦恼了。你刚刚想到了什么"）。

对治疗师来说，对患者表达负面反馈予以正强化——无论患者的观点是否正确——是非常重要的。当患者对治疗师做出负面评价或表露负面的想法时，治疗师可以先说"你告诉我这些是很好的"。患者的负面反应，如果不予讨论，那么将严重破坏治疗的进展。接下来，治疗师应当明确或隐蔽地用认知术语将已出现的问题予以概念化，同时计划对策以改善困境和修复联盟关系。当治疗师认为自己出了错误时（如高估了患者对打断的容忍程度），他们可以示范致歉行为（"很抱歉，我认为你说的对，我是打断得太多了"），并进行问题解决（"如果之后的十分钟左右，我完全不打断你，这样如何？在这十分钟结束时，如果你觉得可以的话，我想就你的谈话做一下总结，以便确定我正确理解了你的意思——然后我们就可以圈定一个你想解决的问题了"）。

如果认为患者的负面反馈基于错误的认知（如患者很确信地认为治疗师对其灰心了），治疗师还是要予以正强化但却要基于不同的策略。例如，治疗师直接给出纠正性的反馈（"你告诉我这些很好。实际上，我根本没有对你灰心。我明白你们邻里之间的问题其实是蛮复杂的"）。或者，通过苏格拉底式提问，治疗师可以帮助患者评估其思维（"这是个有意思的想法。你有什么证据来证明我对你灰心了呢？你是如何确认的"）。

当治疗师认为自己并未出错时，他们可以对患者的苦恼表达遗憾之意，但是这种遗憾之意必须是治疗师真心实意的（"谈到姐姐让你如此不舒服，我很抱歉"），然后就要合作性地决定接下来做什么。可以询问患者对不舒服话题的处理意愿（"要把姐姐的议题从议程中去掉吗？等你想谈时再谈"），或者提供备选方案（"剩下的时间，我们谈一谈工作问题，这样会不会更好"）。

表达负面的反馈，对有些人格障碍患者来说，实在是难上加难。当患者不能或没去识别其中的自动思维时，治疗师应当温和地鼓励他们，并将他们潜在的担心正常化："我想知道，你是否觉得我……"或"患者们有时会觉得，我并未理解或者我指导得过多。你有类似的感受吗？请你告诉我，以便我改正这些问题。"

最后，很重要的是要认识到，患者情绪的改变可能与对治疗师的负面认知无关，而是与对治疗过程（如"这样并不适合我"）或对他们自己（"我陷得太深了，治疗帮不上忙了"）的负面认知有关。当患者出现负面的情绪反应时，治疗师务必打断会谈，引出他们的认知，开展问题解决，或者对其认知进行回应，如此之后，患者才能将注意重新聚焦于原本讨论的议题上去。

治疗师的信念及对患者的反应

建立与维持良好的工作关系可能有困难，而且可能也会引发治疗师情绪上的问题，尤其是当他们对自己或患者抱有不现实的预期时。人格障碍患者的某些人际行为可能令人厌恶并可能触发治疗师的负面认知，导致其不舒服的情绪体验。虽然对患者困境的充分概念化通常需要时间去完成，但患者的负面图式及人际上的心理病理可能从第一次会谈开始就在冲击着治疗。治疗师如果认为"罹患人格障碍的患者对待治疗师的态度和行为，与未罹患人格障碍的患者相同"，那么这样的预期恐怕是要加以调整了。

治疗师需要在会谈之前、之中及之后，通过评估躯体感觉、心境、肢体语言、语气、措辞选择及行为，来留心自身的情绪变化。例如，他们可能会发现自己感到紧张，回避注视患者，跳过重要的议题，谈吐似发号施令抑或语气迟疑犹豫。治疗师也应当监测自己在治疗以外对患者的情绪反应，并对引发情绪困扰或失功能行为（如避免回复患者电话或者陷入毫无帮助的思维反刍之中）的认知加以处理。

对于治疗师来说，每天早晨看一下当天的患者预约表并自问"不希望哪位患者来访"，这样做是有帮助的。治疗师肯定对这些患者抱有负面的反应，因此，治疗师在患者来访之前去处理自己的负面认知是很重要的。会谈之间的时间间隔也很重要，治疗师可以检查自己对刚结束的会谈的感受，记录自己对下一位会谈来访者的预期，并执行必要的应对性或准备性策略。因为对人格障碍患者的治疗容易引发更多的情绪唤起，而且需要更加细致地关注治疗关系，所以对治疗师而言，明确地考虑如何处理自身需求，这是非常重要的。

当治疗师体验到自己对患者有负面情绪反应时，就要自问：对患者的预期是什么？对自己的预期又是什么？不现实的预期会导致治疗师以无助益的方式思考、感受和／或行动。如前文所述，如果患者的人际模式（patterns）呈现出操纵、回避、怀疑、过度敏感、戏剧化行为或攻击他人等诸如此类的特征，那么就应当预期到他们可能也会以相同的策略来对待治疗师。如果没能预计到患者此类的行事方式，那么治疗师自身可能就会有情绪困扰，会负面地看待患者，而且还可能会出现适应不良的行为。

如果治疗师不现实地期待自己本应让患者进步得更多、更好，那么，治疗联盟也可能受损。如果无能的信念被激活，治疗师可能会自责，或责备患者缺乏进取。治疗师对自己的预期可能源于对自己职业角色的看法、文化或价值观方面的信念、独特的经验学习史，而且也会因为与患者的问题行为产生互动而受到影响。同业会诊磋商可以帮助治疗师对自己和患者形成合理的预期、提升其业务胜任力，如此才能更有效地帮助这类难治的患者群体。

因为针对人格障碍的工作非常困难且充满压力，所以治疗师需要留意自身的易感性与敏感性，同时要觉察到，自己在何时因为失功能的认知被激活而反应过度了。治疗师还要认识到，患者有时会身不由己，无法以适应良好的方式行事，因为他们受制于自身的遗传构造、早年经历和当前体验、对自己和他人的歪曲信念、发展过度的应对策略，而且也缺乏更具功能的行为策略。换言之，患者当然不好相处，也当然会在治疗中引发问题挑战。觉察、接纳患者所经受的情绪痛苦，能提升治疗师的共情能力；同时，更多地关注患者的优势和长处，也能让治疗师更怀有希望。

另外，治疗师应始终努力去提升自身在人格障碍工作上的业务胜任力。掌握概念化技能、能应用各种技术、具备建立关系的策略，这些都非常重要。各种形式的自我关怀及压力管理应对技能，同样也有帮助。工作中需要小憩，以便吃饭、放松还有活动身体，即便短暂，也很重要。在工作环境以外，要有规律地从事愉快的活动、锻炼身体、社交互动以及其他形式的休息滋养。许多治疗师发现定期的正念练习尤有帮助。

通过治疗关系来达成治疗目标

治疗师在工作中可应用各种策略，不仅为加强合作联盟，而且也是为了实现其他的治疗目标。治疗师可以针对患者那些有关自己和他人的负面信念，提供相反的信息与观点，还可以提供给患者正面的关系体验，治疗师也可以作为正面的角色榜样（role model），示范如何去解决人际问题。

对治疗师而言，当发现患者正面的品质时，当患者在思维、情绪和行为方面做出改变时，对其予以正强化是很重要的，例如，可以说："你主动帮助了邻居，太棒了。""我很高兴你能够面对同事了。""你控制住没发脾气，这一点你表扬自己了吗？""你能让自己冷静下来，这一点非常好。""你乐于帮助残疾人，真希望人人都能如此啊。"

治疗师审慎适度的自我披露（self-disclosure）——如果患者对治疗师分享相关的私人信息感到荣幸的话——可以加强联盟关系。例如，治疗师可以讲述自己遇到过的某个问题，说明一开始为何无法解决，以及当具备了更为现实、客观的观点视角时，问题是如何迎刃而解的。

治疗师也可以提供一种关于患者的、有所不同的观点视角，可以说："嗯，你心里难受，这不奇怪。试想啊，当孩子上马路时，跟他吼、吓唬他，我如果也因此给自己贴上'坏妈妈'的标签，心里自然也会难受的。但对同样的情况，我却会将自己看成好妈妈。因为我，孩子才会对危险和不能做的事印象深刻。我当然也不觉得你是坏妈妈了。其实啊，我觉得这恰恰说明你是个好妈妈……你认为呢？"

当患者表示希望与治疗师关系更亲近、更私交化或家庭化时，治疗师既要表现出共情与友善，同时也要意识到治疗关系的界限。一种可行的反应（但必须是基于真诚的）可按如下思路表达："很遗憾，我不能既是你的治疗师又是你的朋友。如果必须选择的话，我更愿意是你的治疗师，因为如果是朋友，就不能以我现在的方式来帮助你了。"真诚的表达还比如"本周我一直考虑着你的事，我想到如果我们……这样可能会有帮助。"这可以表明即便患者不在会谈室，治疗师也仍会替他们考虑，并且感同身受。

通过一定的时间，治疗师可以成为患者的角色榜样——患者可以模仿榜样的行为，对自己圈子里的亲人、朋友以及关心他们的人，表现出周到体贴、睿智得体、知情感恩而且宽容理解。许多患者都评价自己学会了在压力下如何保持冷静与放松，不再因为期望落空而反应过度。他们也学会了三思而后行，或者以关怀的方式应对。这一切都基于对治疗师榜样示范的观察学习。

如前所述，治疗师会揭示出患者对治疗师的负面反应，并帮助患者评估其认知。纠正患者对治疗师的错误评价会很大程度上促进联盟关系更稳固。治疗师也可以探索患者是否对其他人也有类似的错误评价。治疗师帮助患者将其在解决治疗关系问题时，学习到的认知矫正和问题解决方面的内容予以泛化推广（generalizing），就能够帮助患者在治疗以外的环境中显著地改善人际互动与人际关系。患者在开始治疗时，通常认为自己的人际问题无法解决。解决治疗关系上的困难可有助于患者认识到人际问题是可以解决的，治疗师也可以借此推动患者检验假设、矫正行为的意愿。

当患者在会谈中出现干扰治疗的行为时，治疗师审慎地给予反馈是有帮助的。例如，治疗师可以对某位愤怒的患者说："您告诉我说，我对您的帮助不足，这很重要。但您这样提高嗓门，我就不容易思考如何更好地帮助您了。"一旦问题得以解决，治疗师就可以在本次会谈中或之后的会谈时，询问患者是否跟其他人相处时也有过类似的经历：愤怒反而让自己更加无助了？

重要的是，治疗师要以冷静、支持且建设性的方式来表达反馈，同时也要谨慎地选择反馈的时机。例如，在治疗初期，是允许患者自我夸大的。之后，当治疗联盟稳固时，对患者自我夸大所致的关系冲击，治疗师就可以谈谈自己的感受了，并可以询问患者这一应对策略对其重要他人的冲击如何。共情性反馈的例子请参见第14章和第17章。重要的是针对行为反馈，而非针对品性。

结论

对人格障碍患者的治疗，与治疗急性障碍患者一样，都需要治疗师很好地运用咨询技巧。但对于人格障碍的治疗，要获得患者的合作并激发其改变困境的动机以期实现治疗目标，这就很具挑战了。花更多的时间去全面了解患者，有助于培养良好的联盟关系、准确获知有关患者人际中面临的困难与具有的优势这类重要信息。坚持不懈、耐心、聚焦问题及非评判地对待患者，对治疗师而言至关重要。同时，治疗师还需要保持充分的边界。当患者出现合作困难时，治疗师要对问题的原因予以概念化。如果治疗师自身没有出错，那么这类困难通常与以下方面有关：患者对自己和他人的核心信念与假设；患者关于"为确保安全或舒适状态而'必须要做'及'必须不能做'的事"的想法；患者特征性的行为应对策略。需要意识到，人格障碍患者在解读人际经历及选择应对方式时，常常是身不由己的，这有助于治疗师加强共情。帮助患者矫正对治疗师的歪曲认知，治疗师这样做不仅可以改善治疗关系，也可以作为患者重要的学习经验，有助于患者在治疗以外的人际互动中识别及评估自己的信念、情绪及行为反应。

| 第7章 |

多样性、文化与人格障碍

詹姆斯·L.瑞贝塔（James L. Rebeta），神学硕士、哲学博士；
美国纽约长老会医院，威尔康奈尔医学院精神医学系临床副教授。

如果我们要确保治疗符合伦理要求并且能有效地进行，就一定要把人格和人格障碍置于相关的文化背景下进行考量。阿斯科利（Ascoli）及其同事曾贴切地指出："人格障碍的诊断以及'正常人格'的构成，它们完全都是一种文化性和社会性的概念。""在对自我的定义上、在一个人（对个人或对社会群体）的定位预期上、在界定一个正常的人格如何去构建及表达上，文化都发挥着重要的作用。而那些针对正常人格或异常人格的思考，所出现的差异分歧恰恰是基于文化的。"考量罹患人格障碍患者的文化背景，与只是建议去关注患者-治疗师关系上的"多样性"相比，具有更大的挑战性。在探讨人格障碍的诊断及其种种症状的治疗时，我们一般很少注重文化上的局限及影响，也很少去探讨这方面的解释。本章将着眼于讨论这些议题：进一步探讨针对文化的评估及其含义；探讨如何将文化贯穿于人格障碍的诊断和治疗计划中；探讨基于文化框架来运用认知行为干预的各种方式。

文化和诊断的准确性

美国精神医学学会（American Psychiatric Association，缩写为 APA）就是基于文化背景来定义人格障碍的。这类精神疾病在思维、行为和功能上会具有僵化的模式，该模式由来已久，且具有跨情境的广泛性。从定义上看，罹患任何精神障碍的个体都会偏离其特定家庭的、社区的以及更广泛社会网络下的规范、习俗和价值。定义认为人格障碍患者在人际、社交、学校和工作情境中都会感到困难和受限，并因此承受着巨大的痛苦。所以，对心理障碍的临床定义需要参考个体的文化框架，该框架从根本上调节着个体对诊断要点的体验与表达。

DSM-5 为制定干预提供了具体的指导，包括临床工作者要如何回顾个体的文化背景，一个人的背景如何影响其症状表现以及文化差异对治疗关系的潜在影响。DSM-5 建议使用文化概念化访谈（Cultural Formulation Interview，缩写为 CFI），以关注个体的文化认同——患者疾病的文化性解释；文化既作为保护性因素又作为潜在应激源的多面性；专业关系内的、实际存在的或主观知觉到的文化和社会地位的差异既可能促进也可能限制信息的交流，而这些信息正是恰当评估、诊断及制定可能的干预时所必须考量的；对文化的理解是如何改变评估和治疗过程的。更为明确的是，文化考量对治疗的影响如此之深的在于任何行为上的改变都应该被患者所在的文化背景所接受。虽然临床工作者可能认为，对于理解症状表现及适宜的治疗方法，CFI 可以提供一种有益的背景，但批评者仍然认为其应用还存在问题。

阿格瓦（Aggarwal）及其同事进行了 DSM-5 的多点国际现场试验，以评估在临床实践中临床工作者及患者所发现的 CFI 实施的认知障碍，用以修订 CFI。据称，最终的 CFI 是在 DSM-Ⅳ-TR 纳入人类学概念的基础上，进一步将文化概念化引入到精神科的实践工作中。但是，阿格瓦及其同事还提出"临床工作者的文化概念与医学人类学和医疗服务相关研究中提及的文化有着明显的不同"。有争议的是，在不同学者和临床工作者对文化框架的应用中，首先需要表明的就是他们对文化含义的理解。而现今的研究中，对"文化"的定义过于狭隘，未能深入到以种族和 / 或社会经济地位为中心的真实的文化背景中。然而，即便是基于这种狭义的背景，研究也只揭示了在某些心理障碍诊断中存在的性别和种族的偏差。

而且，"相较于文化，民族（ethnicity）好像才是确定患者是要接受传统心理治疗，还是要接受跨文化心理治疗的决定性因素"。贝坦克特（Betancourt）和洛佩兹

（Lopez）曾说，民族一般是指"一群可辨识的拥有共同国籍、语言和／或价值体系的人。而文化则是指一个群体习得和分享的含义（meanings）集合，且被一代代人薪火相传"。

虽然美国心理学会（American Psychological Association，缩写为 APA）对心理学循证实践（Evidence-Based Practice in Psychology，缩写为 EBPP）的界定是"从患者的特点、文化及喜好等背景出发，对临床实践中可获得的最好研究的整合"，但是，任何包含了文化考量的治疗干预——特别是对人格障碍来说——即便以最乐观的视角来看，仍然是一种挑战。多样性、多元文化等术语常被混用，而且其界定也太过狭隘。这里还有一种趋势，就是将人群划分为看似截然不同的团体，却忽略了每个团体内部的多样性。而且，关于文化和民族对人格障碍的评估和诊断的影响仍然缺乏研究。为了更好地说明这点，DSM-5 在 10 种人格障碍中反复地提到"与文化相关"和"与性别相关"的诊断问题。然而，DSM-5 只从全国共病调查（National Comorbidity Survey Replication，缩写为 NCS-R）的第二部分及全国酗酒和相关症状的流行病学调查（National Epidemiologic Survey on Alcohol and Related Conditions，缩写为 NESARC）中提取了三种障碍的患病率。DSM-5 又单独针对另外三种障碍引用了 NESARC 的数据。而其余四种人格障碍的患病率，包括最常见的一种（即强迫型人格障碍）则由社区取样估算或从酗酒相关样本和入狱人群中推算获得。值得注意的是，NCS-R 的社会人口学统计数据包括了年龄、性别、种族／民族、教育程度、婚姻状态、家庭收入及乡村城市化程度等。NESARC 的社会人口学统计数据则包括了相似的大类，但其复杂程度却明显更高。这种分类方法太过细化，以至于临床工作者可能会在解读数据的过程中，将某些个体对自身经历的理解延伸到该类别的所有人身上。无论个体的教育程度、工作、工作能力及人际技能水平如何，仅靠这些维度的组合是不能对"个体是如何真正地被认定为某个特定种族或民族团体中的一员"进行解释的。

托姆克（Tomko）、查尔（Trull）、伍德（Wood）和希亚（Sher）认为，在前人分析 NESARC 数据时所采用的诊断法则中，不同的预设算法会导致边缘型人格障碍（Borderline Personality Disorder，缩写为 BPD）患病率上的差异。格兰特（Grant）及其同事也报告，社区患病率超出了估计值，达到 5.9%，但这种情况不是孤立的，在其他的社区样本中也有发现。在托姆克及其同事对 NESARC 数据的再分析中，他们发现男性和女性满足 BPD 诊断标准的比例几乎相同。他们还指出，以往研究中呈现出的巨大性别差异可能反映的是样本属性——即治疗中的临床患者。另外，他们还发现美国的印第安人和黑人比白人和拉丁裔人有更高的 BPD 患病率，而亚裔美国人的患病率是最低的。这些研究者的发现都是建立在一个关键的背景下的。他们指出："先前的 BPD 流行病学研究，没有对白人、黑人、美国印第安人、亚裔美国人和拉丁裔人群的患病率加以估算"。

文化与疗效

如果研究者针对目标临床人群，强调种族 / 民族的差异对干预效果的影响，会有过度简化研究结果的风险。对临床工作者来说，将文化的敏感性整合到超越狭义"文化"的框架中是一项艰巨的挑战，特别是当他们信奉法利科夫（Falicov）对文化的定义时：

> 文化是一系列在成员中共享的世界观、价值观、行为准则以及共同参与的多样化的背景环境，如乡村、城市或城郊；语言、年龄、性别、同伴、家庭形态、种族、民族、信仰、国籍、社会经济地位（SES）、就业情况、教育程度、职业、性取向、政治意识形态、移民和文化适应阶段。

出于对文化多样性的考虑，马洛夫（Muroff）又加入了躯体残障（physical disability）的内容。我们还可以考虑个体是如何基于社会利益或地位去划分团体的，或者这种团体划分也反映了职业文化的多样性，如军事或执法。当我们从文化视角来考虑治疗概念化时，有几个关键问题需要谨记：因为将临床体征或文化常规行为错误地归为病理性而造成的误诊；或者倾向于将特定人群联想为对心理健康服务使用不足。对涉及文化内容的个案概念化来说，关注这些问题非常关键。

对人格障碍特定临床组的误诊

就文化内容框架下的诊断，岩松（Iwamasa）、拉瑞比（Larrabee）和迈瑞特（Merritt）引用了大量的有关某些人格障碍潜在性别偏差的文献，提出了一个值得注意的问题。他们尝试引用评估偏差（assessment bias）与诊断标准偏差（criterion bias）来阐明流行率似乎不一致的结果上的混淆。临床工作者一贯按性别应用某些诊断，但这不代表每一诊断标准确实对男性和 / 或女性存在偏差。患病率上的差异，有的研究者认为是缘于评估偏差，而有的研究者则认为诊断标准的临床应用其实无误，患病率上的性别差异是缘于诊断标准本身的偏差。岩松及其同事进一步指出，关于可能存在的人格障碍民族性的评估或诊断标准偏差，尚缺乏实证数据。他们认为，态度影响着行为，尽管外显的偏见和歧视有所减少，但针对女性和少数民族的内隐的偏见态度却依旧会持续，而且，差异信息也不会自动地改变这些刻板印象。研究者针对中西大学（Midwestern university）193 名不熟悉心理障碍的大学生，考察他们可能存在的人格障碍民族性诊断标准偏差。卡片分类分析揭示了所有人格障碍的诊断标准都会因民族不同而出现划归比例的偏向。特定的民族会被系统性地偏向诊断为具有某种特定的人格障碍，例如，非裔美国人偏反社会型和偏执型人格障碍，亚裔美国人偏分裂样人格障碍，而印第安裔美国人则偏分裂型人格障碍。其他几种人格障碍的诊断标准也被指派给了欧裔美国人和拉丁裔美国人，所有人格障碍的诊断标准都具有这种民族偏向性。虽然研究者也承认这项研究具有局限性，但这些问题仍具有启发性：这些现象反映的是某些民族更倾向于具有特定人格障碍的特征呢，还是临床工作者更倾向于将特定的人格障碍划归到某些民族群体呢？

阿迪珀涅（Adeponle）、托布斯（Thombs）、葛洛雷（Groleau）、贾维斯（Jarvis）和科梅儿（Kirmayer）在一项加拿大的研究中说明了解决这一问题的重要性所在。他们用 DSM-Ⅳ 的文化概念化，回溯性地回顾了 323 名患者 10 年的病历，发现精神病性障碍的误诊在各种民族文化背景的患者中都存在，过度诊断也十分常见。例如，对 70 名最初被诊断为精神病性障碍的患者，由富于文化背景知识的临床工作者使用 DSM-Ⅳ 文化概念化来复诊，其中有 34 名（49%）被复诊为非精神病性障碍。而 253 名最初被诊断非精神病性障碍的患者中，只有 12 名（5%）被复诊为精神病性障碍。前一组——就是那组被复诊为非精神病性障碍的患者——多数是女性，非黑人，由非医疗专业（社会工作或职能治疗）人员转介，她们也都是刚到加拿大不久（居住 10 年或以内）。而且，这些人中有 20% 被发现罹患创伤后应激障碍。研究者还注意到该样本中有三分之一是难民，其中大部分人来自南非，他们还援引了其他人的观点，即对移民群体有将创伤后应激障碍误诊为精神病的倾向。可以论证的是，虽然症状性障碍由于忽视了文化议题而造成了误诊，但并不预示人格障碍也会出现同样的误诊。然而，麦克吉罗维（McGilloway）、哈尔（Hall）、李（Lee）和布辉（Bhui）综述了 15 项关于人格障碍与文化、种族和民族的研究，发现在人格障碍的疗法选择上以及当出现共病时，是否将人格障碍纳入诊断考量的问题上确实存在种族或民族差异。这种差异一旦结合了临床刻板印象，就会为误诊、不当干预及不充分的治疗埋下隐患。

帕里斯（Paris）和里斯（Lis）的理论认为，社会文化及历史机制会影响特定人格障碍的发展。他们研究了同一文化的三种历史变革机制是如何影响和塑造了痛苦症状的表达；社会应激源对心理病理形成的阈限影响；个体气质与社会需求的背离，在不同的时间和地域中如何被某一文化视为适宜，而被另一种文化视为病理性。帕里斯和里斯承认，数据仍不足以支持其假说。例如，现代化和个人主义价值观的崛起为易感个体发展边缘型人格障碍提供了背景环境。但他们还是很有说服力地论证了边缘型人格障碍的种种症状是如何形成的以及在治疗中要如何处理。其论点对个案的文化概念化具有重要意义。

阿拉贡（Alarcón）与福尔克斯（Foulks）综述了有关文化和人格障碍的关键概念，认为文化影响了自我概念和自我形象的构建、自我中心 / 社会中心的二元区分以及人格障碍临床研究中的偏差确定。文化背景区分了正常和异常，而且研究者还确认了在心理病理的发展中文化的三种角色：（1）作为一种解读 / 解释工具；（2）作为一种病原体 / 病理塑形体；（3）作为一种诊断 / 鉴别的因素。研究者关注一个与人格相关的基本要素——风格——即个体如何对内部及环境刺激做出反应，如何看待自己、他人和世界，如何应对压力，如何解决问题等。如果我们理解了文化，就能对他人的行为去病理化（depathologize）。某些由文化背景或特定生活环境所塑造的行为有可能被误认或误诊为异常。育儿习惯、家庭经验和社会影响都可能会成为保护因素（protective factors）。例如，对比那些会在一个合适年龄，以社会可以接受的方式让个体投入社会、为生计奔波的家庭，那些具有紧密支持网络的家庭就是一种保护因素。

李准斯 - 费尔南德斯（Lewis-Fernández）和克雷曼（Kleinman）提出：尽管文化的人类学概念能够解释在跨文化或同一文化中人格发展与心理病理的复杂性，但对于个人主义假设——大部分未经核实，认为北美人和西欧人的思维，不强调社会分类及社会关系对经验的复杂影响——并无冲击。他们相信，假如临床工作者能够考虑到，在城市中心平民区生活的少数民族青少年只是对其所处的弱肉强食高危环境采取了适应性策略，他们就不会轻易地将其诊断为反社会型人格。相反，临床工作者更可能将这类情况解释成不同阶级、种族和历史背景下的适应性产物。

特定群体对心理健康服务使用不足

班德（Bender）及其同事曾指出，我们对某些特定的严重人格障碍的病因和治疗的认识仍是空白。基于自己和他人的研究，他们指出，罹患某些特定人格障碍的患者，相比大多数未患有人格障碍的重性抑郁障碍患者需要更多的心理健康治疗，也需要更长时间的住院和药物干预，但他们可能倾向于在稍有功能改善时就过早中断治疗。针对人格障碍那些不同程度的未解决的问题，如患者伤害自己或他人的风险，研究者质疑患者所接受的治疗是否充分，是否存在医疗阻碍？他们对 500 多名人格障碍被试 [白人（n=396），非洲裔（n=78），拉丁裔（n=73）] 进行的自然观察法的纵向研究发现，相比少数民族被试，特别是拉丁裔被试，白人被试更有可能接受住院与门诊的心理社会治疗以及药物治疗。但这一结果其实可能低估了真实的差距，因为这些被试都是治疗寻求者或者都曾接受过治疗。受这些发现的启发，研究者们提出了一系列的问题。例如，与心理健康系统的接触经历会促进某些特定的少数民族（如非洲裔人士）寻求初级保健（primary care）服务；不同的文化群体对药物治疗的态度也会反过来影响该群体对药物的新陈代谢；文化所塑造的对人际关系的态度，如对信任的重视程度，也会以多种形式影响治疗关系——这种影响存在于各民族群体内，如拉丁裔或高加索裔。

个案文化概念化的重要性

越来越多的学者认为，文化胜任力（cultural competence）是"美国乃至全世界卫生保健领域中最重要的举措之一"。那些致力于提供兼有文化胜任力与实证支持治疗的临床工作者们，可能会体会到这一愿望所引发的巨大临床挑战。循证心理干预的临床应用，对治疗的选择、定义及可行性具有清晰的预设。而且患者的接受性和依从性也会对治疗收益有某种程度的影响。博纳（Bernal）、杰姆尼兹 - 查菲（Jiménez-Chafey）和多米尼克·罗德里格兹（Domenech Rodríguez）关注下面这个两难问题：虽然针对疗法开发、效力、效果的研究，可以提供更具循证性的治疗统一，但也要小心潜在的、预计之外的后果，即助长一种系统化的、一刀切式的干预取向。解决该问题的重中之重可能就是从首次会谈开始且在整个治疗过程中，都要对个案概念化给予充分的关注，对各个文化维度——在每个患者身上都会呈现出独特的表现——予以重视、发掘。因此，基于对某些特定文化维度的评估及将其视为与合作关系相关的重要因素，我们可以将文化考量整合到认知模型中。实现方法有很多种，这方面的文献正在形成。

文化性的 CBT 同样被提倡用于处理精神病性症状。拉萨德（Rathod）、廷敦

（Kingdon）、法瑞（Phiri）和高比（Gobbi）基于一个对少数民族群体（非洲加勒比裔、非裔美国人、非裔英国人、南亚穆斯林）——包括精神分裂症患者及治疗师，运用半结构性访谈及焦点团体——的质性研究提出，具备文化适应性的 CBT——即纳入了患者有关精神病（psychosis）的健康信念和归因——可以是一种可接受的治疗。近期有一个针对确诊精神分裂症患者的小样本（n=33）量化研究显示，采用文化适应性 CBT 治疗精神病，与常规治疗组相比，其治疗结果具有统计显著性，样本的治疗收益在 6 个月后追踪随访时仍维持，被试也报告了更高的满意度水平。

针对人格障碍的文化性认知疗法

对临床工作者而言，那些需要文化性治疗的案例，可能意味着更为复杂和更多挑战。艾米是一名 34 岁的女性患者，她在西弗吉尼亚的山区出生长大。她结婚 18 年了，丈夫 41 岁，四个孩子分别为 18 岁、17 岁、15 岁和 9 岁，现在他们一家六口居住在中西部的一座小城里。在大女儿（目前已离家工作）和医生的催促下，艾米有些稀里糊涂地来到了社区的心理健康诊所，因为她一直就认定自己只是"偏头痛"。但艾米还是做了评估。她披露说，婚姻是自己首次怀孕、辍学时的"解决办法"。她丈夫有工作，希望艾米能够待在家里照顾孩子，她也觉得自己缺乏相应的工作技能，所以同意了。艾米回忆起自己的偏头痛开始于第三个孩子出生后。那时候，婚后矛盾也开始出现了。丈夫不断地抱怨艾米没有管教好孩子，也没有在自己下班回家时准备好饭菜，他还责怪艾米每天都跟姐姐煲长途电话粥寻求建议而让电话费大涨。对于躯体虐待，虽然艾米矢口否认，但她也害怕终将有一天，丈夫不再吼她了，而是会失控升级为暴力。她觉得自己很"笨"。临床工作者认为，依据这样的临床表现考虑依赖型人格障碍可能是适当的。

把这个案例置于文化背景下，并基于合作式的循证理论进行个案概念化，可能就会引出艾米的"需要关爱感""软弱感"以及对自己所承担的任何角色（妻子角色、母亲角色，更别提可能的雇员角色了）都具有的"不胜任感"。诸如"我很笨"这样的核心信念似乎驱使着她去寻求别人的安慰、保证，表现得似乎欲壑难填，如艾米每天都联系姐姐。她满足于让丈夫掌控所有的财政权。她可能说过自己想出去工作，但同时又提到，一旦自己提及现有家用无法负担最小孩子的"学杂费"，拐弯抹角地表达出自己想出去工作时，丈夫便会尖酸刻薄地予以回应。她吐露出对婚姻的挫折感，但又觉得自己的命就是这么苦。他们夫妻间匮乏的互动也让她难以检验甚至考虑其他的可能性。临床工作者认为艾米的被动性还体现在想要寻求一种速效的方法治愈偏头痛。她先是跟母亲和姐姐讨论草药治疗，然后又采用了电视广告中非处方的症状疗法，然后又去找药剂师（这才是她最早接触到的"医疗"专业人员）寻求药物推荐。艾米也会定期地跑到急诊室寻求"能够减缓疼痛的东西"，这又强化了她的信念：只有别人才能"疗愈"她那急不可耐、无助绝望的需求。临床工作者可合理地预期到，需要始终关注患者的阿巴拉契亚文化传统（Appalachian heritage），诸如家庭中的男权结构以及相应的女性角色、坚毅的个人主义和被提倡的自给自足、对民间偏方的依赖、文化传承的宿命感以及只有在危急关头才情愿寻求医疗帮助并期待立竿见影的疗效。否则，改变患者对别人决策的依赖性、推动她做出更切合现实的自我表达、培养她自己的技能和兴趣——这些都可能会对"个人主义、非决断表达"的阿巴拉契亚价值观造成挑战。我们可以预期到，治疗的关键目标可能会在"通过习得社会接触的技能提升患者的独立（independent）功能"与"相互依存（interdependent）的支持、更具限制但也更健康的依赖"这二者之间反复。虽然后一个目标，患者很可能会在治疗中予以体会到，但是，治疗同时也要聚焦于提升患者自立性这一目标上。

另一方面，我们对于下面这位患者则会有完全不同的假设。凯尔是一名24岁的德裔美国人，来自内布拉斯加（Nebraska）农场。他只拿到高中毕业证书，这是美国海军陆战队所要求的最低学历。凯尔的直系及扩展家庭人数众多，数代同堂。学历决定了一个人的家族地位。在家族中，"团结、等级和一个人的'自控'"是被看重和肯定的，而"个人主义、自立性、决断自主以及当陷入危机时由亲近的家庭成员施以援手"则不被提倡。凯尔的文化传承自然让他在强调等级、看重荣誉和职责的军旅生活中如鱼得水，他也珍视自己的军人生涯。他的品行和职业素养备受称赞，鲜有批评。凯尔朋友不多，而且从与他关系较亲密的人那里得知，他似乎总会反复地寻求别人的保证，少有主见。他会严格地遵从、准确地执行上级的命令。但偶尔当战情需要他当机立断拿主意时，他就"懵了"。上级命令他接受了一次精神评估。自始至终，凯尔的应答都生硬且缺乏细节。评估者指出凯尔在与别人的互动中总是过度关注军衔。

在这个案例中，"想取悦别人"的意愿成为凯尔的一道难题——吐露任何负面的、批评性的想法或信念，都会被他自己知觉成"埋下了灾难性的种子"——将会导致军队开除自己。鉴于凯尔的文化背景和气质特点，他不大可能接受面质或对其"依赖需求及行为"做出解释。治疗师有必要花时间去认可（validating）凯尔很看重的团体——家庭和军队。这类努力会充分支撑合作性的治疗联盟，而不止停留在凯尔被动的依从上。这会使他探索有关自己思维、情感及行为模式（patterns）的各种诱发刺激——正是这些模式（patterns）造成了凯尔在需要做出更独立、更自立的行动时压力飙升，呆若木鸡。当这些模式随着凯尔自主性及相互依存性的提升而开始改变时，他最终便可以就自己的"无能力"图式和"失败"图式进行工作了。社交互动上的改善、自我掌控感、相互依存性的提升，将会取代"害怕被抛弃"，这能让凯尔对军旅生活抱以更切合现实的希望，包括可能的晋升以及与他兴趣、专业方面有关的机会。

结论

患者由来已久的、广泛存在的、僵化的思维和行为模式，显著偏离了其个人文化背景中可接受的模式，要想理解这些就需要无比的耐心和克制。临床工作者或许会注意到保罗（Paul）针对心理治疗结局所提问题的实质——"在**怎样**的环境设置下？**什么样**的治疗？由**谁**来进行？才是针对**这个人**的**那种**特定问题最有效的？"循证性的临床实践会在治疗开始时就对个案概念化给予充分的关注，对各个文化维度——在每个患者身上都会呈现出独特的表现——予以重视、发掘。

但是，鉴于文化性治疗的复杂性和微妙性，临床工作者必须放下所有的假设和不成熟解释，才能有助患者讲述出他们的压力体验以及这些压力的产生背景。要提供文化上可被接受的干预，临床工作者就必须对临床刻板印象的强大影响保持觉察，同时也要留意"治疗师 - 患者知觉"（therapist-patient perceptions）对治疗联盟造成的冲击。否则，就会有误解患者的风险，也可能会忽视患者文化传统中潜在的治疗支持性因素，或者相反，忽略了明显有悖于患者文化接纳的威胁因素。维持这种临床敏锐性的重要意义是不能轻视的。

正如我们所见，人格障碍患者都有不同程度的未解决的需求，他们也仍有遭受痛苦的风险，这促使很多研究者质疑患者所接受的治疗是否充分。提供文化适宜的治疗，意味着仅关注 CFI 是不够的。因为 CFI 并不能取代临床工作者在理解和治疗有独特文化背景的来访者时所需要的临床智慧、敏锐性以及来访者所提供的较全面的信息。

第二部分

临床应用

第 8 章

依赖型人格障碍

琳赛·布劳尔（Lindsay Brauer），哲学博士；

美国芝加哥大学行为神经科学与精神医学系副教授。

马克·A. 莱纳克（Mark A. Reinecke），哲学博士；

美国西北大学心理学部负责人／精神医学与行为科学系教授。

    萨拉是一位受过 16 年教育的 26 岁单身女子，在医师办公室做秘书工作，她由于反复体验到中度抑郁、焦虑和孤独而前来寻求治疗。她抱怨老板没有对那些期望她做的工作给予足够的指导，这让她始终担心自己的表现，也担心自己可能会丢掉工作。同时，她认为自己在"全身心地奉献"，也知道老板很欣赏她的细致周到，事情做得"比预想的还好"。但她的抑郁感和焦虑感却是长期存在的，甚至可以追溯到儿童早期。如萨拉所述："我长这么大从未感到过真正的快乐。"诊断性访谈的结果表明，萨拉符合以下诊断标准：重性抑郁障碍（反复发作）、恶劣心境障碍以及依赖型人格障碍（Dependent Personality Disorder，缩写为 DPD）。虽然她说大多数时间都会感到紧张和焦虑，但她并没有特定恐惧症、强迫症、惊恐障碍或者创伤后应激障碍的既往史。相反，她描述自己是"一个真正的焦虑者"，她说："我一直都会担心着什么……我整天都在焦虑着，很多时候这种焦虑都是无缘无故的。"

萨拉是家中五个孩子中最小的那个，她回忆自己的童年有"失落感"和"被遗忘感"。当治疗师请她详加说明时，萨拉说自己是一个"害羞的女孩"，常常独自一人在自己的房间里玩耍。"妈妈整天郁郁寡欢，精神紧张……她已经筋疲力尽了，而且，我觉得她从未真正爱过我。"萨拉很少提及父亲，仅仅说："他很努力地工作以维持家用，总是回家很晚。"她将父亲描述成独裁者："他希望凡事都按规矩来……我们必须遵循这些规矩。"萨拉的家人笃信宗教，生活是围绕着教会规定和教区需要来组织安排的。萨拉的讲述让人很感兴趣，因为这与近期针对依赖型人格障碍的风险因素——认知、生物及社会因素——的研究相一致。例如，萨拉的谈话就体现出她可能具有抑制型气质特点，而她妈妈可能已经罹患抑郁或焦虑障碍。父母在某些方面对她缺乏情感陪伴，这种经历让她形成了不安全的依恋。而且，父母可能也不是情感调节（affect regulation）的有效示范榜样，父母偏控制型的教养方式是其家庭环境的特点所在。基于这样的背景，因笃信宗教权威而对文化规则的恪守又会提升罹患 DPD 的风险。萨拉对生活的讲述不仅体现出了那些造成她痛苦的因素，也暗含着问题的发展轨迹。

临床体征与症状

"依赖"可被定义为过度需要依靠他人的支持、指导、照顾和保护。DPD 患者报告说，日常做决策、启动及完成任务，以及知觉到别人的拒绝，这些都会诱发显著的焦虑。患者为了调控这种痛苦，会寻求别人的指导、保证和支持。他们经常放弃日常生活方面的自主权，会为诸如早点吃什么、穿什么、怎么安排约会时间来寻求他人建议。只靠自己的话，患者通常会感到无助。因为他们认为照顾不了自己，所以相应的焦虑感，就需要通过寻求支持来缓解。在另一些例子中，寻求支持行为（support-seeking behaviors）的动机可能是为了获得别人的赞同。社会赞许（social approval）具有奖励性，因为它可能会给予 DPD 患者价值感与被喜爱感。DPD 的认知模型中有两类信念很关键，即"个人无能感"和"世界是危险的"。鉴于这些信念，DPD 患者会感到脆弱，并敏感于环境中的危险迹象。基于这些信念，患者发展形成了这样一种适应性假设（assumption）："如果有别人的支持与保护，我就会感到安全。"依赖信念的发展和激活就这样滋生了依赖行为。

因为 DPD 患者依赖别人，所以他们对于自己被抛弃的那些预兆极度恐惧，并会诉诸行为以阻止这种预感中的关系破裂。这些行为，其范围涵盖广泛，可从恭顺

（submissive）行为到外显的攻击行为。如果这种关系完结了，DPD 患者会去寻找可依赖的新关系。然而，总是寻求他人的保护，导致患者不曾经历过对生活挑战的成功应对。前馈过程（feed-forward process）发挥着作用：依赖行为会增强依赖信念。此类信念的临床体征可能会明显地表现为：抱怨，诸如萨拉抱怨老板对她缺乏指导；或者其他的无助反应，诸如在人们普遍认为足以胜任与掌控的情境中感到无助无力。例如，依赖型人格障碍患者可能会把生活中方方面面的决策都推给治疗师，他们会很难决定什么时候安排约谈、约谈频率如何，或者也难以决定该如何设置议程。对该行为的判断，应基于个体合理的能力范畴考虑，并对照其他的常规预期，看看该行为的极端程度。与临床上常见的抑郁或焦虑障碍患者相比，DPD 患者的无助性或抑制性（inhibited）更为突出鲜明。DPD 患者害怕自主决断（self-assertion）的程度已损害到他们的正常成长以及核心自尊。依赖型人格障碍的成人可能在其家庭的重要领域，如价值标准和 / 或财务方面难以表达自己的主见，让其侵扰型或控制型的父母主导了他们的生活标准、职业选择或宗教信仰。

鉴别诊断

DPD 并不罕见。流行病学研究表明，普通人群中的患病率为 0.4%~1.5%，社区门诊样本的患病率是 1.4%~2.2%。由于 DPD 常与症状性障碍共病，尤其是抑郁障碍、焦虑障碍以及进食障碍，所以这些估计可能相对保守。虽然一些研究者预期 DPD 和物质滥用之间存在强相关，但研究结果莫衷一是。博恩斯坦（Bornstein）认为，依赖不会促进物质滥用，恰恰相反，依赖是物质滥用的后果。这些资料表明，DPD 患者可能不是特别易感物质滥用。相反，这些障碍彼此之间可能具有共同的特征，如情感失调（affect dysregulation），进而促进了物质滥用和依赖行为。除了这些让人痛苦的症状外，DPD 患者寻求治疗的一个普遍原因是想解决依赖行为对自己家庭成员、朋友及同事所造成的冲击。

概念化

如其他形式的心理病理（psychopathology）一样，DPD 的决定因素可能也有很多种。遗传、生物、环境以及发展性因素可能均有影响。例如，初步的证据显示，"抑制型"气质的婴幼儿可能会有发展出一系列病况的风险，包括焦虑障碍、回避型人格障碍和 DPD。而且，近期研究表明 DPD 可能存在中度遗传性。早期经历也可能起作用，目前已经发现依恋的安全性和罹患 DPD 风险之间存在相关。沿着该研究思路，有研究者提出过度保护型、控制型或专制型家长会促成 DPD 的发展。汤普森（Thompson）和祖罗夫（Zuroff）研究了焦虑型母亲针对女儿在一个学习任务中的胜任力表现做出的反应。有趣的是，当女儿成功时，焦虑型母亲常以批评来回应。但当表现不好时，她们却能从母亲那里获得支持和指导，这表明在儿童早期，父母的教养方式和孩子行为胜任力发展之间存在一个强化循环。总之，这些因素综合作用，导致了一种对情绪不能耐受也无法调节的经验，以及"要生存就得依赖别人"的信念。因此，DPD 患者"有效的自我照料"经验很有限，这又强化了他们对别人的依赖。需要提醒读者的是，这里大部分的研究都是相关研究或采用了回溯性（retrospective）设计。

认知 - 发展模型（cognitive-developmental model）认为，适应不良的认知、负面情感以及寻求支持行为这三者会相互强化，共同促进 DPD 模式形成。个体基于早期的成长经历，认为负面情感体验是无法忍受的，并且也未能发展出有效的策略来调节自己的情感体验。婴幼儿主要运用简单的策略，如将注意从令人烦躁的刺激或事件上转移开从而管控困扰。如果这些简单的策略失败，他们会呜咽、哭泣或变得黏人，以引发照料者的支持。这样，在个体最初几岁中，情感调节的大部分责任就落在了照料者身上。日复一日，随着语言能力不断发展，调控负面心情的责任就从照料者那里逐渐转移到儿童并最终落脚到青少年及成人自己身上。然而对于 DPD 患者而言，如果自我舒缓思维（self-soothing thoughts）和自我指导（self-instructions）没有实现内化，这一常规的成长过程就可能出现偏差。通过外界支持来缓解负面情感的经验，会强化如下信念："负面情绪是无法忍受的。""我没法应付，我只有获得别人的支持才能渡过难关。"其次，患者认为其他人是有力的保护者，可以帮助其缓解负面情感。DPD 患者的父母通常展现出专制型、控制型或过度保护型的教养方式，所以孩子们对更为成熟的、借助语言（language-mediated）的自我舒缓方式，一般只有很有限的学习经验。此外，照料者可能会夸奖患者的寻求支持行为并给予患者安抚，患者因此获得了正强化。

最后，DPD 患者认为世界是一个危险的地方。认为别人（至少可能会）是乐于助人的、给予支持的、有能力的，因此，DPD 患者会向他们寻求支持。当个体没有获得支持或者被要求或被期望去独立做事时，他们的焦虑感会增加。我们假设，这种情况在复杂的或模糊的情境中——不清楚能否获得支持，或遭遇到不熟悉的或困难的任务——最为常见。如果支持性的关系完结了，DPD 患者会着手力图重新吸引支持者的关注，或者去寻找另外的对策以获支持。负面情感一旦出现，个体就会自动地去寻求支持，他们不会给自己提供机会去挑战负性认知，而是认为"自己照料自己这事自己做不到、做不好，也没有能力"。图 8.1 给出了 DPD 的认知 - 发展模型。

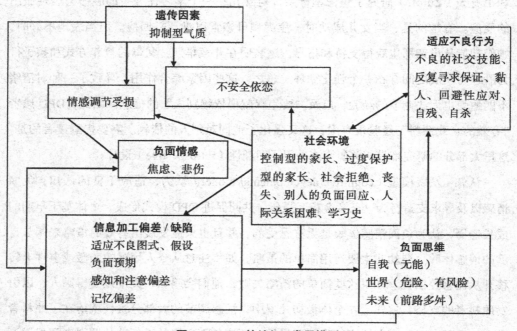

图 8.1　DPD 的认知 - 发展模型

　　依赖别人获得支持的动机被认为是复杂的。在某些例子中，DPD 患者认为自己在生活管理上无法胜任、无法做到、笨手笨脚。自我照料会让他们感到力不能及，要靠寻求支持与指导来缓解这种相应的焦虑感。在另一些例子中，寻求支持行为的动机可能是为了获得别人的认同。社会赞许具有奖励性，因为它可能会给予 DPD 患者价值感与被喜爱感，让其感到世界是安全的。DPD 的认知模型中有两类信念很关键——"个人无能感"以及"世界是危险的"。鉴于这些信念，DPD 患者会对环境中的危险迹象敏感。基于这些信念，患者发展形成了一种适应性假设（assumption）："如果有别人的支持与保护，我就会感到安全。"有关自我、他人及世界的依赖性信念发展形成，转而滋生出了依赖行为。

治疗的主要目标

我们认为，对于一个人自主功能所必须具备的情感、社交及行为胜任力而言，DPD 代表了一种对常规发展过程的偏离。我们也认为，生物的、认知的、发展的及社会的因素交互作用，将个体置于罹患 DPD 的风险之中。谨记这一点，临床干预就有很多的机会。例如，干预可聚焦于情感调节、社交技能或行为胜任力的发展上；聚焦于改变适应不良的信念和期望上；或聚焦于改变社交互动模式（patterns）从而更有效地根据环境背景运用社交技巧。由于 DPD 的基础性和维持性因素具有个体差异，加上共病的存在，可能让治疗更为复杂，因此对个案进行清晰简明的概念化非常重要，这样的概念化可以与患者分享，而且还能指引治疗。有关因素包括以下内容。

1. **关于自己与世界的适应不良信念**。如前文所述，"自己无能"及"世界危险"的信念是认知矫正的主要目标。适应不良的自我陈述（如"是我自找的""这些事情总是发生在我身上"）未必完全都是没根据的，因为患者的低自我效能感倾向做出依赖行为，也会对其社会关系产生不良冲击。检验这些信念和假设是治疗 DPD 的关键。

2. **成长史**。合作性地回顾个体的成长史，可以帮助我们洞察适应不良的信念是如何发展形成的以及依赖行为是如何维持的。在会谈讨论中，临床工作者可以重点关注患者的教养风格怎样干扰了其安全型依恋的形成，限制了他们的独立性，并塑造了他们在重要人际关系中的特定依赖态度和依赖行为。

3. **情感调节**。DPD 患者一般会依赖于寻求别人的支持，以此作为自己的情感调节策略。因此，建立一种替代性的、更具适应性的负面情感管理策略来提升个体的胜任感与效能感是一个非常重要的治疗目标。

4. **基于背景的依赖行为**（Dependent behaviors in context）。依赖行为的形式包括被动、恭顺和过度寻求保证，这些行为会增加社会拒绝（social rejection）和抑郁的风险。针对 DPD 患者的、非常重要的治疗议题是，他们特定的行为模式（patterns）是什么，这些模式如何影响了患者与他人的关系。治疗的主要目标一般是要增进适宜的自信决断表达并减少黏人、反复寻求保证、过度焦虑等惹恼他人且有损个体自信心的行为。对于改变这些行为而言，兼顾行为的背景以及人际上的功能是十分重要的，因为某些行为虽然彼此各异，但当其运用在接纳性的环境中且当患者具备了更为放松、更为自信决断的沟通技巧时，这些行为就可能成为重要的人际技能。

总体而言，DPD 的治疗目标如下：（1）探讨患者的教养方式，将这一主题区分于患者童年时的能力，以此挑战患者"无能"与"脆弱"的适应不良信念；（2）帮助患者理解，适应不良的信念和依赖行为是如何在他们童年时发挥了适应功能，但在成年后却是适应不良的；（3）发展出能为患者提供自我效能体验的情感调节策略；（4）发展出能促进患者独立性及适宜社会关系的行为策略。DPD 的成功治疗能让个体与别人的互动模式发生质变：焦虑、恐惧和不安全依恋的驱动减少，自我定向驱动增加。最好的情况是，个体将更多地关注之前被忽视的、关于"自我"的方方面面——自我定向、自我尊重、自信、自我表达、自我探索以及自己的兴趣，同时也能通过提升技巧来让自己的"安全依恋"基本需求获得满足。

合作策略

因为 DPD 患者的情感世界被相对控制性的、缺少情感陪伴的、苛求的或侵扰型的照料者影响和塑造，所以温暖且个人化的工作取向对患者而言是特别重要的。这类患者倾向于对所知觉到的治疗师的要求和潜在批评高度敏感，但 DPD 患者也会认为治疗师友善且乐于助人，而不是充满威胁的、好批评人的，这一点与回避型人格障碍患者不同。实际上，依赖型患者对治疗师业务技能的恭维与称赞，可能会过火。因为 DPD 患者努力想成为理想的患者，所以治疗师在建立和维持治疗关系时需要谨记：温暖和耐心是必需的，但一定要兼顾客观性以及治疗焦点。

依赖型患者倾向于对治疗师表现出友好、奉承甚至是照顾性的姿态，这会造成人际以及治疗上的边界模糊。患者可能不会特别地性诱魅惑治疗师，除非其同时具有一定程度的表演型人格倾向，但患者会将治疗师理想化并努力取悦治疗师。治疗师可能有必要去打消患者送礼物的意图，也不鼓励其他形式的照顾尝试（如抖松治疗师的沙发枕头或带走垃圾）。在治疗互动和对话的过程中，对患者思维和行为的自主性加以鼓励非常重要。特别是对这些个体，治疗师在提供建议之前，需要先暂停并询问："你是怎么想的呢？"如果给 DPD 患者提供特定的指导语（可以是文字材料的形式），他们在治疗中的合作性应答就会非常好。这从一开始就有助于患者做出主动参与的预期，促进他们在议程设置、情绪报告和问题选择上的独立性。也要向患者说明清楚治疗的内容、过程，这样他们就不太可能去扮演恭顺者的角色了。最后，在会谈结束时寻求患者的反馈，这是培养患者拥有权力感与权威感的一种重要方法。

临床干预

我们认为，一个多成分的治疗，始自全面的评估，之后是认知和行为干预以及情感调节技能的发展建立。

评估

我们从一次仔细的评估开始，要确认个体是否满足 DPD 的诊断标准以及是否还有其他病况的症状表现。几种半结构的诊断访谈已被开发出来可在评估时考虑运用，包括 "DSM-IV 轴 II 人格障碍结构化临床访谈表"（SCID-II）和 "人格障碍检查表"（Personality Disorder Examination，缩写为 PDE）。除了诊断，个体当前的心境及非自杀性的自伤行为也需要进行评估。这方面的信息不仅有助于评估严重性和风险性，也有助于理解患者的情感状态及其自我调节（self-regulation）方式。客观性的自陈问卷可有助于评估。"贝克抑郁量表 - II"（Beck Depression Inventory–II，缩写为 BDI-II）、"贝克焦虑量表"（Beck Anxiety Inventory，缩写为 BAI）、"贝克绝望量表"（Beck Hopelessness Scale，缩写为 BHS）、"贝克自杀意念量表"（Beck Scale for Suicide Ideation，缩写为 SSI）以及 "哥伦比亚 - 自杀严重程度量表"（Columbia-Suicide Severity Rating Scale，缩写为 C-SSRS）具有较好的心理测量学特性和临床应用价值。由于 DPD 经常与其他障碍共病，对患者进行整个生命历程的诊断访谈以确定个体是否有情感障碍或焦虑障碍的既往史是很有帮助的。

对个体的成长史，尤其是家族史、人际关系和成长过程的回顾，主要是通过临床访谈来完成。因为童年经历可能会促成依赖性，治疗师需要问及患者的害羞性、社会抑制、对父母的看法以及对全新的或具挑战性的环境的反应。简版的自陈问卷，如 "父母教养方式问卷"（Inventory of Parental Bonding Instrument，缩写为 PBI）和 "成人依恋量表 - 修订版"（Adult Attachment Scale-Revised，缩写为 AAS-R）可用于确认要讨论的主题与经历。PBI 用于评估个体有关父母照料和保护的记忆，而 AAS-R 用于评估对被抛弃或被拒绝的恐惧感、对情感亲近的舒适感以及对他人可依靠性的主观认知。很多时候，个体可以讲述出一些支持 "脆弱感" 和 "依赖行为有价值" 的经历。虽然这种收集信息的方式是回溯性的，但可以让我们洞察个体对其人际关系和教养方式的当下认知。因此，患者和治疗师可以去探讨促使依赖性图式形成的因素，去识别维持依赖行为和信念的因素并重点关注这类例子：那些在患者成长环境中曾经适应良好的信念和行为，在当前环境下，是如何适应不良的？对患者成长史和当前自我报告的探索，既能促进支持性的、具动机性的治疗关系，也不会对患者的能力与独立性造成损害。

最后，对有关 DPD 的特定信念、态度和知觉加以评估，会很有帮助。客观性的自陈评定量表，可应用于此，包括："杨－布朗图式问卷"（Young-Brown Schema Questionnaire）、"人格障碍信念问卷"（Personality Disorder Belief Questionnaire，缩写为 PDBQ）以及"人格信念问卷"（Personality Belief Questionnaire，缩写为 PBQ）。

认知干预

DPD 患者通常认为自己是不能胜任的、无能的和脆弱的，世界是危险的，而自己是需要他人支持的。标准的认知行为疗法（CBT）技术，包括心境监测、理性辩驳和行为实验，可用于检验与 DPD 相关的、适应不良信念的有效性和实用性。我们的临床经验是患者往往能认识到这些信念是不完全合理的，这些信念也是"对自己徒劳无益的。"这就是说，患者的困难在于发展形成一种可行的替代性叙事，即以另一种方式来认知自己当前的体验、理解自身的成长史。个体的深思取向非常有助于发展形成这种新的叙事。可以确定的是，通过理性检验个体信念在"此时此地"的当前情境下的有效性（抑郁或焦虑障碍的 CBT 治疗常会这样做），该目标便可实现。该目标，还可以通过以下方式得以推进：检验患者对其童年经历认知的有效性（对其信念的一种"发展性分析"）以及检查这些信念在治疗关系中的体现形式——从而形成了一种三重视角的工作取向（图 8.2）。三种 CBT 技术的同步运用——理性分析、发展性分析以及在治疗关系中检验信念——为改变由来已久的适应不良信念和假设提供了最佳契机。为患者提供一个模型，一个原理，帮助他们理解这些信念是如何在其生命历程中得以发展形成的，他们的行为又是如何维持了这些信念的。然后，挑战这些适应不良的信念并识别确认患者那些胜任的、有效能有价值的方面。

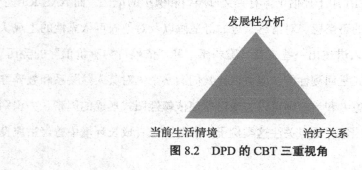

图 8.2　DPD 的 CBT 三重视角

行为干预

DPD 的 CBT 治疗核心，就是要让患者发展形成适应性的行为技能。可以理解的是，患者之所以在展现自己的胜任力时犹豫不决，可能是因为担心就此失去社会支持与接纳。发展患者有效处理人际关系的技能，可有助于他们减少这类担忧。此外，许多 DPD 治疗患者的求治原因是其自身的依赖性给别人造成了痛苦困扰。如同针对焦虑障碍的 CBT 治疗一样，要鼓励患者去接近他们恐惧的事物，表现得更自信决断或更勇敢，并关注别人会如何反应。仍如焦虑障碍和抑郁障碍的 CBT 治疗一样，行为技能的发展是系统性、逐级进行的。治疗师的示范、会谈中的角色扮演、实境练习（in vivo practice）以及观察学习更为自信决断、更为自主的那些人，这些都是可运用的行为技术。对于适应不良的行为，如过度寻求保证，治疗师要立场鲜明，以促进患者对这类行为的觉知，治疗师也要明确表明不鼓励这类行为。例如，我们所治疗的一位年轻女性就反复寻求"自己是聪明的"这样的保证，因为她毕业于一所名牌医学院，没有理由认为她不"聪明"。首先，我们识别出这种行为属于反复寻求保证的一种形式，说明该行为的不良影响——会损害患者的自信心并让他人认为她没安全感。在治疗过程中，我们详细探讨了该信念对患者的含义，有效性的证据以及患者反复寻求保证对其人际关系的影响。不过同样重要的是，我们合作性地决定了让治疗室成为一个"无反复保证（no-reassurance）的区域"。患者最初觉得这极其困难，并恳求治疗师（每小时 5~10 次）来向她保证"你是聪明的"。另外，治疗师还鼓励患者在治疗以外不要向其他人反复寻求保证，并观察这一改变对其心境及人际关系的影响。这让患者有机会看到，当自己减少依赖行为时，人际关系获得了改善，这对于进一步的改变是非常重要的推动力。

情感调节

反复寻求保证只是 DPD 应对焦虑的一种方式。发展形成更宽泛的技能，诸如耐受负面心境（如正念接纳）、应对压力情境（如社交方面的问题解决、自信决断训练）以及管理负面心境（如放松、理性辩驳、图式 CBT）等，都是很有帮助的。挑战负面自我认知的策略（即证据检验、行为实验、确认自己正面或受欢迎之处）及有效处理人际关系的技能，可有助于患者调节其痛苦困扰。我们的目标是帮助患者发展出替代性的、适应性的策略以调节情绪，从而不会损害其建立、形成胜任感与效能感。

作为初始评估的一部分，萨拉完成了一套客观性的自陈评定量表（表 8.1）。其应答模式表明，她正体验着中到重度的抑郁感、焦虑感和悲观感。她说自己感到"强烈悲伤""不停地担忧"，而且高度自我批评。她眼中的自己既无吸引力也不受欢迎，并自觉"没能达到大家的期望"，因为她大学毕业，却只是从事秘书的工作。萨拉说"真心需要找个自己可以爱的人或可以嫁的人"，但又不确定自己能否顺利找到。这种感受在她晚上一个人独处时、在其男朋友肯没有即刻回复短信或电话时最为强烈。在其既往史中无自杀尝试或企图，无自杀念头，无非自杀性自伤行为。

表 8.1　萨拉的自陈评定量表结果

贝克抑郁量表 =27	严重烦躁不安
贝克焦虑量表 =18	中等程度焦虑
贝克绝望量表 =12	严重的悲观
贝克自杀意念量表 =0	当前没有自杀念头

对其与易感心理病理相关的适应不良信念运用下面几个量表进行了评估。萨拉的"杨 - 布朗图式问卷 - 修订版"（Young-Brown Schema Questionnaire-Revised）得分明显高于平均值且具有临床显著性。她所勾选的题目，体现出以下方面的敏感性：情感分离（如"人们不曾满足我的情感需求""在大多数情况下，我没有人可以依靠、无处寻求意见和情感支持"）、害怕被抛弃（如"最终，我将茕茕孑立、形影相吊"）、社交孤立（如"我融入不进去"）、个人缺陷（如"父母不够爱我，这是我自己的错""我无法理解怎么会有人爱我"）以及被伤害（如"我感到世界是危险的""我是一个满心恐惧的人"）。萨拉对 AAS-R 的作答体现出她对当前关系没有安全感。她说自己"非常非常"担心被抛弃，也害怕"自己那种与人融合的渴望，有时反而让他人退避三舍"。她说"依靠别人时，自己很舒服"，她也不觉得信任他人有什么困难，但她也说："常会担心伴侣并不是真心爱我。"

当问及她每日的焦虑和抑郁体验时，萨拉表示："越来越糟……我总会想自己将如何孤单一生，也担心男友是否会将我抛弃。"萨拉的自动思维包括"谁会要我""我应付不了这个"以及"这只会不断持续下去"。萨拉说在困境中有一种想放弃的感觉。她感到脆弱、孤独，很少去想怎样才能让生活变得更好。她的生活态度消极被动，而且她希望得到更广泛支持的尝试大多事与愿违。如她所述："我给朋友们打电话，但他们不会打给我。"

鉴于萨拉痛苦水平较高，我们的最初干预就聚焦在缓解她的抑郁感和焦虑感。标准的 CBT 技术包括心境监测、思维记录、对适应不良思维的理性辩驳、安排有掌控感的 / 愉快的活动、放松训练及适应性自我陈述（adaptive self-statements）。鉴于萨拉的依赖性及对支持的渴望，她很想获得治疗师的肯定。她绝对是准时来访，每次都会完成 CBT 家庭作业。实际上，她会花时间去誊写思维记录表，这样字迹会工整清晰。标准的 CBT 干预会迅速、有效地降低她的抑郁和焦虑情绪。8 周内，她的抑郁和焦虑值已降到更偏"中度"的水平了（BDI=16，BAI=10）。然而，萨拉的治疗却停滞于此。尽管我们尽了最大的努力，但在接下来的 2 个月里，萨拉的抑郁和焦虑体验一直保持在稳定水平。萨拉已经进入了一个瓶颈状态，我们提议进行药物治疗（但她拒绝了）。

因为对萨拉的抑郁情绪干预缺乏进展，于是我们将治疗焦点从行为激活和理性辩驳转移至更明确地聚焦于她的人际关系。她说自己感到孤单，任何一段恋爱关系都是只持续数月，之后便戛然而止，与现任男友（肯）交往了三个月，这已经是迄今为止维持最久的一段关系。萨拉说道："没人会长久陪着你……他们都会离开的。"当让她举例说明时，她讲述了自己与一位在当地综合医院实习的年轻助理医师邂逅的故事。他们初次约会很美好，并相约再聚。这次约会中，她得知那个月底将是医生的生日。萨拉便谨记于心，她为医生烤制了一块蛋糕，并在周一亲自将蛋糕送到医生的办公室。因为年轻的医生正在接待一位患者，萨拉就把蛋糕交给了一位秘书。萨拉说："办公室里所有的秘书都在窃窃私语……这太让人激动了。是谁给这家伙带来了一块蛋糕哈？"她很高兴，为自己如此精心的礼物感到兴奋。但出乎萨拉意料的是，医生没有安排第二次约会。他解释说："这周就是太忙了，快忙疯了。"一周后，萨拉打电话想约其他时间，医生却说自己正在考虑另一个州的新职位，所以很可能会在下半年离开本镇。于是便再没有了第二次约会。萨拉未曾发觉，自己过于热切、甚至算奉承的行为可能如何影响到了他们之间的关系——也许在他们彼此还没有真正了解的情况下，这类照顾行为惹恼了医生，或者让他深感尴尬。当治疗师询问萨拉对此事的看法时，她回答说："我能做什么呢？**没人需要我。**我不过就是一辆南斯拉夫牌（Yugo）汽车。""南斯拉夫牌汽车？"治疗师问道。接着，萨拉讲述了在自己童年时父母所拥有的一辆老旧的南斯拉夫牌汽车。她说道："这是辆破车，但是您要知道，一段时间里这是美国最流行的汽车。"当被问到这与她和医生间的经历有什么关系时，她答道："我就像南斯拉夫牌汽车，人人都来驾驶，但却没人想要我。"然后她解释说："人们想要的是玛莎拉蒂，漂亮又性感……但那不是我。没人想要我。"萨拉继续分享了自己关系史中更为痛苦的一部分经历，那种完全出于偷欢的性关系，没有约会，也没有真正的情感投入，这进一步强化了她的不受欢迎感和无助感。在接下来的几周里，临床焦点要放在对这些信念的处理上："没人想要我"；认为自己本质上有缺陷、不受欢迎。但对这些信念的理性辩驳，多数都不成功。

鉴于萨拉持续的瓶颈期，我们针对其信念"我不过是一辆南斯拉夫牌汽车"及该信念在她生活中的功能，展开了发展性分析（developmental analysis）。萨拉说从小时候开始她就认为自己不受欢迎、有缺陷，并强调："连我妈都不爱我。"萨拉解释说，妈妈会在她过生日和节假日时送她贺卡和礼物，但是，她"从来没有真正表现出对我的关爱。她从来没有拥抱或亲吻过我。"当治疗师请萨拉具体讲明时，她讲述了读一年级时的一件事。她因为做扁桃体切除手术而住院，而妈妈当时"就坐在病房的躺椅里"。"我们在那儿至少待了两天，她什么话也不说，只是坐在那儿而已。"萨拉所讲述的是一种情感剥夺，这导致了她的"不受欢迎""不可爱"信念，甚至都不被妈妈所爱。萨拉透露说哥哥（五个孩子中排行第四）小时候总惹麻烦，已被诊断为注意力缺陷和／或多动障碍。面对庞大的家庭和惹麻烦的儿子，父母本打算不再要孩子了。萨拉说："然后我就来了……我是他们不想要的孩子。"为了寻找一种途径去改变这些被情绪摆布的、高度适应不良的信念，治疗师询问了一个无伤大雅的问题："她几天来就是静静地坐着吗？她当时在做什么呢？"萨拉回忆说，妈妈在为她做一个刺绣名字（萨拉）的枕头，"妈妈坐在那儿好几个小时，忙着针线活儿，她是如此认真仔细。"此刻，萨拉哭了起来，轻声啜泣道："金色保险杠。"当治疗师请萨拉继续讲述时，她说："妈妈是爱我的……只是作为一个孩子，我没有明白她爱我的方式。"她反思到，哥哥已经如此麻烦了，妈妈"只是需要一个地方休息，需要一点时间放松"。关于保险杠，萨拉说："我身上一定有一些妈妈认为好的地方，是有价值的……一辆有金色保险杠的南斯拉夫牌汽车，并非一无是处。它不是一辆很棒的车，但它有一些好的零部件……有人会喜欢的。"患者有了如下领悟：妈妈实际上是爱她的；她确实有受欢迎之处；别人可能会发现她的价值。这些领悟代表了治疗中的一个拐点，是一种承上启下的改变。这说明，重要的是，不要过度强调"认知改变"的重要性，不要低估"行为改变"及"社会背景"的重要性，这三个成分都很重要。萨拉在 CBT 中获得的领悟——建立起新的叙事，以新的方式来理解自己和自己的成长经历——使她开始努力改变自己由来已久的行为模式和社会关系。我们与萨拉的目标是帮助她创造一个新的社会环境，在这个环境中：新的信念和预期可得以实践并会获得呵护培养。

治疗进展、毕生发展及结束治疗的考量

如我们的个案研究所示，高依赖性患者的 CBT 治疗进展是间歇性的：稳步改善之后，可能会出现停滞阶段。鉴于患者要发展出情感调节技能、实践新的行为模式、形成新的信念，治疗进展自然会是慢中求稳的。因为许多 DPD 患者都会去寻求迅速的改善，所以在治疗开始阶段，治疗师的咨询耐心与坚持不懈，会随着治疗的展开，体现出良好的回报。

针对依赖性的发展预期（developmental expectations）做出考量很重要。正如弗里曼（Freeman）和利夫（Leaf）的评述：婴幼儿正常的依赖行为在成年人身上会被视为是完全不适当的。其他依赖行为，如寻求支持、指导和他人的反复保证，都是与所处背景相关的。此外，老年人随着老龄化会逐渐丧失能力，所以自然会愈加依赖别人。作为相反的极端，"绝对的独立"（absolute independence）也有其问题挑战，也会干扰个体的学习、合作以及家人朋友间的互惠支持。人们在遭遇危及生命的疾病、自然灾害或金融灾难时，去寻求指导和支持是完全合理的。当某人突感胸痛时，却不去拨打 911，这反而是适应不良的。因此，对于各年龄的人们而言，重要的是要确定个体究竟是存在技能或胜任力上的缺陷，还是他们没能认识到自己实际所具备的能力。所以，"依赖性"必须基于个体的发展水平、技能、胜任力及其所遭遇的问题性质这些背景来理解。

最好将依赖性和自主性视为可随时间和环境改变的"认知、社交和情感胜任力"维度。同时，认知、社交和情感胜任力会具有毕生性的发展，生活的压力和挑战也会日新月异。某种环境下不适宜的依赖行为，在另一种环境下可能就是完全合理的。鉴于此，我们建议应与患者合作性地决定治疗目标，来处理作为 DPD 基础的下述三个维度。

1. 患者的抑郁、焦虑、孤独和担忧体验。患者是否已经发展出了情感调节技能来帮助自己应对日常生活中的意外和失望了？

2. 患者有关自身能力和受欢迎度的持续负面信念。患者会一直认为所处的世界是极其危险的，而自己是脆弱的吗？

3. 发展出适应性的社交行为模式（patterns）。患者在重要人际关系的支持和启动方面是互惠性的呢，还是他们为了保护自己的依赖性而甘愿忽视自身利益，去扮演一个无主见、不敢表达的角色呢？

治疗师应仔细考虑如何结束治疗。DPD 患者经常希望继续治疗，继续保有治疗

师的指导。患者自然会对完结治疗深感矛盾。鉴于此，治疗师逐渐减少会谈的次数并鼓励患者对治疗的焦点问题承担更多的责任是有帮助的。可为患者提供强化会谈（Booster sessions）也很重要，这有助于明确处理患者可能产生的"独立于治疗师，自己无力应对"的信念。患者的"被抛弃了"或者"没有人会像你这样理解我"这类认知是值得检验的。针对高依赖性成人的治疗，往往也会使他们与其他家庭成员的关系性质发生改变。实际上，治疗的主要目标之一可能就是要改变个体与重要他人之间的互动品质。当个体的行事方式越来越自信决断、越来越独立时，也可能会带来问题挑战，因为其行为不再是配偶、父母或子女所习惯的方式。家庭的冲突与紧张趋于常见。在某些家庭中，成年子女与其父母的持续冲突可能与财务问题有关，因为这些人长久地依赖父母收入——这成为冲突的维持性因素。如果出现这种情况，可安排夫妻治疗或家庭治疗会谈，对家庭成员进行心理教育，促进他们理解依赖型人格障碍的治疗性质和治疗过程，探讨他们所担心的问题并争取他们对治疗的支持。

常见问题挑战与临床工作者的自我关怀

有很多因素都会对 DPD 患者的治疗进展造成干扰，如他们对自己的狭隘看法、认为治疗进展缓慢，此外，他们对治疗关系的维系也会是一种干扰因素。DPD 患者能敏锐地觉知自己的痛苦困扰——他们因感到抑郁、焦虑和孤独而来求治。我们的经验是，CBT 策略非常有助于引导患者去理解其信念和态度如何造成了自身的痛苦困扰。患者认识到，自己"无能"和"不可爱"的信念导致了他们的负面心境，他们也承认这些信念"对自己是徒劳无益的"。但他们通常都难以清晰地表达出替代性的叙事。找到一种合理的新方式来理解自己与生活，这对患者而言是具有挑战性的。在我们的个案中，萨拉可以详细讲述有关自己不受欢迎（"一辆南斯拉夫牌汽车"）、能力缺乏的生活经历。无论这些信念有多么的适应不良，萨拉都**觉得**这就是真实的、有效的。临床工作的挑战在于要帮助患者发展出一种替代性的理解——自己有受欢迎的特点、妈妈是爱自己的，而且自身实际能力要比自认为的更强。只收集与萨拉适应不良信念不匹配的证据，这是不充分的，治疗师还必须帮助她发展出崭新可行的、对自身及世界的理解。

DPD 患者的治疗进展，对于患者和临床工作者而言可能都比较困难。重要的是要对治疗可能出现停滞的瓶颈期加以觉察。虽然 10~20 次会谈便可以出现症状的改善，但要处理那些顽固的适应不良信念和行为模式（patterns）则可能会耗时 1~2 年。虽然标准化的 CBT 技术可有效缓解抑郁感和焦虑感，但长期存在的适应不良信念和人际模式（patterns）的改变是耗费时间的。临床工作者要留意这种模式（pattern），这有助于客观地看待"治疗好像缺乏进展"，因为此类现象表明了患者的瓶颈期——这时就需要面对和处理新的议题了。

DPD 患者治疗中的一个常见挑战是，治疗师如何在治疗关系中保持一种适宜的角色，因为患者常会促使别人去满足其"友谊"上的需求，而不是投入到自身的改变过程中。例如，DPD 患者可能试图引导治疗谈话，偏向关心治疗师的兴趣或着重于夸赞治疗师，而不是去探讨有关自身改变的主题。虽然这类做法可能会让会谈更顺畅，但治疗会因此丢失目标、降低精确度，这才是重中之重。一旦这种情况发生，检查治疗的过程和个案的概念化、仔细查找那些维持行为的或困扰的因素会有所帮助。临床工作者还要去留意那些会破坏边界的潜在强化因素，如那些令人愉悦的讨论及会谈。一旦此类问题发生，治疗师需要提醒自己，要仔细考虑：自己这些行为是否维持了患者的依赖行为？治疗师也要适宜地向患者强调这些问题。

最后，DPD 患者会在治疗中寻求保证、指导及支持。他们与治疗师的关系，从很多方面体现着其生活中的其他重要关系。他们总是在寻求保证和指导、努力取悦别人（几年前有个患者用书法来写思维记录表，那完全是艺术作品）并对治疗师的专业帮助表达多余的谢意。患者也会在某次饶有收获的会谈后捎来礼物，因为他们生怕治疗师会结束治疗，这种情况屡见不鲜。患者天性使然，会促使别人去担当一种更具指引性、支持性的圣人角色。但是，这种情况可能只是在会谈初期有好处，之后随着治疗进行，这反而会促进患者对治疗师的依赖。对此，治疗师要谨记于心，这有助于促进患者的自主思维、自主行动。要让患者去确认特定的问题和模式（patterns），主动地挑战那些适应不良的信念。以我们的个案为例，"金色保险杠"是萨拉自己的领悟与评论，而不是治疗师给她的建议。

与 DPD 患者合作可谓是"喜忧参半"。他们对临床工作者的多方面依赖会让其成为模范患者——他们会定期参加会谈、主动参与、完成 CBT 作业、讲礼貌并夸赞、感激治疗师。然而，这些特点却体现出其背后的依赖问题。因此，治疗师需要保持客观性、中立性和问题聚焦性。要鼓励患者去做一类练习：让其表现出不依赖于或不取悦于治疗师，诸如"会谈迟到"。依赖型人格障碍的患者自然会觉得此类练习非常困难，治疗师应找机会与患者详细探讨与之有关的想法和感受。

同时，高依赖性的患者也常会请求治疗师安排额外的会谈，或者也会在晚上、周末给治疗师拨打"紧急"电话。要平衡好危机期患者的求助愿望以及治疗师的援助愿望，这是颇具挑战的。要做到这种平衡，我们建议将治疗的焦点集中在以下方面：促进患者的自主行动，发展患者独立应对压力事件的能力。治疗会谈时，可将患者想独立应对的意图作为其具备胜任力的证据加以探讨，并挑战患者在关系维系中的依赖需求。

结论

依赖他人——在有需要时，向朋友、家人、导师、同事和专家寻求帮助——是人类生存的根本能力。但对 DPD 患者而言，依赖代表着某种进化因素的偏离，抑制了个体的发展，干扰了其人际关系。如弗里曼和利夫所提出的，依赖型人格障碍"代表了……放弃自主权"，DPD 的 CBT 治疗目标是帮助患者在"依赖别人的愿望"和"独立自主的社会期望"之间取得平衡，以提升适应性的相互依存。

人格障碍的认知行为疗法近年来有所发展并展现出其前景。基于针对 DPD 易感因素研究所做出的清晰、简明的个案概念化，为临床干预奠定了有益的基础。在临床实践工作中，融洽、合作性的治疗关系常常有助于攻克"改变患者由来已久的适应不良信念及行为模式（patterns）"这一难题。治疗技术上的灵活性（治疗师在保持治疗焦点的同时，能够灵活地从一种治疗循证策略转换为另一种）为持续的临床受益提供了最好的契机。我们与萨拉合作时，目标很简单：为她提供管理急性痛苦的技巧、改变她关于自己和世界的适应不良且自动化的信念、发展出更具适应性的行为模式，帮助她建立更多、更好的关系。为实现这些目标，我们采用了一系列的认知及行为的技术与策略并最终证明，这些技术非常有助于萨拉克服抑郁感和焦虑感，也使她更为独立自主，成了一名更具自我实现感的年轻成人。

本章所提出的模型基于认知 - 行为及发展心理病理学方面的文献研究。虽然我们致力于紧贴实证文献，但需要注意的是，仍有大量工作有待完成。有关"依赖性的常态发展"的基础性纵向研究以及针对 DPD 其他疗法疗效的对照试验，都需要去完成。"依赖型人格障碍"这一构想，作为一种分类性的诊断实体，可能需要重新加以审视。一种从依赖行为的基因、分子、神经生理、情感以及认知基础进行理解的维度框架已经发展出来。研究不仅需要关注治疗干预的效力和效果，而且还需要聚焦于变化机制上，如此我们才算有把握说已经能够充分地解决这一重要的临床问题了。我们的模型和干预虽然是颇有前景的，但其效果还未获得充分的证明。

第 9 章

回避型人格障碍

克丽丝汀·A. 帕德斯基（Christine.A. Padesky），哲学博士；

美国加利福尼亚州亨廷顿海滩市认知治疗中心创建人之一 / 临床心理学家。

朱迪斯·S. 贝克，见第 6 章。

杰布和玛吉来到一位婚姻咨询师的办公室进行首次访谈。

治疗师：有什么需要帮忙吗？

玛吉：我们已经结婚 15 年了，但是我觉得很孤独。杰布从不和我谈论任何重要的事情。

治疗师：你怎么看呢，杰布？

杰布：（对玛吉）我知道我让你不开心。很抱歉我不是你想要的那种人。我把每件事都搞砸了。

玛吉：但你是我想要的人啊，我只是希望你能表达你自己，那样我就不会感觉这么孤单了。

（杰布沉默地看着地板。）

治疗师：杰布，你不表达你自己，这是真的吗？

杰布：（伤心地）我不知道。我觉得没有吧。

杰布和玛吉已经结婚 15 年了，有两个小孩。他们在工作中认识，那时他们都是软件工程师。玛吉爱上杰布是觉得他很友善、脾气好，也很欣赏他的聪明才智和职业道德。杰布很难表达他的想法和感受，只是简单地说："玛吉很好，很适合我。"这些年来杰布在交谈中总是那么少言寡语，这让玛吉越来越受挫。虽然，约会时杰布通常拘谨沉默，但是玛吉相信随着时间的推移，杰布会放松下来并更多地向她敞开心扉。然而，他仍旧不愿意表达，即使是诸如他晚饭想吃什么这样简单的事情。他总是说："我不知道啊。你想吃什么呢？"玛吉现在烦透他这种模式了。玛吉就此跟杰布打过架，希望他能更多地参与交流，但是杰布只是认可她的抱怨并承诺以后做得更好而已。一旦杰布知道玛吉在生自己的气，他通常就会忙工作忙到很晚。当玛吉想和他谈谈这些问题时，杰布就会把话题转移到孩子的活动或其他无关紧要的事情上。玛吉告诉治疗师，她怀疑之前他们看似和睦的相处实际上是因为杰布在力图避免冲突。意识到杰布符合回避型人格障碍（Avoidant Personality Disorder，缩写为 APD）的诊断，这位婚姻家庭治疗师建议杰布找一位认知行为治疗师进行个体治疗，希望他能学习如何更放松地表达自己的想法和感受，并把这些技巧带回到婚姻治疗中。

临床体征与症状

回避，几乎人人在生活中都会偶尔为之，尤其是为了缓解焦虑或者面对困难的人生选择或处境时。但 APD 患者在行为、情感、认知上均存在普遍性的回避，其个人目标或愿望也因为这些回避而受挫。APD 患者中维持回避的认知主题包括自我贬低、"无法忍受不愉快的想法或情绪"的信念以及"向别人暴露'真实的自己'，或自信决断地表达自己，就会遭到拒绝"的假设。

罹患 APD 的人渴望关爱、接纳与友谊，然而他们却少有朋友，也几乎不与任何人保持亲密。实际上，他们甚至可能与治疗师谈论这些话题都有困难。他们对被拒绝的恐惧感让其在人际关系中持续体验着孤独、悲伤、焦虑，这也抑制了其人际关系的开始或深入。正如杰布的情况表明，APD 患者即使在配偶或亲密朋友面前通常也很难表达自己。

当一个典型的 APD 来访者很难回答治疗师的问题、很难表露他们的核心问题时，治疗师该如何下诊断呢？如果对大多数来访者而言可以轻松回答的问题，但有些来访者——像杰布这样的——通常说"不知道"时，那么治疗师就可以假设："回避"可能就是其诊断的核心特征。根据《精神障碍诊断与统计手册 第五版》(DSM-5)，若个体在成年早期以前开始在各种情境下都广泛地表现出如下困难：显著且损害性的社交抑制、"自己能力不足"的信念以及对他人对自己的评价的非适应性的极度敏感，那么他／她就应该被诊断为回避型人格障碍。对于其余的诊断标准，患者至少也必须再满足四条，涉及回避、拘谨、抑制以及有"被他人负面评价"的先占观念。他们一般会回避需要较多人际互动的工作或社交活动，尤其当他们不能确定自己被接纳或认为自己在冒人际风险时，他们害怕被批评或被拒绝，他们感到能力不足或低人一等，或者预期到自己将丢脸蒙羞或窘迫尴尬。ICD-10 描述了"焦虑型（回避型）人格障碍"的核心特征，体现为下列诊断标准。患者符合下列特征中的至少三项即符合诊断标准。

- 持续且广泛的紧张感、担忧感。
- 认为自己在社交方面笨拙、缺乏个人吸引力或低人一等。
- "在社交情境中被批评或被拒绝"的先占观念过多。
- 不愿与人交往，除非确定能被喜欢。
- 因需求人身安全而造成生活方式受限。
- 因为害怕被批评、否定或拒绝而回避涉及人际接触较多的社交或职业活动。

ICD-10 也注明"相关的特征可能包括对被拒绝、被批评的过度敏感"。

典型 APD 患者的信念是："我在社交方面很笨拙、毫无吸引力"以及"别人都比我优秀，一旦他们开始了解我，就会拒绝我或在心中对我加以批评"。当治疗师引出了患者基于这些信念的想法及不适感时，患者常会转移话题、起身来回走动，或者报告"自己头脑一片空白了"，他们以此回避或者"切断"这些想法或感受。当治疗继续进行，治疗师可能会发现，这种情绪和认知上的回避伴有下述信念："我应付不了强烈的情绪感受。""你（治疗师）会认为我很软弱。""我有缺陷，我的情绪反应也会证明这一点。""如果我允许自己体验负面情绪，它就会升级，一发不可收拾。"APD 患者无论是在治疗会谈之中还是在会谈以外，对于烦躁不安都是低耐受的，他们会运用各类活动——包括物质滥用——以便从负面的认知和情绪上转移注意力。

有时 APD 患者是因为配偶或家庭成员的坚持才来求治。而当患者自己来寻求治疗时，他们所表现出的常是抑郁主诉、焦虑障碍、物质滥用、睡眠障碍或与应激相关的主诉，包括心理生理障碍。他们之所以可能对认知疗法感兴趣，是因为认知疗法通常是一种有时限的治疗，而他们也（误）认为这种治疗形式几乎不需要进行自我披露或对个人史进行披露。

鉴别诊断

回避型人格障碍与其他诊断类别存在特征重叠，最突出的就是：社交焦虑障碍、伴有场所恐惧的惊恐障碍以及依赖型、分裂样、分裂型人格障碍。咨询师要做出鉴别诊断，很重要的是要去询问各种症状背后的信念与含义，了解回避模式（patterns）的发展史。

社交焦虑障碍与 APD 有许多共同的特征，但是罹患 APD 的个体表现出更广泛的回避模式（patterns）。这两种障碍通常共病，一旦患者符合社交焦虑障碍的诊断标准，就要同时考虑 APD 的诊断。有一点也许能区分 APD 与社交焦虑障碍，APD 患者常常感到焦虑，对他人表露个人观点勉为其难，而且即便是对配偶这样的亲密他人也是如此，正如杰布。单纯的社交焦虑障碍患者通常有少许的亲密关系，在亲密他人面前他们很放松，也可以舒适地交谈。

惊恐障碍和场所恐惧症患者经常表现出与 APD 患者相似的行为回避和社交回避，然而回避的原因却截然不同。APD 患者害怕被批评或被拒绝，而惊恐障碍或场所恐惧症患者是害怕惊恐发作、害怕与惊恐发作有关的感觉，害怕远离某个安全的地方或远离遭遇灾难（身体或心理的）时能"营救"他们的人。

依赖型人格障碍患者与 APD 患者对自己的看法相似（"我能力不足"），但在对他人的看法上却不同。依赖型人格障碍患者认为：别人强大而且能照顾他们。而 APD 患者则认为：别人可能会批评和拒绝他们。因此，依赖型人格障碍患者寻求亲密关系，而且这种关系让他们感到舒适；而 APD 患者通常害怕建立亲密关系，而且处于这种关系中会让他们感到脆弱。

APD 患者通常处于社交隔绝状态，这点与分裂样、分裂型人格障碍患者相同。这些人格障碍与 APD 之间主要的差异在于，APD 患者渴望被接纳，渴望亲密关系，而分裂样和分裂型人格障碍患者更喜欢与世隔绝。分裂样人格障碍患者对来自他人的批评或拒绝漠不关心，分裂型人格障碍患者对来自他人的负面评价可能有反应，但这些反应往往是由偏执推动的（"他们有何居心"），而 APD 患者对此的反应往往是自我贬低性的。

如前所述，APD 患者通常是因为相关的症状性障碍前来求治。在治疗中尽早对

APD 做出正确的诊断非常重要，因为只要治疗师安排针对性的策略来解决这类特征性回避，这些症状性障碍就可以用标准的认知疗法成功治疗，否则，这类特征性回避可能会成为成功治疗的绊脚石。

概念化

APD 患者希望与他人更亲近，然而他们几乎没有社会关系，尤其是亲密关系。他们害怕关系，因为他们确信自己会遭到拒绝，并认为这种被拒绝是无法忍受的。结果，他们发展出适应不良的应对策略——回避。患者的社交回避通常是显而易见的，但是他们的认知回避和情绪回避就不那么明显了，他们回避思考那些引发烦躁不安的体验的事情。对烦躁不安的低耐受度也促使他们将注意力从负面认知上转移开。本节会以认知观点来解释社交上、认知上、行为上和情绪上的回避。

社交回避

核心信念

回避型患者具有若干由来已久的、影响其社会功能的失功能信念。这些信念也许不能很清晰地表达出来，但却反映了患者对自己、对他人的理解。患者在儿童或青少年时期，一定是有一个或多个重要他人（父母、老师、邻居、兄弟姐妹、同辈）总是批评或拒绝他们。与这些人的互动，最终使患者发展形成了如下有关自己的核心信念："我能力不足。""我有缺陷。""我不被喜爱。""我和别人不同。""我与别人无法融洽相处。"他们也发展形成了有关他人的负面信念："人们不关心我。""他们会批评、拒绝我。"儿童对后续经历赋予的负面含义以及对与这些核心信念相反的正面信息予以贬低（discounting），使这些核心信念随着时间的推移而不断被强化。最后，这些信念变得过度概括和僵化。

潜在假设

具有批评型或拒绝型重要他人的儿童，并非都会发展出回避型人格障碍。APD 患者会以若干假设来解释这些负性的互动："如果这人对我很不友善，那一定是因为我不好。""既然我没有朋友，那一定是因为我和别人不一样或者我有缺陷。""如果连父母都不喜欢我，那何况其他人呢？"

害怕被拒绝

作为儿童，甚至在长大成人后，APD 患者都有一个错误的假设：其他人会像批评型的重要他人一样，用同样的负性方式与其互动。患者一直害怕别人发现他们的不足并拒绝他们。他们也认为，如果自己遭到拒绝，就会体验到烦躁不安，而他们又害怕自己无法忍受那种体验。因此，患者回避了社交情境和社会关系，以规避有人必然会（在他们的判断中）拒绝他们时所预期而至的痛苦，但这有时也严重限制了他们的生活。

对被拒绝的预期引发了烦躁不安，而烦躁不安本身就极度痛苦。但预期中的被拒绝则会痛苦更甚，因为回避型的人会把别人的负性反应视为合理正当。患者以非常针对自身的方式来解读他人的拒绝，认为就是因为自己的缺陷而招致他的拒绝："他拒绝我是因为我无能。""如果她认为我很笨（没有吸引力等），那事实一定就是如此了。"这类归因出于负面的自我信念，反过来又加强了这些失功能的信念，从而导致更多无能、绝望的感受。即使是积极的社交互动，也无法为患者提供一个安全的港湾，远离遭拒绝的预期："如果有人喜欢我，那意味着他没有看到真正的我。一旦他开始了解我，就会拒绝我了。我最好趁这些还没发生时，就结束关系。"因此，回避型人格的人通过回避关系来避免烦躁不安，他们回避的不仅仅是负面的关系，也包括正面的关系。

自我批评

回避型患者有一系列自我批评的自动思维，既有在社交情境下的，也有预期未来会发生的。这些想法引发烦躁不安，但很少被评估，因为患者认为这些想法是完全正确的。这些想法源于先前描述的负面信念。典型的负性认知包括"我没有吸引力""我很无趣""我有缺陷""我是个失败者""我很可怜""我无法与别人融洽相处"。

此外，无论是在先前的还是当下的社交接触中，APD 患者都有一系列的自动思维，他们会负面地预期将会发生的情况："我无话可说。""我会把自己搞得很蠢。""他不会喜欢我。""她会批评我的。"最初，对于这些想法，患者有可能完全觉知，当然也可能不是。他们可能主要对这些想法所引发的烦躁不安有所觉察。而即使是他们意识到了这些想法，他们也假定自己的看法是真实的，因此就不会检验这些想法的正确性了。相反，APD 患者会主动地回避那些其认为有可能导致自我批评的认知和烦躁不安的情境。

对关系的潜在假设

回避型人格的信念与他们对关系的失功能假设有关。APD 患者认为自己本质上是不可爱的或无法令人接纳的，但是，如果能隐藏真正的自己，就能骗取别人的喜爱和接纳，至少能骗取一点儿或者一段时间。他们认为自己不应该让别人靠得太近，否则其他人就会发觉他们的真面目。典型的潜在假设包括"如果我做好伪装，其他人就可能（暂时地）接纳我了""如果别人真的了解我，他们就不喜欢我了""如果别人开始了解我了，他们就会发觉我真的很差劲"以及"让别人接近自己实在风险太大，因为他们会看到真实的我"。

APD 患者在建立关系时会产生一些假设，他们认为，为了保持友谊，他们必须做点什么。他们可能过度回避冲突，可能相当缺乏自信决断（unassertive）。典型的假设包括"如果我一直取悦她，她可能觉得我还不错""我要事事顺着他，否则他就会不喜欢我"以及"如果我表达了不同的观点或喜好，他们会批评我"。回避型患者觉得，自己好像一直处在被拒绝的边缘，他们会有这样的假设："如果我犯错，他会改变对我的整体看法。""如果我让他不高兴了，他就会结束我们之间的友谊。""如果我表现出任何的不完美，她都会注意到并因此拒绝我。"

对他人反应的错误评估

回避型患者很难评估他人的反应。他们可能将中性甚至正面的反应误读成负面的。和社交恐惧症患者一样，有些 APD 患者可能更多关注他们自己内在负性的思维、感受和生理反应，而忽略了互动方的面部表情、语气及肢体语言。他们通常希望从与自己生活不相干的人那里，如从商店营业员或公交司机那儿，获得超正面的回应。对他们来说，所有的人都认为他们很好，这个很重要，因为他们假设："如果有人负面评价我了，那么人家的批评一定就是事实。"一旦落入会被别人品评的处境，似乎就有巨大的风险，因为（患者主观认为）别人的负面或中性反应会让患者那些认为"自己不可爱或有缺陷"之类的信念得到确认。他们缺乏用来正面评判自己的内在标准；相反，患者所依赖的仅仅是他们对别人评判的主观知觉。

低估正面信息

即使面对自己被接纳或受欢迎的证据，即使别人都认为这个证据是毋庸置疑的，但 APD 患者却会低估这些证据。他们会认为别人被自己欺骗了，或者认为别人的判断要么有误，要么就是信息不足。典型的自动思维包括"他认为我很聪明，那仅仅是因为我欺骗了他""如果她真的了解我，她不会喜欢我""他会发现我其实并不好"。这类认知可有助于解释杰布在婚姻治疗中与妻子的斗争。回忆一下，玛吉希望他"表达自己"，还希望他在情感上更亲密。虽然玛吉在许多场合真诚地表达她爱他，但是杰布都坚持自己的信念，即：玛吉的爱是基于对他的错误认识，因为他一直隐藏着真实的自己。杰布希望婚姻继续，但害怕说出或表达出他的想法、情感、梦想和愿望。杰布坚信，如果他坦诚地表达自己，玛吉就会看到他真实的一面并拒绝他。

认知、行为和情绪回避

除了社交回避，许多 APD 患者也表现出认知、行为和情绪方面的回避。他们回避思考引发他们烦躁不安的事情，其行为方式也是在延续这种回避。以下为其典型的模式（pattern）。

1. 回避型患者对烦躁不安的感受予以觉知（对先于或伴随着情绪的那些想法，患者可能会全部觉知，也可能不会）。

2. 他们对烦躁不安的耐受性很低，因此他们得做点事情分散自己的注意力，让自己感觉好点儿。他们可能会终止一项工作，或无法着手启动本已计划好的工作。他们可能上网、打开电视、找些东西读、找食物吃、抽支烟或起身走来走去等。总之，他们会转移注意力，以便将这些不舒服的想法和感受推到一边去。

3. 这种认知和行为上的回避模式，因烦躁不安的缓解而获得强化，并最终变得根深蒂固、自动化。

患者至少会一定程度地承认他们在行为上的回避。他们总是笼统地、坚定地批评自己，如"我懒惰"或"我顽固不化"。这些评判强化了他们无能或有缺陷的信念并引发绝望感。患者未将回避视为其应对不适情绪的方式。一般来说，在给患者清晰讲明这类模式之前，他们是不会觉察到自己认知回避和情绪回避的程度的。

对烦躁心境的态度

回避型患者对烦躁不安的情绪有许多失功能的态度，如"心烦是不好的""我不应该焦虑"以及"别人就不会害怕或困窘"。回避型患者坚信，如果他们允许自己烦躁不安，他们就会被这种感受吞噬，不能复原，如"如果我管不住自己的感受，我会被吞没""如果我开始感到一点点焦虑，它就会越来越糟，我将无法忍受"以及"如果我允许自己感觉糟糕，我将愈陷愈深，滑向深渊，万劫不复"。

借口与合理化

回避型患者很渴望建立更亲密的人际关系。他们经常感觉相当空虚、孤独，想要通过结交更亲密的朋友、工作中表现更好、感觉更自信来提升自己的生活品质。当他们想到必须做点什么来实现愿望时，"会体验到负面情绪"这一短期成本似乎又太高了。他们有许多借口不去做那些对实现目标而言所必须要做的事情。"我不喜欢做那个""我太累了""如果我做了，我会感觉更糟（更焦虑、更无趣等）""我现在不想做这件事"以及"等会儿我再做"。"一会儿"过后，他们又用同样的借口继续他们的回避行为。此外，回避型患者不相信他们能达成自己的目标。他们有若干假设："就改变处境而言，我无能为力。""尝试有什么用呢？我什么都做不了。""我因弃权而输掉，总比付出努力却又注定会失败要好。"

痴梦式思维

回避型患者对未来持有痴梦式思维（wishful thinking）。他们盼望自己获得美好的关系、拥有极好的工作。但是通常他们并不认为自己能通过努力来达成目标："某天我一觉醒来，一切都变好了。""我无法通过自己的努力来改善生活。""如果我的生活更好了，那也不是通过我自己的努力得来的。"例如，一旦玛吉搁置亲密关系问题，暂不施压，哪怕只有一天，杰布都会期盼是这件事情已经解决了，她现在已经接纳这种状况了。他认为在关系改善上自己并不能控制什么——如果关系改善了，那一定是玛吉做了改变。

干扰治疗的信念

回避型患者在治疗情境中也存在对自己和他人同样的信念及假设："如果我相信了治疗师表面上的关注和同情，我是会受伤害的。""如果我专注于治疗问题，我会崩溃的。""如果我披露了自己的成长史和生活中的消极面，治疗师就会负面评判我了。""如果我尝试治疗师建议的新行为，我会被别人拒绝的。"如果治疗师没有引出并帮助患者评估这些认知，它们就会干扰患者充分投入治疗，让自己从治疗中受益。

概念化总结

回避型患者对自己和他人以及不愉快的情绪体验有着根深蒂固的负面信念。他们认为自己是无能的、无价值的，别人会批评、拒绝他们，烦躁不安的情绪势不可当、无法忍受。这些信念通常源于儿童时期与批评型、拒绝型的重要他人互动的结果。在社交方面，他们回避可能被别人接近并有可能暴露"真实的自己"的情境。在行为方面，他们回避可能引发不适感的任务。在认知方面，他们回避思考那些引发烦躁不安的事情。他们对不适感的耐受性极低，当他们感到焦虑、悲伤、孤独或无聊厌倦时，他们就会转移注意力。他们对现状不满但又觉得自己无力改变。一旦失功能的信念被激活，患者可能就难以完全投入治疗了，而且，患者无论是在会谈中还是在两次会谈间，都可能会运用其特征性的应对策略。

治疗的主要目标

基于 APD 的认知概念化，我们提出三个主要的治疗目标：

1. **针对认知回避和情绪回避**。在患者主动参与治疗之前，治疗进展都将非常缓慢。治疗师帮助患者克服治疗会谈中以及两次会谈间的认知回避和情绪回避，从而使患者更好地觉知自己的想法、感受以及回避对其问题的维持性作用。

2. **技能建立**。APD 患者通常需要发展自我反思（self-reflection）的技能以及社交技能，如自我表达、自信决断和冲突协商。

3. **对维持回避模式的自动思维、潜在假设及核心信念进行评估**。发展更符合现实的、更具功能的认知，这些认知可以支持患者开启并维持亲密关系，以及在关系中表现出适宜的自信决断。

治疗师要与患者合作，一起推进这些治疗目标，而且尽可能要运用引导式发现。总之，APD 患者治疗的总体目标是为了让其生活更充实、更满意，这可能包括建立新的关系、增加已有关系的舒适度。虽然这些目标在治疗结束时可能并不能全部实现，但我们可以基于以下几点来评估治疗是否成功：APD 患者可以根据自己的价值观自主做出日常决定及长期决策的程度；在他人面前表达自己的程度；不受那些无益信念和原有根深蒂固的回避模式影响，获得自己所渴望的亲密关系的程度。

合作策略

和 APD 患者工作有两大阻碍，一个是他们害怕被拒绝，另一个是他们不相信别人所表现出的关心。他们对治疗师也像对其他人一样有许多负面认知。如果要形成一种主动的合作关系并把这种关系作为其他关系的榜样示范，那么就必然要在治疗中去识别并检验患者的这些失功能思维了。

即使回避型患者觉知到了自己对治疗师或治疗关系的自动思维，通常他们也不愿意第一时间表达出来，因为他们预期自己会遭到批评。例如，治疗师询问有关家庭作业的问题，回避型患者可能会想："（治疗师）一定认为我的家庭作业做得不好。"APD患者通常预期别人会不认同他们。如果在治疗时哭泣，他们可能就会想："我哭成这样，治疗师一定觉得我很恶心。"对治疗师所直接表达出的肯定或关心，患者也可能予以贬低，并坚信："你喜欢我仅仅因为你是治疗师，你被训练成喜欢每一个人。""你现在也许认为我还挺好的，但如果我告诉了你我和妈妈之间的关系，你肯定就会认为我很糟糕了。"

对这类潜藏想法的各种迹象，治疗师要保持警惕。当患者在会谈中表现出情感变化时，治疗师可以询问："你刚刚看起来有点心烦，当时头脑里想到了什么？"因为许多APD患者都尽力掩饰自己的情绪，治疗师可以预见患者在治疗会谈中有读心（mind-read）倾向。一旦讨论到敏感话题，治疗师可以询问："我想知道，你在预判我的感受或想法吗？"治疗师在治疗会谈结束时，下面的询问也很重要："在今天的治疗中，你什么时候最在意我的想法或感受呢？"如果患者不承认自己对此在意，治疗师可以温和地探查："当我们讨论你在完成本周作业中所出现的困难时，你感觉怎样？"如果在早期的治疗会谈中患者不愿谈及任何想法（"我不知道"或"我什么也没想"），治疗师可以提出一系列的问题，具体可参考杰布与其治疗师（个体形式的治疗）在第三次治疗会谈中的对话。

治疗师：杰布，当我问你有没有对玛吉很生气时，你头脑中想到了什么？

杰布：什么也没想。

治疗师：我之所以这么问，是因为我看到你有一点点紧张。

杰布：没有，算不上紧张。

治疗师：嗯，其实即便你感到紧张，也是可以理解的。有些患者会担心，如果他们说错话或说了某些我不认同的东西，我会批评他们。

杰布：嗯，你不像会批评人的。到目前为止，你看起来很和善。

治疗师：（微笑）谢谢你这么说。既然如此，你有任何我可能会评判你的想法吗？或者有我会不认同某些事情的想法？

杰布：我想那些想法可能在我头脑中闪现过。

治疗师：你能告诉我这些真的太好了［给予正强化］。下次再有像这样的想法，你愿意告诉我吗？

杰布：我想可以吧。

治疗师：这真的很重要，我们现在就练习一下怎么样？你能告诉我某一次的情况吗，当时你认为我可能在批评或评判你？

一旦引出患者的想法，就有若干种方法可用于评估与治疗有关的自动思维。首先，治疗师询问患者是怎样确认自己的预期是否准确的，并鼓励患者直接询问治疗师的想法。接着，治疗师就可以直接表明自己实际的想法了："喔，这很有趣，你想的是，因为你离开了聚会，我就会很负面地看待你。其实，我实际想到的是……"。评定患者在多大程度上相信治疗师的反馈（用 0~100% 的量表）并去监测，随着患者对治疗师信任的增加，其信念的改变程度，这对患者来说都是有帮助的。经过几次这样的直接交流后，治疗师鼓励患者基于这些已有的经验来评估其对治疗师的负面信念："当你告诉我你提前离开社交情境、没有完成家庭作业以及打游戏而没有给妈妈打电话时，你还记得我是如何反应的吗？当你告诉我一个问题时，你觉得我通常会如何反应呢？"患者也可以通过参与一些行为小实验来检验其自动思维。

如下例所示，可以请患者讲述一段他们确信"治疗师会发觉我不可救药"的经历，并评估这段经历中该信念的有效性。杰布 100% 相信治疗师会因下面的事情而负面地评判他：在女儿的生日聚会开始后，他上楼了一会儿，玛吉因为他不帮忙而生他的气。杰布的家庭作业是与女儿朋友的父母交谈，在随后的治疗会谈中，治疗师问到此事。因为杰布确信治疗师会批评他，所以他通常会说："当时进行得不好，但是现在都过去了。"治疗师感觉杰布不愿深入讨论这个话题，并推测他可能在意自己对他这样做的反应。治疗师把该情境作为治疗会谈中行为实验的契机——对治疗关系中循序渐进地自我披露，进行行为实验。首先，治疗师帮助杰布识别导致他不愿自我披露的那些假设和预期。

治疗师：你能跟那些父母交谈吗？

杰布：（轻声地）我真的不想谈这个。

治疗师：好的，但你能告诉我——如果你和我谈论这个话题，你预期会发生什么呢？

杰布：（停顿很久之后）你会失望。你会瞧不起我。

治疗师：如果我瞧不起你，你认为会发生什么呢？

杰布：我不知道，我觉得你可能想放弃我。

治疗师：哦，怪不得你不想和我谈论这个话题。（停顿）杰布，到目前为止，基于你对我的认识，我还可能会如何反应呢？

杰布：我想，你可以理解我这么做的原因，但我不确定。

治疗师：假设你给我讲了那件事，而我是理解你的，这对你有帮助吗？或者我也并没有瞧不起你，这有助于你解决这个问题吗？这样会帮你缓解吗？

杰布：是的，会的。

治疗师：要是我不理解你的理由呢，咱们能做些什么来解决这个问题呢？

杰布：什么意思？

治疗师：有时人们在关系中最初并不理解彼此，他们甚至对另一个人感到失望或心烦，但那不是一切的结局。如果你告诉了我而我却对你负面回应，那我们能做些什么来解决这种状况呢？

杰布：我不知道。我想，我们是可以谈这个话题的，但我真的认为你将会失望。

治疗师：让我把这个记下来。如果你告诉了我，那么有两种可能会发生：其一，我可能表示理解，这算一个好结果；或者，其二，我可能并不理解，对你失望，然后放弃你。对吗？

杰布：是的。

治疗师：我要在这张纸上画一条线。一端写上"我理解"，另一端写上"我不理解、我对你失望、我放弃你"。你觉得在这两端之间还有其他可能性吗？

杰布和治疗师想出了"两端中间治疗师反应"的几种可能（例如，治疗师可能理解但帮不了他；治疗师可能不理解，但感到好奇而不是失望；治疗师可能发现所布置的家庭作业不合适）。他们还制订了计划，以解决因披露自己而造成的关系上的不适感。例如，治疗师承诺会将自己的反应如实地告知杰布，包括：治疗师对杰布所谈事情的反应，以及治疗师对于"任何对治疗关系有负面冲击的问题"的解决情况的反应。最后，治疗师建议杰布小步渐进地（in small steps）告知治疗师自身境况，以便杰布自己来判断自我披露的风险及好处。

治疗师：你不必每件事都告诉我。你只需要告诉我一小部分，然后再决定是否想多说一些。

杰布：我觉得这样行。嗯，一群父母带着孩子来了，我帮他们挂衣服，他们开始和我聊天。

治疗师：你感觉如何？

杰布：紧张，非常紧张。

治疗师：你当时想到……

杰布：想到自己不知道跟他们说什么。

治疗师：让我们在这里停一停。和我谈论这些感觉如何？

杰布：还好……但我还没有告诉你最糟糕的部分。

治疗师：到目前为止，你觉得我的反应如何？

杰布：还好，我觉得。

治疗师：你说的对，你觉得紧张我并不吃惊，事实上，我认为我们已经预计到这种情况了，对吗？

杰布：嗯。

治疗师：能告诉我接下来发生了什么吗？

杰布：我感到很不舒服。我应该待在聚会上帮玛吉的，但是我上楼去了。可悲的是我不得不躲起来，错过了女儿生日聚会的大部分时间。我的意思是说，我那么软弱，我多可悲啊。

治疗师：你上楼去了？有没有做其他你认为比这更糟糕的事情？

杰布：没做，真没有。快结束时我下楼帮了一会儿忙。但我应该一直待在楼下的。

治疗师：如果你的紧张没有那么强烈，可能你会在楼下帮忙的。但我不明白，为何这让你感到可悲和软弱。这不就是表明你一感到紧张，就倾向回避吗？听起来就是我们之前探讨过的回避循环的一个例子而已。我想知道，你是否认为如果自己待在楼下，那些父母会评判你？

杰布：是的。

治疗师：那自然，你是会感到焦虑的。不过在继续讨论前，我想问问谈这个话题你感觉如何？

杰布：还好。没有我想象的那么糟。

治疗师：我的反应跟你预计的一样吗？

杰布：不一样。

治疗师：记住这一点，这对你之后是非常重要的。让我们把它写下来如何？

当回避型人格障碍患者预期到"治疗师觉得我不好"时，他们是不愿意谈论出来的，因此对治疗师而言，偶尔直接地询问患者是不是害怕谈及某些事情，这是很重要的。除非 APD 患者将所压抑的这类话题或细节表达出来，否则他们会一直相信：治疗师如果知道了这些信息就会拒绝他们（或者至少是负面地看待他们）。治疗师的询问方式可以是："你看，有时候患者不愿意告诉我某事，因为他们预计自己会感到特别地不舒服，或者我会负面回应。你不必告诉我具体是什么事，但能告诉我吗，你是否也曾有过欲言又止的情况？"

回避型患者通常会认为：一旦一段关系建立起来，自己就必须要持续地尽力取悦他人。他们认为如果自己果断地表达出自己的愿望和诉求，他人就会有负面的反应。在治疗中，这会导致患者表面上认同治疗师的话，不愿给出对治疗的负面反馈。

要鼓励患者在治疗中自信决断地表达，方法之一就是要引出他们的反馈。回避型患者通常会给出笼统的、正面的表述，因此在每次会谈结束时让他们填写一份针对治疗师的反馈表（Therapist Feedback Form）会很有帮助，因为相对于面对面的反馈，患者可能更愿意以纸笔的形式给出负面反馈。患者可以就会谈的过程（如"今天治疗师很好地倾听和理解了我"）及内容（如"治疗师很清楚地解释了家庭作业"）的质量在检核表上描述或评定治疗师。如果患者在某项评定中没有打最高分，治疗师可以在下次会谈中先给予正强化，再回顾这一部分——"你能指出我对你的共情一般，这真的很好，这能帮我努力改进。还记得你是在什么时候觉得我共情不足吗？"治疗师采取非防御性的立场，与患者探讨会谈内容和 / 或过程上的可能变化，这可以强化患者自信决断地表达出批评意见、矫正他们的错误认知、以问题解决的方式应对合理的不满意，并展现出关系上变化的可能性。之后，治疗师可以鼓励患者直接给出相应的口头反馈，特别是负面的反馈。会谈结束时，治疗师可以说："这次会谈开始时，我们认真讨论了你的反馈表。还记得吗，我很高兴你能告诉我'共情不足'。这周我做得如何？我的言辞是否有让你感到不舒服，或者有让你觉得我没理解到位？下次会谈时你希望我们做哪些调整呢？"

患者表达出对治疗师的看法以及去解决治疗关系中的问题，这都为他们提供了重要的学习经验。一旦患者发觉自己有关治疗师的某些看法是不正确的，这就有助于他们形成新的认知：其有关其他人会如何反应的那些信念，有时候也可能是不正确的。

患者可以进行行为实验来检验这些信念、练习自信决断表达以及用问题解决的方式迎接困难。在实境（in vivo）中进行自信决断表达之前，先做角色扮演和引导性意象练习是很有帮助的。

临床干预

标准的认知疗法可以用于帮助 APD 患者管理抑郁和焦虑障碍、物质滥用及其他症状问题。引导式发现（guided discovery）技术运用标准的认知行为方法来检验自动思维和潜在假设，这有助于患者针对其"自我批评、负面预期、适应不良的假设和对他人反应的错误评估"加以挑战、驳斥。正念（mindfulness）技术可有助于回避型患者与其想法拉开距离，非评判性地体验和耐受负面情绪。接纳与承诺疗法可用于帮助患者认同自己的核心价值，并基于这些价值推动困难行为改变。体恤疗法（compassion therapy）有助于回避型患者逐渐瓦解其内在的高度自我批评性，提升自我体恤。下述的特定技术，可有助于 APD 患者克服那些会干扰治疗的认知回避及情绪回避。

克服认知回避及情绪回避

虽然 APD 患者体验到广泛的烦躁不安情绪，但我们要做的并不是仅仅教授他们如何去缓解抑郁及焦虑的心情。他们回避思考那些引发不悦情绪的事情，对烦躁不安的心境有负性假设，这些都会妨碍标准的认知治疗。非常重要的是，要让患者自己体验到负面情绪，进而识别关键认知，并学会评估它们。显著的、持续的认知改变只在负面情感出现时才会发生。因此，认知回避和情绪回避会严重妨碍有效的治疗。

图解患者的回避过程（图 9.1），会有助于他们理解：回避是有替代性解释的，不是因为自己的"软弱"或"懒惰"，而是因为自己害怕负面情绪，从而采取了一种（短期的）缓解策略。图解可有助于患者更具体地理解为什么自己会回避，进而讨论如何阻止回避。通过苏格拉底式提问（Socratic questioning），患者能明确回避带来的长期后果（不能达成自己的重要目标），努力克服这种根深蒂固的应对策略所带来的好处。如果患者试图回避（或已经在回避），那么每天都回顾这个回避说明图，会有助于其发觉在不同情境下自己回避意图的出现。如果情况适宜，治疗师和患者可针对"烦躁不安情绪的回避模式"进行探索溯源。这类回避常始于童年——在这一时期，患者实际上更为易感，对那些不愉快的、痛苦的感受更无力应对。

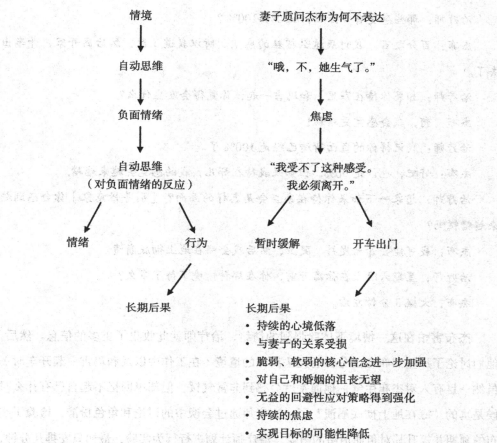

图 9.1　回避模式图

　　提升情绪耐受的最好方法之一，就是去讨论那些患者所报告的、有不适感的经历，从而在会谈中引出患者的情绪。如果患者有认知回避的迹象，治疗师可以引导患者回到这种情绪感受中，去识别并检验那些导致回避的信念。我们用下面的会谈摘录来具体说明。

　　治疗师：你能总结一下刚才我们谈了些什么吗？

　　杰布：我猜你是说如果玛吉抓狂，我需要忍受糟糕的感受，然后和她把事情说开，而不仅仅是不说话或直接离开房间。

　　治疗师：就是这样的。

　　杰布：但我通常都感觉很糟糕，我没法忍受。

　　治疗师：星期六晚上玛吉生气时，你有什么感觉？

　　杰布：羞愧。我又让她伤心了。我想她可能厌恶我了，而我也确实感到焦虑。

治疗师：那些感受有多强烈，从 0%~100%？

杰布：百分之百。我讨厌这么糟糕的感觉。所以我道了歉，然后离开家，开车出去了。

治疗师：如果你待在家里，和玛吉一起，你觉得会发生什么？

杰布：啊，我会感觉更糟糕！

治疗师：我记得你的负面情绪已经是 100% 了。

杰布：好吧，也许是 90%，但如果我待在那儿，我的感觉会越来越糟。

治疗师：想象一下如果你待在家里会是怎样的画面？［引导性意象］你会感到越来越糟糕吗？

杰布：我可能会开始发抖、哭泣，然后我会瘫在地上彻底崩溃。

治疗师：星期六晚上在你离开前，你在那种情境下待了多久？

杰布：大概 3 分钟左右。

杰布害怕在这一情境下体验强烈的情绪，治疗师就此收集了更多的信息。然后，他们讨论了那些杰布在 3 分钟后无法离开的情境（在工作中以及和玛吉一起开车时）。虽然一旦有人对杰布生气，他通常就会感到非常气馁，但却也回忆不起自己有什么时候是真的"瘫在地上彻底崩溃"了。治疗师通过会谈中的讨论和角色扮演，检验了杰布的预期并提升其对负面情绪的耐受。治疗师计划进行行为实验，最初只安排几分钟，然后逐渐增加杰布的困扰持续时间及痛苦强度。

要建立针对烦躁不安的耐受性并瓦解患者关于不适情绪体验的失功能信念，反复暴露可能是必要的。为使患者脱敏，治疗师和患者可构建一个列有痛苦渐强主题的层级，供治疗讨论。在探讨每个主题之前，治疗师可以引出患者对"害怕发生情况"的预期，从而检验该预期，收集与其错误信念（例如，"太痛苦了，我不能讨论这个""一旦我开始感到糟糕，这种感受就将无法遏制"）相悖的证据。治疗师与患者也可以为家庭作业安排"练习情绪耐受"或"经历克服回避"。这些作业可包括发起并持续某一行动达到一定的时间量（"跟某人聊上 5 分钟再挂电话"），或更具结构性地思索（"考虑告诉老板，我需要更多时间休息"）。治疗师请患者预期"行为实验中所害怕发生的情况"，并用实际发生的结果与之做比较。

回避型人格障碍患者做家庭作业时（甚至是在治疗会谈中）常难以识别自动思维。通常，让患者在会谈中想象并详细地描述一个情境，好似身临其境一样（同时让患者关注自己的躯体反应，并努力再次体验那种负面情绪），会有助于患者识别自动思维。治疗师也可以提出一个与自己所推论的、患者所具有的自动思维相反的想法（"所以，当你参加聚会时，你想到自己会很开心，会和别人轻松自如地交谈？……不是？那你当时想到的是什么？"）。给出一个极端的对比能激发患者认识到他们实际的想法是什么。也可以通过角色扮演来捕捉患者的自动思维。当患者讲述了在交流中谁说了什么之后，请患者来扮演他们自己，而治疗师来扮演另一个人。在角色重演过程中，请患者去捕捉其自动思维。

如果这些方法都行不通，治疗师可根据患者之前所确认的想法和信念以及基于对个案的概念化来整理出一个推测性的自动思维检核表。患者可查看该检核表，看看其中所列的想法是否出现在当下所讨论的情境中。当患者处在令其痛苦的情境中时，他们也可使用该检核表去识别自己的认知。

当患者能够识别自己的自动思维，但却仍然不能完成家庭作业时，用意象技术来计划并演练家庭作业可能是有帮助的，如下面的例子所示。

治疗师：好的，杰布，所以你已经决定和玛吉进行一次讨论，告诉她你更想在湖边度假，而不是去拜访她的家人［总结］。我想让你想象一下：你和她开始了讨论；如果你们的交流遇到了什么问题，请你告诉我。

杰布：好的。（闭上眼睛）她很高兴我主动和她讨论。但我的自动思维是，我不能告诉她我的打算，她会失望、抓狂的。

治疗师：接下来发生的是什么？

杰布：我会跟她说别的，说想谈谈孩子的暑期安排。

治疗师：让我们回到最开始，她看起来很高兴，而你想着你不能让她失望。如果你有这种想法，你会对自己说什么？

杰布：就是咱俩谈到的那些——这也是我的假期，她的家人并不是一直都对我很好。我们自己一家人去湖边才放松，那样可能才真的会开心、有乐趣。

治疗师：很好。如果她失望或者生气了，你会和自己说什么？

杰布：我不确定。在担心她会抓狂时，我头脑里一片空白。

治疗师：上周你告诉我，你下班没有直接回家而是开车闲逛，玛吉因此生你的气，你还记得自己就此得出的结论吗？

杰布：嗯。我的结论是——我从她的愤怒里挺过来了，实际上我一直如此。她有表达她感受的权利，而且即使生气她也是真心爱我的。

治疗师：很好。那么还记得上周的另一个观点吗？你有权拥有自己的喜好，实际上，玛吉即便不认同，她也希望你能表达出来？

在进一步的讨论中，治疗师询问杰布认为哪些是重要的，这些是需要记住的。他们在应对卡上写下这些观点，治疗师鼓励杰布每天阅读这张卡片（以及他们在之前会谈时制作的有关卡片）。

如果患者还是不愿意做家庭作业，治疗师可以使用"点-对立"技术。杰布从"回避"的角度发言，抛出论点：不做作业为什么更好；而治疗师以"反回避"的声音来回应（及示范）。接着杰布和治疗师互换角色，这样杰布就可以练习"反回避"的回应了。该技术可发现其他干扰家庭作业的自动思维，杰布可以把对此的回应写在应对卡上，每天阅读——特别是在做他知道自己可能会回避的作业之前阅读。

这些治疗会谈中及两次会谈间的经验，会有助于患者识别出造成烦躁不安的思维想法，并有助于患者耐受负面的感受。随着这种耐受性的提升，回避型患者可能会开始改变与家人的互动关系模式（例如，他们可能变得能更加自信决断地表达、更为主动地参与冲突解决）。当患者觉知到自己多年来一直在回避的记忆与反应（reactions）时，他们可能也会体验到更强烈的悲伤、害怕或愤怒。就这一点，治疗师教授患者认知行为的心境管理方法是有帮助的。

治疗师可以指出：即便患者现在理解了负面感受的重要性并且愿意忍受这类情绪，但是让患者一直体验如此强烈的情绪，这也是没有必要的或并非治疗所希望的。治疗师可指导患者写日记来记录所出现的情绪感受和思维想法，然后用"自动思维记录表"来检验与其感受联系最为密切的"热思维"（hot thoughts）。

如果涉及患者与家人的关系，或者他们是与家人生活在一起，那么夫妻或家庭治疗也可能会有所助益。治疗会谈为患者提供了一个安全的处所，在这里患者可以检验其相关人际信念的有效性。例如，一位患者因为没有出门工作而害怕丈夫在生自己的气。在某次夫妻治疗会谈中，治疗师鼓励她询问丈夫这件事。丈夫告诉她自己并未因此生气，但是也说明了令其困扰的其他情况。接着，经过他们共同运用问题解决技术，这些困难得到了解决。

当回避模式（patterns）被患者的社会系统所支持时，也建议使用夫妻或家庭治疗。例如，某位患者的妻子对情绪表达坚持她自己的负面假设（"谈论感受会导致冲突，会造成无法弥补的伤害"）。家庭治疗可识别家庭成员所持有的失功能假设，并提供了一个讨论之所：教授患者建设性的沟通及问题解决技巧。

技能建立

通常 APD 患者由于社交经验的匮乏而造成了技能缺陷。在这类案例中，治疗应包括技能训练，患者因此更有可能取得成功——无论是于旨在检验信念的社交互动中，还是在自然发生的社交情境里。对有些患者来说，社交技能训练要从非言语线索开始（如目光接触、身体姿势、微笑）。患者可以在治疗会谈中、家中以及低风险的社交情境中进行练习。更高级的社交技能训练可能包括：针对沟通方法、自信决断表达、性及冲突管理方面的指导。社交经验匮乏的患者可能需要一些教育性的信息，教他们更准确地评估这些经验（如"如果你等到周末最后一分钟才来制订计划，那么多数人都已经无暇再安排其他事了"）。

患者有关自己的负面信念可能妨碍了其尝试那些新发展的技能。治疗师需要鼓励患者要表现得"就像"自己真的具备了某种品质一样。例如，某位患者有这样的想法："聚会时哪怕进行一小段交谈我都做不到。我信心不足。"角色扮演表明，患者是具备交谈技能的，治疗师于是鼓励她要表现得"就像"真的在聚会时充满自信一样。她发现自己是可以恰如其分地参与交谈的。在行为技能训练中，引出患者的自动思维很重要，特别是患者对自己的进步或训练本身去积极化的那些自动思维："这些练习教我欺骗别人，好让别人看不到我的无能。""在这个年纪还得去学习怎么跟别人说话，只有真正的失败者才会如此做。"治疗师和患者可一起合作来检验这类信念的有效性及实用性。

识别并检验适应不良的信念

治疗的主要部分是要帮助患者识别并检验回避模式（patterns）的认知基础。对治疗师而言，重要的是要从两个层面为患者提供经验，即理智层面（如运用苏格拉底式提问）和情感层面（借助体验式技术），从而帮助患者发展出看待自己和他人的新观点。通过讨论重要的早期经历，包括信念的起源或信念为何如此牢固，患者对这些负面信念的发展起源有了一定的理解，患者特别注意到这些信念是如何导致应对的策略的——这些策略曾在患者早年的生活中起到帮助，即便只是在某段时期内管用。接下来，可以去确认替代性的新信念，即那些患者希望成真的信念（如"我是可爱的""如果我犯了错误，其他人会表示理解"）。新旧信念通过行为实验、引导观察、角色扮演来重演早年的图式相关事件并予以检验。引导患者开始关注并记住那些能支持新的、更合意（desirable）信念的——有关患者自己及其社交经历的信息。

杰布识别出下述核心信念："我软弱、差劲。""别人都比我优秀，他们会负面地评价我。""把真实的自己藏起来很重要。"当杰布讲述自己的童年时，他认识到自己的核心信念与父亲对他的描述非常接近。杰布的爸爸是"肩上有杠"的军人，而且好战。杰布在儿童时期有严重的过敏症和哮喘，这让他爸爸十分生气。一旦杰布因为身体状况不得不停止或放弃一项活动时，爸爸就给他贴上"软弱"的标签。当杰布没能加入运动队或大多数时间都坐替补板凳时，爸爸就会大加批评。他常说："滚开！你个笨蛋！"因为杰布参加运动有困难，所以也遭到同龄男孩的戏弄和不尊重，杰布开始投入到独处程度越来越高的活动中去了。当杰布长大一些，他试图通过假装对军事历史和足球感兴趣来亲近父亲。实际上，杰布更感兴趣的是科学和计算机，但是因为他知道这会惹怒父亲，所以把这些兴趣隐藏了起来。杰布17岁那年父亲死于一场摩托车事故。自由了的杰布开始追求他真实的学业兴趣，但父亲的评判却如影随形，伴随着他步入了成年。

治疗师建议运用心理剧（psychodrama）来重演杰布童年时经历的某些场景（scenarios）。她请杰布确认了一个特定的场景——该场景是杰布认为促使这些核心信念根植于自己心中的缘起所在。杰布详细地描述了这个情境的细节，好让治疗师知道如何扮演他父亲的角色。当角色扮演开始时，杰布眼中饱含泪水，宛如他即刻变成了一个受惊吓的8岁小男孩。随着角色扮演的推进，治疗师询问"8岁的杰布"在想什么、有怎样的感受。角色扮演之后，治疗师注意到小杰布的想法和情绪，与杰布所讲述的玛吉生气时他的感受一模一样。

接下来，治疗师和患者交换角色，治疗师让杰布留心扮演父亲角色时的想法和感受。有史以来第一次，杰布开始了解到父亲对他自己的生活是多么不开心、多么恼怒。杰布记得青少年时期妈妈曾对他说："别理你爸爸。他不想待在这儿，他就是在拿你出气。"当时杰布以为妈妈的意思是爸爸不想待在本地，因为他总是吹嘘多喜欢国外。角色扮演之后，杰布怀疑妈妈的意思是否是说爸爸不想待在这个家里。接下来的一周杰布打电话给母亲，并得知父母结婚时爸爸是很不成熟的，杰布出生时他也很不开心，因为他更喜欢和朋友在一起喝酒，而不是和妻儿待在家里。杰布认识到：父亲的暴怒发作与刻薄评论更多体现的是父亲自己的不幸福，而不是因为童年杰布做了什么"软弱""差劲"的事。

另一幕的心理剧让杰布有机会去尝试这一新的观点视角。杰布从父亲角色的自身体验中去考虑，大多数父亲会如何对待患有严重过敏和哮喘的8岁儿子？他得出结论：大多数父亲会更有同情心、更关爱自己的孩子，而不会像他的父亲那样。治疗师与杰布然后讨论了一个假想的父亲——当儿子因为医疗问题活动受限时，他却对儿子冷言冷语、残酷无情。治疗师问杰布想对那样的父亲说些什么？写下主要的想法后，杰布同意扮演年纪8岁大的、却具有现在成人智慧的自己。如上周的场景一样，治疗师扮演杰布的父亲。

父亲：真不敢相信，几乎整场篮球赛你都坐在板凳上，你这个可怜虫！

杰布：您为什么要对我说这些刻薄的话呢？哮喘让我错过了那么多的练习，我也没有办法。

父亲：你气死我了！我不想看到你。

杰布：您好像总是不开心，总是生气。您为什么这么生气呢？

父亲：我之所以生气，是因为我不得不待在这儿，看着这么一个软蛋儿子！差劲！

杰布：我有哮喘，我很遗憾。但是如果您能多关注我一下，就知道我其实不像您说的那么差劲。我其实是个优秀的孩子。

父亲：但我压根就不想要孩子。我想周游世界，为我们的国家而战。

杰布：我知道您喜欢打仗。但我不希望您对我开战。我又没有攻击咱们祖国。

父亲：你当然没有，但就是你让我的生活一团糟。我现在要对两个人负责。你出生前，我和你妈妈快活多了。

杰布：真遗憾您不想要家庭。但把这些归咎到我身上真的很不公平。我只有8岁，我没要求你们生下我。

父亲：（轻柔了一些）嗯，这我懂。我只是生气，因为我不能做我真正想做的事情了。

一旦杰布明白父亲对他的批评与父亲自己的愤怒和挫折有关，杰布就能更好地重新反思自己的核心信念了。治疗师询问他会如何看待自己与他人。虽然杰布还不能坚信，但他还是确认了自己更青睐的两个核心信念："我是一个优秀的人。""他人能接纳真正的我。"在该治疗阶段，治疗师开始引入如下技术：预期日志（prediction logs）、正面经验日志（positive-experience logs）以及对新行为的想象预演（imagery rehearsal）。在预期日志中，杰布记下自己对不同社交经历的预期（如"明天晚上的聚会我打算和三个人聊天，但是没人想和我聊"）以及实际发生的结果（"两个人很友好，另一个人也还可以"）。持续记录实际发生的情况，日积月累，会有助于杰布看到自己负面的核心信念是完全不能有效预测其当前经历的。

此外，杰布对支持其新信念的社交互动进行记录。这种正面经验日志让杰布将注意力从"遭拒绝"的经验，转移到那些与"接纳或社交乐趣"有关的经验上。一旦杰布开始自我批评、负面的核心信念得到激活时，回顾该日志能有助于他重新激活更为正面的核心信念。

最后，随着杰布开始改变自己的信念，认识到自己的优秀品质，他开始乐于更多地参与到社交情境中（例如，当他和玛吉跟朋友在一起时，会主动地加入谈话；主动邀请同事一起吃午饭；主动为玛吉安排生日聚会）。杰布和治疗师一起针对这些新经验进行想象预演，从而未雨绸缪，做到有备无患。杰布细致具体地想象这些情境，向治疗师报告所体验到的任何困窘。然后他们探讨这些社交困境的可能解法，而且杰布在实境实践之前，会通过想象先来预演一下自己合意的行为与谈话。

治疗进展、毕生发展及结束治疗的考量

治疗的最后阶段要制定一份可维持进步的计划，因为 APD 患者很容易再退回到"回避"之中。进步的维持要兼顾患者认知和行为领域的工作。一直都要有的行为目标通常包括以下活动：发展新友谊；加深已有关系；在工作中承担更多责任（或换工作）；表达喜好和观点；对别人进行适宜的自信决断表达；处理原先回避的工作任务、学业任务或家庭任务；尝试新经验，如上课、发展新爱好或当志愿者。

这些目标可能会让患者感觉有风险。如果认为这些目标会导致患者困扰，那么可以从一种正面的视角来理解焦虑。焦虑可被视为患者通过踏入新领域来力求进步的一种体现。焦虑的出现，表明那些扰乱患者追求个人重要目标的失功能态度被再度激活。因此，可将焦虑当作一个推动因素，帮助患者寻找干扰性的自动思维与潜在假设。患者可回顾治疗中的收获，发展出针对治疗结束后的负面认知与态度的识别与应对系统。

对患者来说，重要的是要削弱残留的失功能态度，加强新的、更具功能的信念。"核心信念工作表"可有助于患者对那些最初支持其旧信念的信息加以识别、重新理解，并去发现那些支持其新信念的正面信息。患者也可以写日记或周记，记录相关的

正面经验。

以下是杰布的两则日记。

3 月 5 日

我告诉玛吉我想和吉米（杰布的儿子）出去玩，不想待在家里打扫院子，玛吉看起来生气了。一开始，我感觉很糟糕，我想："我让她伤心了，我作为一名丈夫很失败。"接下来，我意识到那是我原来的思考方式。我所相信的新看法是：玛吉可以有自己的情绪感受，她和我在一起不用一直都开心。我是一个优秀的人，"爸爸想带儿子去打球"这是合情合理的。吉米很兴奋，我们玩得很开心。等我们回家时，玛吉已经平静下来了。她说她意识到了，我表达出自己的喜好，这才是重要的。

3 月 8 日

想到要跟老板请假。感到很焦虑。AT（自动思维）："他会生我的气。"旧信念："别人生气是很可怕的事儿。"新信念："他可能不会生气，即使他生气了也没什么。""他不会永远生气的。""对我来说，这是一次很好的自信决断表达实践。""如果任由旧信念干扰，那我永远无法达成所愿。""最坏的结果就是他说'不行'呗。"

对回避型患者来说，一个特别难以处理的信念是："如果人们真的了解我，他们会拒绝我。"当患者发展新关系以及在别人面前更多地披露自己时，该信念就可能被再度激活。如果可以，让患者回顾对"向治疗师披露自己"时最初的恐惧以及患者现在如何看待此事，这样做通常会有帮助。患者可以进行行为实验：披露一段自己不愿透露的、相对"良性的"信息，然后来检验发生了什么。患者可以按层级来进行实验——逐步、渐进地向别人披露自己。

此外，"每日信念记录"和"思维记录表"、每天或每周回顾特别准备的应对卡，也是很有帮助的。患者在卡片一侧记下一条难处理的信念，在下面记下相反的证据。在卡片的另一侧记下更具功能的信念及其支持证据。患者可从理智和情感这两个层面，对每条信念的可信程度进行定期评定。如果患者对失功能信念的相信程度显著地提高了，或者对新信念的相信程度显著降低了，这都表明患者需要在这方面多做功课。

治疗接近尾声时，治疗师应评估增大会谈间距的益处。治疗师需要鼓励某些 APD 患者降低治疗会谈的频率。而另一些患者可能同时也做好了治疗结束的心理准备，但他们可能担心这一提议会伤害治疗师的感受。

最后，对于治疗师和回避型患者来说，共同制定一个在正式的治疗结束后患者继续自助治疗的计划是很有助益的。例如，患者可每周至少花上几分钟来进行一些活动，旨在维持治疗中所取得的进步。这期间，患者可回顾自己在自行布置家庭作业（self-assigned homework）中的进步、仔细检查任何自己回避的情境、研究遇到的阻碍、对下一周可能出现的困难情境未雨绸缪，并要针对自己可能出现的回避行为发展出一种应对方法。他们可回顾治疗时的笔记或思维记录表。最终，患者能自行布置家庭作业，并能安排好下次自我治疗会谈（self-therapy session）的时间。

就进步维持而言，一个重要的目标就是要预估到治疗结束后的几个月中可能出现的困难。治疗师可鼓励并指导患者制定一个应对这些困难情境的计划。例如，如果患者感到自己正在经历困难，进行以下的自我指导可能是有帮助的。

"如果我发现自己又开始回避了，我可以做些什么？"

"如果我开始相信我的旧信念，而不是新信念时，我可以做些什么？"

"如果我退步了，我可以做些什么？"

在相应的时刻回顾这些内容，可有助于患者维持进步。帕德斯基和穆尼提出了一个基于优势长处的四步 CBT 模型，用以建立心理弹性。治疗师可运用该模型帮助 APD 患者：（1）识别正面兴趣及优势长处；（2）构建个人的心理弹性模型；（3）考量如何运用该模型应对相关的挑战；（4）练习在遭遇困难时，保持心理的弹性，而不是回避困难。

常见问题挑战与临床工作者的自我关怀

APD 患者的进步通常相当缓慢，因此有些治疗师可能会体验到强烈的挫折感。实际上，因为回避型患者会频繁地取消预约以回避治疗，所以让他们坚持治疗这本身就是一个挑战。对治疗师来说，以下认识是有帮助的：患者对行为任务或对治疗本身的回避，反而为揭示与之相关的自动思维和态度提供了契机。

如果这类回避存在，治疗师（还有患者）可能就会对治疗开始感到无望了。重要的是要预期到这种无望感，同时还要将焦点放在患者迄今所取得的进步上，哪怕只是相对很小的进步，从而来瓦解这种无望感。处理患者回避家庭作业的一种具有功能的方法是：聚焦那些干扰执行或完成任务的想法，帮助患者检验这些想法并帮助他们在今后有效地应对。

治疗师对回避型患者的典型认知，可能包括以下一些想法："这位患者不愿意尝试。""她不想让我帮她。""如果我太努力，她是会脱落的。""我们缺乏进展说明我很差劲。""别的治疗师可以做得更好。"这类想法可能会造成治疗师感到无助，觉得自己无法帮助患者有效地改变。一旦这类认知出现，治疗师可通过回顾治疗历程来检验它们。对进步抱持符合现实的期望、对小目标的达成予以认可，都是很重要的。另一方面，如果进步确实微乎其微，这表明案例可能需要进行会诊磋商或需要接受督导。

结论

对 APD 患者的治疗涉及建立具有信任感的治疗联盟：该联盟关系是通过识别并矫正患者对治疗关系的失功能思维和信念——特别是有关被批评或被拒绝的预期——来逐渐培养起来的。在 APD 患者检验其关于其他关系的信念之前，治疗关系起到的作用就如同一间实验室一样，先对患者有关治疗关系的信念加以检验。这同时也提供给患者一个安全的环境来尝试新行为（如自信决断表达）。可教授患者用心境管理技术去管理其抑郁、焦虑或其他的障碍。

治疗的目标不是彻底地抹除烦躁不安感，而是要提升患者对负面情绪的耐受性与接纳度。图式概念化的图形，可将患者的回避过程展现出来，并可阐明提升其耐受性与接纳度的道理所在，这有助于患者更有动机在会谈中体验负面的情绪感受——可按层级渐进这种体验。而且，可能需要先让患者在会谈中练习耐受负面情绪，然后才能让他们在会谈外练习"情绪耐受"或"反回避"。要提升患者的耐受性，重中之重就是要持续地对患者"一旦体验到烦躁不安，便担心将发生什么"的信念加以检验。患者可能需要夫妻或家庭治疗以及社交技能训练。最后，治疗也包含识别及矫正患者适应不良的自动思维、潜在假设及核心信念。我们可借助各种技术，如前文提及的"正面经验日志"，势必要让患者建构起更具现实性的、更为正面的信念，并对其有效性予以证实。

第10章

强迫型人格障碍

卡伦·M. 西蒙（Karen M. Simon），哲学博士；
美国纽波特海滩认知行为治疗中心临床心理学家。

"凡事当尽善尽美。"

S 先生是一位 45 岁的白人工程师，他已婚且有一个在上学的儿子。在最近一次颈背部慢性肌肉疼痛的严重发作后，他来接受认知治疗。S 先生自从二十多岁起就有这些症状，起初他认为这仅仅是个生理问题，他也去看过各种医生，进行过按摩、理疗以及服用过各种药物。这些治疗也有一定效果，但在 S 先生三十多岁时，一次严重的疼痛发作使他整整 3 周无法工作，而当时他正在进行一项重要而复杂的工程项目。那次后，他意识到自己的颈背部疼痛可能和心理压力有关。

S 先生出生于美国一个中型城市，在一个保守、有宗教信仰的中产家庭中长大。他在家排行老二，有一个比他大 7 岁的姐姐。S 先生将其父描述成一个和蔼但有些焦虑的人，他和父亲的关系良好但并不亲密。他跟妈妈关系很亲近并很在乎妈妈对他的看法。当 S 先生还是个孩子时，妈妈非常关爱他。他喜欢妈妈的关注，但同时也感到妈妈是一个好批评、爱评判的女性——对于别人该怎么做总是有很多的条条框框。S

先生记得一件事，当他还在读一年级时，他的一个朋友获得了一项市民奖，但他没获得。虽然妈妈没有明说，但 S 先生却觉得妈妈对他不满意，而且她会认为："你的朋友能获奖，为什么你不能？"

S 先生说，他的童年还是比较快乐的。但是从六年级开始，他开始在意自己的分数和受欢迎度。在学校里，他要么学习非常用功（然而经常担心做得不够好），要么拖延并且努力不去想那些该做的事情。社交方面，他变得内向、回避与人交往、情感拘谨。在他看来，似乎越少参与、越少表现，被别人批评或拒绝的可能性也就越小。纵观 S 先生的青少年时期，这类行为模式（patterns）逐渐增多。

在大二时，S 先生因为学业成绩没有达到自己的预期目标而非常焦虑。他很难完成写作作业，因为他担心写得不够好。另外，由于远离家乡，而且未能发展出友情和爱情，S 先生深感孤独、隔绝。他对自身和未来变得越来越悲观，最终导致了重性抑郁发作：发作期间他对绝大多数活动失去了兴趣，整天睡觉。这次发作持续了两个月，导致 S 先生退学并随后参军。部队有秩序的生活和同伴的陪伴对他很有帮助，他在三年的服役期中功能良好。然后他又重新回到学校，并且获得了工程学学位。

S 先生自二十多岁起做了工程师，并在职业上小有成就。来寻求治疗时，他正在从事一些行政和监理性的工作，这些职务对他来说不如先前的舒服——先前绝大部分时间他在做更为结构性的、技术性的、讲求细节的工程任务。

S 先生从没有过愉快或成功的约会经历。在三十岁出头时，他再次被介绍给了一位几年前曾短暂见过面的女士。她还记得他，这使他感到既惊奇又兴奋，他们因此开始了约会。他们一年后结婚，两年后有了孩子。S 先生说婚姻很好但是不像自己希望的那样亲密。对于妻子，他在情感和性方面都感到拘谨，他也意识到这是他自己的问题。S 先生没有亲密的朋友，但很偶尔也会参与教堂和社区的活动。

临床体征与症状

强迫型人格障碍在当前西方文化中很常见，尤其在男性中。这可能是由于社会对这类人格特征的推崇所致，包括关注细节、自律、克制情绪、坚韧、可靠可信、彬彬有礼。但是，有的人却在这方面过犹不及，导致了功能受损或者主观上的痛苦。因此，罹患强迫型人格障碍（Obsessive–Compulsive Personality Disorder，缩写为 OCPD）的个体会变得僵化、完美主义、教条、思维反刍、高道德标准、不灵活、难以决策以及情感与认知受限。

DSM-5 将 OCPD 的基本特征定义为人格和人际功能显著受损，同时具有病理性人格特质。要符合人格功能受损的标准，个体必然在身份认同和自我定向上，其中之一或二者都受损。

符合 OCPD 诊断标准的个体倾向于通过工作来获得身份认同，并倾向于体验到范围与强度都受限的情感。他们倾向于僵化的完美主义，因此干扰了工作的完成与目标的实现。在 DSM-5 中，人际功能受损被界定为共情和亲密方面的困难。OCPD 患者的病理性人格特质被确定为"强迫"和"负性情感"。

《国际疾病分类标准 2010 年版》（International Classification of Diseases-Version 2010，缩写为 ICD-10）将 OCPD 与强迫型（anankastic）人格障碍等同。ICD-10 将患有这种人格障碍的患者描述为"怀疑、完美主义、过度责任感、检查及对细节的先占观念、固执、拘谨、僵化"。ICD-10 特别指出罹患强迫型人格障碍的个体可能会有"持续的、不受欢迎的想法或冲动，但未达到强迫症的严重程度"。

OCPD 患者最常见的问题是某种形式的焦虑。强迫型人格障碍患者的完美主义、僵化及教条行为使他们易感以慢性焦虑为特征的广泛性焦虑障碍。许多强迫型人格障碍患者会思维反刍：自己是否把事情做得很完美，或者是否做错了事？这通常会导致其主诉中经常出现"难以决策"和"拖延"的字眼。如果他们发现自己身处于强迫行为和外在压力的严重冲突中，慢性焦虑会加剧至惊恐障碍的程度。例如，如果某位强迫型人格障碍患者在截止日期前还没完成任务，但因为完美主义使计划进展得很慢，那么他的焦虑就会急速上升。患者可能会将其躯体症状灾难化，这些症状包括心跳加快、呼吸急促等。这可能会导致恶性循环，即焦虑导致躯体症状增加，而躯体症状反过来又加剧焦虑，如此往复，这在惊恐障碍患者中十分常见。

OCDP 患者，其罹患特定强迫思维和强迫行为的情况也高于平均水平。在拉斯穆森（Rasmussen）和聪（Tsuang）的研究中，涉及 44 例具有强迫思维和行为症状的患者，其中的 55% 也共病 OCPD。此外，一项针对 668 例患者的纵向研究发现，大约 21% 罹患 OCPD 的患者（根据 DSM-Ⅳ的诊断标准）也同时符合强迫症的诊断标准。

OCPD 的另一个常见问题是抑郁，通常表现为恶劣心境障碍或重性抑郁障碍。强迫型人格障碍患者通常生活得非常平淡、无聊、不如意，并遭受着慢性、轻度的抑郁。随着时间推移，其中有些人能意识到这些症状，尽管他们可能不理解为什么会产生这些症状。来治疗时，他们常主诉快感缺乏、无聊、精力不足以及无法像别人一样享受生活。有时患者的配偶会发觉他们的抑郁并促使他们前来治疗。由于患者的僵化、完美主义及对控制自身、情绪及环境的强烈需要，强迫型人格障碍患者非常容易变得不堪重负、绝望、情感隔离和抑郁。这通常发生在当他们觉得生活不在自己掌控之中并且常用的应对机制失效时。

强迫型人格障碍患者通常会罹患各种心身障碍。因为长期的高度生理唤起和焦虑会产生躯体症状，他们易患各种心身问题。他们通常会患有紧张性头痛、背痛、便秘和溃疡。他们可能还有 A 型人格，进而增加了心血管疾病的风险，尤其是那些经常愤怒和充满敌意的患者。由于他们通常认为这些问题是躯体原因导致的，因此往往先去内科就医，然后被转介来进行心理治疗。帮助他们理解这些问题背后的心理因素，从而针对心理问题展开工作，通常是很困难的。

有些强迫型人格障碍患者还有性功能障碍。患者的情绪不适、缺乏自发性、过度控制和僵化，都不利于他们放松自如、舒适愉快地对待性。强迫型人格障碍患者的性功能障碍通常有性欲抑制、性高潮缺乏、早泄和性交疼痛。

最后，患者来接受治疗还可能是因为他人与其共处时出现了问题。配偶可能提出进行夫妻治疗，因为他／她对患者很少与家人共度时光感到不满，而这是因为患者缺乏亲密的情感陪伴或其工作狂式的行为而导致的。拥有罹患强迫型人格障碍的父亲或母亲，其子女也会来寻求心理治疗，因为僵化、严厉的教养方式可能导致患者与子女之间存在长期的矛盾冲突。雇主也可能会将罹患强迫型人格障碍的员工送来治疗，因为这些员工会持续地拖延，或者其工作中人际关系失调。

研究及实证资料

有关 OCPD 的确切研究少之又少。迄今为止，有关该障碍的大部分知识都源于临床工作。不过，大量证据证明 OCPD 的确是一个独立的诊断实体。若干因素分析研究已发现，构成 OCPD 的各种理念假设特质的确倾向于一起出现。亚当斯（Adams）在研究了有强迫型特质的儿童后发现，这些孩子的父母具有很多的强迫型特质，包括严格与控制、强制、缺乏共情以及不认同儿童自发的情感表达。目前尚不清楚有强迫型人格特质的儿童有多大比例会在成人后发展为 OCPD。

有一些研究关注 OCPD 在基因和生理层面的基础。克利福德（Clifford）、默里（Murray）和富尔克（Fulker）的研究使用"莱顿强迫问卷"（Layton Obsessive

Inventory）测量了同卵双胞胎和异卵双胞胎的样本，发现强迫型特质在同卵双胞胎中的相关性要显著地高于异卵双胞胎。在另一项研究中，斯莫克（Smoker）和谢弗林（Shevrin）考察了强迫型和表演型人格类型与大脑半球优势的关系。他们使用横向眼动检验半球优势，发现强迫型人格的被试在实验任务中主要往右看，这表明其左侧半球激活程度更高，而表演型人格的被试主要往左看。由于左半球与语言、分析性思维以及推理有关，因此自然会在强迫型被试中占优势。右半球则被认为与想象及整体性思维有关。

贝克及其同事研究了失功能信念在包括 OCPD 在内的各种人格障碍中是否存在差异。在他们的研究中，一组大样本的精神科门诊患者（平均年龄 34.73 岁）在摄入性访谈时完成了"人格信念问卷"（PBQ），并用标准化的临床访谈进行了人格障碍的评估。被试还完成了"DSM-IV轴 II 人格障碍结构化临床访谈表"（SCID-II）。他们的研究表明，OCPD 患者在 PBQ 中倾向于勾选的信念，与其特定障碍有理论上的联系。贝克等人认为这一结果支持了人格障碍的认知理论。

尽管许多治疗师报告用认知疗法治疗 OCPD 取得了成功，但是还没有确切的结果。不过，已有一些研究对强迫型人格特质和 OCPD 患者的认知干预给出了支持。

哈迪（Hardy）与同事研究了 DSM-III 中的 C 组人格障碍对短程心理疗法治疗抑郁的结果的影响。114 名抑郁被试中，27 人符合 DSM-III 中的 C 组人格障碍诊断，即强迫型、回避型或依赖型人格障碍，而其余 87 名被试则没有人格障碍。所有的患者都完成了 8 次或 16 次的认知行为疗法或心理动力 - 人际疗法的会谈。罹患人格障碍的患者在大多数症状测量指标上，相比非人格障碍的患者，其抑郁起始症状更严重。在心理动力 - 人际疗法的抑郁治疗组中，人格障碍患者在治疗后以及一年后的追踪随访时仍比非人格障碍的患者症状评定更严重。而在认知行为疗法治疗组中，两类患者的治疗后症状评分无显著差异。治疗时程的长短不影响结果。然而要指出的是，巴伯（Barber）和明茨（Muenz）发现：心理动力 - 人际疗法治疗强迫型人格障碍患者抑郁的疗效要优于认知疗法。

在一项认知疗法治疗和药物治疗的对比研究中，布莱克（Black）、莫纳汉（Monahan）、韦斯纳（Wesner）、加贝尔（Gabel）和鲍尔斯（Bowers）考察了惊恐障碍患者的异常人格特质，用"人格诊断问卷 - 修订版"（Personality Diagnostic Questionnaire-Revised）进行测量，结果显示：认知疗法与异常人格特质得分的显著降低相关，包括强迫型、分裂型、自恋型和边缘型人格。

麦凯（Mckay）、纳兹罗格卢（Neziroglu）、托达罗（Todaro）和亚尔尤拉 - 托拜厄斯（Yaryura-Tobias）研究了患者在接受强迫症的行为治疗之后，其人格障碍方面的变化。被试为 21 名被确诊患有强迫症的成年患者。在前测中人格障碍的平均数为 4，后测中平均数为 3。研究者分析认为，尽管这一变化很小，但仍具有临床上的显著性，因为人格障碍数目的变化与治疗结局显著相关。虽然治疗可成功缓解强迫症的症状，但强迫型人格却更难改变。

鉴别诊断

如果临床工作者能觉知并关注 OCPD 的各种表现及其临床体征，那么 OCPD 的评估和诊断通常并不难。治疗师与 OCPD 患者初次电话联络时，就可能察觉到患者在安排初次会面预约上的僵化、难以决策。患者难以决策通常是因为害怕犯错误，而不是那种常见于依赖型人格障碍患者的情况——怕治疗师不悦或对其造成不便。

在初次会面时，治疗师可能会注意到 OCPD 患者相当拘谨、严肃，不怎么热情也不太表达。为了更准确地表达自己的观点，OCPD 患者通常会对某一主题进行思维反刍（rumination），以确保告知了治疗师所有的细节，而且自己也做到了考虑周全没有疏漏。另一方面，患者也可能说话很慢，犹犹豫豫，这是因为他们担心不能严丝合缝、精确至极地表达自己。OCPD 患者的谈话内容更多的是事实和观点，而非感受和喜好。在患者个人成长史和当前生活的资料信息中，表明可能存在 OCPD 的指标包括以下几项。

1. 患者通常在僵化、控制型的家庭中长大。

2. 患者缺乏亲密的、可自我披露的人际关系。

3. 患者从事技术性的、讲求细节的工作，如会计、律师或工程师。

4. 患者缺乏休闲娱乐活动，或从事这些活动也是为了达到某个目的而不是为了纯粹的身心愉悦。

例行的心理测验可有助于做出是否罹患 OCPD 的诊断。"米隆临床多轴量表 - Ⅲ"（Millon Clinical Multiaxial Inventory- Ⅲ）是专门用来诊断人格障碍的，同时它也有助于理解 OCPD 的各种表现。患者在投射测验中的典型反应是：在"罗夏墨迹测验"中，有大量微细节性（small-detail）的反应；在"主题统觉测验"中，则是冗长、细致、道德说教式的故事。治疗师需要考虑花费时间和金钱来做投射测验是否值得，因为要准确诊断和理解此类患者，不一定非要使用投射测验。

诊断OCPD最为简单、经济的方法，就是开门见山、非批评性地直接向患者提问，判断其是否符合DSM-5的诊断标准。大多数的患者会坦陈自己符合这些标准，如情感表达的不适感、完美主义、难以做决定等。然而，他们可能无法理解这些特征与其求治的当前问题之间有什么联系。

因为OCPD和其他症状性障碍及人格障碍共有很多相同的要素，所以要做到正确诊断，就必须对此加以排除。OCPD与强迫症之间的区别相对容易确认：只有强迫症才真正有自我不和谐的强迫思维和强迫行为，而OCPD则没有。然而，如果患者的症状同时符合两种障碍的诊断标准，那么这两个诊断就都应该给出。

OCPD和自恋型人格障碍都倾向于完美主义，也都认为他人做事不如自己好。一个重要的区别是，OCPD患者是自我批评的，而自恋型人格障碍患者却不是。自恋型人格障碍患者与反社会型人格障碍患者都是对别人欠缺宽宏大量，对自己却纵容姑息。但OCPD患者无论对人对己都是很挑剔的。OCPD和分裂样人格障碍的共同点是：都表现得拘谨、社交疏离。对分裂样人格障碍患者而言，这是因为他们缺乏亲密的能力，而对OCPD患者来说，这是因为他们情感表达上的不适感及其过度投入工作而导致的。

偶尔，OCPD可能也需要与"由于其他躯体疾病所致的人格改变"相鉴别，如因中枢神经系统病变导致的后果。OCPD的症状同样需要与慢性物质使用（如未特定的可卡因相关障碍）有关的症状进行鉴别。

概念化

本章关于OCPD的概念化整合了上述观点以及弗里曼（Freeman）、普雷策（Pretzer）、弗莱明（Fleming）和西蒙（Simon）及普雷策和汉普尔（Hampl）提出的观点。患者的驱动图式为："我必须不惜一切代价地避免犯错。""每种情况下，只有一条路/一个答案/一种做法是正确的。""错误是无法容忍的。"OCPD的绝大部分问题来自于患者运用这样的策略来避免出错："我必须非常小心。""我必须关注细节。""我必须能迅速发现错误并加以纠正。""出错就理应被批评。"强迫型人格障碍患者的目的是根除错误，而不仅仅是使错误最小化。这导致了患者对于自身和环境全面、彻底的控制欲。

二分法思维（非黑即白）是 OCPD 患者一种特征性的认知歪曲，体现在信念上则为"失之毫厘，谬之千里"。除了上述谈到的许多个人问题外，这样的信念也导致了其人际问题，因为人际关系往往会涉及强烈的情感，通常也没有清晰确凿的正确答案。而且因为人际关系可能会影响到患者，导致其在工作上分心而屡屡出错，所以人际关系也给患者造成了问题。患者的解决方法就是对情感和模糊性情境都加以回避。

OCPD 另一突出的认知歪曲是"魔力化思维"（magical thinking）："杞人忧天，天所以不塌（担心忧虑可以阻止灾祸／错误的发生）。"如果不能确定行事一切完美，那最好什么也别做。因此，强迫型人格障碍患者所倾向避免的是"不当为而为之"（commission）的错误，而不是那类"当为而不为"（omission）的错误。生活方式的改变对他们而言是灾难性的，他们相信：只有那些强迫性的立场、标准，才能防止自己滑向懒惰、经济损失或者混乱放荡的男女关系。

我们用 S 先生的例子来说明一下认知疗法治疗师是如何进行概念化的。回顾本章开头 S 先生的讲述，其中披露了很多主题——体现出 S 先生可能具有的图式。S 先生反复表达自己的无能感，他讲述自己一年级与母亲的互动情况时就体现出了这种无能感。他的这种与别人相比时的无能感，也体现在他一直以来回避和隔绝的生活方式上。他表示，越少参加各种活动，越少表达自己的情感，自己被别人批评或拒绝的可能性也就越小。这也牵扯出了 S 先生成长史中的另一个主题。他似乎会强烈地预期到：自己会被别人批评——无论是被母亲、被儿时同伴，还是被现在的监理方。S 先生强烈的无能感及其有关挨批评的预期，似乎源于他的完美主义。即使 S 先生表现良好，他也担心自己会犯错，他从来不相信自己做得足够好了。这种情况，早在他上小学时就有所体现，也一直延续到了当前的工作上。因为 S 先生有很多 OCPD 的特征，治疗师在治疗中要时刻谨记该障碍的潜在可能。更多信息的获取，将会使治疗师针对 S 先生做出进一步的认知概念化。

治疗的主要目标

OCPD 的认知治疗有几个一般性的目标。

1. 对患者进行心理教育，说明完美主义对于症状的产生和维持所起到的作用。

2. 帮助患者检验以下两种方式的差异：一种是严格遵循一贯的规则；另一种是灵活分析哪些规则对其是有用的，而哪些是无用的。

3. 帮助患者分析那些维持着完美主义与僵化的自动思维、潜在假设及核心信念。

4. 将这些一般性的目标与患者的工作生活和人际关系联系起来，将具有个人意义的结果作为具体的治疗目标。

成功的治疗会体现在以下方面：患者的紧张或痛苦困扰会得到缓解，患者的标准会更具灵活性，其工作成效、时间管理和人际关系都会有所改善。

除了教授患者情绪的认知理论外，在治疗初期建立治疗目标也是很重要的。治疗目标要与 OCPD 患者的当前问题有关，如"按时完成工作或作业""降低紧张性头痛的发作次数"或者"能够获得性高潮体验"。制定出具体的目标是很重要的，笼统性的目标如"不抑郁了"是较难进行工作的。若患者主要关注的是抑郁问题，那么有必要将该问题分解成具体的方面，如"早晨能早起"或"能完成特定的工作任务或社交活动"，这样才能更有效地治疗抑郁。

然后对这些相应的、可进行工作的目标加以排序，因为要一次处理若干个目标往往是困难且低效的。目标排序所依据的两条标准是：每个问题对患者的重要程度及其解决的难易程度。治疗早期迅速取得的成功，会有助患者加强治疗动机、提升对治疗的信心。当治疗目标确立后，识别出与之相关的自动思维与图式是很重要的。

在运用认知疗法进行治疗的早期，要将如下理念导入给患者："人的感受与行为，是与其对生活事件的感知、思考及解读有关的。"在会谈时，治疗师如果观察到患者有情绪变化，便可以问他们刚刚想到了什么——以此向患者展示认知模型。另一种展示认知模型的方法是描述一个情境。例如，某人在等一位迟到的朋友，可列出此人各种可能的情绪，如生气、焦虑、抑郁，并将这些情绪和此人可能出现的想法联系起来："他竟敢让我等着。""也许他遭遇了一起事故。""这就证明没有人喜欢我。"

通常而言，要在会谈之间的每一周里对所工作的问题保持监测，常使用"失功能思维记录表"(Dysfunctional Thought Record，缩写为 DTR)。患者可用 DTR 来记录"情境""情绪感受"及"当时的想法"。因此，一名要处理拖延问题的 OCPD 患者，可觉知到：当自己回避工作任务时，自己感受到焦虑的情绪，当时的想法是"我不想干这个事儿了，因为我做不完美"。当大量类似的自动思维获得收集之后，OCPD 患者就可以显而易见地发现：大部分的焦虑与拖延都是因为自己的完美主义。然后，很关键的是要确定这些自动思维背后的假设或图式了。在这个完美主义的例子中，潜在的假设可能是："为了自己能有价值，我必须避免出错。"在这个问题点上，帮助患者理解自己是怎样习得该图式的，这样做通常会有助益。图式虽然有时更多地基于文化规范，或者以更为特异性的方式发展而成，但通常，图式还是从患者与父母或与其他重要他人的互动中发展而来。所以，治疗要帮助 OCPD 患者识别和理解这些假设和图式所造成的不良后果，然后发展出驳斥它们的方法，使之不再控制患者的感受和行为，也不会再引发导致患者来访的这些问题。治疗师和患者一起合作性地发展出新的、更有助益的图式作为可能的替代性图式，在患者的日常生活中予以试用。通常，新的图式出现后，会竞争性地替换掉旧有的、适应不良的图式。

S 先生的治疗目标是消除或至少是极大缓解他背部和颈部的疼痛。S 先生与很多心身疾病患者不同，他已经接受了"自己的疼痛问题主要是由心理因素导致的"。治疗师和 S 先生讨论了认知模型，对此他也很乐于接受。前几周的家庭作业是让 S 先生在每周的"活动日程表"上监测自己的疼痛——每小时从 1 到 10 评定一次自己的疼痛水平，并记录当时在做什么事情。起初，S 先生留意到疼痛在傍晚时分最严重，这个时间段他是和家人一起待在家里的。对此，S 先生很难理解，因为他通常很享受傍晚在家的放松时光。通过信息的收集，S 先生认识到，事实是，当疼痛在白天出现时，自己转移了对疼痛的注意。对 OCPD 患者而言，转移注意（distraction）有时是一种有用的策略，尤其是对其非建设性的反刍思维来说。但在 S 先生的案例中，转移注意干扰了他对于问题的评估。当他对自己疼痛提升了觉知后，他发现这种疼痛始自一种刺痛的、像晒伤的感觉，之后逐渐从轻度疼痛发展到剧痛。在遭遇持续性的压力时，S 先生背部和颈部的肌肉开始痉挛，使他不得不在家卧床休息几天。

合作策略

OCPD 患者前来求治可能是因为各种原因，但他们却很少会针对自己的人格障碍求助。尽管患者有时也能觉知到自己人格的某些方面（如完美主义）可能促成了自己的心理问题，但一般还是不会因为这种不灵活的思维方式以及控制过度的情绪和行为而来访求助。

针对 OCPD 患者的一般性治疗目标是：帮助他们改变或重新诠释其有问题的潜在假设，从而改变其行为和情绪。认知疗法治疗师一般会乐于接受患者表面上主诉的情况。例如，患者在摄入性会谈时主诉有焦虑、头痛或阳痿等症状，通常这些就是治疗所要处理的问题。有时 OCPD 患者的主诉更为外化。例如，"监理方对我的工作非常挑剔，简直不可理喻。"这类问题往往更难处理。治疗师虽然仍然可以直接处理这类主诉，但应予明确：治疗不可能直接改变监理方的行为，因此，治疗目标应该是去改变患者的行为，基于此来改变监理方对待患者的方式。

所有的治疗，开始时都要和患者建立融洽信任的治疗关系，这是非常重要的，但对 OCPD 患者来说，却困难重重，因为他们僵化、对情绪有不适感而且一般不重视人际关系。针对 OCPD 患者的认知疗法，比常规的认知疗法甚至更为事务化、更加问题聚焦化、更少着重情感支持和关系的议题。通常，融洽的治疗关系建立在患者对治疗师业务胜任力的尊重上，而且也建立在患者相信"治疗师同样尊重我并能帮助我"的基础上。在治疗早期，如果超出 OCPD 患者的舒适范畴（comfortable）来尝试与其建立更为亲密的情感关系，会对治疗造成危害并可能会造成治疗的过早终止。

OCPD 患者会引发治疗师多样的情感反应。有的治疗师会觉得这类患者有些枯燥无聊，因为患者一般缺乏情感，谈论事情时更着重于事实部分而不谈情感部分。患者缓慢且事无巨细，这可能也会让治疗师感到厌烦，尤其是对那些注重效率和目标定向的治疗师而言。那些喜欢让患者在治疗中发展出理想化和依赖性的治疗师，可能会觉得 OCPD 患者让他们提不起劲头来，因为这类患者通常不太可能形成这样的治疗关系。有些 OCPD 患者会表现出想要"掌控治疗"——或直接表达出来，或以被动 - 攻击的方式表现出来。例如，当治疗师布置家庭作业时，患者可能会直接告诉治疗师这种作业徒劳或愚蠢，或者先同意做但之后就"忘记了"或没时间完成。这些患者会引发治疗师的愤怒感与挫折感，也会造成冲突矛盾——针对治疗师自身的掌控需求而言。

一旦治疗师自己的图式也是强迫型（compulsive）时，另一种问题可能就会产生。正如本章前文所述，亚临床性质的强迫型性格特征在西方文化中是有益于成功的。认知疗法治疗师所取得的学术及专业领域的成功，可能便基于此类品质，如尽责、关注细节、自律、坚持不懈、可信可靠等。如果治疗师也是完美主义、僵化、过度控制，而且缺乏自知内省的，那他们也就看不见患者的心理病理表现了。此类治疗师可能会毫无审辩地接受患者的观点，从而错失了帮助患者的契机。

治疗师对 OCPD 患者的反应可以提供很多关于患者及其问题来源的信息。然而，治疗师应该避免基于自身的价值取向去改变患者，而应该从患者的需求及其所呈现的问题出发。例如，治疗师可能希望 S 先生能更富于情感表达，但这并不是 S 先生功能显著受损或主观严重痛苦的地方，所以治疗也不应聚焦于此。

施特劳斯（Strauss）及其同事研究了 OCPD 患者或回避型人格障碍患者与认知行

为疗法治疗师之间治疗关系的作用。在研究了 30 位完成 52 次会谈（每周一次）的患者后，他们发现有两个因子可预测症状的显著改善。第一个因子是患者对治疗联盟的最初评级；第二个因子是当治疗联盟出现问题时，患者和治疗师加以解决的情况。治疗中所建立起的合作以及患者克服合作阻碍的经验，对患者的功能改善意义重大。

临床干预

在认知疗法的大框架下，一些特定的技术对于 OCPD 的患者是有帮助的。治疗会谈的结构化很重要，包括设置议程、明确问题的优先顺序以及运用问题解决技术。这些技术有助改善患者的很多性格特征，包括难以决策（indecisiveness）、思维反刍和拖延。结构化的会谈要求患者选择一个特定的问题并就此展开工作，直到该问题改善到可接受的程度。如果 OCPD 患者对于结构化工作有困难，治疗师可以让患者关注与之有关的自动思维，并将其与患者一贯的难以决策和拖延问题联系起来。"每周活动日程表"是一种患者可以将其日常活动规划至以小时为单位的表格，这可以帮助他们结构化自己的生活，并变得更加高效和轻松。

治疗师必须做好这样的心理准备，即 OCPD 患者会把某些特定的技术用到完美的地步。例如，这样的情况很常见：会谈时 OCPD 患者会带来自己这一周的家庭作业—— 一厚沓书写无误、工整如打印一般的"失功能思维记录表"（DTR）。虽然，如此精益求精起初好像是对治疗进展有益的，但最好还是将其视为患者问题行为的一种体现。患者经常在使用 DTR 时表现出难以决策和思维反刍，他们可能会在"自动思维"一栏及"合理反应"一栏中反复纠结，无法得出一个平衡的结论。这可能也反映了患者在平时生活中的思维过程。因此，就有机会针对患者的认知过程和认知内容加以处理了。

因为 OCPD 患者常有焦虑问题和心身症状，所以放松技术、冥想以及正念通常是有帮助的。患者起初常难以运用这类技术，这有时是因为他们的信念："花上半个小时来放松或冥想是浪费时间。"认知疗法可用来处理这类问题的技术是：针对某一特定的行为或信念，分别列出利、弊两方面。OCPD 患者运用放松技术的弊端可能是占用了时间；好处则可能是患者缓解了焦虑，抖擞了精神，实际上磨刀不误砍柴工。

引导 OCPD 患者进行行为实验通常也会有所助益。例如，与其直接辩驳 OCPD 患者的某种信念，还不如对此采取一种中立的、实验性的态度。因此，如果患者说自己一天都没时间做放松，那么治疗师就可以建议做一次行为实验以检验患者的说法。患者可以对比一下运用了放松技术的那些天与未运用放松技术的那些天，哪种情况下工作效率高。OCPD 患者，往往更看重工作建树，相比之下，他们远不重视快乐。在治疗中，通常需要帮助他们觉知到这一点，并与之一起评估其价值体系中的各种假设，关注快乐对生活的重要性。

若干认知及行为技术可有助于 OCPD 患者应对慢性担忧（chronic worrying）和思维反刍。一旦患者认同了这是失功能的，就可以教授他们使用正念取向的觉察、标记以及思维的再定向。如果患者仍继续相信担忧是有帮助的、有作用的，那也许可以让他们同意将这些担忧集中在一天的特定时段内进行。这起码帮助他们将一天其余时间中的担忧最小化。逐级安排任务也是有帮助的，通常将一个目标或任务分解为具体明确的步骤，这有助于患者理解绝大多数的事情都是循序渐进的，不会一帆风顺，也不会一蹴而就，从而有助于对抗患者的二分法思维（非黑即白）与完美主义。

当 S 先生学会更为一致地、持续地监测自己的疼痛后，他发现三类情境与其肌肉紧张有关：（1）有工作或任务需要完成时；（2）因为拖延而有许多还没有完成的事情时；（3）被要求参与有陌生人的社交活动时。S 先生与其治疗师决定最先针对第一种情境工作，因其发生频率远高于第三种，并且可能会导致第二种情境。例如，有一次当他站着冲洗盘子时，他发觉自己有点背疼。他当时想，这些盘子在放进洗碗机之前，必须先冲洗得特别干净。这样的想法让他深感压力，他在冲洗盘子上所花费的时间也比例行所需要的多得多。列举出一些类似的例子后，S 先生认识到自己的完美主义导致日常的任务演变成了痛苦的压力应激源。他于是开始寻找自己自动思维背后的假设和图式。由 S 先生所填表格发展出的概念化图，见图 10.1——这是 S 先生的行为模型。

治疗师和 S 先生进一步讨论这种思维及行为模式（pattern）的含义。

治疗师：所以当你在做一件事情时，你发现自己体验到了很大的压力，因为你觉得不管你做得多好，还是无法令人满意？

患者：是的，我想那就是为什么我拖延做事或干脆不做的原因，因为这样就不用去应对这些感受了。

治疗师：所以你的回避和拖延都是为了减少你的压力？

患者：是的，我想是这样的。

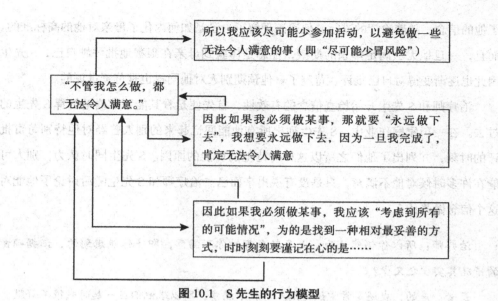

所以我应该尽可能少参加活动，以避免做一些无法令人满意的事（即"尽可能少冒风险"）

"不管我怎么做，都无法令人满意。"

因此如果我必须做某事，那就要"永远做下去"，我想要永远做下去，因为一旦我完成了，肯定无法令人满意

因此如果我必须做某事，我应该"考虑到所有的可能情况"，为的是找到一种相对最妥善的方式，时时刻刻要谨记在心的是……

图 10.1　S 先生的行为模型

治疗师：作为一种缓解压力的方法，它真的对你起作用吗？

患者：不，拖延通常只会把事情搞得更糟。我希望自己是一个很负责的人，所以不把事情做完真的让我感到很困扰。我最严重的几次背痛，都是在我整整一周都拖延的情况下发生的。

治疗师：你在表中写道，你认为自己的所作所为无法令人满意。假如你做了一些让别人不太满意的事情，会怎样呢？你会烦躁不安吗？

患者：你的意思是？

治疗师：你觉得有没有可能，一个人做了一些事情让别人不太满意，但他却并没有为此而不安、心烦？

患者：有可能的，我明白有的人是这样的。不过我觉得对我而言，如果我没有发挥出一定的水平，我还是会觉得不太满意。我似乎不太可能做到你刚才说的那样。

因此，S 先生的核心图式或信念是：如果不能始终完美，那么他自己就无法满意。鉴于 S 先生的表现几乎不可能达到令自己满意的程度，他的主要症状就以焦虑的形式体现了（即背部的躯体不适）。虽然，有时候 S 先生也会放弃，并对自己盖棺定论：不管自己怎么做都无法令人满意。但是，在这些情况下，他会变得绝望和抑郁，就像他在大学时那样。

在揭开 S 先生的核心信念之后，治疗的焦点在于改变信念，因为这是造成 S 先生当前症状和其强迫型人格障碍的主要原因。治疗师在之后的几次会谈中与 S 先生讨论

了他的信念，随着治疗的进行，他逐渐理解了自己是如何内化了母亲对他的高标准的。而且，一旦他无法满足母亲的期望，他总是体验到母亲在狠狠地批评她自己，S 先生因此也逐渐变得对自己批评、苛刻了。他预期别人对他同样也是苛责批评的。

治疗师和 S 先生开始检查信念的有效性，首先便是看其能否准确地解释 S 先生的过去。在一项家庭作业中，S 先生列出所有他能回忆起来的别人曾经对他特别苛责批评的时刻，并列出了他们之所以这样对待他的可能的原因。S 先生同时认为，别人可能在许多时候对他不满意，只是没有说出来而已。治疗师和 S 先生随后讨论了他能对这个信念做些什么。

治疗师：所以你仍然认为，大多数人都对你不满意，即使你能想到的、证据确凿的情况其实少之又少？

患者：是的，我还是常常认为别人对我不满意，所以跟他们在一起时我很不舒服。

治疗师：你认为自己该如何检验这些想法是否正确呢？

患者：我不知道。

治疗师：好吧，一般而言，如果你想知道其他人在想什么，你会怎么办？

患者：我想我会问他们吧。

治疗师：你能这样做吗？下次，当你认为别人对你不满意时，是否可以寻求一下他们的反馈？

患者：我不确定，他们可能不喜欢我这样问他们，或者他们可能不会把实情告诉我。

治疗师：有这种可能性，也许我们之后可以想一想怎么确认这些。但同时，我们是否可以先找一个你觉得诚实公正的人？你觉得谁符合这样的特点？

患者：我的上司是一个正派的人，我多希望不必时刻去担心他会对我品头论足啊。

治疗师：你能否想出一种相对安全的方法，问一下上司对你本人或你的工作的印象呢？

患者：我想可以这样说："杰克，你好像有心事，是不是我工程项目上的情况让你心烦啊？"

治疗师：这话听起来很不错。你可以把这个作为下周的家庭作业吗？在本周，当你认为上司对你不满意时，你是否可以问一下他的想法，并且记录你预计他会说的和他最后实际说的话？

患者：好，我会试试看的。

　　这是一个通过设置行为实验来检验特定的失功能信念的例子。在之后几周里，有几次当 S 先生觉得别人对他不满意时，他确实问了别人的想法。他发现除了一次以外，其余所有的情况都是他误解了别人的评价。而那一次，他的一个上司对他稍有不满，但那是因为 S 先生工作完成得比较晚。患者从这件事中认识到，比起自己的表现水准来，拖延其实会造成更多的问题和不满。

　　跟许多强迫型人格障碍患者一样，S 先生的信念是：把事情先放一放是可以的，因为这样自己就可以做得更好。治疗师给他布置了家庭作业来检验该信念，让他按 1~10 分给自己在各任务上的表现水准加以评定。然后将这种拖延性任务上的表现平均分，与那些立刻完成的任务的均分加以比较。他发现在那些不拖延的任务上，自己表现水准的均分更高一点，S 先生认为，这是因为对于所回避的任务，自己所感受到的压力其实会越来越大。

　　另外一项对 S 先生有帮助的技术是让他比较一下他对自己与他人这两方面所建立的价值与标准。S 先生逐渐认识到：他对自己的批评与苛求，比对别人的要多。他也承认有两套不同的价值标准是不太合理的。治疗师基于此，让 S 先生一旦发觉在进行自我批评时，就问问自己：如果是别人做到了这样的水准，自己会怎样看？S 先生发现这一技术能帮助他更好地理解自己，并减少对自己的批评。不过，该技术对许多 OCPD 患者不起作用，因为 OCPD 患者对他人通常与对自己一样，也是批评、苛求的。

　　治疗师和 S 先生确认了其主要的认知歪曲及其常用的思维适应不良模式，包括以下几条：

　　1. 二分法（非黑即白）思维（"如果事情没有做到完美无瑕，那就是做得一无是处"）；

　　2. 夸大化（"如果我没做好，那太可怕了"）；

　　3. 过度概括（"如果我把某件事办砸了，就意味着大家不会接纳我了"）；

　　4. 应该（"我应该把这事做完美"）；

　　5. 读心（"别人不说我也知道他们在评价我"）。

　　S 先生使用 DTR 监测这些思维模式（patterns）在生活中出现的情况，并且确认它们是如何增加压力及降低自己的表现水准的。

　　当 S 先生认识了并且理解了自己思维过程中的认知歪曲后，他逐渐能更有效地去理性应对自己的自动思维了。这帮助 S 先生改变了导致其肌肉疼痛的、习惯性的认知及行为模式（patterns）。接着，治疗师针对他的社交焦虑又进行了几次会谈，而社交焦虑也与其完美主义及担心自己不被他人接受有关。随着 S 先生在这方面取得了一定的进步，他发觉自己的社交焦虑感也减轻了。他也发现，通过继续运用自己之前所学的、针对做任务时焦虑感的那些应对技术，自己是能继续进步的。

历时 6 个月、进行了 15 次会谈之后，S 先生几乎不会感到背疼了。而当他背疼时，他一般已经能够认识到那些导致其压力和失功能的自动思维的来源并能加以矫正了。在 6 个月后的随访会谈中，S 先生表示基本上已经没有疼痛的问题了。S 先生提到曾有个周末很煎熬，因为之后他必须要做一次演讲，但是他已经能够应对并为演讲做好了准备，最后演讲进行得也很顺利。

治疗进展、毕生发展及结束治疗的考量

对绝大多数患者而言，很容易退步回到过去熟悉但失功能的认知及行为模式（patterns）中。这对于有人格障碍的患者尤其如此，因为他们的问题根深蒂固。认知疗法比起其他形式的心理疗法在这方面更有优势。患者逐渐清楚了自己的问题的本质，他们也学会了有效的应对方法。他们学会了如何使用一些工具如"失功能思维记录表"（DTR），这样他们就可以在治疗情境以外，来应用这样的工具解决其他方面的问题了。

当治疗接近尾声时，有必要告诫患者复发的可能性，以便让患者留心问题复发的任何迹象。一旦有这样的迹象，患者就需要针对这些问题工作，无论是用他们自己在治疗中学到的工具，或者寻求治疗师的帮助。有一点很重要，患者应该认识到治疗结束后偶尔需要进行几次强化会谈（booster sessions）是很常见的做法，这样一旦问题复发他们也不会因为再次求助而感到丢脸。大多数认知疗法治疗师会逐渐降低治疗的频率，并在治疗主体部分结束后定期安排强化会谈。

当患者取得进步之后，如感觉好点了，更有自信了，记录下他们解决问题和缓解症状时使用的策略和技术是很重要的。在理想情况下，这应当是一项长期进行的家庭作业，并要在治疗中定期地回顾复习。这样，当治疗结束时每位患者会有一个量身定做的"治疗手册"来帮助他们维持取得的治疗效果，并应对退步和复发。

在治疗结束之前，有一点很重要，就要对患者进行几次强化会谈，对患者在之后几年中回来继续治疗的情况加以正常化。就好像一个牙医现在修补了你的牙齿，未来你仍有可能还需要看牙医一样，这是正常的，而不能被认为是一种失败。患者生活

中会出现各种各样的情况，此时回来征求认知疗法治疗师的意见也是有好处的。当患者的症状恶化而自己却无法有效干预的时候，灾难化想法以及责怪自己反而是没有好处的。

虽然任何重大的生活变化（life transition），都有可能导致症状与痛苦的增加，但对于 OCPD 患者而言，最常见的是发生在退休后。除非患者能在治疗中针对这些生活变化做好相应的准备，否则他们所做的准备最多也就停留在经济层面而已。从规律而高效的职场生涯，转变到不规律的、貌似"无所事事"的退休生活，OCPD 患者对此深感压力。退休后要保持住自己有用、有价值的身份认同感，这通常需要提前做好应对准备。当他们想改变配偶主导多年的家庭日常时，他们易感到焦虑、抑郁以及夫妻不和。

常见问题挑战与临床工作者的自我关怀

一旦治疗师具备了本章所述的知识和工具，那么对于有效治疗 OCPD 患者的最主要挑战，可能来自于治疗师自身的自动思维和图式。如果治疗师在与强迫型人格障碍患者的会谈前、会谈中或会谈后出现强烈的情感反应，治疗师就要警惕自己可能存在的歪曲思维了。如果治疗师对患者的会谈预约感到害怕，或者在会谈期间经历了强烈的挫折感与愤怒感，则治疗师自己最好也去做一下 DTR。如果治疗师无法应对自己的自动思维，那么伦理上就要求治疗师去寻求会诊磋商或接受督导了。

结论

基于大量临床经验以及某些研究支持，认知疗法明显是一种针对强迫型人格障碍有效的、高效的治疗方法。强迫型人格障碍患者通常对认知疗法的某些方面反应良好。这些方面包括问题聚焦性、使用家庭作业、着重思维过程。罹患强迫型人格障碍的患者似乎更喜欢结构性的、问题聚焦的治疗取向，而不是那些主要聚焦于治疗过程及移情关系并以之作为改变途径的治疗取向。

第11章

抑郁型人格障碍

大卫·A.克拉克（David A. Clark），哲学博士；
加拿大新布伦瑞克大学心理学系荣誉退休教授。
凯瑟琳·A.希尔奇（Catherine A. Hilchey），理学学士；
加拿大新布伦瑞克大学心理学系博士候选人。

克莱顿是一名中年IT从业者，他描述自己是"公认的悲观主义者"，他的目光总是投向事物的消极面，无论是个人生活还是世界上的大小事务在他眼里都黯淡无光，充满着绝望。他对生活的宿命论及虚无主义的观点总使他在面对大千世界时极力贬低自己的价值。他的自我批评程度相当高，甚至到了自我憎恨的地步，而他从青少年早期就开始这样了。他对别人也同样严苛（尽管是以讽刺式的幽默表达出来的），经常对别人品头论足，人际交往中时常表现出易激惹、不耐烦和敌意。因为人们发现他比较生硬粗暴、伤人感情，所以同事们和邻居们都不太喜欢他，这也造成了他内向和孤僻的生活方式。虽然他在工作中认真尽责，但是因为他对自己的价值和胜任力存有自伤式的怀疑，导致其从来没有真正地发挥出自己的潜能。

当被要求描述自己的情感状态时，克莱顿使用了类似"消沉"（gloomy）、"了无生趣""空虚"这样的词语，而不是"悲伤"或"抑郁"。当然，他确实经历过一段时间的抑郁并尝试服用不同的抗抑郁药物，但药物效果不佳；而其最主要的情绪状态是"消沉"，同时有"无能"感。他的结论是他无法感到快乐，长期对工作、家庭和日常生活缺乏兴趣。他承认自己是个过度忧虑者，可以好几天窝在家里苦恼自责（brooding）自己的缺点和失败。当他终于决定要为自己长期的消极生活寻求认知疗法的治疗时，他已经处于离婚过程中了。不过，他将此视为一种主动的辞职，他相信自己是个糟糕的丈夫并且罪有应得。他有负罪感，因为认为是自己一直在给家庭带来阴霾，他也相信妻子和孩子没有他会生活得更好。克莱顿与越来越多的自杀意念做着斗争，他将这些想法透露给分居的妻子，妻子终于劝服他不能这样下去——他需要跟治疗师谈谈！

克莱顿的临床表现是抑郁型人格障碍（Depressive Personality Disorder，缩写为 DepPD）。在 DSM-Ⅳ-TR 中，DepPD 被列为"暂定的"的人格障碍诊断，这是因为缺乏足够的实证支持使其纳入到官方的人格障碍术语系统中。在 DSM-Ⅳ-TR 的"需进一步研究的状况"这一章节中定义 DepPD 为青少年或成年早期开始的广泛的抑郁思维模式（pattern），出现在许多不同的生活领域里。虽然对抑郁气质或人格类型的认识可以追溯到 20 世纪早期的精神病学，但抑郁型人格障碍却一直未能从"诊断荒地"的处境上摆脱出来。

ICD-10 和 DSM-5 中都认同以慢性抑郁、恶劣心境或其他持久性心境障碍形式存在的持久性抑郁（persistent depression）。但是，两种诊断系统都不认同抑郁型人格障碍能作为一种特定的人格诊断类型——认为 DepPD 不能与偏执型、边缘型、回避型等人格障碍相提并论。DSM-5 人格和人格障碍工作组的结论是：DepPD 达不到人格障碍诊断的纳入阈限，或许是因其与恶劣心境障碍有一定的重叠，所以他们认为 DepPD 最好被视为由多种病理性人格特质构成的集丛。因此，在 DSM-5 中，将 DepPD 从"需进一步研究的状况"中去掉，并入到人格障碍的拟建研究模型"人格障碍的 DSM-5 替代性模型"中。DepPD 的各要素，可在"抑郁性"（depressivity）这一特定的人格分面（facet）中找到——这一特质分面从属于"负性情感"以及"疏离"这两个人格特质领域。"抑郁性"被定义为：感到低落、悲惨和/或绝望；很难从这样的心境中恢复过来；对未来感到悲观；普遍的羞耻和/或负罪感；自卑感；自杀的想法和自杀行为。"抑郁性"这一特质分面似乎涵盖了大多数可见于 DepPD 的内在负性表征与情感紊乱，但却未包括人际关系上的紊乱，而后者是人格障碍的一个重要方面。将 DepPD "降级"到——包含在人格障碍拟建研究模型中的——人格特质层面，会产生一些不良后果，如不利于相应的理论研究，也会误导临床工作者不去辨识患者抑郁的人格因素。

尽管 DepPD 的诊断存在不明确性，但学界研究的文献量，虽说少却也一直保持平稳。本章即基于这些研究，先聚焦在界定 DepPD 所需的临床体征与症状上——我们将采用 DSM-Ⅳ-TR 中对 DepPD 的标准，因为这些标准是现有研究中最普遍采用的，也与本书所采用的人格障碍概念化最相符合；其次，我们会考虑鉴别诊断的问题，尤其是 DepPD 与重性抑郁障碍以及恶劣心境障碍的区别。

临床体征与症状

罹患 DepPD 的个体长期心情低落，无论其境遇如何都始终快快不乐、消沉忧郁。他们经常会表示，相当长的时间以来他们都不能感受到快乐、幸福或其他的正面情感。他们的自我评价十分负面，自我批评非常多，因此他们经常感到能力不足、无价值和低自尊，他们纠结辗转于自己过往的失败与错误中，对未来也是悲观重重。DepPD 的个体，无论是对人还是对己，都是一如既往的挑剔批评、横加评判。所以，他们经常不讨人喜欢，生活方式孤独而封闭。他们经常说自己从未开心过，即便是在童年时，而且，他们可能也会承认自己其实并不知道什么是真正的幸福。他们常对过去的失败感到负罪或自责，对生活也总抱有缺憾感。他们可能会拼命工作以弥补生活中损失的部分，以此来过度地补偿。他们对别人也很严苛，紧盯别人的失败和缺点。他们的人际风格偏内向，也缺乏自信决断，但是在他人眼中，患者其实是过于决绝的，甚至是伤人感情或者具有攻击性的。总之，DepPD 患者是长期郁郁寡欢、消极、极度悲观的个体，他们大多数时间都感到空虚凄凉，并且很难形成健康的人际关系。

根据 DSM-Ⅳ-TR，DepPD 是抑郁性思维和行为的泛化模式（pattern），其出现不晚于成年早期。这种广泛的消极性体现在以消沉和不快为主导的心境状态，体现出低自尊、高度自我批评、反刍和忧虑的自我指涉性信念，负面评判的人际态度，悲观和／或负罪、懊悔。这一标准与阿奇思科（Akiskal）提出的研究标准大致相似。DSM-Ⅳ-TR 清楚地说明，如果患者的症状只出现在重性抑郁发作时或者只达到恶劣心境障碍的诊断标准，那么不应将其诊断为 DepPD。当使用 DSM-5 诊断 DepPD 时，可给出"其他特定的人格障碍"的诊断类型，并要加以说明"具有抑郁性的人格特质"。因为 DepPD 在 DSM-5 中并未出现，我们建议临床工作者使用 DSM-Ⅳ-TR 中 DepPD 的"正式"诊断标准来做诊断。

患病率

DepPD 在总体人群中有 2% 的患病率，但心理健康门诊设置下所报告的比率却要高很多。DepPD 在许多文化群体中都呈现出女性患病率高于男性的现象。DepPD 与恶劣心境障碍和重性抑郁障碍有较高的共病率，也跟其他人格障碍如回避型、边缘型、自我挫败型（self-defeating）及强迫型有较高的共病率。几乎 40%~60% 的 DepPD 个体都符合重性抑郁当前发作的诊断，而与恶劣心境障碍的共病率则跨度较大——从 18%~95%。麦克德墨特（McDermut）、津摩尔曼（Zimmerman）和切敏斯基（Chelminski）的一个大样本门诊患者研究显示，57.6% 的 DepPD 个体同时共病重性抑郁障碍，而只有 18.2% 的个体与恶劣心境障碍存在共病。然而，在其他研究中恶劣心境的共病率范围为 49%~80%。重性抑郁障碍与 DepPD 不同之处在于：前者为急性起病，持续时间较短，自主神经系统的症状较多。当然如果重性抑郁发作具有更慢性的病程，那么其与 DepPD 则较难鉴别。

鉴别诊断

对临床工作者而言最具挑战性的诊断则是鉴别 DepPD 和恶劣心境障碍。迄今为止，相当多的研究文献探讨了能区分这二者的关键特征。在这两种障碍中，低自尊和绝望感都是突出症状。巴格比（Bagby）及其同事们在最近的综述文献中总结指出：DepPD 相比于恶劣心境障碍，情绪紊乱和自主神经系统症状较少，患者更多的心理症状是持久、广泛的"消极、悲观和自我批评"。克莱因（Klein）也指出抑郁心境在恶劣心境中更突出，而 DepPD 个体通常在至少两年中的大部分日子里的大部分时间内都不会体验到抑郁的心境。相反，慢性的快感缺乏在 DepPD 中更为突出。我们同样可以考虑患者的人际关系紊乱，特别是矛盾心态，可能更能体现出 DepPD 的特点。总之，认知疗法治疗师应该能够区分 DepPD 与恶劣心境，但要做出鉴别诊断就需要更加精细的临床评估以及对抑郁现象的深刻认识。表 11.1 列出了有助于鉴别诊断的 DepPD 临床鉴定特征。

表 11.1　抑郁型人格障碍的鉴别诊断特征

• 占主导的情感是消沉、不快乐以及萎靡不振，而非悲伤
• 核心的自我图式是无价值、无能力、无意义和不胜任
• 认知侧写体现出广泛的消极性、悲观性、对己对人的批评性
• 强烈的负罪感、懊悔感和遗憾感
• 慢性的快感缺乏；无法感受到快乐和成就感
• 在"敌意"或"易激惹"特质上的得分高过平均分
• 具有病理性担忧以及苦恼自责的倾向
• 负性的、批评的，有时甚至是伤人感情的人际交往风格

　　尽管诊断上存在这些复合错综性，但是的确存在这样的患者群体——他们符合 DepPD 诊断标准，但却不符合其他的抑郁诊断类别。抑郁型人格病理也获得了临床实践者的公认。维斯丁（Westen）在针对具有经验的精神病学家和心理学家的全国性随机抽样中发现，有 77% 的比例报告治疗过 DepPD，并报告这是第二常见的人格障碍。最近，基于另一个全国性的精神病学家及临床心理学家样本的重复性研究表明：抑郁型人格病理这一诊断原型再次获得了高度公认、脱颖而出，并与"焦虑 - 回避""依赖 - 受害""分裂样 - 分裂型"聚类组成了一个更高层级的领域，称为"内化谱系"（internalizing spectrum）。由此可见，大多数的临床工作者都认为在界定人格病理时，需要将抑郁型人格加以鉴别。

概念化

　　现阶段还没有针对 DepPD 的认知理论或疗法的书籍出版。最接近的恐怕是本书旧版本中的一章，描述了被动 - 攻击型人格障碍（违拗型人格障碍）的认知概念化和治疗案例。但是在 DSM-Ⅳ-TR 中，被动 - 攻击型人格障碍与 DepPD 有很重要的不同之处，因此被动 - 攻击型人格障碍的概念化对 DepPD 意义并不大。被动 - 攻击型人格障碍以批评性、被动抵抗和朝向别人的愤怒为特征，而 DepPD 则涉及指向个体内部的愤怒、深层的无价值感、正面情感的缺乏以及对未来的悲观。图 11.1 描述了一个拟建的 DepPD 认知个案概念化，此概念化基于贝克及其同事所提出的人格障碍认知理论。我们使用本章开头的个案，来探讨认知概念化中的各个要素。

　　像其他人格障碍一样，认识到童年经验对人格病理发展的影响对 DepPD 是很重要的。在 DepPD 中，常见的报告是缺乏家庭和社会支持、批评式教养、父或母丧失 / 分离。克莱顿的童年经历艰辛多多，由此发展形成了无能感和无价值感。父母在他上小学时离婚了，随后的许多年中，他都是在父母各自的新家庭中辗转度过。父母各自的新家庭都有孩子，所以克莱顿觉得自己不属于任何一方。父亲对克莱顿的努力总是报以批评，经常轻蔑地评价他"跟你妈一个德行"。他也觉得自己遭到了同伴的忽视，而且在整个中学的几年里都过着挨欺负的日子。

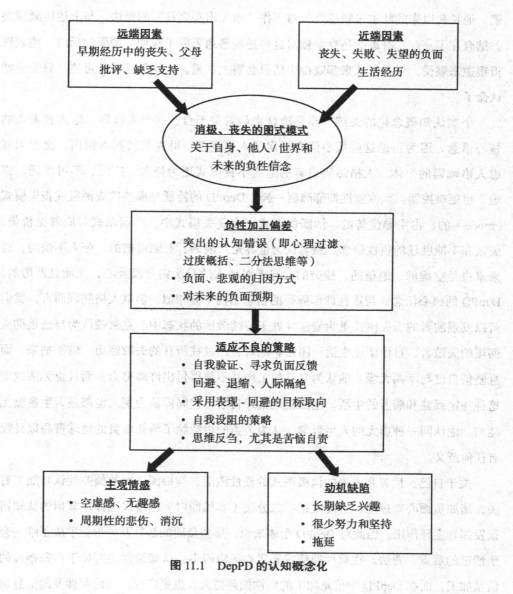

图 11.1　DepPD 的认知概念化

虽然 DepPD 是一种持续、广泛的消极模式，但负性生活事件，特别是丧失与失败，对抑郁症状的加剧仍起到了关键作用，而且可能也是促使个体来寻求治疗的原因。

临床上，对导致转介的近端生活应激源加以确认是很重要的。来访者对应激源做出的评估和反应，我们应该进行详细的分析，这非常重要，因为这种分析可以帮助我们理解抑郁型人格病理在个体日常生活中的功能运转。对克莱顿来说，可谓祸不单行，那么多的负性生活事件似乎是同时发生的，这使他心甘情愿地前来求助治疗——妻子让他搬走并要办理离婚；同时家庭医生告诉他有很高的罹患心脏病风险，必须戒烟和减肥。他长久以来的壮志未酬感以及对工作"永无出头之日"的想法，与上述应激源交并结合在了一起。有趣的是克莱顿对这些逆境遭遇采取了被动、接受的反应。他表现得很逆来顺受，说自己从来都晓得生活只会雪上加霜，对此他已无计可施，只能全然认命了。

个案认知概念化的关键一步是确认来访者关于自己、个人世界、他人和未来的核心信念，因为正是这些核心信念界定了人格病理。贝克及其同事指出，比起未罹患人格障碍的个体，人格障碍患者的适应不良图式更为持久、广泛、不可渗透、强迫，也更难控制。就像重性抑郁障碍一样，DepPD 的特征是那些构成消极或丧失模式（mode）的、占主导优势的、活跃的图式。在丧失模式中，自我图式对应着无价值、失败和不能胜任的负性信念。患者认为世界是严酷的、丑陋可憎的、令人不快的，而未来也是空虚的、绝望的、徒劳的。患者对他人的看法则是没爱心、无能且严厉的。DepPD 的核心信念，与重性抑郁障碍的信念结构十分相似，但就人格病理而言，我们可以发现前者的丧失模式更为慢性并处于持续激活的状态中。克莱顿认为自己是彻头彻尾的失败者，自作孽让生活一团糟。他对自己过往所有的失败经历，信手拈来，而且坚信自己与幸福无缘。他认为自己的工作并不值得付出许多努力，而且也无法改变这种注定孤独和痛苦的生活。他狠狠地批评自己，但同样认为别人也都是天生愚蠢无能的。他认同一种虚无的人生哲学，认为人类的生活除了消耗珍贵的地球资源以外没有任何意义。

关于自己、世界和未来的消极图式的慢性激活，与根深蒂固的偏差性认知加工有关，诸如负面心理过滤、过度概括、二分法（非黑即白）思维以选择性概括的认知错误发挥着主导作用，因此对 DepPD 个体来说，那些负面的解释及评价似乎成了唯一合乎情理的观点、看法。在重性抑郁或恶劣心境障碍中，认知错误主要见于自我指涉的信息加工，而在 DepPD 中信息加工的负性偏差更大，也更广泛，因此所涉及的信息加工范畴也更宽泛，如对他人的感知与解读。DepPD 患者相信，是自己、家人、朋友或认识的人由来已久的、广泛遍布的缺陷，导致了负性事件，因此基于这种负面的推断风格，患者对己、对人都会大加批评。此外，如果悲观和消极主导了患者对自己及重要他人的预期，这种认知偏差对于"如何看待未来"的影响也就显而易见了。

负性的信息加工偏差，在克莱顿的日常生活中显而易见。克莱顿曾提到，因为公司裁员，所以自己在工作上负担的责任更重了。他原本认定自己会是被裁的 IT 技术员之一，但在获得留用时，他却愤世嫉俗地认为这只不过是公司为留下"廉价劳动力"而耍的花招。裁员后不久，克莱顿被委派了一些更有挑战性的任务（相对他的知识技能），他就此认为自己的无能会尽人皆知，而自己也将犯下很严重的错误最终遭公司辞退。克莱顿开始受困担心于"把一切搞砸"，他也觉得工作的压力越来越大了。他努力做出补偿——对每项新任务都投入更多的工作时间——他总会认为每项新任务都是压倒自己的最后一根稻草。在克莱顿眼中，工作的唯一含义就是能力考试，别无其他，而这次考试自己又注定会失败。他也会花大量的时间去考虑自己那"悲惨的未来"，想象自己孤身一人、没有工作、没有家庭、没有朋友，形单影只地在这世上流浪漂泊。克莱顿拒绝接受有关自身现状更正向的可能性，认为这很傻很天真，不过是被"正向思考"洗了脑——是精神导师们欺骗人们逃避现实世界的赚钱手段而已。

在 DepPD 中，消极、丧失模式的慢性激活，表现为某些起到自我保护功能的行为策略突出而明显。DepPD 个体在他们的个人生活中为了应对铺天盖地的负面信息、批评和失败而发展出了这些策略。虽然是为了应对低自尊和根深蒂固的负性自我图式，这些策略却最终增强了他们的消极世界观并且维持了丧失模式的持续激活。

DepPD 有一些标志性的行为和人际策略。第一个策略称为"负性自我验证"（negative self-verification）和"负面反馈寻求"（negative feedback seeking）。根据自我验证理论，人们会去找机会验证和坐实（confirm）他们的自我概念。那些抑郁个体，因对自己的看法是负面的，所以会去寻找、关注和投入到那种自己易遭别人拒绝的社交互动中去，因为此类经历会催生出安全感、控制感。虽然负面反馈是让人不愉快的，即使对 DepPD 也是如此，然而他们却被这些负面反馈吸引着，因为这与他们对自己的负面看法是相一致的。不但有研究证据支持抑郁中的自我验证和负面反馈寻求，而且这一概念化也与认知理论完全相符。在 DepPD 中，负性自我图式的组织非常根深蒂固，我们可以预想到负面反馈寻求会成为个体社交互动风格的特异性特征，然而负面反馈寻求最终是适应不良的，因其强化了 DepPD 个体对自己和他人的负面、悲观的信念。

克莱顿身上有一些关于负性自我验证和负面反馈寻求的例子，特别是在他与别人的人际互动上。他经常为过往的社交互动而苦恼自责，对于那些体现出拒绝或负面评价的他人评论，也总是纠结其中；克莱顿说话挑剔批评、冷嘲热讽，这使他不受人待见；他以自我为中心，待人傲慢自大，经常对别人品头论足、一番批评；他能快速捕捉到任何负面的评论，只要觉得自己遭到了批评，他就变得暴跳如雷，充满防御性。总之，克莱顿对任何负面的迹象都过于警觉，而且也一直都陷于有关自己、他人和世界的负性思维之中。

DepPD 第二个主要的行为策略是回避、退缩和社会隔离。回避是抑郁患者常见的应对策略，也是行为激活疗法的首要改变目标。回避也是 DepPD 的一个突出特征，因为 DepPD 个体的抑郁倾向，他们通常预期自己会失败，所以会选择避开那些挑战性情境。患者缺乏正面情感，所以也就不具备"迎接挑战与困难"的重要动机源了。因此对他们来说，默认的选项就是回避，将自己隔绝于他人。多年以来，克莱顿已经在一项相对轻松的工作上安逸满足了，但是由于公司重组，他被迫承担了更多的责任，因而深感威胁。他无法回避这些新的工作要求，所以对自身表现的焦虑陡然升高。

第三，DepPD 个体倾向采取"成就回避目标"（performance-avoidance goals），来尽力避免被证明"自己是无价值的"。DepPD 个体跟所有的人一样，也会采用目标设置的方法来建立自我价值，但是，DepPD 患者存在的负性自我信念意味着目标的设置更具有防御性，或者更注重避免关于能力和价值的负面评判。所以 DepPD 个体的目标在于"避免证明自己无价值"，而不是那种"努力获取正面评价"的目标，也不是"为了学习而学习"的目标。自我验证和负面反馈寻求是为了避免证实无价值这一目标而服务的。克莱顿明显是在生活中采取了成就回避目标，他经常拿自己与别人进行比较，通过批评、诋毁朋友和同事们的技艺与成就，来避免自己的相形见绌。事实上，这种针对别人的、强烈负面评价的态度，源于个体的成就回避目标。

第四，DepPD 个体使用自我设阻策略，如退缩、拖延和思维反刍来提升自我价值。如克莱顿会对不熟悉的工作拖拖拉拉，以避免感觉到自己不能胜任。他会把时间花在那些熟悉的、普通的工作上，而老板却觉得这些工作没那么重要。虽然完成那些相对不重要的工作给了克莱顿一种控制感，但对于完成那些不熟悉但重要工作时所带来的更大的成就感，他却也没机会获得了。思维反刍，或说苦恼自责也可以被看作是一种自我设阻策略，因为个体长时间沉浸于对一个假设情景的担忧中，即使这些事情极有可能根本就不会发生。

治疗的主要目标

如图 11.1 所示，认知疗法治疗 DepPD 的最终目标就是逆转 DepPD 特征中的动机缺乏和对周遭世界与生活的无趣感。治疗成功的表现主要有：个体在日常生活中拥有较多精力和兴趣，并且付出更多努力，也包括体验到正面情感的时间变得更多了。个案概念化中有一些成分是专门为提升情感和动机而设置的。

1. **松动负性的自我图式组织**。抑郁的认知疗法中，矫正负性自我信念是一个关键的治疗目标。在 DepPD 中，负性自我信念处于长期激活的状态，负性信念几乎变成了不言而喻的真理。因此 DepPD 认知疗法的初步目标是削弱"自己与生俱来无价值"这一信念的主导优势，并促发从"负性事件无可避免"到"积极事件可能发生"的认知转变。

2. **建立一种更为协调一致、平衡、正向的对自己的看法及世界观**。DepPD 个体可能没怎么体验过一种更具现实性的——正面和负面互相平衡的——对自己的看法、世界观和未来观。因此，第二个治疗目标应是引发一种认知转变，目的在于形成更符合现实的自我评价和对他人的评价。比起重性抑郁，这一目标在 DepPD 中的推进自然会更慢、更耗时，因为对重性抑郁的治疗工作能基于患者以往现实性的思维来推进展开。

3. **矫正悲观的解读风格和对未来的负面预期**。在 DepPD 的认知疗法中，需要处理个体针对过往失败和失望的自责。治疗目标是将长久、整体、内在的归因方式转化为局部、暂时、外在的归因方式。同时，也应处理患者对个人重要生活事件的悲观预期，以便他们能更为平衡地展望未来。

4. **加强针对当下的觉察**。DepPD 个体会花非常多的时间反刍思考过去的失败和可能的悲观未来。他们"活在当下"的能力严重受限，其情感体验也被无边的消极感筛选过滤掉了。因此治疗的一个重要目标在于让患者重新关注当下，并教授他们理解情感体验中的即时感受。例如，DepPD 患者总是说自己从未感到开心快乐过。若果真如此，他们会知道"感到开心快乐"是什么吗？所以，提升对当下体验以及短暂正面情感的关注能力，是治疗的一个重要目标。

5. **鼓励以学习为基础的（learning- based）目标设置**。如前所述，DepPD 个体经常通过与他人对比来衡量自我价值。因此，鼓励患者重新定向更健康的目标，以便学会为了内在的学习乐趣而投入活动，而非为了与他人竞争，这一点是很重要的。对克莱顿而言，这就意味着要将新的工作任务视为学习新技能的机会，而不要借此去评判：

与同事们相比，自己的工作表现如何。

6. **减少对负面反馈的寻求**。因为 DepPD 个体具有根深蒂固的负性自我信念，所以他们会表现出注意偏差，并且总是回想起自己在人际方面以及表现方面所获得的负面反馈。要针对负性自我验证的作用影响，对患者进行心理教育。让患者学习识别和矫正自己的负面反馈寻求，是一个重要的治疗目标。

7. **矫正行为上的自我设阻**。要教授患者识别那些日常人际互动中的自我设阻行为，需要反复精细地分析他们在所有日常活动中的反应。最终治疗师可以清楚地看到 DepPD 个体自我设阻的习惯性反应方式，这种自我设阻方式是想避免失败和挫折，但最终却造成了更为负面的结果，强化了无价值感。矫正如拖延、被动、冲动这类自我设阻习惯是比较困难的，因为它们很可能是半自动化的行为反应模式。

8. **减少思维反刍和苦恼自责**。最后一个治疗目标是针对患者对过往的失败、错误及失望的过度思维反刍。一开始可以为患者介绍思维反刍和担忧的无用性，处理有关思维反刍的正面和负面信念，并教会患者如何对自己担忧和反刍的事务予以"放手"。

合作策略

在 DepPD 的认知疗法中，因为 DepPD 个体太消极悲观，所以要建立一种建设性的治疗关系是特别具有挑战性的。因为患者的负面视角广泛普遍，治疗师和治疗过程很可能遭到患者的严厉批评和悲观看待。在治疗过程中，一定要针对这种消极观的几个方面加以处理。

患者可能会表现得顾虑重重，而且对治疗的成功也不抱什么期望。对治疗结果的预期，或说"有关治疗结果的信念"可能包括有关治疗收益、治疗可靠性或者治疗师胜任力的正面或负面信念。此外，患者对治疗成功的负性预期，可能有以下原因：归因于自身（如"我的情况毫无希望，你帮不了我""我无可救药"）；因为对心理治疗持有普遍的负面信念（"我不相信只是说说话就能解决问题"）；因为过去的经历。但是，因为具有悲观的秉性倾向，即便 DepPD 患者之前并无治疗经历，他们也会在开始治疗时抱以负性预期。无论对治疗的怀疑出于什么理由，低预期都会对治疗结果产生不利影响。最近一项元分析发现，就更好的治疗结果而言，积极预期具有小量但显著的作用。

因为 DepPD 患者倾向于做出批评，所以在治疗早期他们很可能明显地对治疗反应消极。治疗师在治疗早期就应该处理患者针对治疗的负性预期以及针对治疗师的负面信念。实际上，或许有必要先将负面的治疗信念作为工作目标，之后再去处理负性自我图式的其他方面。说到底，即便患者对治疗心存疑虑，建立一种合作性的治疗关系也是重要的。这可以通过做"成本收益分析"来实现——是给治疗一次机会还是立刻放弃，让患者明白哪个收益更大？另外一种策略是挖掘患者过去的经历：因为自己的合作努力，事情结果其实比自己原本预计的更好、更积极。帮助患者矫正二分法思维方式（非黑即白）也很重要，对于治疗结果，既不以"彻底痊愈"也不以"彻底失败"这类的视角看待，而是要基于"改善的程度"来看待。当 DepPD 患者开始认为"为什么不对治疗多点努力呢，给它一次机会吧，看看我能改善多少"时，一种合作性的关系可能就建立起来了。

DepPD 患者的家庭作业依从性可能特别成问题，他们的消极观和慢性快感缺乏可以解释这个局面。让来访者投入家庭作业是非常重要的，因为 DepPD 患者不能或不愿对家庭作业做出承诺。现在已知，患者对完成家庭作业的依从可促进抑郁障碍和焦虑障碍的治疗结局。很关键的是，认知治疗师要在治疗中处理患者对家庭作业的负面信念，鼓励他们"试试看怎么样"，而且，家庭作业的设计、实施和评价也要以高度合作性的方式来进行。

最后，DepPD 个体倾向于以负面的、甚至自我贬低的方式来个人化（personalize）和误读（misinterpret）他人的评论。这种负性的人际互动风格在治疗关系中也会比较明显。DepPD 患者可能会误解治疗师的话，导致治疗关系破裂，过早终止治疗。处理这种潜在问题的方法是，当治疗师给出分析、解释或指导时，要多向患者寻求反馈。另一种方法是对患者的消极风格保持冷静、感兴趣和满怀希望的立场，推翻那些负面解读，并给出真诚的、共情性的替代解释。

临床干预

评估

评估是个案概念化和治疗的关键部分，如前所述，当个体患有重性抑郁障碍或者恶劣心境障碍时，要诊查出他们的抑郁型人格特质就尤其困难了。因此，认知疗法治疗师应先为 DepPD 患者做一次全面的临床和人格评估，然后才能形成个案的概念化。

一些结构化访谈和自陈量表可以评估 DepPD 或者抑郁型人格特质。"DSM-IV 轴

Ⅱ人格障碍结构化临床访谈表"（SCID-Ⅱ），虽然其信效度方面的资料有限，但是可以作为评估 DepPD 的工具。另一个是"抑郁型人格诊断访谈表"（Diagnostic Interview for Depressive Personality，缩写为 DIDP），共 63 题的半结构化访谈表，专为评估 DepPD 而开发。该访谈表有较好的效标关联效度，以 42 分为临界分数，可准确诊查出 DepPD。

自陈量表方面，41 题的"抑郁型人格障碍调查表"（Depressive Personality Disorder Inventory，缩写为 DepPDI）在抑郁型人格特质的评估上已展现出了足够的构念效度。最近有针对 DepPDI 效度的警示，因其与另外两种 DepPD 量表的聚合性较低，而且与"贝克抑郁量表 Ⅱ"（Beck Depression Inventory-Ⅱ，缩写为 BDI-Ⅱ）在区分效度上有问题。似乎所有的抑郁型人格特质自陈量表都会受心境状态的影响。因此，如果来访者临床上达到抑郁的话，那么针对其 DepPDI 上的高分，解释时就一定要加以谨慎。张伯伦（Chamberlain）和亨普瑞克（Huprich）发现 DepPDI 有 7 道题目负载着 BDI-Ⅱ 题目，表明这 7 道题所测量的是抑郁心境状态。因此，即便个体在 DepPDI 上的得分超过了量表所建议临界分数（170 分），那么也还要进一步评估其 DepPD。

遗憾的是，少数几个针对人格障碍思维和信念的标准化量表，在 DepPD 的评估上却用途有限。"人格信念问卷"（PBQ）没有针对抑郁型人格信念的题目。"杨图式问卷-3"（Young Schema Questionnaire-3，缩写为 YSQ-3）的三个新分量表，可能与 DepPD 特别相关——"寻求赞许"（Approval Seeking）、"惩罚"（Punitiveness）和"悲观／消极"（Pessimism/Negativity），在旧版的 YSQ 中，也有关于抑郁型人格的"失败"分量表和"消极"分量表。

据我们所知，目前还没有实证研究能验证 YSQ 在抑郁型人格病理上的效度。YSQ 的"羞耻"（Shame）、"缺陷"（Defectiveness）、"缺乏自控"（Insufficient Self-Control）、"失败"（Failure to Achieve）和"社会隔离"（Social Isolation）分量表针对抑郁心境都具有预测效度。然而，在解释 YSQ 中"失败"分量表和"悲观／消极"分量表上的高分时也一定要加以谨慎，因为这些分数所反映的可能是高抑郁心境状态，而非抑郁型人格特质。针对 DepPD 认知基础做评估时，最新的 YSQ-3 可能是 YSQ 中最好用的一版。

干预

正如对重性抑郁障碍的治疗一样，认知重建、行为激活练习和实证性的假设检验是 DepPD 认知疗法的核心治疗成分。但是，对于 DepPD 的治疗，认知疗法有三处重要修正。

在治疗的初始阶段，应更加注重目标设置和目标定向。在 DepPD 中，因为个体慢性的快感缺乏，正向目标定向的活动是很缺失的，或者即便有目标，也是指向回避失败以及回避无价值感的。构建出相应的目标层级，来促进患者参与生活活动以及持续参加治疗，这是治疗能成功的关键所在。就 DepPD 患者对自己目标定向活动的评价方式，治疗师也要花更多的时间与之探讨。起初，克莱顿对于保持家庭关系几乎表现得毫无兴趣。治疗师需要花费很多的时间来和克莱顿一起探讨：一旦离了婚，作为一位离异分居的父亲及丈夫会是个什么样子，要在离婚后履行新的家长角色又必须去做哪些事。

其次，因为消极图式组织长期处于激活状态，所以认知重建工作要更为集中、密集地进行。这就意味着，个体日常生活中人际互动以及成就方面的许多经历，因责备性的、自我批评性的以及负罪性的误读，需要被重新评估。治疗师所要做的工作不仅是要建立起替代性的、更为适应性的解读，还必须更关注患者"认知性自我照顾"（cognitive self-care）的建设，即：DepPD 个体对于其所认为的负性经历，会自动地陷入自我批评中——为制止这一倾向，必须教授患者以更为自我体恤、慈悲和体谅的方式来应对这些失望的经历。因为自我体恤与 DepPD 相互对立拮抗，所以这方面的进展自然是缓慢而艰难的。

最后一个应予重视的干预策略是情感觉知（affect awareness）。具有抑郁型人格病理的个体对于负面情感已经习以为常，所以他们可能很难评估自己当下的情绪状态，或者很难识别到正向的情感。在之后的治疗会谈中，必须培养个体去关注、识别正面情感，去度量其强度，并且学习如何去增强正面情感。为确保长久的改变，认知疗法不能单单满足于削弱负性自我图式，也应该针对更为积极的、更为健康的有关自己、世界和未来的信念，来加强其主导性。这一认知变化的重点在于：当快乐感、幸福感及满意感出现时，要学会感受它们。这就要求患者学会如何通过将意图、选择性注意、表达性行动以及正念觉察相结合，来主动建构出正向的情感状态。

治疗进展、毕生发展及结束治疗的考量

病程

DepPD 随时间推进保持着中等程度的稳定性，展现出和其他人格障碍一样的至少超过 10 年的稳定性。此外，前瞻性研究指出 DepPD 个体尤其有发展为恶劣心境的显

著高风险。在亨普瑞克的综述中总结道：DepPD 与长期的功能受损和不良的药物应答有关。近一半的 DepPD 个体有重性抑郁障碍的终身患病史，而共病 DepPD 和恶劣心境障碍的个体，其抑郁症状在 10 年中几乎没有改善。DepPD 个体的自杀倾向评分显著更高，并且相比未患 DepPD 的精神科门诊患者有更多的自杀企图。很明显，DepPD 的病程相对稳定，患者的日常功能和治疗应答显著降低。

结束治疗的议题

到了治疗的后期，治疗焦点应从识别、评估和矫正负性自我图式转移到建立并维持促进正面情感的信念和行为。这一工作需花费相当多的时间与精力，因为 DepPD 个体对幸福感与满足感的个人体验非常少。认知疗法治疗师必须给患者提供机会去学习即刻的幸福感是怎样的体验，对其他的正面情感状态（诸如好奇、兴奋、希望、兴趣、快乐、满意、自豪、满足、掌控感等）也是如此。因此治疗应聚焦于如何关注这些正面的情感以及这些情感体验的感受是怎样的。有关快乐或幸福感的错误信念也应加以处理。例如，克莱顿认为幸福感是一种让人狂喜并脱离现实的强烈情绪体验。他认为"幸福的人"是那种差不多一天到晚都开心的人。当然，这根本不现实，所以克莱顿需要搞明白什么才是"切合现实的幸福"——对自己的生活感到满意指的是什么。很重要的是，对于促进正面情感以及增强日常活动兴趣而言，患者要具备一整套可用的策略及活动。在结束治疗前，认知疗法治疗师应确信患者的情感调节能力已得到改善，包括悲伤心境的修复能力以及对更加正向的情感状态予以维持的能力。

DepPD 个体具有抑郁性思维反刍倾向。因此，患者在减少对过往失败、失望经历苦恼自责上的能力，是治疗进展的最佳晴雨表。随着认知疗法治疗的推进，"更多地聚焦于当下"成为苦恼自责和思维反刍的最佳解药。如果 DepPD 患者能够锚定（anchored）在当下的体验上，这就为对抗思维反刍和担忧倾向提供了一道壁垒。那些仍然倾向于对过去负性经历加以苦恼自责的患者，还未到火候结束治疗，因为这种频繁的思维反刍标志着丧失模式（loss mode）还处于激活状态。

对 DepPD 进行认知疗法治疗的一个主要焦点是个体的社会关系。如前所述，因为 DepPD 患者适应不良的人际互动风格，其人际关系可能是肤浅、有缺陷的，或者不顺利且冲突不断的。患者对他人过度批评、社会退缩以及易激惹，这些都需要治疗上的关注。这就需要矫正患者有关他人的适应不良信念，需要患者暴露在人际情境中，而且，某些患者实际上需要进行人际技能训练。患者在社会关系方面的显著改善，体现了治疗上的进步，反之，如果患者依旧回避他人、人际隔离，则说明治疗还不应结束。

最后，DepPD 个体在治疗结束后的很长时间里仍将需要与抑郁性的消极模式持续地做斗争。因此预防复发的关键在于患者有能力实施相应的认知策略：识别、评估及矫正那些有关自己和别人的悲观、负性的评判。患者在日常生活中虽然仍会出现一些负性的评判，但他们要有能力以更为平衡、更切合现实的替代性评判来对抗这种负性评判——正是这种能力决定着治疗结束的时机。因为 DepPD 个体在结束治疗时绝少能完全复原，所以强化会谈是预防复发计划的重要组成部分。重蹈消极的覆辙，这对患者而言似乎总是天经地义的，所以强化会谈能够巩固治疗中所学的正向认知与情感策略。当然，那些陷入消极视角的 DepPD 个体，会觉得其负性的自我信念是不言自明的事实，或者至少也是很讲得通的，对这样的患者还不能结束治疗。

克莱顿的治疗历经了 5 年：第一阶段为期 1 年共 23 次会谈，第二阶段是 5 年后进行的，总共 15 次会谈。在针对这种慢性重性抑郁障碍的治疗过程中，他在 BDI-II 上的得分都保持在 20~30 分之间，但是在第二阶段的治疗结束时其分数下降到 10~12 分。在治疗末尾，克莱顿报告说自己已经好多了，在生活中也能体验到比以前更多的快乐、较少的抑郁。许多干预策略似乎都对克莱顿的复原起到了作用。我们的工作是：让他学会享受日常活动，减少他工作上的僵化与完美主义，减少其焦虑和担忧，解决他对亲密关系的拒绝，矫正他有关自己和他人的负性信念，并且修正他不符合现实的预期。另外，克莱顿因为压力向公司请了假，所以某些会谈要聚焦在回归工作的计划上。在整个治疗期间，克莱顿都在服用文拉法辛（venlafaxine）和心境稳定剂，而且遭受慢性失眠困扰。在治疗末尾，克莱顿出现了非常明显的好转，与此同时，他的新恋情也进展顺利。自克莱顿最后一次治疗会谈后，治疗师没有再与他进行过联络，至今已经 4 年了。

常见问题挑战与临床工作者的自我关怀

如前所述，DepPD 个体罹患重性抑郁障碍、恶劣心境障碍以及其他的人格障碍的风险较高。这些 DepPD 个体来寻求治疗，很有可能是因为他们正处于重性抑郁发作期或慢性抑郁加重期。倘若如此，那么有必要对重性抑郁障碍采用"抑郁障碍的标准认知疗法"，但同时要考虑到 DepPD 这样的人格问题。针对共病 DepPD 的抑郁患者，其治疗目标、干预策略和合作方式都应加以修正调整。

像对待其他抑郁障碍一样，认知疗法也必须定期监测 DepPD 个体的自杀风险。感到悲观、绝望以及空虚，对 DepPD 患者而言是极为普遍的，也是导致 DepPD 患者高自杀倾向的关键认知因素。因此，重要的是要建立一种患者可披露其自伤想法的治疗氛围，要定期评估患者的自杀风险，而且也要设计出安全计划以应对高自杀可能。

虽然治疗目标对所有形式的认知疗法都很重要，但对治疗 DepPD 尤其如此。在 DepPD 中，害怕失败和成就回避目标很突出，所以去设置切合现实的、具体特定的、着重学习性的成就趋近目标，而非那类导致个体回避无价值感的表现目标（performance goals），这是非常重要的。目标的设置需要治疗师与患者的合作，以增强患者对治疗的承诺与投入。因为患者的消极性是普遍广泛的，所以在目标设置上需要治疗师予以大量的指导，但一定不能以牺牲合作性为代价。

针对 DepPD 患者的认知重建工作，"搜集证据法"的作用可能不如"强调负性思维和信念后果的方法"大。在针对抑郁障碍的认知重建中，搜集证据法是一种重要的策略，但处于重性抑郁中的患者，其负性的认知建构也是状态性的。在 DepPD 中，负性的视角却是一种基本特质，所以患者几乎无法以其他的方式进行思考。一种可能更有效的切实问法是："你如果还以最消极的方式来思考自己的经历，对你来说，会有什么影响呢？"例如，克莱顿就认为：自己的工作没有价值，这工作谁都能做，而且自己完全可以被裁掉放弃。治疗师没有引导克莱顿去检验其工作是否有价值，而是针对"认为自己工作无价值的影响后果"搜集了证据，以此解决这一问题。他们的意见取得了一致：没有办法来证明"工作的价值"，但是他们可以针对"工作有价值"假设与"工作无价值"假设来对比二者的影响。在采用"工作有价值"假设获得收益后，克莱顿与治疗师设计出一种基于经验的行动计划，以强化"工作有价值"这一信念。

因为 DepPD 患者的悲观、消极与批评性是如此僵化顽固、广泛普遍，其认知疗法治疗师可能会对工作感到灰心沮丧。治疗进展可能相当缓慢，而且患者也可能会对治疗师和治疗加以批评。将这种现象可理解为患者人格病理的一部分，而非内化或个人化这些批评，这对治疗师来说是非常重要的。显然，虽说对患者所有的表达都要重视，但是一定要将他们的负面评价理解为其负性信念系统的一部分，并对此进行工作。治疗师应将患者的批评视为可开展认知改变工作的一个契机，而非对此沮丧灰心。

治疗的效力和与结局

鉴于 DepPD 患者的人格病理基础，我们可能认为，相比未共病 DepPD 的抑郁，对共病 DepPD 的抑郁治疗疗效不佳。虽然治疗结果方面的文献数量很有限，但已有的发现却比预计中的还要更加莫衷一是。克莱因和施（Shih）报告 DepPD 与更为不佳的抑郁病程相关，其病患样本至少有一半接受了心理治疗和 / 或药物治疗。但是，麦道斯（Maddux）及其同事却发现共病 DepPD 并不会对慢性抑郁障碍的药物治疗和 / 或 16~20 次会谈的心理治疗结果产生影响。

有两项研究针对的是 DepPD 认知行为疗法（CBT）的治疗效果。在第一项研究中，119 位重性抑郁障碍患者根据在米隆临床多轴量表 -III 中的得分被分组为高抑郁型人格或低抑郁型人格。所有被试都接受了 20 个小时针对抑郁和焦虑的团体 CBT 治疗。两组被试的改善程度相差不大，虽然高抑郁型人格组的抑郁症状无论是在治疗前、治疗后还是治疗结束 1 个月后的追踪随访时，都显著高于平均水平。最近，瑞得（Ryder）、奎尔蒂（Quilty）、瓦尚（Vachon）和巴格比（Bagby）检验了 DepPD 特质对 120 位重性抑郁障碍患者治疗的影响：这 120 位患者被随机分到三组，一组接受 16~20 周的个体 CBT 治疗，一组接受人际心理疗法（InterPersonal Therapy，缩写为 IPT）治疗，一组接受抗抑郁药物治疗。回归分析显示：DepPD 特质程度越高，IPT 的治疗结局越差，但与 CBT 和药物治疗都没有关联。虽然这些发现仅供参考，但也表明了共病 DepPD 的抑郁发作是可以被成功治疗的。但是，似乎治疗后，患者的症状水平仍高于平均，这表明在治疗重性抑郁障碍共病 DepPD 的患者时，治疗师不应抱有"患者的症状会获得大幅缓解"这样的预期。遗憾的是，尚无针对 DepPD 特质疗效的实证性研究，我们也不清楚本章所述的更特殊形式的 CBT 是否会对 DepPD 更具疗效。但是，一些评估过抑郁型人格的治疗研究表明：认知行为干预可以显著缓解抑郁症状，即使患者共病消极抑郁的人格病理亦是如此。

结论

鉴于 DepPD 与重性抑郁障碍以及恶劣心境障碍之间的高共病率，治疗抑郁障碍较多的 CBT 从业者自然也会经常遭遇 DepPD 患者。虽然 DSM-5 官方命名系统未承认 DepPD，但大多数临床工作者报告抑郁型人格病理在临床上很常见。DepPD 最突出的特征在于对自己、他人、世界和未来持有持久而广泛的负性视角，表现为缺乏参与的乐趣或称"快感缺乏"、苦恼自责、不良的人际关系、负罪感以及高于平均水平的易激惹性。和重性抑郁或恶劣心境障碍患者不同，DepPD 患者的抑郁心境和自主神经症状并没有那么突出，相反，无乐趣或无法体验正面情感是主要的特征。

认知模型认为，在 DepPD 中丧失模式的激活更为慢性长期，而且负性加工偏差在患者的生活经历中也更为普遍泛化。因患者的消极图式长期慢性激活，他们通常采用补偿性策略来努力回避无价值感。所以患者可能采取成就回避目标，总会出现拖延和回避行为，并靠"负面反馈寻求"这一形式来负性地自我验证。

对 DepPD 的认知行为治疗一定要聚焦在于建立适应性目标并帮助来访者从慢性的消极图式激活转变到对自己、世界、未来和他人的更为平衡的积极信念构建上。此外，CBT 从业者需要训练 DepPD 患者更好地觉知（awareness）正面情感、关注当下，而不被过去和未来占满心田。虽然 DepPD 的治疗进展更缓慢、更困难，也更具挑战性，但有证据表明 CBT 对共病 DepPD 的抑郁患者的治疗是有效的。

| 第12章 |

偏执型、分裂型和分裂样人格障碍

朱莉娅·C.伦顿（Julia C. Renton），临床心理学博士；

英国国家卫生署；南埃塞克斯学院NHS基金会；

英国残障人士资源中心临床心理服务部咨询与临床心理学家。

帕维尔·D.曼凯维奇（Pawel D. Mankiewicz），临床心理学博士；

英国国家卫生署；南埃塞克斯学院NHS基金会；

英国残障人士资源中心临床心理服务部资深临床心理学家。

临床中被诊断为偏执型、分裂型和分裂样人格障碍的患者相对很少。主要有两方面的原因：一是寻求心理治疗和他们的信念体系不一致；二是当他们寻求心理健康服务时，可能被安置到不合适的临床路径中。有这些困难的患者可能被转介到针对精神病的医疗机构，但在这些医疗机构中，一旦患者达不到精神分裂症的诊断标准，他们就可能得不到正确的诊断或根本得不到进一步的治疗。尽管这些人格障碍一般被认为是"无法医治的"，但已有证据表明，严重的人格障碍症状是可以医治的，尤其是认知疗法可以治疗与人格障碍相关的情绪困扰和无益信念。实际上，乔伊斯（Joyce）及其同事的一项研究表明，对于随机分配到接受认知疗法干预的抑郁患者而言，共病偏执型、分裂型和分裂样人格障碍，对其疗效没有不良影响（但是相比之下，人际心理疗法的效果会显著降低）。

另外，这些患者在参与心理治疗上有很大的困难。阿谢德（Adshead）和萨卡尔（Sarkar）反思了此类人格障碍中的人际因素（失功能的依恋模式）和社会因素（适应不良的社会行为），在患者与心理健康专业人员的关系中是如何体现的。正如作者所解释，这些人通常不是传统的"病患角色"，即不是依从的、听话的以及感恩的患者或来访者。因此，不太可能建立起传统的、合作性的治疗关系。所以，埃弗谢德（Evershed）坚称，对人格障碍患者来说，认知疗法的首要原则是与当事人形成治疗联盟。这个过程需要从治疗的最初阶段就开始，通过与患者一起形成对其困境的理解（概念化），这会有助于建立最初的信任感与合作感。

治疗的主要目标

针对这三类人格障碍的核心治疗目标包括以下几点。

1. 通过探索患者对治疗的矛盾感、尊重其自主性和情感边界、保持非防御性，来建立治疗中的信任感。

2. 探索患者在其重要的人际和社会环境中"有关别人的无益信念"的不良影响和准确性，合作性地发展出替代性的、更具功能的信念。

3. 实验更具适应性的社会行为与社交技巧，从而支持更具有功能的信念，降低猜疑与不信任的主导性。

本章将分述这三类人格障碍，阐明其间重要差异以及在认知疗法应用上的细微差别。

偏执型人格障碍

普拉玛是一位 27 岁的会计师，和父母一起住在伦敦。她父母婚后不久从印度来到英国，销售包装材料，生意成功。普拉玛有一个哥哥，也是会计师。她父母基本是社交隔绝的，他们有两位远房表亲住在英国，但很少见面。她父母既没有什么娱乐活动，也没什么朋友。在普拉玛和哥哥小时候，父母要他们把全部精力都放在学业上，不鼓励他们与其他同学来往，父母告诉她："这些女孩是你的竞争对手。""击败她们，否则她们会击败你。""她们不在乎你这个亚洲女孩，她们只想看到你失败。"普拉玛说，父母猜疑所有的客户，认为要保持警惕性，因为每个人都试图欺骗他们。有趣的是，普拉玛说自己名字的意思是"认识真相"（knowledge of truth），这对父母好像意义重大。她还说自己在学校是个不合群的人，认为其他人没有兴趣和自己在一起。普拉玛讲到，尽管父母对外界不感兴趣，对她和她哥哥也没兴趣，但却始终会让他们回屋学习，并提醒他们，除了好好学习，他们什么都做不了。普拉玛说自己的童年是无聊、灰暗和不快乐的，充斥着猜疑和威胁。

普拉玛学习很好，考入大学学习经济学。她仍然是孤僻的，认为接近自己的人都是想窃取自己的工作成果或想窥探自己。大学毕业后，她回到伦敦，在一家大型会计师事务所找了一份工作。但是，她总是无法与同事一起工作，也无法展开项目上的合作，这导致事务所多次对普拉玛的绩效表现提出警告，也提出了改进目标。在对她的评价中，一再提到她对同事的负面态度。除了绩效管理方面的问题外，因为普拉玛的困扰和回避行为明显增多，事务所建议她到职业卫生署（occupational health department）去看一看。她的困扰和回避行为包括躲在厕所里好几个小时以回避开会，以及晚上加班到很晚。职业卫生署的医生通过会谈，认为普拉玛有精神病性障碍，于是致信给她的全科医生（General Practitioner，缩写为 GP），询问是否考虑转介她到社区心理健康服务处（Community Mental Health Team，缩写为 CMHT）。

如果转介到 CMHT，这就表明，普拉玛并不是精神病性发作或"高危心理状态"（At-Risk Mental State，缩写为 ARMS）。实际上，医生对她的诊断假设为偏执型人格障碍（Paranoid Personality Disorder，缩写为 PPD），故转介她接受门诊形式的认知行为治疗。普拉玛认为自己不需要心理治疗，但也说自己"对时时刻刻的警惕和焦虑感到了厌倦"。她还说害怕失去工作，因为她认为自己无力改变，也无法与同事紧密合作。

临床体征与症状

PPD 的主要诊断特征是，总是将别人的意图解释为恶意的，并且伴随着不信任和猜疑。即使没有证据支持，患者也会假定别人会利用、伤害和欺骗自己；即便没有缘由，他们也会先占性地猜疑朋友（如果他们有一些朋友的话）或同事的可信赖度，详细审查其他人的行为以找寻其心存恶意的证据，他们也常会读出话外之意、弦外之音。PPD 患者很少信任或接近别人，因为害怕自己分享的信息遭人利用，对自己不利。患者常常心存怨恨，长久不能释怀，对所知觉到的轻视或不公遭遇不肯谅解。他们通常

221

都难以相处，在亲密关系上也会有问题。这些患者很少有亲密的两性关系，即使有，也会经常性地猜疑配偶／伙伴的忠诚。

ICD-10 的"精神与行为障碍分类"中关于 PPD 的诊断与 DSM-5 非常接近。不信任和猜疑是主要的诊断条目，尽管它们在 ICD-10 中诊断 PPD 时不像在 DSM-5 中那样核心。另外，ICD-10 讨论了患者对事件无事实依据的"阴谋论"（conspiratorial）性解读的先占观念、好斗和顽固的个人权利意识以及倾向于过度强调自我重要性（self-importance），这些都是患者长久以来的自我指涉态度（self-referential attitude）的体现。由于患者通常高度坚信自己的信念和想法，所以为了维系自己所认为的安全，他们要保持一定程度的警觉（vigilance），这常会使他们深感焦虑，导致情绪上精疲力竭。

研究和实证资料

尽管在临床和非临床人群中有越来越多的偏执型人格障碍被识别出来，但仍缺少 PPD 的实证资料。贝宾顿（Bebbington）及其同事的研究显示，在一般人群中，各类偏执观念的患病率为 2%~30%，几乎完全符合指数分布（r=.99），并被很多因素所佐证，包括人际敏感（interpersonal sensitivity）、不信任、被害认知（persecutory cognitions）甚至牵连观念（ideas of reference）。而且，曼凯维奇、格莱斯韦尔（Gresswell）和特纳（Turner）的一项临床研究也显示，偏执观念与心理困扰之间相关很高并达到统计显著，也因此降低了患者的生活满意度。另外，卡罗尔（Carroll）描述了 PPD 和某些焦虑障碍之间的症状重叠，如社交恐惧症，并且认为，PPD 患者在最初寻求心理健康服务时所主诉的是焦虑症状。同样，伯恩斯坦（Bernstein）和尤斯塔（Useda）认为，与社交恐惧症类似的是，PPD 患者也因预设性的认知偏差而导致了对社会线索的误读。

心理治疗必须要处理此类症状，以使患者有能力去详细探讨其深执已久的偏执信念。实际上，认知疗法一直以来都显示出适于偏执治疗。例如，伦顿说明了认知干预如何治疗偏执的注意偏差、解读偏差和记忆偏差，而莫里森、伦顿、法兰奇和本塔尔（Bentall）基于认知疗法原理，开发了针对偏执信念的自助手册。

鉴别诊断

PPD 与妄想障碍

PPD 与妄想障碍（delusional disorder）的主要区别是 PPD 中没有系统性的妄想。

PPD 患者的思维并不是严格意义上的妄想，而是一种体现了强烈的、广泛的威胁感的认知风格。PPD 患者有一些牢固的信念，认为别人心怀恶意，但这些信念是模糊的，而且其核心主题是"不可信任"而不是"被害"。相比妄想障碍，PPD 患者信念的系统性和结晶度较低，但有时，其信念的广泛性也可能更高。妄想障碍患者，在妄想思维起病前可能具备一定的人际关系，也有能力维持这些关系，也能维持那些妄想系统之外的人际关系。对 PPD 患者，这就不太可能了，因其僵化固守的信念已转化成了一种有关人际关系的、泛化的负性模式（pattern），而且患者也会反复寻求证据以坐实对周围人的负面猜疑。从定义上看，PPD 患者未表现出顽固的精神病性症状，而妄想障碍表现为持续的非离奇妄想（nonbizarre delusions），同时不具有其他的精神病性症状（诸如这样的顽固信念：前男友跟踪、监视自己，并散布针对自己的恶意谣言，虽然没有任何迹象或证据表明这是真的）。而且，PPD 患者更有可能去思考"自己的信念是不是没有事实依据"，但妄想障碍患者对其信念坚信不疑，几乎无法纠正，尤其是在心理治疗的初期阶段。

PPD 与分裂型人格障碍

在分裂型人格障碍中，患者亲密关系的缺乏更多地体现为对亲密关系的极度不舒适感以及在亲密关系建立上的能力不足。而在 PPD 中，人际回避通常是与猜疑有关。尽管在分裂型人格障碍中也存在一定程度的猜疑，但患者常具有各种各样的异常信念、魔力化思维和古怪言行，影响了患者多方面的功能。

PPD 与自恋型人格障碍

自恋型人格障碍表现为过度膨胀的自许权利与自大感，但是，我们假定自恋型人格障碍的核心信念是"低人一等"和"无足轻重"（见第 14 章）。这些信念只在某些情境下才被激活，而且只有在患者知觉到自尊遭受威胁时才明显可察。可能的区别是偏执型人格障碍患者有"人身攻击感"（sense of personal attack），通常也会猜疑别人的动机；而自恋型人格障碍患者所担心的是针对其自我概念（self-concept）的攻击，而非其人身安全。自恋型人格障碍患者表现出持久存在的自我指涉态度，但倾向于将所知觉到的他人关注误读为对自己的赞美和崇拜。

PPD 与回避型人格障碍

虽然偏执型人格障碍与回避型人格障碍都表现出对他人及社交情境的严重回避（尽管对患者的个人目标造成负面冲击），但区别在于回避型人格障碍中没有对别人行为的恶意认知，他们可能相信别人是好批评的（critical）或者会拒绝的（rejecting），但这与他们"能力不足"的自我知觉有关，而非"别人不怀好意"的认知。

合作策略

PPD 患者在治疗参与上是相当困难的，因为他们在所有关系中都充满着猜疑和不信任。对 PPD 患者来说，治疗会带来很大的威胁。他们可能以猜疑的眼光看待治疗师，并且"别人可能会有恶意"这一信念也可能不利于治疗参与。对建立早期的合作关系而言，苏格拉底式提问以及针对患者在治疗参与上的矛盾感（ambivalence）权衡利弊，都是重要的方式方法。

普拉玛在初次来参加治疗时，正为其全科医生的这次转介安排而生气，并很困惑为什么每个人都"跟我过不去"。治疗师询问普拉玛，是否愿意一起合作，来考量这种看法（每个人都"跟我过不去"）是否真实，同时考量治疗是否会对她有些帮助。接下来的讨论聚焦于："不做任何努力"对比"在治疗中花些时间看看当下境况以及是否有可能做出改变"二者各自的益处与弊端。这些讨论的结果见图 12.1。

不参与治疗的益处	不参与治疗的弊端
目前为止我还都好	我会丢掉工作
我将是安全的	我得不到好的工作评价
别人没法占我便宜	我的心情感受总会如此
我不会让自己冒更多的风险	我可能一事无成
	我不会有孩子了
参与治疗的弊端	**参与治疗的益处**
我不能应对焦虑	我有机会保住工作
如果参与治疗，相当于承认我错了	我想获得晋升
同事可能发现我在接受治疗，会认为我很弱	在治疗结束时我的焦虑感可能会少一些
我的治疗可能不会成功	我想感受到别人在生活中的感受
治疗会使我脆弱易感	我想有个朋友
（对治疗师的担心？）	我想知道自己是否可以快乐

图 12.1　普拉玛参与和不参与认知疗法治疗的利弊分析

对于 PPD，与患者建立合作关系虽然好像不太可能，但重要的是，要对患者参与治疗抱有耐心。最初，普拉玛对图 12.1 的利弊表填写很是挣扎，但治疗师鼓励她反思这一过程并且在未来的一周内在家也做这个练习。普拉玛下次来访时，她针对此任务给出的想法多得让人惊讶，她也能更好地理解参与治疗的潜在益处了。或许，引入了利弊分析这一概念，同时在家完成也远离了可能有威胁的治疗情境，能让普拉玛更好地分析出：不做努力的弊端以及做出改变的潜在收益。而且，除了完成这个表，普拉玛还有更令人惊讶的补充。她说，不采取行动的一个弊端就是：自己可能永远都不会有孩子了。她告诉治疗师，她从没有向任何人提到过这个愿望，甚至没有向自己承认过有这个愿望，但反思过程使她意识了自己的困扰：自己可能永远无法与别人建立起关系了。

作为治疗进程和治疗初期会谈的一部分，"对治疗师的担忧"也在第三次会谈时被加到该表中，普拉玛参与讨论：自己是如何认为治疗关系有潜在威胁的。接下来，治疗师要致力于针对普拉玛参与治疗的焦虑感以及她展望个人改变时的焦虑感，这些焦虑感都要予以正常化。

临床干预

制定普拉玛的治疗目标是比较困难的。由于其信念体系的僵化，她抗拒治疗师建立目标清单的尝试。相反，普拉玛希望聚焦于为了对付工作场合中的一些人需要采取的明确行动。因此，他们达成了一致意见：在开始干预前，允许存在模糊的而不是"SMART"的（短期的、可衡量的、可达成的、现实的、有时限的）目标。这是一种灵活的、兼顾双方（either/or）的目标设置方式，从而使来访者和治疗师都能满意。例如，普拉玛认为"别人诋毁我"是个问题，相应的目标就是"仔细分析同事的行为，要么采取行动对此制止／报告，要么对此寻求替代性的理解与应对方式"。尽管所有的目标都是有关联的，但普拉玛还是决定从"担心别人诋毁自己"开始，因为她觉得，这直接导致了自己抗拒工作合作——这可能会让自己丢掉工作。

问题维持的概念化

治疗继续进行，治疗师和普拉玛针对近期工作场合的一系列事件予以概念化，并且由此形成了一致的理解：普拉玛的此类解读，发展下去会越来越不正确（见图12.2）。普拉玛能够理解焦虑时信息加工的改变，也明白这可能会让自己的思维越走越偏，越发不正确。她描述了一个情境，老板要求她合作完成一份报告，并于下班前在会议上展示，她马上想到："他们会窃取我的工作成果，并据为己有。"

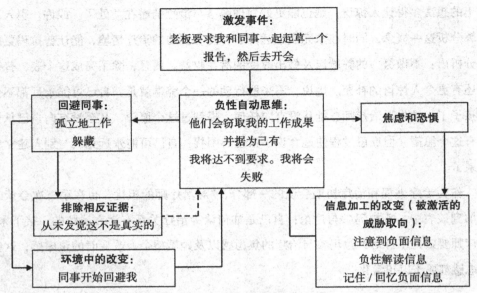

图 12.2　普拉玛的问题维持概念化图

普拉玛和治疗师一起进行了概念化：这一想法是如何导致了她的焦虑和恐惧，而且那种时候她只能同化那些与其威胁性评估相一致的信息。另外，普拉玛回避了情境（躲进了卫生间），让她看不到：同事也想对这份报告做出贡献、分担责任。最后，由于她的回避以及对工作要求的其他异常反应，同事们开始对她有所质疑，开始回避她，这强化了普拉玛的想法："同事们心怀恶意。"

苏格拉底式提问和认知干预

在与这类患者建立治疗关系和进行治疗的过程中，运用苏格拉底式提问是至关重要的，并且需要基于引导式发现（guided discovery）的原则，而不是转变观念（changing minds）的原则，即治疗师帮助患者审查支持其信念体系的证据，而不是去指出患者思维想法中的错误。这对 PPD 患者尤其适用，因为他们很可能已然是到处遇见不认同自己信念的人了，因为几乎没有人能对 PPD 患者的观点感同身受。

在咨访双方共同发展出针对问题的概念化之后，治疗要采用基于苏格拉底式方法架构的认知技术，来帮助普拉玛评估"有关同事和老板的想法"的正确性（见图 12.3）。普拉玛更愿意在治疗会谈中从事这项评估任务；但她也乐于在两次会谈的间隔期，独自完成这一评估工作。

事件：老板要求我和同事一起起草一个报告，然后去开会	
待检验想法：他们会窃取我的工作成果，并据为己有	
相信程度：90%	
焦虑程度：70%	
支持的证据	**不支持的证据**
• 他平时根本就不和我说话 • 通常，我一进屋，他就面露尴尬，并走开 • 他年龄比我大，但还没晋升到高级职位	• 我以前与他分享过一些资料，他在团体报告中提到这些资料出自于我 • 他已经请求和我一起做一个联合报告了，大家自然知道某些工作是我做的 • 他经常认同我在团队会议上提出的意见 • 他很害羞，还曾说过自己不想当经理 • 同事们非常尊敬他
随后的记录：	**现在的相信程度**：30% **现在的焦虑程度**：50%

图 12.3　普拉玛的负性自动思维和心境改变记录表

行为实验

基于思维记录表，普拉玛和治疗师设计了一次行为实验，以进一步检验她的信念："今后的项目中，别人将会窃取我的工作成果。"普拉玛准备转天与同事会面并完成他们的下一份报告。通过使用行为实验列表，普拉玛列出了待检验的想法、可能的问题和应对策略、预期的和实际的结果以及这些结果在多大程度上与最初的想法相符。普拉玛能够去考虑：同事可能只是想按要求完成报告，而且自己跟同事在资料和技术上可以互补互助。通过思维记录和行为实验，普拉玛能够产生对同事意图的替代性思维了。她对被检验信念的相信度降为30%。

发展性概念化

普拉玛和治疗师继续针对日常生活中的特定事件，发展出了一系列的概念化（conceptualizations），他们继续运用"评估她解读正确性"的技术，帮助她得出替代性的想法。在这个过程中，尽管普拉玛对当下困境转变了观点，但是很明显，针对工作上和工作以外的很多情境，她仍持有猜疑和偏执性的解读。因此，治疗师决定将焦点从针对工作领域的问题维持概念化转移到针对患者困境的更为一般性的、发展性的和历史性的观察视角上，以帮助患者将学习过程泛化到生活的各领域中去。

需要注意的是，这种焦点转变的可能性将取决于普拉玛对自己在工作场合中的认知挑战能力以及她调整自己行为反应的能力。这意味着，她能安心地与同事一起工作，不会体验到失能水平（disabling levels）的焦虑了，老板也不再担心她的工作表现了。尽管她仍然对工作内外的很多情境做出偏执性评价，但那些紧迫的威胁已经得到处理，她有能力去转移治疗工作的焦点了。

普拉玛发现，针对自己成长史的认知概念化（见图12.4）是有帮助的，并承认，她已经把其家庭的"猜疑别人"当作事实来接受并顺应于此。她能够考虑到，这些信念曾是自己与人互动的核心所在，但她还是认为，"自己无价值、无趣或无用"的信念是真实的，而且无论别人起初意图如何，人们对她的评价也会驱使大家去占她的便宜。

"偏见"比喻

鉴于普拉玛的核心信念是让她的困境得以维持的一个关键因素，治疗师接下来要对此加以处理。治疗师和普拉玛决定，他们需要同时针对她关于自己和别人的核心信念进行工作。咨询师将帕德斯基的"偏见"比喻介绍给普拉玛，以此阐明以下机制：即便存在相反的证据，信息加工偏差（information-processing biases）仍然可以维持患者的负性自我信念。这个模型表明，个体信息加工上的差异，取决于信息是否与他们的信念体系一致。这有助于患者理解：对那些与患者信念体系相矛盾的信息，信息加工的偏差是如何将其忽略、歪曲和排除在外的。相反，那些与其信念体系相一致的信息则很容易就被接受了。这个策略帮助普拉玛理解了其信念是如何长久维持的——跟人们的偏见信念很相似。

正面信息日志

一旦普拉玛理解了信念的维持过程，她就能够思考自己将如何改变信息管理的方式，并因此改变固守的、倾向于认为别人有威胁的信念，改变关于她自己的无益信念。另外，由于普拉玛的回避已然十分普遍，因此需要设计出一系列的任务使她置身于相应的情境中，使其可以去搜集有关的信息。

针对原先的核心信念，普拉玛生成了一些替代性的信念，帮助她审视日常活动，获得与新信念一致的证据，并记入日志。其中，她决定整理与"有些人喜欢我"这个信念一致的证据，以替代原先的核心信念"我是不可爱的"；整理与"我在某些方面是重要的"这个信念一致的证据，以替代"我几乎没有价值"这一原有的核心信念。她也开始规划一系列的活动（主要在工作领域），以使自己参与到更可能获得证据的情境中去。

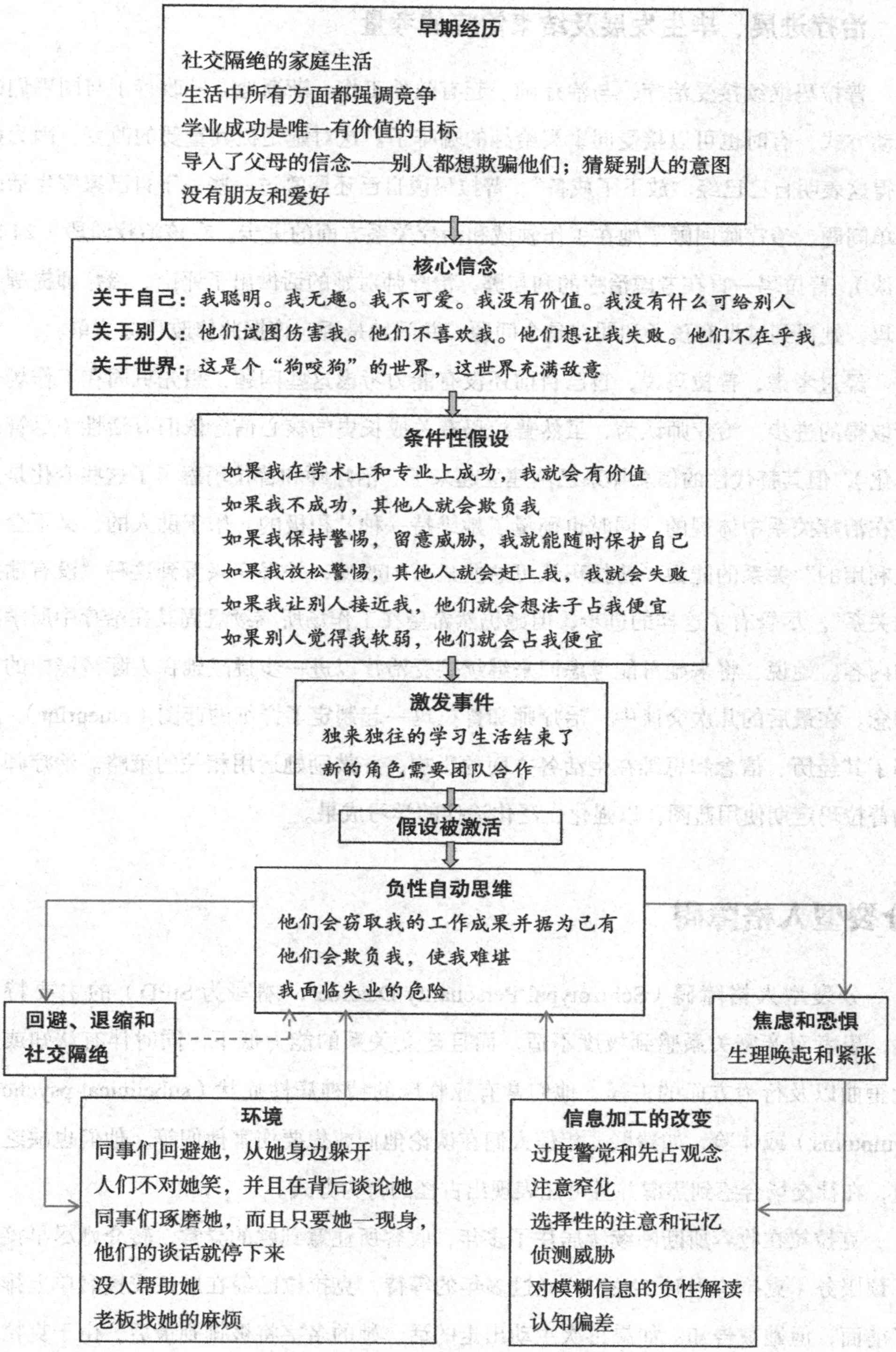

早期经历

社交隔绝的家庭生活

生活中所有方面都强调竞争

学业成功是唯一有价值的目标

导入了父母的信念——别人都想欺骗他们；猜疑别人的意图

没有朋友和爱好

核心信念

关于自己：我聪明。我无趣。我不可爱。我没有价值。我没有什么可给别人

关于别人：他们试图伤害我。他们不喜欢我。他们想让我失败。他们不在乎我

关于世界：这是个"狗咬狗"的世界，这世界充满敌意

条件性假设

如果我在学术上和专业上成功，我就会有价值

如果我不成功，其他人就会欺负我

如果我保持警惕，留意威胁，我就能随时保护自己

如果我放松警惕，其他人就会赶上我，我就会失败

如果我让别人接近我，他们就会想法子占我便宜

如果别人觉得我软弱，他们就会占我便宜

激发事件

独来独往的学习生活结束了

新的角色需要团队合作

假设被激活

负性自动思维

他们会窃取我的工作成果并据为己有

他们会欺负我，使我难堪

我面临失业的危险

回避、退缩和
社交隔绝

焦虑和恐惧

生理唤起和紧张

环境

同事们回避她，从她身边躲开

人们不对她笑，并且在背后谈论她

同事们琢磨她，而且只要她一现身，

他们的谈话就停下来

没人帮助她

老板找她的麻烦

信息加工的改变

过度警觉和先占观念

注意窄化

选择性的注意和记忆

侦测威胁

对模糊信息的负性解读

认知偏差

图 12.4 普拉玛的发展性认知概念化图

治疗进展、毕生发展及结束治疗的考量

普拉玛继续接受治疗，与治疗师一起有效地工作。渐渐地，她改善了与同事们的互动方式，有时也可以接受同事买给她的咖啡了。这对她是极其重要的改变，因为她觉得这表明自己已经"放下了戒备"。普拉玛说自己还回答过一些关于自己家庭生活的简单问题。治疗师回顾了她在工作领域和治疗关系方面的进步。在该治疗阶段（24 次会谈），普拉玛一直在考虑治疗的利与弊，治疗师对她的话做出了评论。治疗师提醒普拉玛，她提到过没有孩子和朋友是个问题，并问她是否应该据此修改目标清单。

经过考虑，普拉玛说，自己目前还没有能力考虑这些问题，想先巩固在工作场合所取得的进步。治疗师认为，虽然普拉玛有关成长史的核心信念依旧有活性（尽管已弱化），但其替代性的信念体系已然建立起来了。治疗师和普拉玛思考了这些变化是如何在治疗关系中体现的，同时也衡量了她维持一种"积极的、乐于助人的、又不会遭人利用的"关系的能力。普拉玛认可这些显著的改变，并很高兴看到这种"没有输家的关系"。尽管有了这样的进步，但她仍然希望在工作场所继续巩固其在治疗中所学到的内容。她说，将来她可能考虑回来继续接受治疗以进一步挑战她在人际情境中的旧信念。在最后的几次会谈中，治疗师和普拉玛一起制定了详细的蓝图（blueprint），解释了其经历、信念和思维在生活各方面的影响，并鼓励她运用相关的策略。治疗师鼓励普拉玛定期使用蓝图，以强化、泛化治疗的学习成果。

分裂型人格障碍

分裂型人格障碍（Schizotypal Personality Disorder，缩写为 StPD）的主要特征是，患者对亲密关系感到极度不适，而且建立关系的能力低下，同时伴有认知或知觉歪曲以及行为方面的古怪。他们常有亚临床的精神病性症状（subclinical psychotic symptoms）或体验，如猜疑、相信人们在谈论他们或想要伤害他们等。他们也缺乏友谊，在社交场合感到焦虑并且可能表现出古怪的行为方式。

克拉拉在收容所断断续续居住了多年，收容所注意到她的异常，转介她尽早接受干预服务（克拉拉当时 32 岁）。经过多年的等待，克拉拉已经在居住安置名单上排到了前面，但她被告知，如果再次主动出走的话，她的名字将被排到最后。由于克拉拉与自己说话，很少与别人互动且行为偏执，收容所的工作人员督促克拉拉去找一个全科医生进行医学诊断。在与全科医生的沟通中，她说已有多年的幻听，并且确信别人

在谋划伤害她，所以全科医生转介她去接受心理健康服务。

克拉拉的母亲是荷兰人，父亲是英国人，她是五个孩子中最小的。她家的生活方式非常"背离传统"，她父母是很少遵守社会规范的。克拉拉受教育的时间有限，即使在上学时，也很少会在同一个学校待上两三个学期。克拉拉的讲述很模糊，但她父亲似乎是有心理健康问题，尽管从未接受过治疗。她父母不是说罗姆语的吉普赛人，但宣称受到了吉卜赛生活方式和文化的启示。他们有意地频繁更换住所，相信这么做能给孩子们带来"更加丰富的经历"，并相信这对孩子们是有益的。尽管有来自邻居的敌意，但克拉拉的父母仍固执地认为别人是在嫉妒自己的生活方式，他们既不会为这种敌意烦恼，也不会有任何反应。

克拉拉的父母努力去启发孩子们相信这样的看法：自己"与其他孩子不同"，自己是"独特的"，也应该"为自己的与众不同而欢呼雀跃"。他们也相信，应该对孩子们放任不管，以最大限度地发挥其个性。这实际意味着，克拉拉的大部分时光是自己孤单一人度过的，而她父母却在抽着大麻、弹着吉他。当她出生时，哥哥姐姐中有两个人已经上了中学，另外两个也已离家。她姐姐在 17 岁时离家，之后与家庭不再有任何联系。她父母有些临时性的朋友，克拉拉曾暗示，其中一个男人好像曾性虐待她多年，但她还没有准备好详细谈论这件事。

克拉拉在这样的家庭中长大，童年的大多数时间都是独自玩耍，在社区和学校都没有朋友。当她因搬家转到一个新学校时，她常被欺负、被点名批评、被拒绝。中学时，她努力按照自认为的"引人关注的离经叛道"来打扮自己，不想"没个性、当怪胎、好欺负"，也开始尝试各种自制文身、奇装异服以及在身上打洞，而父母也鼓励她这样做。在 14 岁时，她向母亲吐露，自己总是听到从未见过面的姐姐的声音。母亲告诉她，这表明她有"天赋"，应该花些时间开发这种特异功能。她 17 岁时，父母回到荷兰（他们在那里相识）。克拉拉决定留在英国，去收容所住。克拉拉在过去的 15 年里，经常流浪，只要她开始坚信自己被收容所里的其他人议论了，她就会离开。她相信姐姐还活着并在设法寻找自己，相信所听到的声音是姐姐通过心灵感应（telepathy）在与自己交流。克拉拉没有其他朋友，也从未工作过，靠领救济生活。她不饮酒，也不吸毒，因为相信这些东西会干扰自己与姐姐的"交流"。

临床体征和症状

DSM-5 中 StPD 的主要诊断特征是：社会功能和人际功能长期不足，对亲密关系感觉到非常困扰且建立亲密关系的能力有限。StPD 患者在广泛的人际环境中都会表现出异于常人的古怪行为。其认知缺陷可能包括：牵连观念、怪异信念或魔力化思维、古怪的知觉体验以及猜疑或偏执思维，而且患者对这些认知歪曲很少或完全没有自知力（insight）。另外，患者表现出不恰当的或受限的情感、过度的社交焦虑，也很少会有亲密的朋友。

需要注意，世界卫生组织的 ICD-10 中没有包括针对 StPD 的诊断，但包括了"分裂型障碍"（schizotypal disorder）。在 ICD-10 中，分裂型障碍被归类为与精神分裂症相关的临床障碍，而非人格障碍。因此，那些倾向于 ICD-10 的治疗师认为，DSM-5 将分裂型认定为一种人格障碍是值得商榷的。ICD-10 强调古怪的行为和外表以及社会退缩倾向，但同时也聚焦于没有内部抗拒的强迫性穷思竭虑（obsessive ruminations），通常涉及畸形恐惧的（dysmorphophobic）、性的或攻击性的内容；模糊的、迂回的（circumstantial）、隐喻的（metaphorical）、赘述的（overelaborate）或刻板的（stereotyped）言语；偶尔、短暂的准精神病性（quasi-psychotic）发作，伴有重度错觉、幻听或其他幻觉以及类妄想观念（delusion-like ideas）。

研究和实证资料

StPD 方面的实证文献极少。一些证据表明，分裂型人格与以下因素有关：儿童期被忽视、对批评的过度敏感、被动，以及儿童期缺乏关注、陪伴且伴有焦虑 - 回避型依恋模式。这些依恋模式，似乎既预测了"阳性分裂型"（幻觉体验和异常信念），也预测了"阴性分裂型"（退缩和快感缺乏）。拉赫蒂（Lahti）及其同事近期的一项纵向研究显示，更低的胎盘重量、更低的出生体重、更小的头围、更长的胎龄、儿童期更低的家庭社会经济地位、不希望的怀孕、出生次序更靠前、怀孕期间母亲抽烟，这些都是成年期分裂型人格的早年起因。

尽管 DSM-5 和 ICD-10 对"分裂型"（schizotypy）概念的理解不同，但心理学研究与精神病学一样，都聚焦于患者的症状层面。认知行为研究会专门研究疗法对共病的情绪痛苦的干预效果。但是，正如曼凯维奇所展示的，认知疗法对此类症状的研究有三个新进展。第一，逐渐形成的趋势是，认知疗法是"基于个体"的而非"症状导向"的治疗，是一种针对个体量体裁衣的干预，是一种概念化过程，而非一种手册化的过程；第二，针对复合型的心理问题，越来越有必要采取认知疗法治疗，作为一种整合性及多层面的模式，它包含一系列的认知性干预，如正念（mindfulness）或元认知（metacognitive）疗法；第三，由于分裂型特征的早年起因已有研究证据，所以目前似乎可将认知疗法作为一种预防性干预，以降低儿童的心理困扰，提升年轻人的应对技能和自尊，同时针对那些暴露于严重压力源的个体，改善其支持网络。

鉴别诊断

StPD 与精神分裂症、妄想障碍以及伴精神病特征的心境障碍

此处的鉴别明显与症状学的级次有关。尽管有很多症状是相似的，但患者对这些信念的相信或确定程度可用于鉴别其是精神病性障碍，还是人格障碍？如前所述，那些强调这些症状是处在正常体验连续体上的精神病现象模型，会认为该诊断所反映出的只是某种程度的体验，而不是一种明确清晰的类别。

StPD 与 "高危精神状态"

可以这样理解，由于症状学的亚诊断性质，StPD 和 "高危精神状态" 是相似的。虽然二者在青少年早期是难以区分的，但随着时间的推移，症状学上的早期发展和纵向稳定性会指向 StPD 的诊断。

StPD 与分裂样人格障碍

尽管二者都涉及 "显著缺乏社会互动"，但 StPD 患者常有古怪的信念和知觉体验、魔力化思维以及异常的外表和行为，而分裂样人格障碍患者表现为情感淡漠、疏离超脱和不引人注意。

合作策略

一般来说，如果没有外部力量的推动，StPD 患者很少寻求治疗。因为治疗的人际成分会引发患者的社交焦虑及偏执信念，所以他们很难参与治疗。治疗师本人就可能成为患者的猜疑目标，被其视作威胁。另外，很多 StPD 患者有一系列关于世界如何运转的信念，这些信念有别于传统心理健康服务或认知疗法中所要工作的信念［如 "心灵感应" "超感视觉"（clairvoyance）］，并且这些信念是他们自我感知的核心。这些信念强化了他们对传统心理服务的猜疑和逃避。如前所述，这些患者的困境和人际互动的核心是猜疑和警惕威胁（threat-alert），所以，在建立治疗关系和治疗过程中使用苏格拉底式提问是最为重要的。

当克拉拉被转介过来时，诊断上考虑过"高危精神状态"，但其症状的纵向稳定性并不符合该状态的诊断标准。为帮助克拉拉得到永久的居住安置，她被转介到社区心理健康服务处接受治疗。第一次见面时，克拉拉看起来很不同寻常。她满头都是凌乱的长发绺，嘴唇、鼻子和眼眉上打着洞，脖子上有明显的文身。她穿着钢制鞋头的靴子和军旅范儿的衣服。护理协调员（care coordinator）帮助克拉拉认识到：除非接受治疗，不然她很难继续待在收容所里。克拉拉同意与治疗师一起合作，只是出于她很想保有并改善自己的居住条件。

临床干预

克拉拉最想要的就是能有一个地方住，所以，尽管她害怕和不信任这样的互动，但她仍然继续接受治疗。她意识到，要打破"自己住在收容所"和"无家可归"之间的循环，唯一的办法就是接受治疗。所以，她最初的治疗目标如下：有一个永久住所；在"家里"和外边都感觉更安全；不再觉得自己必须时刻警惕；和其他人交谈而不是和姐姐。

问题维持的概念化

因为克拉拉准备参与治疗，她也有动机去解决自身这些反复出现的问题，所以治疗开始于针对"维持其恐惧及周期性无家可归"的概念化（见图 12.5）。

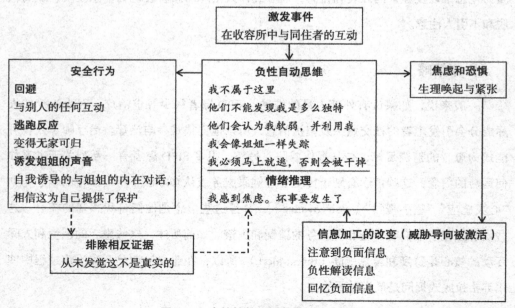

图 12.5　克拉拉的问题维持概念化图

概念化对克拉拉有重要的作用，因为她能够针对"被害"或"发疯"发现可接受的替代性思维想法。在收容所里一旦有人接近克拉拉，她就能识别出自己的想法，而且能明白，自己对事件的解读有时"有点超出了事实"。她尤其识别出自己的情绪推理（emotional reasoning），并认识到，她把自己焦虑时的躯体感受当成了"坏事来临"的征兆。

治疗师和克拉拉也讨论了她的安全行为以及她威胁信念的维持方式。治疗师运用许多类比（如大蒜和吸血鬼）向其阐明，安全行为是如何排除了与信念相反的证据。克拉拉似乎理解了这一过程，但仍需要一段时间的苏格拉底式认知干预，使其先质疑这些信念，然后再用行为实验加以检验。

认知干预

克拉拉和治疗师针对"当收容所的同住者靠近她时会发生什么"形成共识后，他们决定合作性地运用认知技术来检验这些信念的正确性。治疗师向克拉拉介绍了"思维记录表"，这有助她分析自己焦虑激发想法（anxiety-provoking thoughts）的支持证据、反对证据，并降低她对自己那种威胁导向解读的确信度。

治疗师也运用"饼图"来帮克拉拉找到事物的各种替代性解释。例如，当克拉拉看到收容所的同住者聚在休息室一起聊天时，她的自动解读是："他们想暗算我，我会像姐姐一样失踪。"最初，她高度相信自己的解释（75%），这导致了她的高焦虑水平（80%）。因此，治疗师鼓励克拉拉进行"头脑风暴"找出可解释事件的所有可能因素，并评估每个因素在多大程度上可以解释该事件（最高100%）。在治疗师的帮助下，克拉拉得出了如下一些解释：

"他们可能在看电视节目"——40%；

"他们经常召开我始终回避的'家庭聚会'，这次可能就是"——20%；

"他们可能只是在社交"——20%；

"外边在下雨，很冷，他们可能不想外出"——5%；

"卧室正在关闭整理中"——10%；

"他们在暗算我"——5%。

这些因素和相应的比例被转化成饼图，这有助于克拉拉看到各种可能性的概率范围。

行为实验

克拉拉继续运用各种认知技术来评估那些自己感到猜疑和偏执的情境。几个星期后，克拉拉那"收容所的人在暗算我"的信念降到了 40%。同时，治疗师和克拉拉认为，设计一系列的实验进一步检验该信念的真实性是有助益的（也是可行的）。首先，克拉拉走进休息室，检验自己的如下信念："别的居住者会看到我的恐惧，他们会攻击我。"她能识别出那些可能妨碍实验进行的因素，并找到了解决的办法。然后她参与到收容所的每周聚会中，并吃惊地发现大家都很和善也欢迎她的加入。克拉拉对最初信念的相信度降到了 20%。

发展性概念化

成长史层面的认知概念化使克拉拉理解了，过去的事件是如何影响了自己的信念和假设（见图 12.6）。克拉拉能够明白了，造成自己当下困境的原因，除了自己对当下事件的猜疑性评价外，还有其他的原因解释。这种概念化着眼于个体的早期经历是如何导致了信念和规则的发展形成，且之后，生理唤起、信息加工的改变以及安全行为将无助和威胁性信念推到了顶峰的。

核心信念和"偏见"比喻

治疗师运用"偏见"比喻（见图 12.7）帮助克拉拉理解，她关于别人的看法是如何被维持的。克拉拉认同该模型并开始用替代性的"档案柜"去同化信息，发展形成了一种有关他人的替代性的、更有助益的信念体系。

治疗进展、毕生发展和结束治疗的考量

克拉拉继续很好地参与治疗。她和治疗师确认了其他一些在她生活中影响重大的因素——听到的声音、关于姐姐的信念以及自己过去的经历。但是，她仍然固执地不想进一步探讨这些，也不想跟治疗师处理这些问题。这可能表明，克拉拉的"不信任感"还是一定程度地存在着，这也妨碍了对那些她相信"有助于自己安全感和独特性"的因素开展探讨。而且，克拉拉觉得这些因素是有助益的，所以由于害怕失去它们，故而不愿讨论。治疗师出于对克拉拉自主权的尊重和对治疗联盟的保护，没有再推进这个话题。

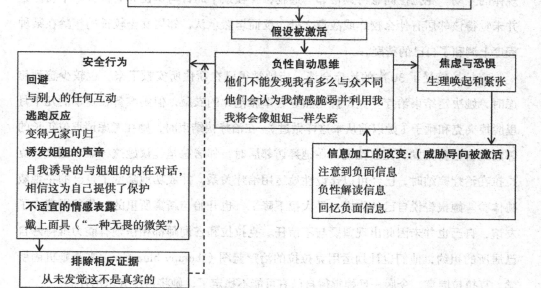

早期经历
频繁搬家
父母的生活方式背离传统
忽视社会规范和价值
与同辈隔绝，没有朋友
被欺负、被拒绝
父母看重和鼓励不同的、不寻常的经历
姐姐在17岁时失踪
性虐待（？）

核心信念
关于自己：我是与众不同的。我不能与别人相处。我是特殊的。我独一无二、有天赋
关于别人：别人是不友好的、怀有敌意的。别人是狡诈的，不能信任的
关于世界：世界是冷漠和残酷的。生命中遍布着莫名的强大力量

条件假设
如果我接近正常人，他们会拒绝我
如果我与众不同，人们就会觉得我离经叛道而欣赏我
如果我与众不同，人们就不会来烦我了
如果别人觉得有机可乘，他们就会来占我的便宜
如果我使用自己的特殊天赋，这些力量就会保护我

激发事件
在收容所与同住者的互动
被警告：如果再次主动离开收容所，将不再有资格得到公益住房

假设被激活

安全行为
回避
与别人的任何互动
逃跑反应
变得无家可归
诱发姐姐的声音
自我诱导的与姐姐的内在对话，相信这为自己提供了保护
不适宜的情感表露
戴上面具（"一种无畏的微笑"）

负性自动思维
他们不能发现我有多么与众不同
他们会认为我情感脆弱并利用我
我将会像姐姐一样失踪

焦虑与恐惧
生理唤起和紧张

信息加工的改变：（威胁导向被激活）
注意到负面信息
负性解读信息
回忆负面信息

排除相反证据
从未发觉这不是真实的

图 12.6 克拉拉的发展性认知概念化图

237

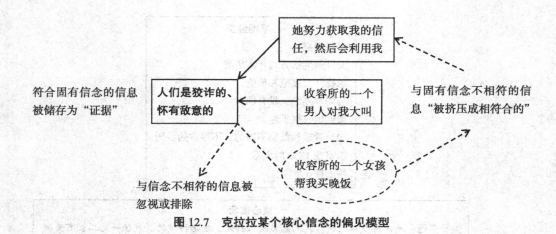

图 12.7　克拉拉某个核心信念的偏见模型

随着治疗的进行，克拉拉的焦虑显著减少，对"别人故意整我"的信念的确信度也大幅降低。她可以容忍收容所里的其他人，而且能参加大部分的周末聚会了。在治疗快结束时，她获得了居住安置，很快搬进了一所大型复合建筑的单人公寓中。刚搬进去时，她的焦虑体验升高了，"别人在算计我"的信念也增强了。但治疗师和克拉拉一起合作，对她的情绪反应进行概念化，对"想从新家逃跑"的愿望加以管理。他们设计了一系列的行为实验去检验克拉拉的认知——这些认知聚焦在"接近其他住户的方法策略"上，而不是去回避其他住户。事实证明，行为实验可有效降低克拉拉对猜疑信念的相信程度，也会有效降低她的焦虑水平。而且，她与一位年长的邻居有了更规律的互动。克拉拉同意每天帮邻居遛狗，并在某个周日与这位邻居共进了午餐。她并未觉得该邻居有什么狡诈或敌意之处，反而坦然承认，邻居女士较长的年龄在某种程度上调和了自己的猜疑。

克拉拉接受了 30 次的治疗会谈，当她觉得已在新住所安顿下来，也较少感到焦虑时，她决定结束治疗。克拉拉仍然穿着军旅范儿的衣服，但她准备在夏季的几个月里脱掉夹克和靴子（她以前从未这样做过）。在治疗快结束时，她在考虑请那位年长的邻居给自己剪头发。克拉拉说，在她拜访邻居时，邻居总是建议她这样做。因此，克拉拉在治疗完结时，已经可以建设性地运用治疗关系，并成功地降低了自己的主观威胁体验。她报告说自己的焦虑水平大幅下降了，也开始与新寓所里的一位邻居建立了友谊，自己也并未因此出现猜疑与不信任。克拉拉和咨询师都相信她有能力维持好自己居所的租约，他们也计划运用克拉拉的治疗蓝图（therapy blueprint）来帮她巩固所学。克拉拉同意，今后一旦她觉得自己有可能不稳定了，她将再度寻求治疗。

分裂样人格障碍

分裂样人格障碍（Schizoid Personality Disorde，缩写为 SPD）患者的主要特征是人际关系缺失，而且对此也不感兴趣（indifference）。SPD 患者对所有环境背景下的社交关系具有一种普遍的疏离模式（pattern of detachment）。患者常表现为退缩和独处，力求最少地接触别人，而且他们对自己所做出的任何人际接触都极少或完全没有满意感，无论这些接触的重点在哪里。SPD 患者的大部分时间是独自度过的，不会参加任何涉及与人接触的活动。

SPD 患者的情感表达明显受限（restriction）。他们可能表现得缓慢、无生气。说话时，他们言语缓慢且单调，几乎没有表情。无论外界事物如何变化，SPD 患者的心境都很少改变。他们的心境一般是稍负面的，既没有明显的正向变化，也没有明显的负面变化。其职业即使具有社会性，患者也是会独自完成的。SPD 患者无法建立起亲近的关系，不论是性方面的，还是柏拉图式的关系。

需要强调的是，此处的症状学是基于一个体验连续体的，在患者所表现出的特征背后的信念也是基于一个连续体的。只有当这些特质是无益的、不灵活的并造成个体生活或情感上的显著问题时，这类"孤独者们"才可能被考虑为"分裂样"（schizoid）。高度的内向并不构成 SPD，除非作为 SPD 主要特征的"对人际关系不感兴趣"也同时具备。为确保正确诊断 SPD，患者在生活调整上具有不灵活性是必要的，也正是这种不灵活导致了他们的痛苦困扰。

德里克是一位 36 岁的无业男性，他大部分时间都独自宅在公寓里，听收音机或读书。他每天都去教堂，在晨间礼拜刚开始后悄悄地溜进去，在结束前离开，从而避免跟牧师或其他会众交谈。德里克因为高焦虑感以及低落的心情而来寻求治疗。初次见面时，德里克回避目光接触，回答问题时话能少就少。他对治疗师提出的要求（这也体现了他的求治动机）是"让家人不要再打扰他，就让他自生自灭"，因为他们试图让他参与家庭活动，而这让他深感困扰与焦虑。而且，德里克对生活表露出深深的无奈感，也担心自己的古怪无法改变。似乎是这些信念导致了他的心情更为低落。

临床体征和症状

DSM-5 指出，SPD 的主要诊断特征是：一种对人际关系疏离和缺乏兴趣的纵向模式（pattern），伴有社交情境下情感表达的严重受限。如前文所述，患者在与人互动上几乎没有兴趣或收获。SPD 患者一般不会为人际关系的缺失而困扰，但可能会为来自他人的压力所痛苦，如患者家人会因为患者的缺乏参与而对其施加压力。类似的主题似乎也是 ICD-10 中 SPD 诊断标准的关注焦点，但 ICD-10 同时还提到：SPD 患者对别人表达正面或负面情感的能力都受限，他们有过度先占的幻想和内省（introspection），明显对主流的社会规范及习俗漠不关心。

研究和实证数据

可能由于 SPD 在一般人群中相对少见，所以相关的研究是少之又少。实际上，研究表明，SPD 的患病率为 0.7%~4.5%。总的来说，这些研究都突显出了"分裂样人格"这一构想所具有的一个问题，即低内部一致性。例如，在米塔尔（Mittal）、卡鲁斯（Kalus）、伯恩斯坦和西弗尔（Siever）的文献综述中报告了克伦巴赫 α 系数为 0.47~0.68。其他的一些研究在进行数据分析时受到样本量不足的影响。另外，费京（Fagin）提到，SPD 患者很少会进入心理健康服务机构的视野，除非患者的社会隔离（social isolation）、自我忽视（self-neglect）和怪异的人际行为给他们自己或家人造成了显著的痛苦。在这种情况下，某位亲属出于对分裂样患者脱离家庭生活的担心，可能就会将患者带到治疗师那里。因此，患者对心理健康服务的极度回避可能就是妨碍 SPD 实证研究的原因之一。

鉴别诊断

SPD 与妄想障碍、精神分裂症、偏执型人格障碍、伴精神病特征的心境障碍

退缩远离人群常是精神病性障碍形成的前兆。如果给出了此类诊断，那么要再给出共病 SPD 的诊断，就要求该人格障碍在精神病性症状发作前就已经存在了，而且必须在精神病性症状缓解后依然持续。需要注意的是，如果未给出 SPD 的诊断，那么可能就是从精神分裂症阴性症状的角度来考虑患者情况的，而不是从"没有参与兴趣"或"具有各种旨在回避别人负面反应的安全行为"的角度来考虑的。

SPD 与回避型人格障碍

SPD 与回避型人格障碍都表现出缺乏亲近的人际关系，更多进行独处活动。但是，如果询问患者对这类关系的渴望程度，那么二者的差异就显现出来了。回避型人格障碍患者之所以回避这类关系，是因为他们害怕被拒绝、被批评。SPD 患者也许也

害怕这样的批评或拒绝，但他们并不渴望这类关系，因此，这种自我强化的独处对他们而言没什么困扰。

SPD 和 StPD

SPD 和 StPD 都表现出低水平的社交互动。但是，分裂型人格障碍患者有古怪的信念和知觉体验、魔力化的思维和行为、与众不同的装扮。SPD 患者则表现为淡漠、疏离超脱，其形象外表也不会引人关注。SPD 患者也没有亚临床的精神病性症状。

SPD 和自闭症谱系障碍

要区分 SPD 和轻度自闭症谱系障碍可能是极其困难的，因为二者都会表现为严重受损的社交互动、刻板的行为和兴趣。全面回顾患者的成长史也许能为鉴别诊断提供大部分的信息。自闭症通常出现在儿童早期，而分裂样特质一般是到儿童中期才出现。而且，尽管外在表现相似，但文献清楚地表明，这两类障碍在病因学上完全不同：自闭症谱系障碍存在明显的神经发育因素，而 SPD 的心理基础更明显。

合作策略

因为治疗的本质属性就是一种人际事件，所以 SPD 患者对于合作性的治疗关系可能很难加入进来。患者关于"自己"以及"与人互动"的信念会对治疗关系造成冲击，这与患者在其他人际互动中的情况是一致的。SPD 患者很少针对自己长期的困境前来寻求治疗，即使他们来求治了，通常也只有很短暂的合作，他们为的是处理自己因环境改变而出现的高度心理痛苦。一旦他们眼前的困难得到解决了，治疗就很难继续下去了，对潜在认知因素的工作很少能开展起来。

在治疗时，只要治疗师一提问，德里克似乎就对"参与治疗"感到矛盾。这既是因为他会看到问题源于自己的"没个性"，也是因为德里克极度害怕治疗会让他发现自己性格有更多的瑕疵，让他更感到自己无能。德里克说，每周与治疗师的会面是"痛苦的"，他坚信自己会惊慌失措、担惊受怕。因此，治疗师有必要请德里克一起讨论"参与治疗"和"不参与治疗"各自的利、弊。只有当短期内的益处明显多于可能的弊端时，德里克才愿意参与治疗。重要的是，治疗师和德里克会针对治疗各阶段的会谈都商定出一份很短期的合同，这样做能给予德里克更高的治疗掌控感，并让他觉得自己可以随时退出。

要合作的问题及目标清单

同样，可能很难与 SPD 患者商讨出要合作的问题及目标清单。针对患者的问题，很重要的一点是，治疗师能去倾听患者的话语，然后请他们具体说明是经历中的哪些部分对他们自身造成了问题，因为这可能与治疗师所预期的问题领域大相径庭。鉴于心理治疗的本质属性，有分裂样倾向的个体自然不太可能被吸引过来，因此，也不太可能对目标达成共识。所以，如果治疗师开始针对分裂样患者的困境，想要推测出适宜的合作目标，那么治疗师可能就会有"跑题"的风险。从而导致了一种无益的、目标冲突的认知干预过程——治疗师与分裂样来访者都卷入其中，最终可能会造成分裂样来访者退出治疗。而且，可能没法制定出 SMART 目标，因为任何具体的人际导向任务都可能诱发患者更高的焦虑水平、更多的回避行为，从而导致他们退出治疗。

德里克的问题清单包括：没工作；无聊厌倦；被家人取笑；没有人"站在他这一边"；感到紧张、低落。如果治疗师想针对以上每一个问题都设定出目标清单，这明显对德里克有难度，因为他认为自己"一贯是如此的"。德里克觉得设定目标的过程是极具挑战性的，而治疗师则必须反复抑制住自己"给出目标建议"的冲动。最终，在多次引导后，德里克设立了下列目标：帮助父亲摆脱生意上的困境；让自己的时间更充实；请兄弟们尊重"自己没有朋友"这件事；找一个可以跟他（她）说说自己困境的网聊对象；更少担心，更低焦虑感；对自己感觉更好。

问题维持的概念化和发展性概念化

SPD 患者常有被同辈拒绝或欺负的早期经历。而且，患者通常被视为与其家庭格格不入，或者在某些方面比不上别人。所以，他们逐渐也开始认为自己是"格格不入的、独异于人的"，而别人则是"不友善的、全无帮助的"，社交互动是"困难的、有害的"。从而导致患者发展出一系列的规则或假设，这为他们提供了"安全"的措施——遁入独处及不参与的生活方式之中。

德里克家里总共是三兄弟，父亲是一名水管商人。德里克的家人都性格开朗、身体健康，他的两兄弟都接了父亲的班，一个直接为父亲工作，另一个在水管行业做五金器具买卖。相反，德里克一直是个害羞胆怯的孩子，在学校惨遭戏弄。自童年起，他就是一个爱独处的人，与跟父亲和兄弟一起踢足球相比，他对学习更感兴趣。

德里克在年轻时就被人说"异类"，父亲常会跟他说："你一定是在医院里被调包了。"纵观德里克的生活，他也曾努力去参加运动或参与家族生意，但他的努力常被评价为"笨拙蹩脚",所以他最终放弃了努力。他唯一的例行外出是去当地教堂,即使感到焦虑他也会去。当被问及原因时,德里克回答说他那些关于"上帝、天堂和地狱"的信念告诉他:因为自己只算"半个人",有"丑陋的个性",所以参加教会活动可将自己从"永恒的炼狱"中解救出来。最近几个月,因为德里克的父母退休以及弟弟婚礼临近(他哥哥已经结婚,有两个孩子),他母亲想"再让家人聚一聚"。这明显加剧了德里克的焦虑及情绪痛苦,让他心情低落,而这都是基于德里克的如下信念:自己是格格不入的,自己努力也是徒劳,增加与家人的互动会带来负面后果。

德里克决定,治疗的第一个目标可以是"处理自己的焦虑感"。通过对其焦虑的探讨,得出了问题维持的概念化(见图 12.8)。治疗师和德里克基于对其焦虑的合作性概念化理解,认为:德里克对人际互动的普遍回避和不参与,可能维持了他的焦虑,也使他排除了与其负性的社交情境知觉不一致的信息。

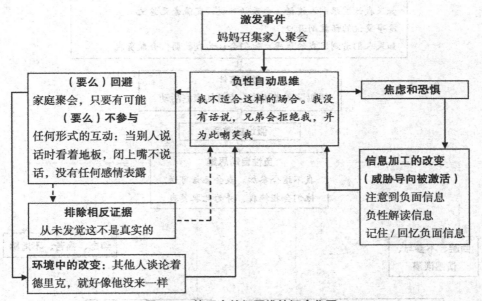

图 12.8　德里克的问题维持概念化图

尽管德里克对治疗心存矛盾,但他还是开诚布公地讲述了自己的家族史、过往的经历以及他对自己的看法,所以,要合作性地得出针对其困境的发展性概念化,也相对容易,见图 12.9。

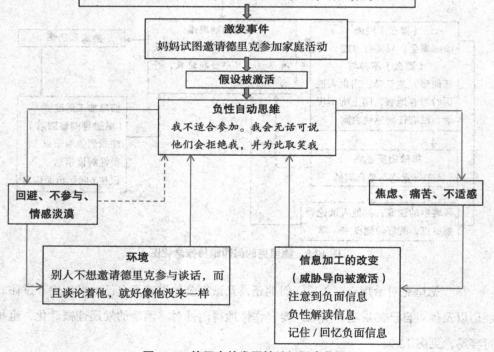

图 12.9　德里克的发展性认知概念化图

德里克觉得此图很好地总结了自己的困境。治疗师与德里克探讨，为缓解他的问题症状，有哪些具体的想法是需要改变的。德里克觉得，处理"别人会嘲笑我的'古怪'"这个信念，可能是降低焦虑最有效的办法。另外，德里克和治疗师还觉得，需要处理他的某些假设，如"如果我和别人交谈，会无话可说，这种交流也毫无意义"，这似乎是维持德里克困境的关键所在。

临床干预

德里克和治疗师设计了一系列的行为实验［先做口头重新归因（verbal reattribution）来挑战相应的信条］，用以搞清楚别人是否察觉到了他的焦虑，并进而对他的人际困难大加嘲笑？其他各系列的行为实验聚焦于作为德里克安全行为的"情感淡漠"和"不参与"，主要针对的是他以下的信念："如果别人注意到了我的焦虑或者我那'刺眼的古怪'，他们就会言语攻击我。"德里克和治疗师设计了一项行为实验，即停止安全行为（回避目光接触、盯着地板、隐藏所有的面部表情），看看是否会被嘲笑和奚落。先做口头重新归因（考量证据并得出替代性解释），德里克"会被嘲笑"的信念由 90% 降到了 25%，这让他看到了其他可能的结果并且有助于他开展行为实验。

重构核心信念

尽管德里克在治疗早期强调不想审视自己有关"古怪"的信念，但后来，他认识到这些信念可能是其困扰痛苦的核心所在，需要进行处理。德里克想到将"我可以是正常的"作为自己可持有的一个替代性核心信念。治疗师把"偏见"比喻模型导入给德里克，以此解释如下机制：即便有相反的证据存在，信息加工的改变也会维持负性的自我信念。

治疗师请德里克运用正面信息日志，收集与他的"我可以是正常的"信念相匹配的信息（作为家庭作业）。引导式发现的问题可以是："你今天做的事情里，有没有可以体现出'你是正常的'，或者别人会根据这件事觉得你是正常的？""你今天做的事情里，哪些如果是别人做的，你会据此觉得他们是正常的？"每一周，这些收集到的信息都可以帮助德里克对"我可以是正常的"这一信念重新评估。德里克用于支持自己新信念的证据包括在超市排队时与另一名顾客交谈；可以参与认知疗法治疗；为妈妈做晚饭；向一位邻居友好地打招呼。在该治疗阶段中，德里克减少了会谈频率，独自完成了大部分的治疗工作，会在需要指导时来参加治疗会谈。

治疗进展、毕生发展和结束治疗的考量

因为德里克对治疗常有矛盾感，所以相当多的会谈时间用在了针对这一问题的探讨上。每次的回顾性会谈时，德里克和治疗师都会仔细查看目标清单，评估德里克在每个目标上的进步。然后，就目标是否达成，他们共同做出决策。如果已达成，那么该领域是否还需要建立其他的目标？如果没有达成，他们是否应该选择一个新的、更为适宜的目标？治疗师和德里克讨论了，是否要邀请他妈妈或其他家庭成员加入会谈，以帮助他制订计划或挑战他的担忧。但是德里克觉得，自己虽然已经可以耐受治疗会谈了，不过此时邀请家人加入，他好像还是难以承受，也觉得这样做没有什么帮助。

德里克对治疗的矛盾心态在整个治疗过程中都很明显，甚至当治疗取得进展、可视为顺利时，想商定新的目标还都必须先回顾一番"坚持治疗的利与弊"。一旦德里克的核心目标"降低担忧"及"对自己感觉好一点"得到达成，他就会着手结束治疗了。因此，在治疗结束前，工作要聚焦在结束治疗的计划以及巩固和加强德里克对新的、更正面、更有益的信念的相信度上。而且，要制定出一份治疗蓝图来强化已进行完的有益工作，这也为德里克提供了一个概念框架（conceptual framework），有助于他按照自己认可的方式进行复原。

常见问题挑战与临床工作者的自我关怀

虽然 PPD、StPD 及 SPD 患者群体是不太可能来求助的，但前文的案例也体现出：当患者的高焦虑和人际问题威胁到工作、居住和家庭功能时，可能会导致他们的来访求助。但是，这并不意味着他们有能力参与治疗。患者对自身广泛心理问题及回避人际亲密的理解认识都非常有限，这意味着他们的治疗参与始终会是一个挑战性的问题。因为患者对治疗参与、治疗合作的矛盾心态难以改变，所以不得不反复与之探讨治疗的利与弊，这导致治疗工作走走停停，难以连贯。患者一如既往的矛盾心态可能会令治疗师感到挫折，因此，为把握好患者的复原方向，治疗师接受督导以及坚持引导式发现的工作取向是必要的。

结论

虽然 PPD、StPD 和 SPD 之间存在许多差异，但它们似乎也有共同点——患者都

会认为自己独异于人、不被人喜欢、没法融入社交世界，而人际关系则是应该回避的。不过，这些认识的背后理解却因所基于的特定障碍的特异性信念体系而有所不同，即：别人想伤害他们（偏执型）；别人不在乎他们，不欣赏他们的独特性（分裂型）；或者别人是残忍的、拒绝性的（分裂样）。因为患者对人际活动和社交情境具有此类无益的评价，所以要与之建立起合作及信任的治疗关系是难上加难。因此，治疗工作的早期焦点在于借助引导式发现来处理这些认知，并最终为患者提供一个可用于信念检验的安全场所，以及针对其今后的人际互动发展提供实境示范的机会。

第13章

被动－攻击型人格障碍（违拗型人格障碍）

吉娜·M. 方索（Gina M. Fusco），心理学博士；
美国宾夕法尼亚州基层行为健康与社区家庭护理中心临床主任。

人生，似乎就是这样难以置信地不公平。

——《逆反者》（*Contrarians*）［拉斯穆森（Rasmussen）］

　　克里斯蒂娜是一名44岁单身的白人女性，因为她对同事隐晦地提到要自杀，所以她急需一次评估。克里斯蒂娜是在收到领导负面的员工评价后提到的自杀。她之所以会获得这种负面的评价，是因为她在这家小型房地产公司的"创新型员工培训项目"中表现出了很多问题，包括同事们抱怨她易激惹、常迟到、谈问题不着边际、"虚张声势、唯恐天下不乱"。同事们说她愤世嫉俗、情绪化，还有些阴郁。她总是对既定的政策提出质疑，然后又对别人给出的答案找茬挑刺。当被问及为什么要如此特立独行时，她会挖苦道："你是领导啊，你来告诉我啊。"虽然克里斯蒂娜约定好参加房产的公开销售活动，但她总是"玩消失"，然后说是因为"没联络上"。她有空子就钻，责任能推就推。当被质问为什么经常迟到时，克里斯蒂娜会说："你不会懂的。"在一次雨天迟到后，她讥讽领导说："我可不像你有辆SUV。"同事们抱怨克里斯蒂娜出言不逊、话带贬低。例如，她说别人"他们就是走了狗屎运而已"，并含沙射影地说别人没底线、使用了非常手段。

克里斯蒂娜的领导也注意到她有很多自相矛盾的表现，如她在工作能力考试时最终没有交卷子。当被拿来和其他顺利完成培训的同事进行比较时，克里斯蒂娜会暴跳如雷，厉声反驳："他们早都知道答案了。"她还断然拒绝了领导为其安排的补考复习指导，说："谢了，但别把我当成孩子。"当领导过问她那少得可怜的客户签约情况时，克里斯蒂娜回怼说自己早已是成竹在胸了，懂得如何提升工作效率："我给客户留了信息……他们一有时间就会联系我。"一旦领导就克里斯蒂娜的行为与其交涉时，她会反唇相讥、怒怼回去，说如果领导能快点回复她的电邮和问题，他们也不会是这步田地。她觉得自己被严重误解了，也完全得不到赏识，但又幻想着领导有朝一日终会发觉、承认她是天赋迥异的。

克里斯蒂娜在成长中经历了遍布着模糊、被拒绝和矛盾信息的孤独童年。她的记忆总会聚焦在悲伤、愤怒、怨恨以及挫折的感受上。父母在她 2 岁时就离婚了，她从那时起就几乎见不到母亲了。克里斯蒂娜会收到母亲从遥远的异国他乡寄来的明信片，上面写着口是心非的"想念你"，这让她深感痛苦，也加重了她的被拒绝感。克里斯蒂娜希望获得母亲的青睐，但却从不给母亲回信，也没有任何的回应，只是在压抑着愤怒和悲伤的沉默中熬完了自己的童年岁月。克里斯蒂娜在高中时学习并不好，她总是充满嫉妒地听着同学们兴高采烈地谈论他们对大学生活的憧憬，却对自己的志愿闭口不谈，并无视学校的相关问询。她处理不好与异性有关的人际关系和社交情境。她长期以来都会与老师、领导相处不当，而且也难以遵守规则，她几乎没有朋友，对外界也兴趣寥寥。克里斯蒂娜无法维持稳定的工作，她相信这是因为没有人理解自己、赏识自己，她慨叹自己生活得如此不幸、那么不公，却全然不知事情为何会是这般的安排。

临床体征与症状

罹患被动 - 攻击型人格障碍（Passive-Aggressive Personality Disorder，缩写为 PAPD）的患者，通常是因为当他们不能完成任务、作业或无法达到预期时，被别人抱怨，才来访求助的。权威角色、法规命令或工作中的上级都可能推动患者的转介求治，因为患者总是不能按期完成工作，不能遵从指导，或者瓦解其他员工的士气。同伴、伴侣或其他家庭成员也会让患者感到压力，因为，他们会要求患者为家庭、孩子和人际关系贡献一分力量。这些要求可能是找一份工作，学一门课程，照顾孩子或在家里做些事。而患者对诸如支付账单、对客户的细致问询予以回复等责任的承担方面的困难以及在与具有权威性的人物（如医生、治疗师、收账人、官员、教授）相处上的困难，都是他们长期延续的问题。自相矛盾的说辞、挫伤别人的讥讽以及剑拔弩张的口水仗是患者的家常便饭。那些有关生活合理可待的日常期望反而变成了一系列的危机，印证了他们的不幸，或者让他们到处树敌、四面楚歌，让患者与那些想帮助、支持他们的人渐行渐远。另一些患者可能会因为共病（如抑郁或焦虑障碍）的症状而来求治。导致患者困扰的自动思维，如"这不公平""好事不长久"以及"我才不听他们的呢"，源自强大的潜在核心图式，这会产生抑郁的、负面的且易激惹的心境，进而对患者的自尊、日常功能及人际关系造成冲击。

　　PAPD 的诊断标准已经从针对权威角色的各种对立行为集合发展成了更具维度性的定义：在 DSM-5 中从"违拗型人格障碍"（Negativistic Personality Disorder，缩写为 NegPD）降格为"其他特定的人格障碍"。斯科多尔（Skodol）指出，DSM-5 初稿的审阅意见已建议不再将 DSM-IV-TR 附录中的人格障碍收录为特定的障碍，而是通过那些描述其最明显特征的特定特质，以及在人格功能上的显著受损情况，来予以界定。在最终版本里，DSM-5 虽没有将 PAPD 单独列为一种障碍，但特意将其放在了"其他特定的"和"未特定的"类别中进行描述。收入这些类别的人格障碍，符合人格障碍的诊断标准，但并不符合任何现行的特定人格障碍的诊断标准。类似地，在 ICD-10 中，PAPD 也被收入了"其他特定人格障碍"的类别。威兹勒（Wetzler）和琼斯（Jose）在他们对 PAPD 的全面历史综述中写道："为何一种曾在 65 年前大量发病的综合征，现在却得不到官方承认了呢？"。批评意见认为，问题在于以下几点：过窄地聚焦在情境性的诊断标准上；高共病性；较低的患病率与诊断信度；研究上的几乎空白；"有证据表明，PAPD 与其他大多数的（人格障碍）一样，是真实存在的"。无独有偶，麦凯恩（McCann）指出 NegPD 和（强迫型人格障碍）"这些心理病理概念的长存不衰，正说明它们是有实用性的"，而冈德森（Gunderson）的结论也支持这一观点：在考量删去相应的障碍时，有限的研究并不等于有限的实用性。不过，鉴于对"该概念能否表征特定的障碍"仍存质疑且 DSM-5 也未收录 PAPD，所以很多研究者仍不支持将 PAPD 重新作为一种障碍予以诊断。

　　在实证性的研究和综述中，既有 PAPD 的诊断，也有 NegPD 的诊断。临床实践中，这两个概念都具有一种普遍的模式（pattern）：抗拒，人际困难，觉得自己遭人误解，也不被赏识。PAPD 的特异性特征，还包括一种广泛的模式（pattern），即个体会对抗性地忽视 "针对其能胜任的社交及职业表现" 的外界要求。这种被动抗拒和对立的行为风格包括有：持续的有意拖延；抗拒权威；好争辩；爱抗议；阻挠妨碍。患者几乎不会遵守时间期限，并常将此归诸外因——因为 "健忘"，因为要求不合理，因为 "权威者" 的期望不切实际，甚至是因为在一开始设定时间期限时就 "有失公平"。患者这类抗拒行为或者 "算计好的不能胜任" 有很强的被动性，会引发其他人严重的挫折感，也让患者的个人关系、社会关系以及工作上的关系日趋紧张。PAPD 患者可能会向别人寻求帮助和指导，但同时，他们又横加阻挠或暗中妨碍别人给出建议，这会使他们的情况雪上加霜。

PAPD 患者的社会功能显著受损，他们的人际风格表现为：自许权利、反复无常、爱生气、搞对抗。这种矛盾摇摆在以下情况时会更为明显：他们会寻求别人的帮助，之后却又以主动或被动的姿态拒绝加入，如定好要来却 "玩起了失踪"。患者在治疗过程中的矛盾摇摆，可体现为：蓄意阻挠、对抗不合作、拖延、口水仗以及缺乏治疗依从性。

临床工作者可较容易地识别出 PAPD 的核心特征。例如，长期不情愿达到预期水准，对生活情境的愤怒出格。正如该诊断术语所体现出的，PAPD 患者会通过一种内隐或被动的方式——好争辩、爱抱怨、拒绝从众、易激惹——来表达敌意。PAPD 患者还会表现出阴郁、情绪化以及矛盾无常。马里诺（Malinow）认为，"被动 - 攻击这个术语本身就是前后相悖的，体现出矛盾性"。米伦（Millon）对这种 "活跃的矛盾状态"（active ambivalent）的描述，界定和体现了 PAPD 患者摇摆不定的特性。一方面，患者希望有人能关照自己、能让自己的生活更满意。但另一方面，患者又不想失去自主或自由，他们对来自权威或其所依靠之人的指导和影响心生厌恶。PAPD 患者卡在 "强烈的依赖性" 和 "要求自主性" 的矛盾中，体验着巨大的痛苦，从未感到满意，生活如 "困兽" 一般。正是因为患者一直缺乏满意感，才让他们看起来像施耐德（Schneider）所定义的 "坏脾气的抑郁"。PAPD 患者秉持普遍的怀疑论，此中体现着自恋的味道：因为生活的苦难与遭遇，多多少少都是环环相扣的，似乎是命运对自己的捉弄，所以外界的要求自然被患者视为对自己的冒犯，他们感到权利受到了侵犯。米伦和葛洛斯曼（Grossman）指出：患者的 "矛盾状态具有浪费性"，他们对于 "实现目标" 这一期望的拒绝达成，会阻碍治疗的进展。斯通（Stone）认为 PAPD 患者普遍存在的违拗是自挫性的，而恰恰是因为这种自挫性，这种违拗会自我实现。本杰明（Benjamin）和卡逊（Cushing）认为这种自我破坏（self-sabotaging）维持着一个动态过程："通过抗拒所知觉到的威压和惩治所知觉到的威压者，（被动 - 攻击型患者）发展出了'以输当赢'的策略"。

研究和实证资料

尽管 DSM-Ⅳ-TR 的附录 B 中鼓励学界对 PAPD 做进一步的研究，但关注 PAPD 的实证研究还是少之又少。但这很可能是 PAPD 最初的诊断标准过于严苛所致，还可能是因为 PAPD 后来被收录到了 DSM-Ⅳ-TR 的"未特指的人格障碍"（Personality Disorder Not Otherwise Specified，缩写为 PDNOS）之中。PADD 的实际患病率可能比记录的要高。莫雷（Morey）、霍普伍德（Hopwood）和克莱因（Klein）认为，临床实践中，对于那些不再收录于 DSM 的人格障碍，符合相应诊断标准的患者可能会广泛地被冠以"PDNOS"这一诊断类别。例如，沃休（Verheul）、巴塔克（Bartak）和韦迪格（Widiger）发现，在 1760 名心理治疗的转介患者中，PDNOS 是第二常见的人格障碍诊断，而且，如果允许与官方认定的 10 种人格障碍共病的话，PDNOS 就是最常见的人格障碍诊断了（符合 DSM-Ⅳ-TR 的定义）。麦凯恩指出，尽管因为文献中记录的患病率差别巨大（从 0%~52%），很难得出确切的数字，但可以肯定 PAPD 是一直存在的。近期的研究表明 NegPD 在 1158 名精神科门诊患者中占到 3.02%，研究者还认为该项研究为诊断效度提供了"至少微弱"的支持。在另一项研究中，针对一个大型社区的 18366 名成人样本测量 PAPD，发现女性的得分比男性高（但差异很小）。斯普洛克（Sprock）和亨萨克（Hunsucker）发现，针对一个做出 PAPD 诊断和 NegPD 诊断的临床工作者样本，男性患者更经常被诊断为 PAPD，而女性患者则更经常被诊断为 NegPD。为了避免性别偏差，研究者建议将 NegPD 作为一个更宽泛的概念。

从历史上看，首次针对 PAPD 的专项研究是由怀特曼（Whitman）、卓斯曼（Trosman）和寇尼格（Koenig）完成的。研究者们仔细检查了 400 名门诊患者，发现 PAPD 是人格障碍的最常见诊断。相比其他类型的人格障碍，PAPD 患者在第二次会谈后就中断联系或终止治疗的情况更常见。一项针对精神障碍患者的纵向研究评估了 PAPD 的特征。在所选的 100 例指标个案中，被动 - 攻击型患者占总人数的 3%（3682 名被试），且大多数为男性。在 7 年和 15 年后的追踪随访中，相比于 50 个罹患其他精神障碍的匹配对照组，被动 - 攻击型患者组仍然"还未完成其教育阶段，找工作方面也只具备临时工资质"。斯莫尔（Small）及其同事们指出，这两个追踪间距（7 年和 15 年）的 PAPD 患者具有一些共性，包括酗酒、人际关系不和睦、言语攻击、情绪失控、冲动、操纵行为。

近期已完成的研究，集中在 PAPD 的诊断效度或特征检验上。卓尼尔（Joiner）与路德（Rudd）的结论是：针对一组有自杀倾向的门诊患者样本，评估与其临床障碍特定的"痛苦及损害"形式后发现，与其他人格障碍相比，PAPD 的"违拗"特征效度更强。沃瑞肯（Vereycken）、沃托曼（Vertommen）和科威里恩（Corveleyn）对在布鲁塞尔参军入伍的 3 组青年男性的人格类型进行了研究。其中一组未发现心理健康问题，而另外两组则具有短期或长期的权威冲突问题。长期的权威冲突组，与 PAPD 高相关（41 人中有 28 人），且与其他类型的人格障碍相关不强，这一证据支持了"PAPD 是一种独立的诊断"。弗萨迪（Fossati）及其同事们也报告了相对较高的发病率：在 379 名的住院和门诊患者样本中，有 47 名患者（12.4%）符合 DSM-Ⅳ 中 PAPD 的诊断标准。这些 PAPD 患者中，有 89.4% 还符合另一种人格障碍的诊断，特别是与自恋型人格相关显著。他们因此得出结论：PAPD 更有可能是自恋型人格障碍的一个亚型，而不是一种独立的人格障碍。

布拉德利（Bradly）、赛德勒（Shedler）和韦斯坦（Westen）检验了 DSM-Ⅳ-TR 附录中人格障碍的界定特征和独特性。针对一个有 530 名精神科医生和心理学家的全国样本，请他们以 8 种描述分类来分析和评定患者的人格障碍诊断匹配程度。结果表明，只有 PAPD 诊断是独立于其他人格障碍的。霍普伍德及其同事总结道："PAPD"这一概念表现出单维度性、内部一致性、稳定性，其与 B 组人格障碍最为近似。类似先前的研究，霍普伍德及其同事也发现了 PAPD 与自恋型人格障碍及边缘型人格障碍的关系。

鉴别诊断

当前，患者如果符合 PAPD 的诊断标准，就会被正式地归入"其他特定的人格障碍"这一类别。虽然许多患者的行为表现都能被看成是"被动 - 攻击"的（如迟到、缺乏治疗依从性、满心厌恶），但 PAPD 患者会自始至终、一成不变地运用"被动 - 攻击"模式来应对生活中所有的挑战。这些临床体征不仅仅是反应性、暂时性的行为；

而是慢性长期的、不灵活的、适应不良的人格特质。患者回答问题时经常模棱两可、绕弯兜圈子，这让诊断访谈很难完成。例如，当治疗师向患者提出一个很直接的问题时："天蓝吗？"患者会实话实说，但又话里带刺："反正我现在坐的地方天不蓝。"那种简单、单纯的问题，说者无心听者有意，都会令患者恼怒和猜疑。例如，当治疗师问："你还好吗？"患者可能会说："问这个干吗？"这会让讨论离题并陷入咬文嚼字之中，围绕着那些不会有答案的话题，纠结无关细节，最终让人深感困惑、挫折。咨访互动会很快演变成争辩，因为患者会额外提出问题以表达他们对于"被要求回答问题"（外界要求）的厌恶感，如患者会问："这重要吗？"患者抗拒着从属性的或依赖性的地位，他们不会直接回答问题，想以此保全自己的自主性，他们自然也不会去接受权威角色了。

抑郁障碍患者与具有抑郁风格的 PAPD 患者不同，前者的自我否定及绝望思维会更多，更有可能会因为不幸而自我责备，也更可能对未来持负面看法。PAPD 患者也可能共病抑郁，因此不能忽视对某些高风险行为的评估，如自杀倾向、凶杀倾向或物质滥用。有研究表明 PAPD 患者有更高的冲动水平；与酒精、大麻及其他物质滥用显著相关；偏头痛；注意力缺陷和 / 或多动障碍；负面的童年经历；厌恶性的教养方式；边缘型人格障碍、自恋型人格障碍、偏执型人格障碍；心境障碍、绝望感及自杀倾向；女性的童年受虐经历。另外，还可能有焦虑障碍。当患者需要自信决断、对外界要求做出回应或被迫选择特定的行动方案时，他们都可能出现焦虑症状。焦虑相关的高警觉会帮助患者防御和侦测来自他人的要求。

PAPD 的特征与自恋型人格障碍以及边缘型人格障碍的特征都很相似，而且还可能与这二者都有重叠。自恋型人格障碍患者表现为过度关注自身的困境与不幸，自大且自许权利，缺乏共情他人的能力。PAPD 与自恋型人格障碍的区别在于，自恋型患者更为主动，其攻击性也更为直接，他们如果对权威角色或外界要求不认同的话，就会毫不犹豫地要求主导权。而 PAPD 患者对权威角色的反应，却总是摇摆在"以攻击和争吵来表达逆反"和"想要通过请求谅解或者保证今后表现得更好……来平息缓和"之间。米伦和戴维斯曾写道，虽然边缘型人格障碍患者也会表现出严重的矛盾感及摇摆不定，但边缘型人格障碍的认知两极性、情感不稳定性以及行为的冲动性都更为严重。为有助于 PAPD 的鉴别诊断，坎特（Kantor）建议仔细考量以下因素：那些可能被其他障碍所掩盖的行为；那些并非 PAPD 典型症状的行为；与行为有关的潜在动力；患者成长史的资料信息。

概念化

　　PAPD 患者所坚决秉持的强大图式，会让他们觉得直接地决断表达很可能会导致一场灾难。这是因为他们相信丧失自主权的话，就有遭到别人否定、排斥或拒绝的风险。因此，为了避免遭到权威的操控及厌恶，PAPD 患者会以被动、挑衅、兜圈子的方式回应外界的要求。因为 PAPD 患者对自信决断表达和正面对峙都抱持悲观和惧怕的态度，所以他们会用一种自挫的模式（pattern）来包裹自己。该模式贯穿于患者的生活中，欲行又止，摇摆不定，最终落得个"出师未捷身先死"。斯通写道："患者可能会拒绝工作，身陷困境，坚定拒绝任何方面的改进，如此等等。所有这些也会最终消磨掉他们所珍视的希望和憧憬。"他们羡慕嫉妒别人在生活中取得的成功和进步，却又对相同的机会嗤之以鼻。患者强烈的负面心境状态是与其"依赖"和"对立"的极化思维激活有关的，这会造成他们反复无常的反应。患者的反应可能是尖刻对立的，也可能是无助依赖的。如果别人直接去质问患者的被动行为，其反应通常是一边宣称着自己的无辜与行为的合理，一边心里面质疑和厌恶着对方。虽然对于自身的困境，患者是明显要承担一定责任的，但他们却总是有理由为自己申辩，驳倒一切积极的建议与观点，这也导致了他们无从获得积极有益的改变。

　　PAPD 患者的认知侧写包括了核心信念、条件假设及补偿策略，这符合患者的违拗、矛盾、抗拒、厌恶、嫉妒、不愿达成期望以及"保有自主性"的首要目标。PAPD 患者的核心信念诸如："谁都无权吩咐我该怎样做！""从众就意味着失去了控制权。""没人能理解我！"这些信念会发挥作用，并造成负面的心境，而患者又会以相应的适应不良行为来应对。患者的自动思维反映出了顽固的悲观主义怀疑论，弥漫着"我早就知道结果会让人失望"的论调。持这种广泛怀疑论的人，类似于具有偏执型人格特质或患有偏执型人格障碍的人，而且这种怀疑论会波及一个人如何看待自己、他人、世界及其各种挑战。拉斯穆森曾写道："他们寻找事物的负面内容，而他们通常也会如愿找到。"对于那些可依赖的人，患者渴望获得他们的青睐与认可，但这又跟患者的信念直接冲突，即"我必须想办法保有自主权，也要抗拒依从那些规则或期望。"为了调和这种矛盾，患者不会去直接质问或挑战权威，而是会通过被动行为（passive behavior）来保持自身的独立性。他们通过回避冲突或可能的不认同，来保有掌控感和自主权。患者在"调整顺应"与"对立对抗"之间矛盾摇摆，周而复始，导致了强烈的情感反应，包括愤怒、负罪感、挫折感。这种矛盾摇摆可能引发他人的共情，或者也可能激起他人的愤怒回应，但最后又会导致他人的懊悔及自我贬低。一旦他人给予患者支持与关爱，这种矛盾模式（pattern）就会得到强化，因为是该模式带来了奖赏、回避了不适感。

核心信念

克里斯蒂娜的核心信念以及与之有关的二分法自动思维呈现出以下主题：想要被关照，但又抗拒外界控制（如"帮我搞明白该做什么""谁都别想控制我"以及"从众就意味着失去控制权了"）。"顺从"成了失去控制权、丢掉自由和自主权的同义词。患者那种强烈矛盾感的基本体现形式，就是他们很难接受别人的意见，或者纠结冲突于此，这会造成患者社会功能的损害。想要从他人或环境的要求中脱身，"被动或表面顺从"不失为一种办法。患者通常会觉得一直以来都郁郁不得志，认为自己独有的贡献无人赏识。表 13.1 列出了典型的核心信念。

表 13.1　核心信念、假设性信念和补偿性信念

核心信念

谁都无权吩咐我该怎样做

我不能依赖任何人

顺从就意味着失去控制权

表达愤怒会给我带来麻烦

规则就是限制

没人理解我

谁都别质疑我

如果我不反抗，别人就会利用我

条件性信念

我抗拒要求，所以我维护了自己的独立性

如果我遵守规则，我就会失去自由

如果有人对我了如指掌，我就会有不利的风险了

如果我依赖别人，我就没有话语权了

如果我做了自己认为正确的事，别人也会认同其正确性的

我没有直接地决断表达意见，所以还能保住别人对我的青睐

补偿性信念

我必须想办法绕开规则，这样才能保有自由

我绝不从众、随大流

我会表面上附和着别人，这样就能避免冲突了

我必须绕着圈子来表达意见，这样别人就不会拒绝我了

我没有获得应有的荣誉，因为没人赏识我

我有自己独到的做事方式，别人是理解不了的

条件性信念

PAPD 患者的条件性信念支持着他们的表面顺从，并将其具有个人特色的应对方式夸大为"最佳的、最显而易见的、最独到的"方法。因此，想顺利解决问题就需要"阳奉阴违"：表面上默从，心中却秉持着自己那"更好"的方法。表 13.1 列出了典型的条件性信念。

克里斯蒂娜的条件性信念是："如果我拐弯抹角、说话兜圈子，就更可能获得青睐。"这也体现在她对潜在客户的被动回应上。克里斯蒂娜相信，购房者会因为她那种爱答不理的表现，而将其视为"奇货可居"，所以客户自然也会在真要购买时来找自己。她不明白为什么领导不能理解自己的说法，而这恰恰体现出了她的条件性信念："如果我做了自己认为正确的事，别人也会认同其正确性的。"她告诉别人会参加房产公开销售活动（但又没去），从而避免了即刻的冲突对质，并自认为这种明智之举最终会得到别人的理解与认同。但领导的负面评价完全出乎克里斯蒂娜的意料，她对自己行为的后果仍然没有清醒的认识。

补偿性信念

PAPD 患者的补偿性信念主要涉及如下主题："通过表面上的遵从来维系权威角色的青睐。"但是，一旦"表面上的遵从"不起作用了，患者的信念就会转向为："我遭遇了极度的不公正。"他们坚信自己的独到贡献始终未获得认可或赏识，别人也不能理解他们。而他们喋喋不休的抱怨和失败主义的世界观也会引来别人的敌意反应。患者的补偿策略带有自恋性，几乎就是他们为了避免或抵御被拒绝的保护性机制。但是伴随这些信念出现的强烈愤怒，却在某种程度上背离了"这些信念对患者具有保护性作用"，反而造成了一种自恋性的伤害。表 13.1 列出了典型的补偿性信念。

克里斯蒂娜的补偿性信念由有关"她所知觉到的被领导拒绝"这方面的歪曲认知构成。在她的认知中，被领导拒绝不是因为自己不听从安排或工作效率低下，而是因为领导根本不能认识到自己那些独到的观点。对于领导没能看到自己那些富有创造力的工作方法，克里斯蒂娜表达了强烈的愤怒、失望和挫折感。于是，领导越施压要她听从安排，她就越相信以上的信念。她非常厌恶那些获得认可的"幸运儿"同事，并暗中作梗。当别人达成目标时，她就更加坚信自己"是被忽视了"，这会导致克里斯蒂娜后续一系列话里带刺和牢骚满腹的人际互动行为。

治疗的主要目标

对 PAPD 患者进行认知疗法治疗的最终目标是让他们理解：矛盾摇摆的模式（pattern）是如何影响他们当前的关系、心境和自尊的；治疗进一步还会就相应的被动 - 攻击行为进行工作，正是这些行为造成了患者的孤立、不满意、挫折感和不被理解感。治疗工作为针对那些通常会引发负面感受和行为的情境，创建一种更加平衡、更切合现实的评价模式。治疗的成功将体现在患者的社交互动及有关社会功能得到改善，如工作方面的问题减少、能适宜地自信决断表达以及心境得到改善。有意义的治疗目标是基于认知行为疗法的概念化来建立的，包括以下内容。

1. 在咨访双方达成一致的目标清单中，请患者选择和定向治疗目标。要经常与患者一起检核该清单，从而消解其被动性，并防止他们那些"别人在控制我"的信念被激活。当患者在"参与治疗"和"拒绝治疗"之间摇摆不定时，治疗师保持稳定不变并且共情患者，这是很重要的。

2. 建立社交互动、愤怒管理以及自信决断表达方面的技能。PAPD 患者常常表现出一种被动且好争辩的姿态，这会让他们与别人日渐疏离。

3. 学习监测和识别情绪状态。创建一份相关的生理状态清单，可帮助患者澄清感受。

4. 学习监测和识别适应不良的自动思维及信念，正是它们造成了负面心境状态和被动 - 攻击行为。

5. 评估涉及"控制、矛盾摇摆、自主性"主题的认知歪曲及潜在信念，正是它们导致了痛苦的情感反应（如愤怒和悲伤），以及被动 - 攻击行为（包括好争辩和对立对抗的姿态）。

然而，要设定具体的治疗目标仍充满挑战，因为患者的防御姿态常会呈现为傲慢、挑衅性的反应，其中可能也包括他们会努力去证明治疗师的业务能力不足。共情性地探索患者的观点视角与困扰痛苦，会有助于目标的设定以及融洽治疗关系的建立。例如，当治疗师想和克里斯蒂娜探讨转介来访的细节，从而设定合作目标时，克里斯蒂娜的挑衅性和过多的澄清需要，就导致了一场拉锯战。

治疗师：谢谢你完成了这些表格。我想你是同事陪着来的？

克里斯蒂娜：她其实并不是我同事。

治疗师：哦，我还以为你们一起工作的。

克里斯蒂娜：嗯，我们在同一间办公室工作，但她的工作和我不一样。

治疗师：我想她关心你。

克里斯蒂娜：你说的"关心"是什么意思？

为了建立融洽的关系并设定目标，治疗师着重关注克里斯蒂娜在工作方面的担忧和困扰，以此作为治疗的焦点并促使她识别出那些导致当前困境的具体问题。通过心理教育，克里斯蒂娜学习了认知模型，她明白了自己的想法和信念如何对自己抑郁、易怒的心境和低自尊造成了影响。通过学习监测认知歪曲，如两极化的认知"谁也不用告诉我该做什么"及与之并列的"他们应该帮助我"，克里斯蒂娜有机会评估这些想法的有效性并可以获得更为平衡的情感及行为反应。对歪曲认知的持续监测，特别是针对那些涉及期望达成或责任履行的情境，能有助于澄清患者那些潜在信念的矛盾摇摆属性——正是这些信念影响并导致了他们的愤怒与悲伤——同时，也有助于认清他们发展过度的"抗拒与控制"策略。

合作策略

针对 PAPD 患者的治疗，合作是至关重要的部分，尽管他们的核心信念会使合作性的治疗关系特别难以建立。斯通曾写道："很多人在有积极的改善之前就退出了（这本身就是一种被动-攻击的表现）。"因为患者的基本策略就是抗拒权威角色的命令，所以他们可能会认为："治疗师正力图告诉我要改变什么，以及怎样改变。"患者会做出愤怒而绝望的反应，借此暗示治疗师业务能力不足，并且会反击道："是啊，不过……"这与亚隆（Yalom）所说的"拒绝帮助的抱怨者"是一致的。因此，对于治疗的焦点和走向，患者的主动参与、合作性的协商是非常必要的。这就需要不辞辛苦地寻求、记录患者的反馈，来确保他们是保有自主权的，从而防止其"控制及对立"核心信念的激活。一旦患者认定治疗师在控制会谈或要求他们顺从，就将被动地抗拒治疗，包括装作依从、"忘记"家庭作业、玩失踪或取消会谈。

为了与克里斯蒂娜建立合作关系，也是为了维护其自主感，治疗师重视克里斯蒂娜对治疗目标的独到的理解及澄清，这些目标包括他们所确认的工作方面的问题——解决这些问题可以受益最大。一旦克里斯蒂娜开始参与到每次会谈的目标设定之中，她就更易接受"排出目标的优先顺序"，也愿意列出相应的清单了。由患者和治疗师双方签字的书面清单，有助于建立合作性的治疗计划。借助这种方法，即使患者"被控制"的核心信念获得激活，也会有相反的证据。例如，列出可能的治疗目标清单：改善工作关系；检查克里斯蒂娜对工作的贡献；提升社交技能并建立支持系统；查明抑郁症状的源头；愤怒管理；酒精使用；确认治疗后的长期目标。治疗师鼓励患者选出她想工作的目标，这样做不仅挑战了患者那种导致问题的被动性，还鼓励了患者在目标及议程设定时采取自信决断表达的方式来进行。之后，还要识别出患者任何有关"治疗师想控制治疗过程"的歪曲认知，并鼓励她以更为适应性的自信决断表达来反应，如请患者进一步澄清自己的目标或说明相应的感受。

治疗师通过持续的共情和支持性技术，让克里斯蒂娜对自己的想法和情绪的自我觉知有所提升，她开始思考自己那种矛盾摇摆的、原生家庭式的模式以及哪些是自己带给当前关系的或者说是源于"自己往昔的伤痛或债务"的。当治疗师运用引导式发现探索她的核心信念时，克里斯蒂娜信念中的"控制性"主题非常普遍。随着克里斯蒂娜逐渐明白了自己信念的两极化属性：既希望获得权威角色（母亲、领导）对自己的关怀照顾（依赖性），（但相对的保护性立场却是）又不希望自己被权威角色所控制（对立性），她觉知到自己反复出现的"预期失望及愤世嫉俗"模式（pattern），这些都基于她的失败主义信念：自己的要求不会得到实现，而就算实现了，也不会长久。克里斯蒂娜是看不到中间道路的——那条既能让她感到关怀照顾，又能保持自己自主权的中间道路。她两极化的、矛盾摇摆的信念，导致了她的争辩或无视规则，以此来保护自己的自主权，防止被别人控制。但是，为了维系住权威角色对自己的青睐，克里斯蒂娜又会表面上依从听话，而实际上却仍会我行我素地抗拒着别人的要求。在克里斯蒂娜的信念系统中，"受害"和"不公平"的主题无处不在，诸如"被人利用占便宜""不被理解"以及"谁也无权告诉我该做什么"等。治疗师以共情性和接纳性的立场回应，给予她稳定一致的支持，以追求平衡、稳定为首要目标，从而推动针对克里斯蒂娜矛盾摇摆性的治疗工作。

临床干预

PAPD 治疗中的若干战术策略，可有助其他一些技术取得干预上的成功。

- **运用动机性访谈管理冲突和面质。**PAPD 患者的核心特征和信念是在"被别人控制是不可容忍的"与相反的"我需要权威来支持和保护"信念之间矛盾摇摆。患者为了维系和保护自主权，形成了诸如"抗拒、对立、作梗、被动"此类的发展过度策略。另一方面，他们又会奉承或从权威角色那里讨喜，以满足自己的依赖需求，他们"亲密、自信决断表达、主动、合作"的策略发展不足。克里斯蒂娜的基本冲突——依赖与对抗——的表达方式令别人感到挫伤，因为她既想被亲近，但转而却又会以拒绝来回应别人。她的依赖性体现在会从治疗师处寻求答案，但当治疗师鼓励她自我发现、仔细思考自己的需求以及请她考虑更为具体的治疗目标时，克里斯蒂娜的反应就会摇摆在"深感悔痛"和"不耐烦"之间了。治疗师在回应时，必须能够识别出患者的这种逆反（defiance），同时很重要的是，还要保持共情性的面质，而非压倒患者的强硬面质。贝克及其同事指出，治疗师不要过于激烈地挑战患者的失功能信念、行为及其改变动机，否则指令性的图式会被激活，患者相应的自动化抗拒行为也会出现（为保有控制权及自主权）。动机性访谈（Motivational Interviewing，缩写为 MI）可有助于管理治疗的面质和阻抗并促进更深入的探索。这种方法要求治疗师从一开始就不要去尝试"修复"（fix）患者，而是要始终传达出想努力了解患者动机的好奇心。治疗师充分倾听患者，并做出能表明自己准确理解了患者观点的反映性表述（reflective statements），会营造出接纳的态度及氛围。MI 技术专门包括了：开放式问题、肯定、反映性倾听和总结（Openended questions、Affirmations、Reflective listening、Summaries，缩写为 OARS）。总之，共情和接纳才是真正开启患者改变的方法，而不是敦促和施压。

为进一步减少冲突并管理面质，治疗师可以再次回顾咨访一致的目标和承诺，以使患者感到拥有自主权。一位非拒绝性的、共情性的权威角色对患者（依赖性）的支持贯穿整个治疗过程，让他们自信决断地表达出自己对治疗目标及治疗走向的选择（自主性）。这种具备平衡的治疗取向为患者营造了一种全新的体验：针对权威角色，自己被鼓励做出适应性的自信决断表达，并没有被拒绝的威胁。罗森格林（Rosengren）曾写道："我们必须营造出一种可以安全探索冲突以及面对现实困境的氛围……这要通过共情和传达这种共情来实现。"这样的氛围有助于治疗师引出并强化患者的改变语句，或暗示出改变动机的话语。对患者的改变语句予以关注和强调，可有助于他们对改变的探索与启动，以及之后对替代性的适应性反应的学习与实践。

克里斯蒂娜虽然有时候能觉知到其尖刻、对抗式人际互动风格的效果，但是当讨论具体的改变方面时，她还是常会感到矛盾。在运用 OARS 技术建立治疗联盟时，MI

策略特别适用于处理这种矛盾心态，其旨在使患者将其自身视为问题解决的资源，了解自己"潜在的动机，并帮助他们将其识别出来"。治疗师要引出患者的改变语句，对此保持敏感，还要对此进行强调，这会促进患者的自我反思，思考目标的达成与当前行为之间的差距。事实上，治疗师赋权（empower）给患者让其去探索自己的动机，成为自己故事的作者，就是让他们承担了"做出改变"或"不做出改变"的责任。通过强调克里斯蒂娜想保住工作和改善人际关系的主要动机，咨访双方在依赖性（让治疗师来决定目标）以及对立性（保持坚定的态度反对改变）之间建立起了一种平衡。治疗师针对克里斯蒂娜"认识到自己负性人际互动风格是自我限制的，最终也会妨碍自己人际互动改善"这样的陈述加以反映（reflect）和强化。随着克里斯蒂娜对探讨改变的接受度越来越高，治疗师可以运用箭头向下技术来回顾"改变有益"的证据，运用成本 - 收益分析技术来考量做出改变的利与弊，从而进一步澄清，若克里斯蒂娜想实现"保住工作、与别人更好地相处"这一主要目标，则需要做出某种程度的改变。这种改变始于患者学习监测自己的反应（一开始时特别要监测自己的情绪）以及自己与别人的互动情况。治疗师需要谨记克里斯蒂娜的矛盾信念，将建立社交技能作为她"自信决断及以尊重、适应的方式表达需求"的机制的一环，从而促进克里斯蒂娜与别人的互动关系。角色扮演可用来练习适度的自信决断表达与人际交换，这有助于为患者呈现更具适应性的行为和反应模式（modes）。治疗师通过在治疗全程中赋权给克里斯蒂娜，从而调节其有关"控制"的核心图式——改变并不等于默从，相反，改变是一条实现自己目标的自决（self-determined）之路。

- **探讨愤怒。** PAPD 患者最基本的情绪问题就是下述的适应不良反应：愤怒、敌意、矛盾摇摆的表达，尤其是厌恶不满。要治疗这类情绪，治疗师需要先帮助 PAPD 患者觉知和识别自己的认知、情绪状态，才能进一步去检验和管理他们"正义的复仇"这样的观念，检验他们针对其所知觉为不当获利的人进行报复的手段计划。诸如"他们理应被惩处"或者"没人真正理解"的相关主题，应予以识别和评估。这也许很难，因为这要求患者聚焦在自己的表现和行为上，而不是聚焦在其所知觉到的来自别人的不公对待上。这种探索很可能会激活常与 PAPD 共存的"高人一头"和"自许权力"的自恋性信念。倘若如此，那么治疗自恋型人格障碍的干预策略也会有帮助。治疗要始终聚焦在患者总体的动机和目标上，针对患者被动的愤怒管理及其冲动敌意反应进行成本 - 收益分析，从而看到这些行为的低效性，了解更为健康和适应的反应方式。对于 PAPD 患者来说，随着其人际互动问题的成功解决，检验核心信念与相应情绪反应之间联系所收获的助益，也会进一步加深。

- **避免权力争夺**。患者对治疗或治疗师的阻抗，可能会内隐地表达为以下方面：保持沉默；对于自己未能依从治疗建议的行为予以合理化；对于治疗中的面质越发感到羞耻、丢脸、厌恶，也越来越觉得自己是在被治疗师责备；针对治疗和改变的被动抗拒越来越频繁，包括对立行为、故意不达成治疗目标或者故意表现出更多的症状；越来越多地回绝帮助、抱怨治疗师，却又迁怒于治疗师不能帮助自己；谈及或暗示要另找别的治疗师进行其他的治疗或咨询。治疗师可能会深感挫折，也会疑惑：患者这样做是不是在考验自己的业务胜任力？治疗师应始终聚焦于患者的动机上，这有助于患者的被赋权感提升、促进其在目标定向上自己做出决定，从而减少治疗师与患者的权力争夺。尽管如此，我们仍可以预见到治疗前期中的边界冲突，这种冲突是需要慎重处理的。治疗师要对治疗的预约、付费以及时长，白纸黑字地写明规则并与患者一同回顾以上规则，达成合作性的共识。当来访者挑战这些边界时（如会迟到很长时间），最为重要的是，治疗师要评估患者诸如"谁也别跟我说该什么时间到、该做什么"这样的自动思维。这就为探索这类信念及其潜在含义、可能的替代性想法，提供了很多的实境机会。例如，治疗师可以合作性地帮助患者，以一种更为直率的方式来自信决断地表达自己的喜好（如要求变更会谈时间）。

- **保持一致和共情**。在整个治疗过程中，治疗师必须保持稳定一致、客观、共情，而且也不能被患者内心那种"帮助我、救我／滚蛋"的认知战争所吞没。患者刻薄的互动方式不仅让人身心俱疲，而且有时候也会让治疗师感觉被冒犯，而他们一直以来的矛盾摇摆又会让治疗走走停停。当患者逐渐更适从（依赖性）于治疗师的建议时，那种潜在的矛盾心态就会造成他们的反复无常，导致治疗的阻抗或退步（对立性）。治疗师需要始终如一地保持共情，鼓励患者的自我定向、给患者赋权、鼓励他们做出选择，同时也要基于一种支持性的、彼此认可的关系来接纳和解决患者的矛盾心态。虽然 PAPD 患者好像陶醉在自己的不幸之中，但他们也会受困于其中，经历着巨大的不适感、焦虑感与悲伤感。治疗师应将患者的这类行动概念化为"习得的适应不良行为"，而不要将之归结为患者的"违拗"性格，治疗师同时也要明白 PAPD 患者的生活体验是一种慢性而长期的不满意感。

特定技术

自信决断表达训练

自信决断表达训练（assertiveness training）有助于 PAPD 患者将内隐的愤怒表达转变为外显公开的、更具有功能的表达。一旦 PAPD 患者想解决自己的冲动控制及抱怨式反应时，放松、提升挫折耐受性、减少困扰痛苦以及考虑自己对别人反应的影响作用等治疗干预措施都会有助于患者降低情绪烦躁，从而就可以练习其他更有效、更具有适应性的沟通方法了。与患者表面依从有关的负性情感状态（如易激惹及烦躁不安）以及认知歪曲和信念（"如果我对权威角色说不，他们就不会关照我了"），可能会提示出：在哪些情境中，患者运用自信决断技术是更具适应性的、会受益的。患者学习兼顾有效性与尊重性的自信决断沟通，可有助于他们在保持自主性的同时，不必担心遭到权威角色的威胁与拒绝，也不会有之后附带的抱怨、厌恶或争辩之苦。在克里斯蒂娜的案例中，自信决断表达训练获得了成功的运用：她在选择顾问的问题上表达了与领导不同的意见，并进一步提出了自己的替代性人选。治疗师要确保在治疗会谈中分配出足够的时间，来让克里斯蒂娜就治疗走向谈出反馈意见，并征询她觉得需要改变的地方。这给克里斯蒂娜提供了大量的机会，实境练习适宜的自信决断表达——对于治疗过程的任何不同意见，都会以正面的、结构性的方式来进行表达。治疗师对此的回应是，在稳定一致的界限设置（如会谈时长的限制上）与接受克里斯蒂娜的要求（如议程主题的设置上）之间，提供一种平衡。

自我监测以及监测别人

PAPD 患者通常难以描述自己的内在体验，相反，他们喜欢对别人的行为投入极大的关注。患者的元认知不足，或者说他们反思、识别、推理自己心智状态（mental states）的能力不足，述情障碍不仅让患者无法识别自己的心境变化，也让他们没法认清自己的心境状态究竟如何。因为患者不具备澄清、识别情绪感受的能力，所以他们也很难在"想法、感受、行为"之间建立起因果联系。因为患者倾向于以适应不良的方式概括自己的人际体验，所以治疗就需要"逐渐促进患者对自己心智状态的觉察"。这种早期的监测，如果聚焦于让患者学习、识别和分类其情感状态，而不是过快地推进到针对其人际互动内容及叙事的监测上，那么会有更多收益。为了促进患者的觉察，迪马吉奥（Dimaggio）及其同事建议帮助患者认识到自己所体验的任何唤起变化其实都是相应的情绪状态，而且这些状态都与特定的生理变化相关。可借助相应的术语、定义和说明，来创建有助于患者识别、区分各种情绪状态的清单列表。让 PAPD 患者确认愤怒感、失望感以及其他情感状态的相应感受是什么（如生理反应是什么），这为评估他们相应的自动思维与潜在的核心信念提供了一条宝贵的路径。治疗师要运用相应的技术，让患者详细讲述其自传体记忆中的情节或情境，而不是泛泛地描述，这有助于获得具有情境特异性的思维想法与情绪感受。一旦我们着重于患者的特异性经验上，他们的主观状态就会得以澄清，这有助于患者觉察到自己的核心信念并与之"保持一个临界距离"。随着患者觉察能力的提升，以及一直以来在会谈内或会谈之间针对"被控制或被剥夺"的歪曲思维加以监测——诸如"我就没顺利过""我从没得到过我应得的"或者"他们竟敢对我的生活指手画脚"——这让患者能够评估自己的思维想法，从而防止了心境的变化或愤怒（或敌意）的产生。

在整个治疗过程中，需要针对包括自杀倾向在内的高风险情况监测相应的心境变化并给出特定的提示，这是特别重要的。监测患者针对他人的评价与对比，并与他们合作性地探索这些评价可能会揭示出如下的歪曲认知："他们怎么就那么顺利呢？""他们怎么就那么幸运呢？"或"我遭到了不公对待？"这种探索能让患者对情境做出更切合现实的解读，最终形成更具适应性的、更健康的人际互动风格。帮助患者探索他们与其他人一样的经验、共性，从而抵消其觉得自己"独一无二"的自恋性信念，这对患者的社交互动也有着积极的作用。也要让患者明白布置家庭作业的道理所在，家庭作业应该包括记录及搜集自动思维，尤其是要在强烈的情绪体验之后进行记录。要鼓励患者的家庭作业依从性，强调思维记录表是"必须提交的"作业。家庭作业不仅有助于在"想法"与"感受"之间建立起联系，而且也能识别相应的抑郁或焦虑问题。监测患者冒犯性的、尖酸刻薄的人际反应，包括他们的姿势、声音变化（如大喊大叫）、肢体语言（如用手指着别人）、目光接触（紧盯着/回避着）以及措辞上的刻薄带刺，这有助于改善患者的人际互动。监测别人生气或不感兴趣的信号（没有目光接触、翻白眼、身体姿势的改变、言语上的线索、起身离开房间等），也有助于提示 PAPD 患者以下信息：自己的人际互动方式是否是不尊重别人的？自我监测以及监测别人对于患者建立社交及沟通技能而言，都是重要的，而且这也是贯穿整个治疗过程的重点所在。

社交技能和沟通训练

训练患者受损的社交和沟通技能是 PAPD 治疗中极为重要的目标。PAPD 患者的人际互动中充斥着违拗、边界不清以及尖酸刻薄的人际交换。那些人际控制风格的患者想让治疗师也陷入对世界的愤愤不平之中，他们时而喋喋不休，时而表现出一种让人不安的沉默。另一方面，PAPD 患者通常没有良好的倾听技巧，也缺乏人际互惠，或者对来自他人的反馈或影响也不敏感。以克里斯蒂娜为例，她的社交关系匮乏，也难以建立，这在部分上就是因为她知觉人际线索的能力不足。社交技能训练可帮助克里斯蒂娜更好地理解人际边界的概念以及当她越界时别人的警告信号，还有如何用尊重别人的方式来表达自己。治疗师要和患者合作性地列出清单，来确认什么是好的互动技巧，哪些是患者想要发展学习的，如以适宜的、非冒犯的方式表达不同意见。在治疗会谈中练习沟通技巧，有助于克里斯蒂娜更多地使用"我"字陈述句（"I" statements），习惯于先暂停再反应，保持适宜的目光接触，言简意赅地回复他人。克里斯蒂娜的家庭作业包括参与同事们的交谈、练习不要提高音量、先暂停再反应并检验自己的反应是否会被他人解读为冒犯，同时也要练习停顿下来等待他人的回应。会谈要讨论可能的替代性反应，并在之后进行相应的角色扮演练习。

治疗进展、毕生发展及结束治疗的考量

PAPD 患者的治疗进展可能是缓慢的。患者可能会在"取悦讨好治疗师"和"敌意对抗治疗师"之间矛盾摇摆。与"控制""抗拒计划""抗拒听从他人的建议""抗拒依从规则体系"有关的核心信念，很可能会再度激活。一旦患者置身于那些由权威角色主宰的情境中，他们的"控制 - 抗拒"图式可能就会激活，这即刻就会对治疗进程造成妨碍。因为患者"想把取得进步的责任转嫁到治疗师身上"，所以在整个治疗过程中，治疗师自始至终都需要树立治疗的合作性。屡见不鲜的是，患者可能会对治疗的收获不屑一顾，甚至还会在治疗取得进展时突然终止治疗。旨在提升患者日常生活功能、改善其生活质量的渐进式目标，可强化患者持续地投身治疗的动机，也会帮助他们巩固其已有的改变。新技能的学习可能会引发焦虑，因此也需要学习缓解焦虑的技巧。虽然患者所造成的危机与动荡之后终会回归平静，但因其频繁发生，所以要治疗师保持稳定一致以及要觉察自己对患者的反应，这都是具有挑战的。通过共情性探索，患者可以体验到一种没有压力与被拒绝的关系，这为他们提供了一个安全的场所来实

验（experiment）、成长和改变。

被动 - 攻击行为是存在于一个连续体上的，而且在一生中任何时刻都会发生。米伦和戴维斯认为高度矛盾型的教养方式会促发 PAPD 的发展形成。卡尔森（Carlson）及其同事也提到，等级森严的家庭体系可能会使被动 - 攻击行为成为权力争夺中有效的防御方式。罹患对立违抗性障碍（oppositional defiant disorder）的儿童与 PAPD 成人患者之间有很多相同的特性，但是，瑞（Rey）、莫里斯 - 叶茨（Morris-Yates）、辛格（Singh）、安德鲁（Andrews）以及斯图尔特（Stewart）的结论是：这两种障碍之间并没有纵向的联系。在一个青少年样本中，PAPD 与暴力风险相关，而且也会随年龄的增长而获得更多的确诊，但其症状又会随年龄的增长而减轻。西格尔（Segal）、库里吉（Coolidge）和罗素斯基（Rosowsky）指出，对老龄个体来说，他们角色的转变会让被动 - 攻击行为从其职场背景中转移到家人、照料者或医务工作者身上，因为这些人开始成为主动施加影响的人。这些研究者还认为，对于所有的障碍而言，患者的依赖性都会随着老龄化而增加，PAPD 尤其明显。因为患者对照料者或机构的依赖性越来越高，所以大家理所当然地认为他们会遵医嘱按时服药或者会参加定期的复查，但其实这类期望会激活患者有关"控制"的失功能核心信念。

针对那些可预见的、会激活 PAPD 患者旧图式的风险情境，可列出应对挑战的相应办法，通过角色扮演让患者加以演练，从而帮助他们未雨绸缪地对这些风险情境加以管控。追踪随访时对患者的行为或问题领域进行回顾，也会有助于他们面对困境时保持建设性的应对方式。其他的治疗形式，如团体治疗（这方面需仔细考虑），如果患者愿意参加的话，很可能有助于他们维持进步，也会对图式的矫正起到支持作用，帮助他们巩固新技能。

常见问题挑战与临床工作者的自我关怀

PAPD 的特征包括违拗、矛盾、抗拒、不愿达成他人的期望以及过度维护自主权，这对于建立建设性的治疗联盟而言，无疑是艰巨的挑战。常见的挑战还包括 PAPD 会与自杀、物质滥用以及抑郁障碍有高共病性。对这些问题进行持续的评估是至关重要的，包括要全面回顾患者当前正在接受的各种治疗（具有处方权的医生的治疗以及药物——含药店购买的非处方药物——的治疗）。服药方面的规定可能会激活患者与"控制"这一核心信念有关的矛盾心态，可能会导致他们不遵医嘱或滥用药物。转介患者参与婚姻及家庭治疗可为其提供个人改善的支持，而团体治疗则有助于患者增进人际技能。同时必须要针对患者的自杀陈述设置严格的界限，也有必要制定出可行的危机工作方案，以持续监测患者的安全。例如，患者可能会拐弯抹角地提到想自杀，或者不直接回答这方面的问题，这都提示治疗师：患者可能具有不稳定性。患者的矛盾摇摆是一个风险指标，需要仔细评估。那些被强制治疗的患者，他们有关"控制"的核心信念明显处于强烈激活状态。因此，针对强制治疗的患者，尤其需要艰苦的努力，以尽可能地提升他们的可控制感和可选择感。面对患者刻薄、贬低以及被动 - 攻击的行为，临床工作者需要觉察到自己对此的反应、回应以及相关的压力状况。罗宾逊（Robinson）曾写道：治疗师作为一种权威角色，既会遭到患者的嫉妒，也会被他们鄙视，而"反移情可能会相当明显"。本杰明建议将针对反移情的管控视为建立咨、访合作性关系的关键因素，正如米伦、葛洛斯曼、米伦、米赫（Meagher）和拉姆纳什（Ramnath）所写："违拗者特别让人有挫折感。"可招募宣导小组为患者提供支持，并协助可能已经精疲力竭、深感挫折的患者家人以及治疗团队的成员。业务层面上的同辈支持、督导及会诊磋商，对于适宜得当的治疗工作而言，是缺一不可的。对于治疗师而言，持续的自我关怀（如对自己压力、健康及焦虑感的监测）是非常重要的，这能够让自己留意到一些微小的预警信号，如自己的牢骚抱怨、冷嘲热讽和 / 或对会谈的负性预期。为了有效地对这种障碍进行工作，治疗师需要采取措施来保持自己的客观性及安宁感。

结论

虽然 PAPD 这一诊断，已经不再作为一种特定的障碍被 DSM 命名系统收录其中，但是治疗师们指出这种人格模式（pattern）——包括了普遍的抗拒；感到不被理解、不被赏识；被动地表达敌意，如拒绝从众、爱争辩及易激惹——是被收录于 DSM-5 "其他特定的人格障碍"这一分类中的。PAPD 患者常表现出人际困难，他们深陷于自我挫败和摇摆不定的行为模式（pattern）之中，这是他们针对权威角色的、交替性的对立及依赖图式所导致的。PAPD 患者既渴望依赖别人，又想保持自己的独立性，结果是困于其中，矛盾摇摆，所以他们常对生活感到不满，也疲于应付日常生活的要求，总是纠结挣扎。PAPD 患者有较高的共病性，常会体验到抑郁、焦虑，也难以调节自己的愤怒。因为患者具有高度的矛盾摇摆性，所以针对诸如自杀、凶杀及物质滥用这类高风险行为的持续评估是不容忽视的。认知疗法的治疗目标包括帮助患者针对那些通常使其产生负面感受和行为的情境建立起更符合现实的评价；理解这种矛盾摇摆是如何对自己的人际关系、心境及自尊的产生不良影响的。治疗师可运用 MI 技术营造出一种共情性的立场，通过保持稳定一致、给予支持、展开探索，来帮助患者解决他们的矛盾摇摆。与 PAPD 有关的核心信念及行为包括抗拒、不愿达成别人的期望、违拗以及强烈地需要保有自主权，这对于建立合作性的、建设性的治疗联盟而言，提出了艰巨的挑战。治疗师必须对自己的反应保持觉察，因为所面对的 PAPD 患者有可能是刻薄的、拒绝性的、暴躁的。治疗师需要进行自我关怀、开展业务上的同辈支持、寻求督导以及会诊磋商，这样才能保持客观性以及接纳性的立场，从而有效地帮助PAPD 患者。

第 14 章

自恋型人格障碍

温蒂·T.比哈里（Wendy T. Behary），临床社工师；

美国新泽西州认知治疗中心创建人／主任。

丹尼丝·D.戴维斯，见第 5 章。

　　乔恩是位在大型金融机构就职的非常成功的分析师。因妻子史黛西下了最后的通牒——如果你去寻求专业帮助，那咱这日子还能继续，否则就离婚吧——所以乔恩才来寻求治疗。进行摄入性会谈时，乔恩就其感受到的个人伤害与不公待遇大吐苦水："她怎敢干涉我的工作，还破坏我的隐私？"实际情况是，史黛西发现乔恩的家庭办公电脑中有大量的色情网站浏览记录，而且登录时间很长，妻子本以为那些时段他是在家办公的。她同样得知，丈夫隔三岔五就加班到很晚，其实是为了与年轻、迷人的女同事们共度欢乐的办公室时光。在治疗中，乔恩对于自己的"被迫"求助，很是愤愤不平，尤其觉得"很明显史黛西才有心理问题"。他开门见山地表示：（1）他同意来只是为了让歇斯底里的史黛西冷静下来；（2）他有权睡在自己的卧室；（3）史黛西恢复理智之后，应当感激他的包容理解。

　　当治疗师询问乔恩："能否想象史黛西识破那些谎言时所受的伤害……她感到在丈夫的世界中自己消失了……担心他不再关心家庭了……"乔恩回复道："她就是不明

白，每个男人都这样啊。这根本不叫事儿。她就是缺乏安全感。"当问及："乔恩，如果这真的不叫事儿，那你怎么不告诉她这些呢？"他变得恼怒，翻着白眼，自命不凡地反驳道："这问题好荒唐！"乔恩就是理解不了，自己都 49 岁了，现在想要放松放松，竟然还需要"请示"？尤其一想到，妻儿的幸福生活是自己努力工作换来的，他就更觉得无法理喻了。当治疗师询问乔恩为何被这个问题搞得面露怒色时，他垂下目光，撇着嘴，不再作声，转而开始饶有趣味地反复捏捋本已熨烫笔直的西裤裤线。当问他觉得自己在婚姻冲突中有什么问题时，乔恩仅仅一带而过："嘿，谁也不完美啊……我已经不错了啊。"

这种明显自大但又脆弱的表现，体现了自恋型人格障碍（Narcissistic Personality Disorder，缩写为 NPD）的典型特征：让人难以接受的自大、易担心权力被挑战；而且，治疗师也很难与患者建立合作，除非有某种形式的外力推动。在本案中，外力的推动很大，因为乔恩并不想失去妻子和家庭。

临床体征与症状

NPD 患者来寻求治疗通常是因为如下原因：社交上被摊牌、财务上出现问题、因工作上丧失地位（主观知觉的或实际发生的）而丢脸蒙羞；或因玩忽职守、剥削他人、攻击行为及滥用权力而遭到行政处分；与配偶或子女关系破裂；因自认天经地义、"法规管不着"的违法行为而受到惩处，如被吊销驾照。偶尔，他们也会把治疗当作自我展示、寻求关注与仰慕的一种方式；他们一般设定不出"想要去改变"的实质性议程。

根据 DSM-5 的定义，NPD 是一种广泛、僵化、适应不良的内在体验及行为模式（pattern），其焦点在于自尊的夸大与维护，但在共情、平等关系以及适应性的个人发展上存在缺陷。NPD 在社区样本中的患病率为 0%~6.2%，其中 50%~75% 为男性。其他共病的障碍包括心境障碍，特别是轻躁狂或恶劣心境；神经性厌食；物质及相关障碍，尤其与可卡因有关；以及其他的人格障碍，特别是表演型、边缘型、反社会型和偏执型人格障碍。与其他障碍共病时，NPD 可能被忽视或低估，因为一旦我们对其他障碍的体征、症状或性别特征有所预期时，就很难准确地发现 NPD 了。

NPD 患者的临床体征表现在其言、行方面，体现出他们的自我夸大、好竞争、期望获得特殊待遇以及极低程度的内省自知。这类患者怨天尤人，但对自己的问题却又视而不见，而且也不能按人情常理去顾及他人感受。他们既小心戒备，又爱夸耀吹嘘，将自己说得天花乱坠；而且，即便是全盘承认了问题，他们基本上也不会有遗憾、懊悔或觉得自己做错了什么。NPD 患者会自负地要求别人关注其成就、物质财产、身体属性以及社会影响力。但是，这种高度自信的表现，实际上却只是针对"低人一等、不可爱、有缺陷以及羞耻"信念的一种脆弱的、补偿性的防御。患者在社交互惠方面的偏差与歪曲，也是 NPD 重要的临床体征。他们强迫性地寻求赞赏，但却不会去欣赏别人，他们争强好胜，要去主宰任何威胁到他们权力的人。他们优雅迷人的举止，可能会因为怒气的爆发、狠心的言辞以及诸如插手掌控或妄自尊大的不识趣行为而毁于一旦。他们习惯于对别人品头论足，其措辞尖刻，突出自己，哗众取宠。

一旦遇到限制（limits）或批评，NPD 患者可能一下子就会从魅力模式（charming mode）跳转到粗鄙的欺凌模式（bully mode），变得防御性十足，展现出更多的临床体征。他们可能对某些人天天长篇累牍地极尽非难、教训、嘲弄之能事，抑或时不时地事事干涉过问。NDP 患者表面上风趣、强大、信心十足，别人很容易被这种假象吸引，但他们终将认识到：NPD 患者所需要的，只不过是他人持续不断的喝彩与赞美，从而为其自恋源源不断地补充能量。随着相处时间的增加，这些重要他人就会发现：他们亲身体验到的 NDP 患者的情感空虚与患者那种良好的公众形象大相径庭。

当别人对 NPD 患者提出合理的期望，或者想就其问题行为质问他们时，患者会表现得漠不关心，或拒不合作。因为 NPD 患者热衷于权力地位，而且会用攻击性的对策来维护其高人一等的优越感，因此，如果外力的推动有限，想要就某事跟他们交涉协商，那可是极度困难的，特别是对其子女或雇员而言。如果有人坚持要跟他们论个明白，那么患者针对自己与他人的、批评性的、惩罚性的想法将因此被激活。NPD 患者无法忍受自己"看起来糟糕"以及"感到糟糕"，所以会防御性地惩罚别人，如抱怨指责、冷淡疏离、故意妨碍，而不会去调整自己的需求。如果配偶或者重要他人已经忍无可忍，想要结束关系了，NPD 患者多会宣称自己才是被伤害、被虐待、被抛弃的一方。

临床上使用"杨图式问卷"，可能会发现 NPD 患者在"自许权利"及"不耐受挫折"的相应题目上分数高，而且他们也可能在"自我价值"及"联结 - 接纳感"（feelings of connection-acceptance）的题目上表现出假阴性。这一现象与评估访谈中发现的阳性反应——患者对"无条件的爱与接纳"的情感需求，早期未予满足——明显不同。虽然个体在常用自陈量表"自恋人格问卷"上的得分可能高到足以符合该障碍的入组标准，但研究者仍就稳定的因子结构存在分歧——认为有 2~7 个可能的因子。

对 NPD 临床多样性的概念化整合，充分支持了该障碍有两种基本的表现形式：一种是纯惯坏的、依赖性的（自大性的）自恋人格，另一种是脆弱、易感性（vulnerable）的自恋人格。

鉴别诊断

需要注意的是：自恋型人格的诸特质，在非常成功的人士身上也会表现出来。但是，我们不能因为某人非常成功，就想当然地排除了 NPD 存在的可能。根据认知与图式疗法的模型，当夸张的信念、发展过度的模式以及过度激活和不灵活的策略导致功能受损时，自恋特质就会从良好的、适应性特质发展为适应不良的人格障碍。其他类型的人格障碍可能与 NPD 有特征重叠，包括反社会型人格障碍的剥削利用与冷酷无情，或者表演型人格障碍的寻求关注（attention-seeking）。但是，NPD 患者更专注于寻求"可以抬高自己、优于别人的一类评价"，而非他人关注或情感支持本身。而且，"自大"是其自我概念始终都具有的特征，而非相对短暂的心境状态（如躁狂或轻躁狂）的作用体现。

针对自恋及自尊的研究

NPD 患者一般在各种自陈量表上都呈现出中到高程度的自尊水平。其自尊通常而言——但并非绝对——基于"竞争胜出"（successful competition）以及"正面自我评价"。竞争胜出涉及边缘系统的唤起、多巴胺系统的激活、情绪激发（energizing emotions）以及寻赏行为。源自竞争胜出的自尊，又会被优越感、幸福感、文化认同感、价值感、威望感以及可能的物质奖赏所强化。但对于（可能出现的）竞争失败，个体就会固着（obsessing）在失败所蕴含的、有关自我价值的含义上并造成多巴胺系统对奖赏 - 预测线索（reward-predicting cues）的过度反应，从而偏向于激活某些图式与模式（见第 4 章）。自尊及其关联奖赏的丧失，作为一种威胁，导致了过度警觉、注意窄化及焦虑性先占观念的激活。这种思维反刍将会增加抑郁的易感风险，还会使自我概念模糊不清。因为除了进一步追求竞争优势外，患者没有其他的适应性应对机制，所以一旦需要应付个人限制或逆境事件时，这将是一个缺失情感复原力（emotional resilience）的循环过程。转而，一种适应不良的替代性应对方式是：从认知上夸大自我形象（self-image），并通过确认偏误（confirmatory bias）来维护这种夸大。具有夸大自我形象的人，在各种环境下都倾向于创设并维持一种正向错觉偏误（a positive illusory bias），体现在：他们寻求正向的反馈、避免自我概念的变化、提出令人不舒服的要求、对自我评价方面的威胁保持警觉性与高反应性并以敌意与攻击来应对分歧异议。

这种自我形象上的正向错觉偏误，与以下方面有联系：攻击行为、人际缺陷、不良特质、成人中的同辈拒斥以及住院青少年中的同辈拒斥。欺凌者在学业及人际技能上都过高评价自己并表现出不切实际的高自尊。而且，自恋与支配（dominance）及敌意正相关，也与自大、表现自己（exhibitionism）以及忽视别人正相关。在对暴力犯群体的研究中发现，高自恋水平及 NPD 是他们对家人施暴的风险指标，特别是其原生家庭本身就有虐待史时。自恋者攻击别人的倾向度，因具体的、针对其"自我"的威胁——诸如批评或主观知觉到的侮辱——而产生。自恋也是自杀倾向的一个风险因素，尤其是当共病双相障碍和物质滥用障碍时，和 / 或在军事人员中（尤其是特种部队成员退伍转业时）以及在那些因为未达成对自己苛刻的期望而自怨自艾的老年人中。在一项流行病学调查中，符合 NPD 标准的个体高度共病于双相 I 型障碍、物质滥用障碍以及焦虑障碍，而且可能处于某种形式（分居、离异、丧偶或始终未婚）的单身状态中。

虽然，就过去 20 年的数据而言，社交媒体的兴盛与大学生自恋分数的递增存在相关，但是没有证据表明这二者之间是因果关系。实际上，发展理论者认为，在应用社交媒体进行适龄的互动之前，人格已经完整地形成了。虽然此类社交吸引可能会加剧王子化或公主化的人格，但个体从早期与父母或照料者的互动中所习得的有关"接纳"与"责任"的初始网络，更有可能关系到自恋型人格的发展与形成。现今，教育者、教练员以及父母们都以"人人有奖杯"（everyone-gets-a-trophy）的方式，来培养孩子的强大自尊，如此一来，奖赏（reward）就成了自我价值的必要象征。这样做的初衷虽然很好，但潜在的弊端是：在讲求"不懈努力"与"付出 - 回报"的现实世界中，孩子们如果无法持之以恒、不断进取或者不能基于非竞争性的、更为宏观的自我价值背景去调整自尊，那他们自然会感到不安全与脆弱。鉴于社交媒体已蓬勃发展为一种文化常态，甚至也成为新人际联结与人际影响的主平台，因此今后需要进一步研究社交媒体的使用与身份认同及人格的社会认知图式发展——这二者间可能的交互作用。此类研究也许能够针对早期适应不良图式可能的起源和 / 或维持因素，以及针对与过度使用社交媒体平台进行人际联结有关的认知偏差，进行深入的探讨。

概念化

NPD 患者的人格特征体现为：他们具有"我比别人优越"的信念以及相应的外化行为，这样的信念和行为都源于过度补偿的图式模式（modes）。患者的核心失功能信念——虽然不易被觉察到——其实是"我比别人差、我有缺陷、弱小，不重要、不可爱，而且我孤立无援。"该信念及其所造成的情感与生理的强烈痛苦，深植于核心性的早期适应不良图式（Early Maladaptive Schemas，缩写为 EMS）的网络中，EMS 包括**缺陷 / 羞耻**（defectiveness/shame）、**情感剥夺**（emotional deprivation）、**失败**（failure）及**不信任**（mistrust）。这些 EMS，形成于一个人在智能、独特性、可控感及安全感上遭受威胁挑战的经历体验，会使个体陷入无力、孤独、焦虑唤起以及挫折的混沌感受之中，也会导致过度补偿的图式模式，体现在患者可被观察到的人格特征上。NPD 患者的自恋程度，取决于在他们有关"自己"和"世界"的图式中针对优越感（"我是个难得的人才""我鹤立鸡群、比别人都强"以及"人们得知道我有多与众不同，所以我得露一手，让大家刮目相看"）的补偿性态度发展过度的程度。

NPD 患者适应不良、过度补偿的各种图式包括**缺乏自控**（insufficient self-control）、**自许权利**（entitlement）、**寻求赞许**（approval seeking）以及**苛刻标准**（unrelenting standards）。这些适应不良图式，被认为处于一种建构性的状态——无论是对图式激活刺激的条件化反应，还是作为一个人的**默认状态**（default states of being），都旨在保护个体不去体验与 EMS 有关的恐惧性情感，因此，对于患者而言，这些适应不良的图式其实也是一种主要的应对功能。**缺乏自控**图式涉及适应不良的自我安抚（self-soothing）及自我刺激（self-stimulating）行为，其作用都是为了回避不适感。**自许权利**图式涉及剥削性的、自我夸大性的、非共情性的以及欺凌性的模式（patterns）。**寻求赞许**以及**苛刻标准**图式则反映出个体在努力获取关注、优越感以及高自主权。模式（mode）指的是图式复合体的激活状态（包括占主导地位的行为、态度、情感）以及偏攻击的反应倾向（诸如欺凌、责备、炫耀显摆、勃然大怒或热衷于争强好胜）。NPD 患者也可能会一下子就转变到超脱式的自我刺激（应对）模式之中，投身于以下一种或多种行为之中：物质滥用、性行为（包括浏览色情网站）、过度工作、赌博、无节制地使用社交媒体及浏览网络，或过度消费。甚至对于 NPD 患者来说，仅仅因为没有得到别人的关注，就可能激活其潜在的 EMS，并引发随之而来的适应不良的应对模式。这些图式模式（modes）具有自我挫败性（self-defeating），其所维持的恰恰是

NPD 患者力图回避的——也就是说，患者通过炫耀显摆、我行我素来突显其特殊性或隐藏其潜在的无能感，但这种做法，反而维持了别人对他们的负性评判与拒绝——因为这种做法终将会让别人感到 NPD 患者烦人讨厌、过于自我、专横傲慢。

自卑感与补偿性优越感的核心 EMS 的发展轨迹如下：如果儿童具有"敏感/害羞"或"冲动/攻击"这类易感气质，而且其照料者是自我满足（self-gratification）式的——过度补偿儿童的不安全感或过度苛求儿童，或二者兼有——那么儿童的人格发展就会受到不良影响。儿童在发展过程中，没能学会接纳和掌控正常的、暂时性的自卑感、弱小感、自我意识（self-consciousness）或不确定感，而是将这些先天或习得的体验视为需要去解决和规避的严重威胁。而且，儿童也没有从主要的照料者那里获得更多的共情体验、共情示范或共情教育。相反却存在一种先占观念：自豪感，要借助别人来映衬；自豪感，也要不惜一切代价去捍卫守护。这导致儿童专注于去满足父母的需求，建立强大的公众形象，否认情感上的"脆弱"。最终，随着特权意识的逐渐发展增强，青年人对其生活的期望也被拖向了自负夸大——也就是说，只要能表面光鲜，那就无所谓做了什么、感受如何或者伤害到谁。

认知与图式理论都认为，气质与环境的交互作用（个体的先天倾向性结合了其在儿童及青少年期发生的、造成危害的关系破裂）可解释自恋的发展。NPD 的产生基础是：早期的情感需求受挫、未被满足。造成这种"未被满足"的原因是：父母对儿童缺少无条件的爱（儿童只有服务于父母的需求才会被赏识）、过度强调表现/成就/物质主义（"外在所作为/所拥有的"而非"人的自然存在"）、缺失边界、（对于共情、不适情绪的耐受、互惠、慈心）不良的社会性示范/指导以及以忽视/泼冷水的方式来对待儿童的兴趣及情感表达。这会导致个体的情感调节能力（在负面情绪耐受上达到正常水平）、体恤感以及在对别人权利的尊重上，严重发展不足。

NPD 患者通常以**苛刻标准**以及**寻求赞许**模式（EMS）来组织生活，以有形资产、具有支配性的社会等级作为自我价值的本源。因此，患者认为："我必须是最好的，这样才能向别人证明我的价值，而别人也必须对我刮目相看。"患者可以在社区影响力、收入水平、外形吸引力、面子工程（如"最棒的"汽车或"理想"的邻居，甚至是"理想"的配偶）、个人荣誉、职称或办公地点、某种独有的关系或者甚至只是比别人多几个朋友等方面，争强好胜来证明自己的优越。消费主义在患者"就要最好的东西"的补偿性循环中起了很大的作用，因为这些"最好的东西"，既能吸引别人的关注，其本身也是一种物质奖赏。这类对苛刻标准的追求在所有的社会经济阶层中都有所体现，而非只限于社会经济水平的最顶层，我们身边可能就有这样的自恋者：他们会基于自己的参照体系、始终不渝地争取竞争优势。

潜在的**失败**图式通常包含基于恐惧的条件性假设："如果我不是最好的，那么我就是逊色差劲的。"看起来糟糕、感觉糟糕或者要面对失败，这些都被患者视为是对自我价值的根本威胁，并会引发极度的焦虑、窘迫及羞耻感。NPD 患者极易个人化（personalize）任何的贬低性迹象，并自动切换进入应对模式（coping mode），开始防御行事。**失败**图式与**自许权利**相结合，会表现为拒绝工作、降低标准或甚至是要等到更具把握时再尝试，从而避免激活**缺陷**（defectiveness）图式。除非十拿九稳，否则患者拒绝做出努力。这种现象在纯惯坏 / 依赖型的 NPD 患者中可能更明显：个体的挫折耐受性极低，只会靠回避来应对问题，不会为改变现状做出必要的努力；这些情况会让患者身边的人，包括治疗师，措手不及。患者对于回报缺乏现实感，认为稍微一丁点儿的努力就应当产生巨大的回报，而且可能会坚称："我已经尽力而为了，我无能为力了。"

乔恩（本章开篇所介绍的案例），从小就相信自己是个"了不起的运动员"，也是个长得很帅的"天才小子"，所以自己肯定是比那些不善运动的、智力一般的人要优秀，理所当然也更有特权。妈妈对乔恩的"成绩履历"特别看重，因此聘请了各式各样的私人教练与家庭教师。每当乔恩带回奖杯、奖状和好成绩时，作为母亲，她很为儿子自豪。但在乔恩的记忆中，却没有与父母亲昵甚至玩耍的时光。乔恩任何脆弱的表现或情感需求的表达，都会遭到父母的忽视或被明确地告诫：这是"愚蠢的"或"软弱的"。只有当妈妈感到孤独或心情低落、需要乔恩的拥抱时，这种情况才得以免除。爸爸也沉浸在儿子乔恩的优异表现中，他说："自己当初就没这么努力，结果投资上的回报就很一般。"在亲朋好友的聚会中，乔恩永远都是最耀眼的核心角色，也是父母自夸的谈资。虽然乔恩会怀疑，父母以第三人称的方式向别人吹嘘儿子这样那样的成就，更可能是出于他们自己的利益，但这仍是为数不多的让乔恩感到可以获得父母赏识、可以与父母情感联结在一起的方式。

在青春期以前，乔恩不太会交朋友，总因为"招惹别人"和"标新立异"的行为，遭到同龄人的戏弄和欺负。友谊出现在高中时期，而且多数是在体育场上，因为乔恩擅长运动。在学业上，乔恩成绩也不错。偶尔，当乔恩不顺利或表现不如预期时，妈妈立刻就会怪罪老师或教练，她为了能让儿子高人一头，可以说是无所不用其极，甚至可以为儿子做作业。青春期时，当乔恩喝酒、打架、诋毁权威以及捅了娄子时，妈妈也会立刻出面解围，让他安然无恙，既往不咎。

乔恩外表帅气，履历正统，而且具有精心演练过的、优雅迷人（虽然是自以为是的）的举止风度，这些都是他骄傲的本钱。但在乔恩的世界中，凡事都"不够好"，他总是想拥有更多、做到最好、不能停歇……唯恐体验到"无聊厌倦"——或者，更不愿让别人觉得他是——"无聊没意思的"。

表 14.1 呈现了对乔恩案例的图式概念化，总结了早期经历、适应不良信念以及应对性模式（coping modes）之间的关系，也说明了这些模式是如何作用于他当下问题的。

察觉患者过度补偿的模式与假设

如上所述，患者"自卑 / 不重要 / 孤独"的核心图式，通常不会明显表现出来；相反，人们看到的是自鸣得意、深感优越的外在假象；补偿性或回避性的次级图式模式，是造成这些假象的原因，同时也累及了患者的人格——使其走向自恋。以下是最可辨识的几种模式（modes）。

表 14.1　乔恩案例的图式概念化

童年信息
• 父母情感上忽视，不亲切、不示爱，表扬的条件是孩子要有出色的成就——针对乔恩学业和运动上的表现以及其他优势方面，予以关注（多数是以第三人称的形式予以吹捧）
• 乔恩被告知：对情感关注、亲密感、情感支持的需求，都是弱小的表现
• 因为相貌出众、运动擅长，而且智力高超，所以就有权为所欲为而不需承担什么后果
推测（乔恩）的气质
• 敏感 / 害羞
核心图式：情感性信念
• 缺陷 / 羞耻：我只是我，既不可爱也不独特；我必须要证明自己是独特的
• 情感剥夺：我不能依靠别人来获得支持与关爱；我必须完全自立，我不需要任何人
• 不信任：人们对你好只是因为他们有求于你；我必须时刻提防别人的居心
假设：次级图式（掩饰核心的情感需求）
• 苛刻标准：我必须聪明、相貌好、成功出色、比别人优秀
• 自许权利：我理应享受特殊待遇，而且不必像其他人一样循规蹈矩
• 寻求赞许：我需要别人的仰慕，需要他们明白我的优秀
应对性模式（modes） 自我夸大 / 超脱式自我舒缓 / 苛求型父母 / 孤独的儿童 / 健康的成人

（续表）

过度补偿的自我夸大模式：**自恋者稳定的默认模式**

　　1. 表现出特权感，如果不能得偿所愿就挑剔非难

　　2. 寻求其他女性及下属的关注 / 仰慕

　　3. 遭遇困难挑战或感到挫折时，抱怨责备其他人

回避性的超脱式自我安抚（detached self-soothing）模式：**当自己独处，没有关注时，该模式激活**

　　1. 与伴侣或家人情感疏离

　　2. 没有真正亲密的人际接触

　　3. 色情产品 / 酒精

　　4. 工作狂

内化的苛求型父母模式：**当别人尝试情感接近或当体验到儿童时期的孤独时，该模式激活**

　　1. 不允许有情感需求，"这是凡夫俗子们的弱点所在"。有情感需求会让自己丢掉优势，变得平庸、无足轻重

孤独 / 羞耻的儿童模式：**通常未被觉知**

　　1. 感到孤独与不安全

　　2. 需要亲密感与无条件的爱

　　3. 当未达到要求或未被别人接纳时，感到羞耻，尤其是与同龄人作比较时

健康成人模式：**治疗开始时还能出现一些（理智时），但会被其他模式所压制**

　　1. 能对自己的儿女们表现出亲密感与无条件的爱（有时候）

　　2. 能偶尔观察到自己的自挫性模式（patterns）及该模式对挚爱之人的不良影响。但又会予以无视，并切换到攻击模式（aggressive mode），想方设法地回避羞耻感体验——这种感受源自不安全、无能的儿童模式

治疗关系

治疗师要作为一个有血有肉的（real）人来呈现自己（当然也要具备专业性），从而将相应的人际经验泛化到 NPD 患者在现实世界中的人际互动上来：

· 共情性地面质自挫性模式（modes）

· 针对攻击欺凌模式设置界限

· 在情感上加强健康成人模式（通过行为示范、技能建立以及再抚育调整），在治疗关系的限定下，满足孤独及不安全儿童的受挫的、未达成的情感需求

全知模式：我来告诉你是怎么回事吧

　　我们每个人都倾向于更相信自己的看法，但 NPD 患者却要维持绝对的权威性，可能还会身不由己地说教别人，道明"真理"。虽然他们有时会思路不清、自省不足或知识有限，但仍然专断、固执并要主导谈话，对别人的看法、意见也欠缺尊重。倘若 NPD 患者要征求意见的话，那一定是要向顶级专家征求，即便专家的意见不一定很具体、很适用。"高人"自有高见，即便当下的问题与这些高人的技能领域并不沾边（例如，某位媒体名人所给出的理财建议，但其并不具备专业资质）。如果缺乏界限设置，

那么这种人际上的支配性会导致所有关系的边界崩塌。例如，NPD 患者会发号施令（"我知道他们该怎样做才对"），如果别人不肯听从就范，患者就会生气恼怒并可能会滥用职权。

乔恩就对妻子在酒后驾车的官司中没给自己撑腰一事非常恼怒。"我知道自己能喝多少，我对自己有把握。这些基层警察就爱抓开好车的人，这会让他们有成就感。"这就是他对此事的看法。

"非常重要的人物"模式：我享有特殊规则

维持自许权利及缺乏自控的一个关键假设是"存在两套规则"：一般的和特殊的，NPD 患者认为"我的规则是特殊的"。这些"特殊"的规则让他们做事严重不计后果，对风险证据予以无视或主动歪曲，即便在铁证如山、不可挽回时，患者也会如此，因为他们坚信，自己是"例外的"。当特殊待遇并未如期而至，而且 NPD 患者必须为其严重的罪行负责时，他们就会反复地抱怨："我怎么会遇到这种事？！"当遇到规章限制时，NPD 患者会坚持认为自己不必遵循，没必要像那些"无足轻重"的人一样。他们抵触、厌烦普通水准的期望，因为认为"这对我来说很容易啊，我没必要努力"。患者总是怨天尤人，他们不做切合实际的、共情性的调整，对于自认为有损身价的工作也不去努力，反而选择了超脱式自我刺激的应对模式。

有关"非常重要的人物"（VIP）模式的一个假设是"因为我是特殊的，所以我可以为所欲为。"因此 NPD 患者就径直去坐最佳的座位、去叉最大块的牛排、去优先选择卧房；完全以个人好恶来支配交谈；过度掌控家庭预算支出，不考虑家人的心情感受，也不遵循平等原则。有时候，大男子主义还会借尸还魂："男性作为'家庭领袖'被赋予特权，这是历史传承的，理所当然的。"如果有谁质疑这种特权基础，他们将遭到报复性惩罚。

乔恩就觉得，自己天资卓越，素养不凡，所以有权保持本色、随心所欲。"我就是不明白……我可是本区的纳税大户啊。辛辛苦苦工作一天了，下班喝上一杯，可不至于受这么重的处罚啊！我的意思是……又没死人嘛。"他对妻子竟会如此"不明事理"也难以置信，所以为了惩治妻子，他准备取消家庭度假，改为自己单独出国游。

光辉形象模式：形象就是一切

NPD 患者补偿性苛刻标准的主要依托就是其公众形象，他们的关键假设是："形象就是一切，失掉形象我就一无是处了。"实际上，形象是个壳，帮助个体防御"自卑与羞耻"的恐惧。对 NPD 患者而言，检查与维持**既定形象**是头等大事，因为这个形象是其处心积虑、自始至终都要去展示的。他们将赞美性反馈视为不老的仙丹，一如既往地追求着，无论是在现实中获得，还是在想象中达成。他们将自己与名人比较，幻想得到全世界的认可，甚至幻想被奉为神明。一位 NPD 患者就信心满满地表示："上帝是仰慕我的。"

NPD 患者也会把有关形象的先占观念投射到重要他人（配偶、子女、朋友、雇员）身上，颐指气使"他们一定得给我争气、露脸，让我有面子"。这让重要他人们左右为难：如果表现得不如期望，可能会遭到奚落或惩罚；另一方面，如果自己做好了，又可能会激活 NPD 患者的竞争好胜模式。在社交情境中，这些重要他人可能要依患者脸色行事，合其心意地彰显自己的才能成就，以使 NPD 患者在别人面前有面子；但这一过程也让他们（重要他人）感到难堪、不舒服、遭受了羞辱。

乔恩和史黛西一同来参加一次婚姻治疗会谈，却迟到了，因为乔恩把他的高级跑车违章停到了残疾人专用车位上。这次会谈聚焦于乔恩对史黛西"受伤害、遭背叛及不信任的感受"毫无悔意的反应以及史黛西所坦陈的自己默默忍受、"假装"一切太平的生活方式。她讲述了多年以来自己是如何屈从于乔恩的批评与苛求，扮演着"芭比娃娃"一般的、完美的伴侣角色。在第二个孩子出生后，乔恩怂恿史黛西做隆胸和腹部抽脂手术，她接受了，不料自己却成了酒鬼丈夫在工作单位吹嘘炫耀的谈资以及社交活动中丈夫同事们眉目传情的目标。

无敌模式：我没有弱点

NPD 患者将绝对的自信与自控视为强大、优秀人格的黄金标准，所以他们身上表现出很多的苛刻标准与自许权利。他们认为，强者是不会多愁善感的。忧伤、懊悔、内疚、犹豫、悲恸、挫折感等情绪，都被视为人的弱点，不只毫无用处，甚至还是低人一等的标志，是要立即清除的。另一方面，表达愤怒与自赏则被视为是自信的标志。当遇到挫折时，NPD 患者可能一下子就会发脾气、大怒，或者跳转到超脱式的自我安抚中——靠食物、药物、酒精或其他的刺激性事物来转移注意。患者的条件性假设可能包括"如果我需要什么，那就**刻不容缓，现在就要**。"NPD 患者可能极不愿意谈及情感话题，唯恐别人发现自己的脆弱一面。相反，反复诉说自己讨厌的、气愤的、质疑批判的事物，却成了患者的家常便饭，这也是权力感与掌控感的体现。

欺凌模式：顺我者昌，逆我者亡

欺凌与反击（counterattacking）也是不良的社会行为，常见于**自许权利和限制受损**（impaired-limits）图式。诱发刺激是各异的，但其所蕴含的主题都是对自我形象的威胁或对特权的渴求。如果所听到的评价不能被明确确认为是夸奖，患者就将其视为潜在威胁，防御性的欺凌模式得到激活。别人的不赞同或决断表达，可能会引发患者一种创伤性的、自恋式的"暴怒"。即使是在安全无害的情境中，NPD患者也倾向于干涉和操控别人。如果有人坚决对抗NPD患者，这一模式就会迅速加剧，患者会说："赶紧按我说的做，要么听话，要么滚蛋！"

遗憾的是，自恋是造成许多心理伤害甚至躯体暴力的一个风险因子，如果共病反社会特征的话，风险还会进一步增高。NPD患者造成他人心理伤害的情形包括但不限于传人闲话、对人妄加评论、让人吃闭门羹、公然羞辱他人或暗中作梗妨碍。他们也会以暴力恐吓来制造威胁（"你会后悔的。你不知道是在和谁打交道！"），或者不幸的是，患者也可能公然地进行躯体施暴以惩罚不顺从者。通常，这些伎俩能有效地迫使别人屈服，而且也坐实了他们是狠角色、不能招惹的威名。

察觉患者回避性及超脱式的自我安抚模式与假设

神话模式：我能拥有想要的一切，能成为任何想成为的人

对名誉、理想化爱情、杰出成就和权力的追求——无论是公开明确的，还是默默进行的——以及对各种形式刺激性事物的追逐，能帮助NPD患者逃离沉闷乏味的现实。有的NPD患者迷恋物质财富，心心念念地守着自己的"财富"。而另一类患者，其自恋则基于杰出的成就，他们对物质财富甚至不屑一顾，却极为重视成就表现。梦寐以求的高端职业、运动技能、美丽容颜、完美约会（或配偶）、慈善声誉或者融入上流生活圈，这些都诱惑着患者去逃避现实。他们渴求着刺激兴奋的感受，哪怕只是为数寥寥被瞩目的机会、擦肩而过的荣誉或者只是在做着被人仰慕的白日梦，都能满足这种渴求。这些投机者可能说着冠冕堂皇的话（"我拯救了世界！我是为了大家！"），但奇怪的是，面对心上人的感情应允，他们却保持着冷漠疏离（"你已经了解了。我是不能接受的"）。这类追求可带有轻躁狂的性质（也会得不偿失），但是却更持久，而且与躁狂相比，强迫性更甚。

问题的元凶并不是伟大的梦想、崇高的目标以及愉快的休闲活动本身，而是当这

些被作为超脱式自我安抚的回避方式时，就会扭曲人格、人际关系及其他重要方面的正常发展（患者犹如生活在重重迷雾中）。而且即便是高层人士，如果患有 NPD，也容易陷入幻想、回避的模式（mode）之中，随之而来的是愤怒生气、怨天尤人，如此就造成了一个基于失败图式的恶性循环。不良的超脱式自我安抚模式随即出现：NPD 患者遁入高度刺激、令人沉迷、但最终有害的嗜好之中，包括赌博、饮酒、嗑药、使用色情产品或其他形式的性活动，以及对日常快感的无限消费中（饮食、购物、电视、娱乐、社交媒体等），而无视重要他人（当他们发现时）的恳求与绝望。

治疗的主要目标

治疗的主要目标包括帮助 NPD 患者做到以下几点：（1）认识到适应不良的应对性模式并减弱其影响作用；（2）培养情感调节技能，着重于对暂时的挫折感、不完美感以及正常情绪的耐受；（3）提升对别人感受、界限及自主权的尊重与共情，提升社交上的延迟满足能力；（4）协调好天赋、优点与非条件的自我价值感；（5）提升角色卷入度及适宜的人际互惠性。这些目标都服务于一个宗旨：建立更具有功能的或健康的成人模式（adult mode），从而在界定自我以及与他人接触时，降低防御性与竞争性。健康成人模式并非是一种类同化、理想化的人格（如"我要让乔恩变成个谦卑谨慎、幡然悔悟、菩萨心肠的人"），而是一种具备了内化的自我价值感，并具有理性的觉知（reasonable awareness）以及适应性的、亲社会的、富有情感的反应策略。这一宏大蓝图由各个治疗目标构成——也许只能实现一部分——这取决于治疗师在应对 NPD 患者夸大、回避及欺凌模式（modes）时所展现的真诚与不懈，也取决于那些对于提升患者合作意愿所必要的外部推动力（自恋行为的后果、影响）。判断治疗成功与否的依据可能如下：适应性的情感自我关怀；灵活的标准；出于对别人尊重的、社交上的冲动控制与社交互惠；提升角色参与度——以上依据要基于每名患者具体的治疗需求确定。

乔恩同意就下面两个目标进行治疗合作：（1）长期稳固自己的家庭关系；（2）确认自己内心深处的、一直以来的情感需求，并对实现需求的各种方式加以权衡。

合作策略

因为这一障碍的特性使然，所以合作上遭遇挑战是可以预见的。面对这类挑战时，很多治疗师手足无措，有限的反应也是仅凭直觉，因此需要一种更为有的放矢、更具策略的方法。NPD 患者可能会恭维和 / 或批评治疗师办公室的装潢和坐落的地点，治疗师的资质、经验、年龄、外貌、着装或者治疗师对患者独特之处的辨识能力；此举的目的是从一开始就能获得特殊待遇。他们此类言行，令人既感到舒服又感到威胁，可能引发治疗师的情感波动、干扰其工作表现。很重要的是，治疗师需要识别那些暗含着自我夸大、理想化、贬低别人的行为，或任何不常见的、可能带有自恋意味的评价、评论——其他类型患者常见的做评价或提要求的方式，与此不同。例如，别的患者通常会评价说，治疗师办公室的窗户视野很好。但 NPD 患者却不只说窗户视野不错，还会评论：能有这么好的窗户的治疗师肯定有钱、有地位。对治疗师而言，控制自己的反应，先搁置患者的挑衅，不把这一现象视为治疗推进所必须解决的议题，是非常重要的。面对患者一会儿生气、一会儿高傲、一会儿嫉妒、一会儿被动、一会儿回避、一会儿苛责强势、一会儿易感脆弱的反复无常，与他们时时刻刻、反反复复地互动，这本身就是治疗工作的基本内容。与 NPD 患者的合作关系，是通过治疗师不断提醒那些推动治疗的外力因素并给予患者共情性的面质而逐渐发展的。

NPD 患者通常都是以一种"反沉思"（anticontemplation）的状态来参加治疗的，他们反对做出个人的改变。实质上，他们坚信："我这样很好；我不需要改变自己；我只是需要有个人来让我感觉更好。"当治疗师好心好意地想要指出改变目标时（这是针对症状性障碍的典型做法），NPD 患者可能会以任何借口退出治疗，以避免激活**缺陷 / 羞耻**的核心图式。此时治疗的首要目标是，缓解已出现的关系裂痕，同时温和地推动患者思考，这在之后的治疗节点上可能还会反复进行。NPD 患者从治疗一开始，可能就会寻求治疗师对其独特性的赏识（如果治疗师没有持续地给予赞赏，患者就会感到失望），但却抗拒探讨无能感、窘迫感、孤独感，或那些与关系破裂有关的棘手问题。他们喋喋不休，长篇累牍，赞颂自己的美德，揭露别人与世界的问题缺陷。

为了使 NPD 患者顺利地参与治疗，治疗师就必须夸赞他们的优点、勇气，支持其脆弱的一面，还要（像健康的家长一般）关注到患者所表现出来的平凡如众的善意与体贴。治疗师应当认真倾听，提问既要限制次数，又能引发患者思考，还要通过支持性的关注提供温存感，并在患者出现适应不良的行为时，当场给出共情性、面质性的人际反馈。NPD 患者习惯寻求"杰出""独特""优异"的评价赞美：这是一种习得性的期望，即要获得价值感与人际联结，自己就必须赢得最高程度的认可。**图式疗法**，明确地将治疗师界定为一种有限定的再抚育（reparenting）角色，即"一位好家长"，能够发自内心地赞扬、欣赏孩子的"平凡"——从而达成患者早年未获满足的、对无条件爱与接纳的需求，并为其建立内化的自我价值感。对于大多数治疗师而言，这一"抚育过程"可能相对简单；但困难的是，如何适宜地做出共情性面质，以限制患者无规则、缺乏尊重或冲动的行为及反应，以及如何去提醒患者其放弃治疗可能带来的损失。

要解决 NPD 患者"被利用"或"被操纵"的防御性疑虑，治疗师需要具备扎实的业务水平，还需要给予患者真诚的、建设性的反馈，而且在反馈时不要掺杂过多的专业术语。治疗师可基于治疗关系上的即时体验，适宜地披露自己对患者的个人感受。这种披露应当针对患者的问题行为，诸如他们对别人的挑剔批评、自顾自地寻求赞许的行为，自吹自擂、争强好胜、不倾听他人的讨厌行为；同时，治疗师的自我披露还要聚焦在提升患者欣赏、尊重别人的目标行为上。治疗中的共情性自我披露是一项很复杂的技术，需要充分的培训与实践（下文有会谈实例）。心理疗法的受训者应当接受综合的、支持性的督导，因为该障碍的治疗需要多种临床技能的整合；临床治疗师可根据自身需求，就个案情况进行会诊磋商，以角色扮演式来练习针对来访者的共情性面质。

临床干预

在评估及最初的概念化阶段，以下做法是有帮助的：（1）处理当下任何的危机或破坏性行为；（2）聚焦症状性障碍；（3）合作性地规划更多、更宽泛的目标，以便通过引导式发现、行为实验以及关系互动，来矫正适应不良的图式。具体的临床干预包括心理教育、认知干预、体验法（experiential method）以及关系反馈法。

心理教育

针对气质与经验的交互作用，进行简明的心理教育，可以软化患者认为心理治疗是"骗人把戏"的质疑态度。要在此传达的主要观点是：深埋于记忆中的经验，会被内隐地（implicitly）检索提取，因此，在面对似曾相识的情境时，基于气质的冲动反应会自动发生，以规避任何知觉到的、影响情绪稳定的威胁。这一简明的心理教育介绍了人际互动的神经生物学原理以及我们是如何基于内化的保护性机制做出行动反应的，这样就有助正常化 NPD 患者的防御反应，降低患者在暴露出"平凡普通的情感脆弱"时的羞耻感，并削弱患者认为"治疗师'对我设套'或'利用我'，以谋私利"的信念。

针对"图式模式"这一概念，简明的心理教育也是必需的：将图式模式理解为思维、信念、感受、反应及行为的系统化形式。这将为初始的认知干预合作——诸如，对各图式模式的信息搜集；用患者自己的术语命名图式；用健康的成人模式来弱化原先占主导性的、适应不良的图式模式——打下基础。

认知干预

随后可利用各种认知策略去矫正不同的图式模式，以服务于治疗目标。例如，乔恩使用"活动日程表"（activity schedule）来记录自我夸大及超脱式模式的激活情况，同时记录关键的认知与反应（他自己的和他人的）。他因此能更好地觉知到：自己在有关"成功"的优越感及价值观方面的歪曲信念（如"我必须卓越超群，否则我就是平庸的、无价值的"），还有自己竟然是如此依赖竞争攀比才能维系自尊。这将帮助乔恩形成对自我价值的内源性需求，并有助于引导行为实验，以检验对自己治疗目标（放慢一点节奏，拿出更多的时间从事健康的活动、陪家人共度休闲时光）的持续努力与保持灵活性，能否创造出一种替代性的、压力更低的方式来展现自尊、建立自我价值感？虽然不能一蹴而就，也会遭遇困难，但只要假以时日，就能显现出新方式的好处，不但有助于乔恩稳固其家庭生活，还能让他认识到这一切的价值所在。行为实验还能帮助乔恩不再钟情于完美主义。

另一种对 NPD 患者有益的认知干预策略是：在患者自身各种不同的图式模式之间创建对话。该练习给患者提供了对抗高度歪曲信念和假设的实战经验，同时还能很好地维系咨访合作联盟。该练习还能在治疗进程中，促进"健康成人"一方的发展，以对抗"苛刻标准"的一方，或"自大"及"失控性超脱"的一方，或"孤独、不可爱儿童"的一方。在图式对话中，治疗师作为温和的引导者，构建对话练习，关注情感，促发图式之间的深入交流。一般可运用角色扮演及空椅子技术来创建对话，从而降低权力缠斗或分歧争论的可能。治疗师参与患者图式对话的程度，可根据需要来把握，但随着患者能够给出对话双方的内容，治疗师要逐渐退出对话。图式对话练习可基于患者的反应情况，考虑是可以马上全面开展，还是要经过反复努力来逐渐推进。

图式对话练习中一种很有帮助的策略是：询问**信息源**在经验中的出处，如"您理应享受特殊待遇，越界也不用承担任何责任——这样的信息您是从哪里获得的？"治疗师虽然可以直接这样提问患者，但更为有效的方式，还是当患者角色扮演"健康成人模式"时，向自己的"自大"一方发问。这样做可以帮助患者将自己的生活经历与当前的适应不良行为相连接，大梦初醒，开始考虑替代性的观点（如"所要遵循的规则，我跟其他人是一样的"）。

在处理患者因自许权利受挫而产生的嫉妒感与愤怒感时，另一种认知干预策略也会有帮助，即：顺着患者的意思，承认他们所自许的待遇是合理当然的，然后再评估以此处理现实问题时的成本与收益。例如，乔恩相信："就是有一种人，既能在一天的辛苦工作后喝上一杯，又有本事绝对安全地开车回家，即便血液中的酒精含量超标也没事；对这类人理应单独立法、特殊对待。"治疗师认同道："是啊，假如能有生化的方法来检测这一安全酒量，还能对这一特定（特权）人群进行单独立法的话，那当然是太好了（面带微笑地）。但是，既然这种可能性不大，我们还是得去应付这一现实困境啊。要被拘留的话，那代价也太大了，先不提得掏腰包支付各种罚款、保险会涨价、诉讼费得承担，那也会留下前科记录吧，想删除的话得花很多钱吧。"如果融洽的治疗关系业已很好地建立，治疗师就可以着手探索"自许权利"背后的推理过程了（"至于特殊的规则，这一信息是何时出现的呢？又是怎么来的呢？"），温和地探讨："如果放弃这些权利将意味着什么？现实中的代价是什么？去顺应规则的话又会有什么收获？这样做有多难？"乔恩同意在自我约束上做出一些改变，包括一周不饮酒。可能的收益是：头痛变少，心情波动变少，可以更多地参与子女们的课余活动，还与妻子有更多的亲密互动。

体验法

体验性的、情感聚焦的策略，如正念练习及引导性意象（guided imagery）会特别有助于削弱患者原先占优的适应不良模式（modes），培养他们的情感调节技能。引导性意象特别用于：描绘图式模式的发展过程，从患者的叙事中确认早期经历中未获达成的需求，重写（rescripting）不良的、剥夺性的记忆。同样还可以借助意象法，针对偏差性的情感性信念——深植于神经网络之中，影响着个体对其环境的当下反应——进行重建。在意象引导过程中，孤独的儿童与压力重重的青少年未被满足的需求，将由患者自身的"健康成人模式"来给予关怀照顾，先是在想象中完成，而后是通过帮助"健康成人模式"在其当下的现实中创造出满意度更高、情感更真挚的人际关系，以此达成这种关怀。情感聚焦的角色扮演与角色互换练习，可用来增强与社交能力有关的、适应性的图式模式。这方面包括对别人的共情、识别关系边界——诸如在何时停止竞争，在何时停下自顾自地谈论自己，在何时停止逼迫他人屈从——以及如何选择措辞来表达悔悟之意或感激之情。在这类体验练习中，治疗师的作用是对患者角色扮演不同的模式（modes）给予促进性的指导，而不是充当一个指示性编剧。当这位"孤独、不可爱的小朋友"（译注 - 指"孤独儿童模式"下的患者）逐渐从治疗师这里、患者的"健康成人"一方以及那些真心留意患者暴躁脾气背后善与美的人们那里体验到更多无条件的爱与接纳之后，患者再面对那些需要互惠、等待、接受批评、忍受挫折的情境时，他们夸张的情感反应可能就会减弱，患者也将更加灵活、富于弹性。

正念练习与自我体恤训练（self-compassion training）可用于培养患者内在的情感调节技能，增强对挫折的耐受，应对完美主义以及更好地觉知自己与他人。

共情性的关系反馈

最为重要的临床干预措施，可能就是针对患者适应不良的人际行为——一旦这种行为在会谈中／相应模式（mode）处于激活状态时——当场给出共情性的关系反馈或面质。这种反馈旨在让 NPD 患者深入觉知到：实际上，自己能够改变这种适应不良的恶性循环。这种反馈通常包括：设置界限并引导患者关注"互惠"或"挫折耐受"方面的需求（以及关注"即刻满足"或"过滤失败"这二者的负面影响）。反馈始终都要以真诚、理解及支持性的方式来进行。这种关系反馈，也可以以共情性、共鸣性的倾听立场开始，然后再给出反馈。例如，当乔恩抱怨史黛西"她说我缺乏责任感"时，治疗师指出了这种欺凌式反击（bullying counterattack）行为，对乔恩说：

"乔恩，你看，如果我是史黛西，我也会非常生气的。但我觉得可惜的是，你其实有一些肺腑之言想跟她说，但却没有说出口。你爱她，你也在意她的感受，难道你不想让她知道这些吗？但相反的是，两小时过后你回到家时，愤怒的欺凌模式（mode）爆发了，你打了她，靠这个来表达你的失望感。"

接下来进行角色互换的意象练习，从而能让乔恩更好地共情史黛西的经历体验。

想要恰到好处地运用共情性反馈，治疗师就必须是自我调和的（self-attuned），要理解对于相同的人际互动，其他人会如何反应，要意识到患者脆弱易感的内核，还要基于助人者模式：针对每一位具体的患者，既要体恤关怀，也要对其治疗目标保持觉知。治疗师要管理好自己的情绪唤起，不要将面质曲解为攻击，这是非常重要的。

家庭作业

可利用文字或语音形式的抽认卡（flash cards）来推动家庭作业，从而利于保持会谈之间的承接联系，并维持好治疗关系。治疗师写下或录下一段短信息：肯定、赞扬患者在会谈时直面自己情感的勇气及其责任感、共情性觉察能力的提升；同时还要就以下方面，给出指导提醒：练习正念觉察／挑战歪曲信念／预测会谈间隔的一周内可能会遭遇的问题——会激活图式的各种情况／如何对会谈时运用角色扮演练习过的、与配偶及别的重要他人的互动模式进行实践并将之落实到现实中去。

　　乔恩虽然不太情愿来参加治疗，但他想修复与史黛西的关系，所以还是来了。在首次会谈中，治疗师以真诚的反馈营造出了有信任感的会谈氛围。当乔恩对史黛西大加批评时（"她把墙上的画弄歪、把吊扇弄得吱吱作响、大路痴、工作上也很无能"），治疗师请他想一想：这类评价是否会让他人——如果他们并未受过专业的心理学训练，并不懂得乔恩的心理特点的话——感到不快，觉得被伤害了？当然，治疗师在平静陈述这一问题前，已提前做足了心理准备，有信心给出这样的表述。基于对乔恩脆弱一面的认识，治疗师共情性地分享了自己的观点假设：早年的经历，给乔恩植入了一种信息——说什么、做什么，自己高兴就行，不用去管那些"既蠢又弱"的情感反应。治疗师请乔恩设想一下，他这种自我表现的行事风格如何让别人感到不舒服：别人是如何隐忍不发，却又对其深感不快，并尽可能地避而远之。这种真诚、开放（也是勇敢的）的讨论，为会谈营造出安全的氛围，从而有助于治疗师做以下工作：（1）共情性地面质，如前文所述；（2）对乔恩玩世不恭、干扰捣乱的行为予以设限；（3）对影响治疗的外部推动力加以提醒：如果放弃治疗，会有什么损失？在第二次会谈时，乔恩同意初期先进行 10~12 次的会谈，然后再决定之后是否会继续。虽然只经过了一周，但他已经将治疗会谈视为了机遇，而不再是一种让他感到软弱、羞耻与丧失的威胁。史黛西对乔恩的承诺与情感分享表达了肯定与赞赏，这也强化了乔恩的治疗参与性。

　　以下对话实例所呈现出的是，针对乔恩在工作成就及个人财富方面的自吹自擂，治疗师如何运用共情性的面质，以及如何去触及乔恩内心深处的、未曾获得满足的那些情感需求。

　　治疗师：乔恩，我明白，你妈妈最最看重的是你的聪明伶俐、你在学校里表现优异，这样她就开心了，当然你还得感谢"她遗传给你的"漂亮相貌。你爸爸也一样，当然他还希望你体育也很棒。我知道这些优点让你在工作领域也特别突出。不过，从人际关系的角度看，这些特质虽然值得仰慕，但也可能让他人深感疲劳，觉得你高高在上。这些特质，就好似一条只为你一个人铺设的、无尽无休的单行路，在这条路上看不到人性的弱点。但是，人就是生而不完美的，却依然可爱、善良，他们奉献、他们索取，他们在意其他人的需求，也为他人的成就喝彩，彼此轮转，生生不息。其实，这不是你的错。你只是还不习惯人与人之间的联结与亲密。但是，如果你愿意接受这一切，希望自己所珍视的人能真心地爱你、在意你，你就需要承担起人际上的责任了。

乔恩： 行啊，不过现在是在做治疗啊，而且也不是治疗你，而是在治疗我，我就是主角！

治疗师： 对，你说的对。不过，虽然这种治疗关系有别于其他的关系，但仍然是一种人际关系，也需要诚恳、安全及尊重，而且这种关系也具有清晰的界限。这种治疗关系最好具有抚育（parenting）的性质，我会给予小乔恩关怀与呵护；你自己的健康成人模式，还有我，咱们一起引领小乔恩在情感上成长，引导他理解人与人之间的关系，帮助他获得（并给予）爱、接纳与尊重，这是小乔恩需要的。我很为你自豪，为你的成就感到骄傲，你娓娓道来的讲述也深深吸引着我，但是，也正是因为我明白小乔恩的"难言之隐"、知道他是被人推上了"出类拔萃"的独木桥，所以每当我看见你切换到某一模式时，我都能最及时、最恰当地给出反馈，最好地帮助你。我们之前说好了，今天要通过意象去探索那种不好受的情绪，你对此就有些回避，你能感觉到吗？

乔恩：（像个不安的孩子一样皱着眉头、交叉着手指）好吧，我就是想跟你说啊，你知道做成一笔金融业务有多难吗？还有你知道史黛西多看重钱吗？唉，除了钱，我都不知道还有什么办法能让她重视我。我丢脸丢到家了吧，啊哈哈？

治疗师： 一点儿也不丢脸。其实，是可惜，因为你未曾发觉自己有权抛开顾虑，不用担心这些，即便没有带着"新礼物"回家，也能获得家人的爱。这些你是明白的，乔恩。我当然希望听到你也能这样讲，因为这对于你建立价值感而言，是非常重要的领悟。但我也不会对你内心深处的感受弃之不顾，你知道我指的是——小乔恩。

乔恩： 我知道，我知道。又是"他"啊。我有时就是想不通，过去的事儿怎么能作用于当下呢？我的意思是，异想天开我喜欢，但也不能真正改变过去啊，而且，我以前也没有这么不堪吧，说真的。

治疗师： 我们的过去影响我们的现在。（微笑）这些想法和行为不是在你49岁时才突然冒出来的吧。你身上已经发生的事儿，我们不能改变；但是我们可以改变你看待它、在头脑中组织它的方式，还有往事在你生活中自动浮现、发挥影响的方式。不是要去责备你的父母，只是要去达成那些你未被充分满足的需求，这样你就可以跟往昔的小乔恩分享有关世界的体验了，而无须再把他装扮得那么完美。

乔恩： 能改变的话自然会很好啊。（看到照片中害羞的小乔恩时，他深深地叹了口气——小乔恩身着笔挺的西装，紧夹在爸爸妈妈中间，展示着奖杯，强挤笑容，这就是他每年的家长日活动。）

为了帮乔恩搞清楚他在"经历着"什么模式，治疗师运用了体验式的空椅子练习，以识别不同的防御模式（defensive modes）及其各自的优势特点。当乔恩在椅子间变换位置时，他表达出了感受、信念，以及，在某些情况下，还有来自他当下模式的需求。例如，当处于孤独和不可爱的儿童模式时，乔恩渴望无条件的接纳与疼爱，但在欺凌／批评模式下，他又提醒自己，没志气的失败者和弱者才有这种需求；在无敌模式下（过度自主与强大），他否认遇到了问题，并抱怨说是妻子应该更坚强一些，也应该更懂得感恩一些，而且还得"管得住嘴别废话"（指挥控制配偶）；在神话模式（痴梦式思维）中，他陷入了幻想之中，做着伟人梦，摆出一副冰冷疏离的唯智主义（intellectualistic）的样子，觉得自己是无懈可击的，说自己心如止水，自然也不需要别人来满足什么情感需求了；在光辉形象模式（寻求赞许）中，他一遍遍地谈及自己的职业成就、沟通艺术、谈吐魅力，还有他的成功境界；最后，在健康成人模式中（以及在治疗师的帮助下），乔恩能够面对困境了，并很快就明白了，困难都会过去的。乔恩需要卸去身上的重甲，（颇具讽刺地）也正是这幅铠甲让他一直以来都尽失保护、不堪重负、最终也一败涂地——其所维系的恰恰就是乔恩在拼命回避的：不可爱及无价值的感受。始终未曾满意过……这就是他的生活……迄今为止的生活。

乔恩历经 20 个月完成了 50 次的治疗会谈，其中有些史黛西也参加了。在最后几次会谈时，乔恩和治疗师一起总结了一份治疗备忘录，包括：要与他"孤独的小男孩"模式保持亲密联络；敢于坦诚、勇敢地分享情感；以及在受伤害或挫折不顺利时能就自己脆弱的一面实话实说。乔恩提醒自己：要去关注和倾听别人，在工作中要寻求与别人的共识，要向史黛西表达共情，也要对史黛西以及其他人的生活表现出兴趣——乔恩高兴地称之为"分享舞台"；还有，也要更好地关心自己的身体健康。在结束治疗方面，会相对灵活，治疗师计划如果有需要可以安排追踪辅导（follow up），因为要考虑到如果乔恩在之后的发展上遭遇适应性挑战，可以为其提供支持。

治疗进展、毕生发展及结束治疗的考量

个体正常的青春期发展，也可能会涉及自恋式的自我陶醉，尽管有些人还将持续这一状况，但这种自我陶醉并不一定会稳固为僵化、普遍广泛性的人格结构。我们可

以预期到，在生命的进程中，每个人都会随着年龄增长而出现变化，这些变化自然也带来了相应的困难，但那些发展出自恋型心理病理的个体，在这一过程中所遭遇到的困难可能会更多。身体吸引力、优点长处或竞争优势上的变化，都会对 NPD 患者造成巨大的威胁，易诱发出显著的临床问题——即便并不会完全符合心境障碍的诊断标准。这类人也会对职业领域的地位与权威性丧失特别敏感臆断，而且对于人生中自然发生的职业整顿（career consolidation）或退休，他们往往难以适应此类角色转变。这些发展性考量有助于设计出目标明确的治疗方案，以提升个体内在的应对技能，并能预估到会造成复发的潜在诱因。

患者的进步一般体现在情绪及行为受损程度的缓解上，除此之外，还可借助其他的方式予以评估。我们希望帮助 NPD 患者解决恶劣心境、慢性愤怒与敌意，或者将高代价的自我刺激行为的发生率降低，但是，如果不安排更进一步的治疗工作就计划结束，可能并不妥当。因为，我们还希望能提升患者看待、认知自己及他人时的灵活性，提升他们对情绪的接纳，以及希望他们更多地对自己与他人表达温情与体恤，社交互动中出现更多的互惠行为，更好地尊重他人，表现出更为合理的竞争行为。

基于咨询工作的层面，与 NPD 患者保持长期的联络，即便不能经常进行治疗会谈，可能也会有帮助。这种追踪指导，能对患者具有功能性的努力以及适应性的信念起到支持作用，也能留意患者任何滑向自我夸大以及超脱式自我刺激应对策略的退步。治疗师需要预估到可能遭遇的挑战与转变，并要谨记：无论是在治疗期间还是在长远的未来，患者都可能会遭遇到发展性任务。与患者合作性地总结治疗中起作用的工具与重要观点，同样是很有价值的。NPD 患者通常很难参与和维持治疗，因此，从干预形式上看，长期开展的、每次简短的、间歇安排的咨询，要更优于一次集中安排的、时间较长的疗程。

常见问题挑战与临床工作者的自我关怀

NPD 患者的防御性与攻击性特征，容易激活治疗师自身的各种图式，引发治疗师低效、防御性的反应。受训的治疗师需要额外的支持，这是因为治疗 NPD 患者需要具备多方面的技能，例如，高度的自我觉知，适度、真诚的自我披露以及针对患者"做改变"动机的商谈技术。总之，治疗师需要考虑到患者的具体困境及其根深蒂固的补偿模式，才能对治疗进展做出合理的预期。而且，如果没有重要的外力推动或患者自己的参与，治疗的持续时间可能会非常有限。自恋，因其彰显印象、回避情感、怨天尤人的特性使然，会特别严重地干扰合作关系。NPD 患者自认为享有特权待遇，期待无须努力就能改善，反感现实的或潜在的责任。他们可能会陷入一种想当然的依赖状态之中，抵触做作业，这就需要共情性地面质患者，反复引导他们思考问题、体验情感，在此之后，他们可能才会接受治疗师的影响。NPD 患者临床上的情感反应会严重挑战治疗师的应对技能，无论治疗师在这方面有多扎实。治疗师可能会感到陶醉、诱惑、义愤填膺或遭受威胁。任何此类的反应都表明治疗的操守可能受到了威胁，治疗因此需要审慎谨行。对治疗师而言，进行自我治疗和/或寻求会诊磋商可有助于降低误判或边界破坏的风险，有助于识别并疗愈（heal）自身人格方面的易感图式及模式，有助于针对患者的特定问题发展出自己的减压策略。会谈前稍微看一看患者童年或青少年时期的照片，有助于治疗师进入共情及再抚育的状态，治疗师会提醒自己：这是个脆弱易感（通常也是受伤害）的孩子，他（她）受困于缠身的荆棘，从推门进来的那一刻起，他就在力争体面。

结论

NPD 在人际关系及生活适应方面，具有严重的破坏性。NPD 患者极少能完全摒除其适应不良的保护层。但是，通过图式疗法及认知疗法的整合运用，可有助于患者觉知其防御模式的破坏性影响，并降低其内在的受损程度、削弱原有的防御模式，使患者可以获得更具适应性的模式（modes）及信念。

第15章

表演型人格障碍

穆罕默德·Z.桑格（Mehmet Z. Sungur），医学博士；
土耳其伊斯坦布尔马尔马拉大学精神医学系教授。

阿尼尔·京迪兹（Anil Gündüz），医学博士；
土耳其伊斯坦布尔马尔马拉大学精神医学系副教授。

我们以患者 A 太太举例。她是一位 32 岁、失业的已婚女性，来访原因是心情低落，对日常活动缺乏愉悦感。在第一次会谈时，她再三强调她已经见了几位精神科医生了，但他们都不能理解和帮助到她。她称这些医生浅薄、无聊，除了开些毫无用处的抗抑郁药外什么也没做。在她的期望中，好的精神科医生能投入时间帮助她，而且有求必应。A 太太期待治疗师能看到她与众不同，并强调自己特别不喜欢精神科医生一上来的那种不真诚的过度关心。她认为他们很虚伪，而且这些关切的态度也不会持续很长时间，几次会谈之后就会淡化消失。这屡次导致了 A 太太过早地从治疗中脱落。

虽然 A 太太心情低落、愉悦感丧失，但她强调自己心情是不稳定的，很多时候自己也是开心、风趣、迷人的。A 太太坚称，大多数时间里，自己那令人印象深刻的举止与魅力都会让朋友们赏心悦目。但，唯一能给予自己无条件关怀与爱的人，只有丈夫。尽管婚后的头 10 年中，A 太太对性生活并不满意，但她说丈夫一直体贴入微，对

294

婚姻也很忠诚。

　　A太太也有一些躯体症状，如头晕、恶心、心悸以及害怕昏厥，相当于偶尔的惊恐发作。尤其是与那些被其形容为漠不关心、吹毛求疵、麻木迟钝的人互动之后，这种发作便会出现。她也讲述了自己发脾气的一些情况：自己有攻击性和胁迫别人的行为，以此应对那些被她判断为"深受屈辱、遭受非难以及不被关心"的经历。

　　表演型人格障碍（Histrionic Personality Disorder，缩写为HPD）的个体呈现出过度戏剧化的行为，也表现出情绪化的自我表现欲。对关爱和关注的强烈渴望驱动了他们自我中心化的、性诱魅惑的、操纵他人的行为，并且不会考虑这些行为对他人的影响。HPD的特征是：要成为别人的关注中心，持续表现自己以给别人留下印象。HPD的体征及症状常是自治的，也就是说，HPD患者通常意识不到别人可能觉得他们举止浅薄、过分，或带有操纵性，他们也不会这样看待自己。这常会造成他们人际困难，关系紊乱，生气愤怒或心情低落，而患者对此都会进行外归因。他们对治疗师也表现出相同的模式（pattern），从而带来治疗上的挑战与问题。当HPD患者寻求关系时可能看似愿意参与治疗，但让他们真正投入治疗并不容易，因为他们可能颇具操纵性、情绪很不稳定、易有挫折感以及分心不专注。

临床体征和症状

　　根据DSM-Ⅳ-TR和DSM-5，HPD是一种过度情绪化以及寻求关注的普遍且持续的模式（pattern），始于成年早期，表现为：诱惑性的或挑逗性的行为，情绪变化无常且肤浅，利用身体外表来吸引关注，谈吐风格笼统泛泛，缺乏细节。一旦自己不能成为关注的中心，HPD患者就会感到不舒服，他们也很容易被他人或环境所影响，而且会觉得自己与他人的关系比实际情况更亲密。对缺乏关注感到不适，表现出不恰当的诱惑性或挑逗性行为，对HPD的预测价值最高。

　　有研究指出，一些HPD患者认为"别人只是为了服务和欣赏我，才会存在的"。HPD患者过度发展了"表现自己、富于表现力以及给人留印象"的策略，牺牲了"深思反省、控制和系统化"的策略。HPD患者往往情绪不稳定，易感到挫折与厌烦，渴望刺激，而且通常难以专注注意。患者的特征还表现为：需要关爱、依赖性强，极度渴望获得认可和保证。

鉴别诊断

B 组人格障碍中的其他诊断，尤其是边缘型和自恋型人格障碍，以及 C 组诊断中的依赖型人格障碍，与 HPD 有着某些共同特征。罹患表演型、自恋型和依赖型人格障碍的个体都会寻求别人的关注、赞赏、认可以及支持。

然而，不恰当的性诱惑和挑逗行为是 HPD 的重要标志。表演型人格障碍患者的情感表达肤浅、夸张，会很快认为自己与别人交情很深、可以依赖。其谈话风格缺乏细节，情感表达不稳定，经常采取自我戏剧化的行为。因为他们在被人忽视时会产生不适感，而且挫折耐受力很低，所以迫切需要获得即时的满足感，即便这样可能引发其他问题或他人的负面反应。

HPD 患者及边缘型人格障碍患者都表现出寻求关注和操纵行为，表现出快速转变的情绪，但是边缘型人格障碍患者有严重且反复的自伤行为、深深的空虚感以及在人际互动中有强烈且不适当的愤怒爆发，这些能够将他们区分出来。

自恋型人格障碍的某些特征，如寻求别人的关注，与 HPD 有重叠。然而，即使是跟朋友们在一起时，自恋型人格障碍患者也渴望获得朋友们对其优点的承认与赞赏，还有想拥有"非常重要的人物"这种地位。自恋型人格障碍患者具有一些独有的特征，诸如自认特殊、自我授权、夸大自己的重要性以及严重缺乏共情等。HPD 患者和自恋型人格障碍患者都有着吸引关注的需求，但自恋型人格障碍患者渴望他人承认他们的优越性，而 HPD 患者渴望成为他人关注的焦点，有时甚至不惜被负面看待。

反社会型人格障碍患者与 HPD 患者有着共同的特征，他们也有操纵、性诱惑、冲动的行为，也表现出寻求新颖和刺激的行为。然而，HPD 患者的操纵性是为了吸引别人的关注、呵护与赞同，而反社会型人格障碍患者操纵别人是为了获取权力、控制和利益。

依赖型人格障碍患者也寻求照顾、关注和指导，但他们并未表现出自我戏剧化、不适当的性诱惑或挑逗行为，也不会寻求成为别人关注的中心。

由其他躯体疾病引发的人格改变能够与 HPD 相鉴别，因为这些人格改变是由于其他躯体疾病影响而产生的。

患者对自我戏剧化和操纵性的表演行为缺乏自知觉察，这会带来诊断上的问题，因为患者并不觉得自己的内在体验是症状性的。患者对不合心意的生活小事反应夸张，但却自认为并不过分。他们可能也会抱怨那种不得不为别人表演的压力，说深感疲惫或者厌倦了去满足别人的期望——将自己标榜为外界要求的牺牲品。HPD 患者通常也会罹患一些躯体形式障碍，包括与转换障碍和疼痛障碍、疾病恐惧症和躯体变形障碍的高共病。

研究和实证资料

尽管在精神病学文献中对于表演型人格障碍患者有着相当一致的描述，但在 B 组所有人格障碍中，HPD 的研究量是最少的。由于缺乏关于 HPD 治疗的循证性随机对照研究，使得临床工作者在诊断标准和流行病学研究上只能依赖于专家意见。关于 HPD 的认知行为疗法（CBT）的治疗结局，目前还没有对照性研究。不过，全面的文献检索显示，有一项随机对照试验研究了图式疗法治疗 HPD 的成本 - 收益情况。

概念化

HPD 患者的基本信念之一是：他们无法依靠自己生存，因而需要他人以使自己存活。这一信念可能是健康的，因为建立关系是人类进化过程的一部分，其目的是避免孤立。此外，很多人可能还有关于自身不足的类似想法和信念。区分 HPD 患者与其他类型障碍的是：对这些想法的反应方式以及这类反应是如何日复一日发展过度的。抑郁的人主要反刍于自己是如何变成这样的以及为何自己会有这样的感受。依赖型人格障碍的患者则寻找可以依靠的人，以获得照顾同时顺从于自己的照料者。而 HPD 患者不允许任何事情处于不确定状态，通过表现出娱乐大众的、戏剧化的行为，通过表现自己和展示情绪，他们力求把他人始终紧拢在自己身边，从而确保自身的依恋需求获得满足。由于坚信持续的关注和认可对于其生存是至关重要的，所以患者做任何事情都要寻求他人的认可。"需要被认可"伴随着"害怕被拒绝"。鉴于任何可能被解读为"拒绝"的迹象，都会被患者灾难化，所以他们会感受到强烈的负性情绪，即便这些"拒绝者"对患者而言并不是什么重要他人。这可能会造成一种恶性循环：一旦他人没有及时给出认可，患者更为戏剧化的行为将通过发脾气、指责、强行索求或其他攻击性行为展现出来。

人们会尝试从自己的早年发展阶段来理解他们的环境，从而以一种具有意义的方式来组织自身经验，并尝试以最为适应性的方式来自我运转。他们与外部世界的互动促成了其关于自己和他人的某些信念。HPD 的核心信念是"自己能力不足",因此造成其中间信念聚焦于需要他人的关注与认可,同时害怕他人的指责——从而来补偿这种"能力的不足"。视关注为迫切需求的信念包括"我必须始终能够引人关注"以及"如果我富有戏剧性或足够迷人,就能获得我想要的关注了"。相应的态度是"别人的拒绝或不认可说明我是毫无价值的、无能的、不可爱的"。这样的态度促成了"被人拒绝是无地自容、无法忍受的"这样的信念。其假设是"如果我不是他人关注的焦点,就注定会被拒绝或抛弃",这让他们越发敏感于"遭到了拒绝"。鉴于这类基本信念和中间信念会在各种社交互动中被频繁、轻易地激活,HPD 患者意识到,在很多场合(即便不是全部场合)中,自己都是在为他人"做表演"。根据杨(Young)、克劳斯科(Klosko)以及维斯哈尔(Weishaar)的研究,当人们的图式被激活时,会出现三种不同的图式 - 应对反应:他们可能采取"图式回避",包括对触发图式的人或情境的回避,如只建立肤浅的关系以回避"亲密与拒绝"的风险。他们还可能选择采取"图式屈从"反应,通过索求关注或对挫折抱以极端的反应,如戏剧化、躯体化的症状(如头昏、昏厥),来表达"没有他人的支持,我活不了"这样的信念。他们的第三种应对方式是"图式补偿",就是去做与图式内容相反的行为,也许就表现为会选择那种对自己极度依赖的伴侣,从而避免被拒绝或被抛弃。因为 HPD 患者相信这类依赖型的人会无条件地接纳他们,而且也不太可能会抛弃他们,这就让患者获得了力量感与掌控感。在本章开头所介绍的案例中,A 太太就屡次强调,自己之所以选择 A 先生做丈夫,就是因为在生活中他是唯一给予自己无条件接纳和关爱的那个人。

早期适应不良的图式源于未获满足的发展需求,如需要关爱、需要指导以及需要认可。治疗通常需要聚焦在早期的成长经历上,针对那些作为过往经历产物的基本信念做认知重建。患者用某些发展过度的、被反复采用的策略来补偿他们关于自己及他人的歪曲认知,这是针对既往创伤、依恋受损等负性发展经历的一种反应。HPD 患者认为自己是令人印象深刻的、魅力四射的,而他人则是易受诱惑的、乐于倾听的,HPD 患者也会发展出操纵性的策略,其目的是能让自己给别人留下深刻的印象。HPD 患者相信自己能够通过施展魅力、戏剧化的行为、愤怒爆发、哭闹、性诱惑或其他发展过度的操纵行为来达成其目的。

HPD 患者深陷于自己发展过度的策略之中,以至于意识不到自己的观察和判断技能其实是发展不足的。对发展过度策略的依赖让他们远离了可能有效或具有功能的策略并导致其认知歪曲。当 HPD 患者以自己的内在情绪和感受(及自动思维)作为事实依据，而不是以客观的观察这类外在依据来判断他人对其的反应时，情绪推理就淹没了理性判断。因此，患者一直力求给他人留下深刻的印象，直到自认为该印象已充分到位、足以获得他人的认可与关注时，他们才满意——这可能就导致了患者特征性的戏剧化表现。这也解释了为何他们倾向于认为"如果自己觉得能力不足，那么自己一定就是能力不足的"，以及"如果自己感觉遭到了拒绝，那一定就是被别人拒绝了"。二分法（非黑即白）思维会加剧患者寻求关注的行为，直到他们觉得自己已经给别人留下了深刻的印象。那些被患者评价为"拒绝性和羞辱性"的社交互动，会作为治疗的重要议题加以探讨。

例如，当 A 太太给一个人打电话而没接通时，她的想法是：他故意不接我的电话。这样想的结果是，她感到非常沮丧并认为自己受到了羞辱，至少是未被重视。这让她更加生气并不停地打电话，直到联系上这个人为止。尽管对方告诉她没接电话是因为自己很忙或正在参加一个会议，她在电话里仍旧劈头盖脸地责备对方不体贴、不上心。因为 A 太太对拒绝特别易感脆弱，所以这类解释很难令她满意。她透露说对于先前的治疗师，自己的反应类似。如果治疗师稍迟几分钟接待她的治疗会谈，她就会表现出"自己对于等待很失望"并责备治疗师忽视她、对她缺乏真正的关心。倘若治疗师不怎么理会她的控诉，A 太太就会做出性诱惑的或者攻击性的行为，以此让治疗师"长长记性"，让他明白"我可不是一个'你能随意怠慢的人'"。当被问及"没有别人的关注"又会怎样时，A 太太说自己需要他人的关注，尤其是治疗师的关注，来让自己感到安全和幸福。她所坚守和秉持的信念是："如果我有足够的娱乐性，那他人就不会发觉我的弱点了，故而他们也会对我有兴趣。"

随着治疗的推进，A 太太透露，她和那些被其形容为"受欢迎、有吸引力、聪明"的人有些风流韵事，其中一些是她丈夫的朋友。她说之所以选择那些男人，是为了确认一下自己还是有能力吸引高素质男性关注的。她相信所有的男人都易受诱惑，而且她特别喜欢从那些被其形容为"情感坚定"的男性（包括治疗师）那里寻求关注。当 A 太太对所获得的关注程度感到不满意时，她会发送一些具有性诱惑、挑逗性的信息和照片。她说大多数男人都会被折服并欣赏她的照片，这更证实了她的如下信念："如果我施展美色与魅力，就能轻易地操纵这些男人。"

A 太太关于自己的一个核心信念是：除非得到他人的关注、照顾和仰慕，否则自己毫无价值。当她感到被忽视时，无价值感和羞耻感就将她淹没，她认为自己忍受不了这些负面情绪，而且觉得如果不做些什么来缓解紧张的话，自己可能就会疯掉。只有获得了那些她自觉并不认可自己的人的关注与肯定时，A太太的情绪痛苦才会获得缓解。情感剥夺图式让A太太相信：自己在情感支持及陪伴呵护上的需求永远无法从他人那里获得很好的满足——这让患者的情感挫折体验或失望体验痛苦至极、无法忍受。A太太也将世界和他人视为"我所需求的特别关照"的提供方。自我中心图式让她觉得自己索要或接受关注与认可是理所应当的，而不会去考虑对他人造成的不良影响。她从过往的经历中学到：要获取关注、要感到有价值，最简单、最有效的方法就是性诱异性。如果性挑逗不起作用，她就会表现出戏剧化的愤怒爆发、哭闹、轻微自伤（如过量服用抗抑郁药物），直到获得了他人的关注呵护才肯作罢。来自他人的安慰呵护，虽然短暂，但却起到了极大的强化作用。长远来看，这些行为则会导致其失去朋友、过早终止治疗等类似的负面后果。A太太知道有这些长期的负面后果，但她说自己控制不住这些不灵活的、不适宜的行为。

对于A太太核心信念起源的评估表明，其"无价值"的信念始于幼年，起源于她意识到：自己只有坐在父亲的腿上并允许父亲抚摸她的脸和身体时，才会获得父亲充分的关爱。她可能分不清这种触摸行为是否算性虐待，但很快意识到"坐在父亲腿上"是获得关爱的有效捷径。母亲冷漠疏离、郁郁寡欢，而父亲又忙于工作，唯有这些时候她才能成为被关注的中心。她在很多场合都目睹了母亲被父亲贬低和言语虐待。母亲在激烈的争吵以及遭受言语虐待后，常常晕倒，这会引发父亲的特别关心。母亲绝大多数时间都躺在床上，这让幼年的A和小她4岁的妹妹从未有过母亲角色的良性示范。这也导致了角色的反转——她跟妹妹在幼年就不得不学会如何照顾妈妈。A太太说她仍记得自己还是个小女孩时为全家做饭、打扫、购物时的情形。

在不同文化中，HPD个体可能表现出现象学和临床特征上的多样性。不同文化传统的社会对"哪些行为可以被接纳、被容忍或被拒绝"是有所不同的，因此，对相应问题及其处理策略的考量都不能脱离文化背景。在许多文化中，像头晕、眩晕和晕倒此类躯体症状，更多地被视为引发他人照顾的信号，而不是情绪症状。在许多集体主义文化中，比起口头上的主诉，个体展现出身体的症状或躯体化问题通常都能获得更多的关注、呵护及支持。在土耳其文化中，许多诊断为HPD的患者的既往史中一般可见的是：患者有过度的自我牺牲行为，始终努力去取悦家人及其他人并伴有躯体症状的形成。来自于农村地区的HPD患者，对自己所处的不良生活环境，一开始都有"默默忍受和适应的阶段"，之后就会展现自己的躯体症状，从而可以名正言顺地去索求他人的关注与照顾。

A 太太还是个小女孩儿时，就替因抑郁而精力不足的母亲分担家务责任，以此来努力取悦父母。她觉得自己的努力付出既得不到赏识，也得不到关注，她感到无助，直到她意识到：要获得自己渴求的关注与支持，像母亲那样去展现躯体症状可能是一种行之有效的办法。11 岁时，她透过卧室半开的门目睹了父母的房事，她于是意识到：性感魅惑与妩媚诱人，也可以是行之有效的、获得关爱与亲密的方法。她亲眼看到，房事之后父亲对母亲的关爱与体恤。A 太太透露说，在看到父母的性行为后，她对躯体感觉产生了好奇并开始抚摸自己的生殖器官，之后是与妹妹相互抚摸生殖器。

来总结一下个案的问题，A 太太主诉：心情低落并伴有躯体症状，在自认为的无人关照和／或遭受羞辱的社交情境中有攻击、胁迫性的行为。其成长历程表明，母亲因抑郁而对孩子们漠不关心，母亲也会表现出躯体症状以获取父亲的关注。父亲因忙于工作也忽视 A，只有当幼年的 A 允许父亲抚摸她时（A 说不清这种抚摸算什么），父亲才会表现出足够的关注。A 的父母经常吵架，而且她也在幼年时目睹了父母的房事。尽管她尽全力去讨好家人，但其成长中却有被忽视感。她形成了有关自己的核心信念："我无价值、不可爱"；A 有关外部世界的核心信念是："漠不关心的、忽视的、拒绝的"。基于其核心信念形成的中间（条件）信念体现为："如果遭到拒绝，或者得不到别人的认可肯定，就说明我是无价值的、不可爱的。""我必须始终能得到别人的关注。""如果我施展某些操纵和诱惑行为，人们就会注意我、关注我。"在那些她认为被冷落和遭拒绝的社交情境中，其基本信念常被激活，并且促成了补偿性的、发展过度的策略，如表现出戏剧化的寻求关注行为，如果觉得未获充分关注和认可，她就会大发脾气。为回避情感痛苦，A 太太深陷于那些发展过度的策略，从而阻碍了她意识到自己的某些技能是发展不足的，如在建立适宜融洽的关系、共情、沟通以及建立亲密感等方面的技能，而这些技能有助于发展出更为健康的、稳定的替代性方法，来获得别人认可。因为担心不被认可、会遭到拒绝，所以 A 太太对任何可以被解读为"自己缺乏关注"的迹象脆弱易感，这也导致了她在所有的社交互动中都启动针对威胁的监测。

治疗的主要目标

成功干预的必要条件之一，就是要与 HPD 患者合作性地设置目标。对患者而言，目标明确、具体、可理解、可接受是至关重要的。HPD 患者终极的治疗目标是提升其情感安全以及增强他们的健康成人图式。患者针对低认可或低关注情境的耐受能力与程度以及他们所展现出的有效沟通和社交技能——包括健康的节制、更多共情他人、更自信地管理人际压力以及其他的评价性经验——都决定着治疗是否成功。根据患者的具体需求，个案概念化所包含的若干目标成分如下：

1. 提升患者情感觉知及调节的技能，以提升挫折耐受力，让患者学习有不适感但健康的新行为。这一目标的后半部分，是让患者运用这些技能去降低戏剧性表演或其他攻击性行为的发生频率。

2. 检验患者关于拒绝的恐惧，并针对"不被认可或失去关注，意味着……"的极端想法予以去灾难化。在解读现实结果时，让患者把有关"自己"的认识与其行为区分开看待，如此一来，任何批评只是有关暂时的、可改变的行为或情境的，而不是被个人化为一种对自我价值的衡量，患者对拒绝的恐惧敏感性因此降低。另外很重要的一点是，要让患者学习通过自信决断表达来保护自己，从而直面现实中可能经历的批评与拒绝。

3. 改善患者的沟通与社交技能，包括建立对他人的共情，学会更为直接的、与他人建立关系的替代性方法，不再采用戏剧化或性诱惑的方式。该目标的一个重要部分是要改善患者倾听他人、获取并整合信息的技能，而不只靠其他人的即刻、密切关注来获得自我满足感。这些具体的技能包括积极倾听，转换视角，做一个好听众而不是霸占着舞台中心。

4. 提升患者的自立性、问题解决技能，以加强其身份认同感——更少依赖于别人的关注。

合作策略

根据患者设定的目标，从挑战想法到诸如行为实验的更具体验性的技术，有许多技术都能用于治疗。然而，没有良好的合作基础，这些技术都不太可能取得成功。建立合作性的治疗关系至关重要，这可以激励 HPD 患者评估他／她的失功能策略并根据需要矫正它们。对来访者某些基本的发展需求予以满足，同时又保持适当的边界，这可能也是很有帮助的。对没有获得足够呵护陪伴的来访者而言，给予真诚的温存和共情可以达到这个效果。HPD 的治疗要花费大量时间并且来访者易于脱落，其首要的挑战就在于：要让这些人坚持治疗。治疗师要保持平稳的、持续的努力，使患者感到被理解与接纳，同时还要持续地鼓励患者去认同、接受需要他们做出改变的治疗方法。

通常，HPD 患者视治疗师为强大的救世主，认为治疗师会给他们建议、替他们解决问题，从而让一切都变得更好。因此，他们期望治疗师能更为主动。不过，患者的这种想当然也可能会让欠缺经验的治疗师乐于担当无所不能的救世主角色：他们会直接给出建议，迁就患者不适宜的要求，还会替患者做出决定。但这反而可能会提升患者的救世主期待，削弱其胜任感并维持他们旧有的关系模式。最终，这也势必会造成治疗师焦虑、愤怒、自责、无助以及动机不足。一旦患者觉得治疗师最初的动机和热情减弱了，其拒斥和无价值的图式将重被激活。这将损害治疗关系的品质，继而可能造成患者的过早脱落与敌意。治疗中，A 太太非常愤怒，因为她感觉先前的那些治疗师们后来对其关心、关注程度都在下降，她责备道："这些治疗师对我并不是真的感兴趣，而且他们业务能力也不行。"她认为他们有所保留且不可靠，这再次激活了她的情感剥夺和被拒绝／被抛弃图式。在治疗关系中，一旦患者的图式及应对反应被激活，其实就为治疗关系提供了一种契机——可以在"此时此地"对这些图式进行观察。共情性的温和面质，有助于患者明白自己的反应是如何干扰到治疗进程的。合作及引导式发现可推动患者独立地解决问题——即便没有治疗师扮演的救世主角色，他们也可以独立解决。

另一种常见的、干扰治疗的反应是"情欲移情"。这是针对理想化治疗师的各类情欲感受的一种杂糅，有时，一旦患者意识到这种感受不是彼此都有、两相情愿的，他们便会觉得难堪和／或愤怒。患者可能会做出更多的诱惑性与操纵性的行为以应对这种状况，如果治疗师不能有效地处理这类情欲移情，可能就会触发患者的被拒绝或被剥削的图式。这类移情需要在与患者密切合作的情况下适当地处理和分析。治疗师必须保持清晰的界限，并通过温和的面质来指出：这类模式（pattern）与患者在现实生活中采取的策略是相同的。这种温和的移情式面质可能会引发 HPD 患者去理解这些行为模式的起源，帮助他们将那些似乎是难堪的或一无是处的经历，赋予意义。

A 太太说，自己之所以会有性诱惑行为，是因为她跟先前的一名治疗师屡有破界，这让她觉得遭到了玩弄和虐待。通过过往经历的反复再概念化（mutual reconceptualization），治疗师帮助 A 太太明白了"自己所需求的是什么"以及她用于满足需求的那些失功能策略是什么。治疗师解释道：童年的经历让我们建立起了关于自己和外部世界的核心信念，失功能的应对策略则起到了保护性的作用——让我们规避危险和所感知到的威胁。如此的解释有助于 A 太太将"某些策略发展过度，而某些技能发展不足"的过程予以"正常化"，从而降低患者对错误或指责的内归因。

临床干预

治疗师的认可及心理教育

合作性的治疗需要治疗师的接纳、非评判的态度以及认可。认可患者的痛苦经验能让他们感到被理解与被接纳。"认可"包括对患者症状正常化的原理说明，这有助于患者以不同的视角看待自己的过往经历，重新赋予它们意义。这种新视角，可有助于患者将看似一无是处的经历赋予意义。

将 A 太太"我没有价值"这类核心信念理解为她为自己童年经历所附加的意义（meaning），如此一来，治疗师就做到了对 A 太太"无价值"信念的认可。治疗师向 A 太太解释，孩子的思考方式可能与成年人的完全不同，某种程度上，孩子会认为"我就是别人认为的那样"。因此，当 A 太太还是个孩子时，她评价自己的价值，除了基于"自己所获关爱和支持的多寡"这一标准以外，就别无其他选择了。治疗师解释说，A 太太的无价值感可能是因为她在童年时期缺少照顾、关心与欣赏所致。治疗师对 A 太太说："一个人的自我价值感在童年时期取决于重要他人对他 / 她的情感反应，但这种影响也会随着成长而发生变化，成年人自我价值感的来源会更为多元化，会更为成熟。"她对此既感到困惑，但又印象深刻。

治疗师告诉 A 太太，当她还是个孩子时，她只能相信生活中的成人是正确的角色示范者，除此之外别无选择。因此，她对妈妈的身体症状赋予了意义，认为这是吸引关注进而获得价值感的办法，这都是可以理解的。换句话说，因为孩子的自我价值感是由重要他人所给予的照料与关爱决定的，所以，考虑到 A 太太的妈妈自顾不暇而她父亲又忙于工作，A 太太感到"没有价值"也就不足为奇了。治疗师进而指出：当（由其父母所代表的）外部世界已然被评价为冷漠时，A 太太要寻找获得关爱的新方法，自然就合情合理了，事实上，她也是那么做的。不幸的是，这种寻找的最终结局却只是培养了一类失功能的策略——以此来获取关注、关爱。这些失功能的策略包括表现出躯体症状；轻浮的、性诱惑的行为；戏剧化的、泛泛笼统（写意化）的行为；夸张的情感表达——大发脾气，借此获取别人的照顾与关爱。

治疗师还帮助 A 太太认识到：这些策略是她用来回避不可爱 - 不被关爱 - 无价值图式所引发的负面后果的唯一方法，而这些图式又被频繁而轻易地激活。因为缺乏其他的应对技巧和策略，所以越是频繁地运用这些策略，就越发地功能失调。这样的解释也有助于 A 太太意识到：自己需要发展、建立起新的技能。

治疗师也认可了 A 太太在童年时基于中间信念所采取的策略，这些中间信念有——"无价值、不可爱，这是非常可怕的"［态度］，"我必须始终博得他人的关注，才会被人在乎，被人喜爱"［规则］以及"如果我不能成为人们的关注焦点，我就是被他们拒绝的，或是被他们抛弃的"——这些假设使 A 太太免于承受核心信念所带来的负面后果。简而言之，治疗师向 A 太太说明了她之所以会使用这些策略就是为了规避情感上的痛苦。这让 A 太太觉得松了口气，她说这是有生以来第一次，明白了自己一直执着的"寻求肯定与认可"这种需求的意义所在。

治疗师也通过引导式发现帮助 A 太太理解了：自己的核心信念是童年经历的结果，在彼时，产生这样的核心信念是合乎情理的，但因为这种信念的僵化、不灵活，所以它们现在的适应性和功能性就大打折扣了。A 太太借助于体验式的技术（本章稍后会讲述）意识到：自己持续至今的、发展过度的策略，其持久的、僵化的属性妨碍了自己发展出更具适应性、更为灵活多变的策略。运用苏格拉底式对话和箭头向下技术，如询问"如果你不展现出这种行为，你认为可能会发生什么"，有助于 A 太太理解：自己为了规避情感痛苦，频繁地使用发展过度的策略，如此一来却让自己一叶障目，没机会看到如果自己不使用这些策略，又会发生什么。

认知干预

基于合作性的治疗关系，治疗师逐步引导 A 太太思考：她在社交情境中遭遇的他人行为或反应，是否可能有其他的解释？或者这些不同的解释，是否挑战了她现有的信念？就此来说，治疗师所起到的作用就是给患者提供一种便捷可用的资源，帮助他们形成"关于自己的""关于外部世界的""关于与人互动（关系）的"等方面的其他可能的观点和视角。这会促发患者进一步的改变，因为人格障碍患者只会以自身特定的视角来理解世界，除此以外，他们没有其他的选择——除非患者被温和地挑战，他们才可能会有新的视角。A 太太认识到，核心信念和中间信念影响着自己对生活事件的观点和视角，而这又决定了自己的想法、感受与行为。治疗师对 A 太太进行了有关核心信念机制的心理教育，并用"思维每日记录表"来监测信念的运转活动，通过这些干预，A太太可以理解她的自动思维、感受和行为之间的联系了。

下一个阶段，治疗师要帮助患者认识到：信念并不一定是事实，而且每条信念都可以拿来进行检验。治疗师可以建议患者针对自己原有的信念全面地汇集（有关原信念的）支持性的和反对性的证据，不要选择性地选取支持性的信息，而对相反的证据予以打折扣。在进行思维监测的同时，治疗师还引入了"核心信念工作表"。A太太和治疗师针对"除非成为别人的关注焦点，否则自己就是不可爱的、没有价值的"这类原有信念进行了工作。治疗师请A太太搜集支持和反对原有信念的证据，A太太发现：如果不去表现出那类自动化的、寻求关注的行为，自己依然会被别人喜爱，依然是有价值的。咨访合作的另一个方面是提升A太太对以下事实的觉知与领悟：即便最糟糕的情形发生了，即便别人真的不喜欢我了，那也并不意味着自己是不可爱的、不受欢迎的。治疗师还与A太太合作，针对他人的行为，找出替代性的解释，从而使她不以"自我指涉"的方式来解读别人。有时候，A太太仍会觉得，尽管自己努力了，但治疗还是没法给她带来改变。治疗师跟她讨论了有关"改变"的界定，并针对"只有那种'改头换面性的（完全彻底的）改变'才是有意义的"这种偏颇的信念发起了挑战。他们得出共识，即"改变"不是一个全或无的现象，一处小小的改变就可能对她与他人的关系产生显著的影响。

A太太承认自己对于忽视和被拒绝很敏感，但即便如此，一旦要求她将自己暴露于社交情境中并弃用其发展过度的策略时，A太太还是会产生强烈的恐惧与焦虑感。A太太明白，是童年的经历让自己如此脆弱易感，所以她将自己描述成受害者。在该阶段，治疗师认可了A太太的痛苦经验，并表达了对她幼年时不得不面对这类厄运困境的遗憾。然后治疗师与她讨论：她是"受害者"还是"生还者"？即便曾经是受害者，她现在也能够改变受害者角色，重拾生活的意义，成为"生还者"。这有助于A太太认识到：虽然童年是非常艰辛的，但自己也可以过上更有意义、更有价值的生活。

治疗师也可以运用诸如"设置时间表"这类技术，来延缓患者针对自身无价值感和能力不足的思维反刍。这有助于患者学会"延缓针对往昔的思维反刍"以及"延缓针对未来的担忧"。反刍和担忧是患者常常采用的策略，以此来回避那些由负面思维所导致的情绪。"设置时间表"可用于延缓患者因负面思维所致的愤怒感与怨恨感。治疗师可以告诉患者将负面的感受与担忧推迟到一天中某个特定的时间再出现，从而让患者对那些看似失控的事物逐渐建立起控制感。治疗师要求A太太延缓表达她强烈的情绪感受，不要被情绪卷走，也不要被情绪冲垮。A太太虽然觉得一开始很难做到这种"延缓",但当她发觉自己是能够基于所设定的时间来管束痛苦的情绪时,她说这种经验是非常有帮助的。因为出现了一种悖论效应:等到了一天中所设定的"可以表达"的时间时,A太太也觉得没有表达反刍和担忧的需要了。她认识到,因为自己能成功地把负性情绪延缓到所设定的时间之后,所以即便在获准表达时,其实也没有相应的表达需求了。因为这种悖论效应的存在,长期设置"担忧延缓时间表"的需要也就大大降低了。

体验式干预

诸如引导性意象、情感加工、意象重写、角色扮演、角色互换这类体验式技术,常被用于缓解患者早期适应不良图式对情绪的影响。这些技术不仅是从理性的层面,而且也是从情感的层面,让患者重新体验自己早年的经历,从而帮助他们重构这些早年的记忆。使用"引导性意象",从情感的层面挑战A太太的图式,是最为有效的方法。治疗师请她闭上眼睛,如身临其境一般重温往事,A太太回想起了一些激活她"不可爱和无价值"核心信念的、关键的成长事件。然后,治疗师请她再次闭上眼睛回想一件近期激怒她的事情。这一近期场景也激活了她相同的核心信念,这让A太太明白了:在面对这些类似的、让人烦恼的经验时,自己的情绪感受方式是相同不变的。

在情感加工性质的会谈中,重温这些经历,A太太主要的图式和应对行为都愈加清晰化、明朗化了,无论是对治疗师还是对患者本身而言。这让A太太明白了往昔与现今之间的联系。此外,核心信念的激活给治疗师提供了一种契机——引导A太太借助意象形成新的视角,从而重新理解自己的过往经历。这有助于A太太形成全新的、更具适应性的解释,而这种解释是她过去不曾有过的。"意象脚本"被用于疗愈适应不良图式给A太太造成的情感痛苦。在意象重写的过程中,治疗师请她闭上眼睛,回想那些与父母有关的早年痛苦经历。该技术旨在激活A太太有关"被忽视、不被肯定"的鲜活意象,让她重新体验那些有关"自己身体被父亲抚摸"的躯体感觉、情绪感受以及认知内容。将A太太引导进入以上的意象之后,治疗师要立即简要地讲述如何去改变某些意象场景,如何将母亲的忽视以及父亲暧昧、难以理解的抚摸行为转变为一种更可接受的结果。治疗师请患者身临其境地想象:她的成人自我今天踏进了这一幕"抚摸"或"忽视"的场景,直接去面质父母,并去体会自己此刻所拥有的力量感(empowerment)。该"掌控性意象"将小A从那幕"抚摸"的场景中"解救出来",并把她带到安全的地方;也让她能自信决断地告诉妈妈,小A有权利"被妈妈抚慰、保护与肯定"。治疗师需要小心的是，出于提升患者自身掌控感的考虑，治疗师不能告诉患者"怎么做"或暗示他们"应该怎样"。在 A 太太成功、自信决断地面质了父母之后，"意象脚本"工作就将进入到最后一个阶段了。这是她的"成人自我"以平静、安心、抚育的方式与其"创伤的儿童自我"直接互动的阶段——旨在让儿童自我感受到安全、肯定、抚育与接纳，让成人自我更能感受和共情儿童自我的痛苦，从而使二者拉近距离，彼此连接。当 A 太太的儿童自我，可以获得其成人自我的关爱抚育时，治疗师问她：在结束这一幕意象场景之前，"成人自我"还想对"儿童自我"说些什么话呢？ A 太太的成人自我回答说："你不是无能的，你有能力靠自己过好生活。你无需用表现来获取他人的肯定。在你不展现魅力、诱惑别人的时候，你仍旧是可爱的。"

意象重写之后，治疗师要询问 A 太太对该意象会谈的感受如何以及其中的体验对她来说意味着什么？治疗师要对此进行相应的解释和处理。A 太太说她对这样的体验感到困惑，但也惊讶地发现，意象重写练习让她觉得自己能力更强了，也更被他人喜爱了，这是她从未拥有过的感觉。在结束本次会谈之前，治疗师给 A 太太留出充足的时间，让她获得对自身情绪的掌控感。这类意象练习可以起到宣泄的作用，有助于患者释放出痛苦的情绪。意象重写帮助患者修正了某些儿时记忆的含义，还能针对其被动的经验获得掌控。在这类练习中，当儿童自我获得了成人自我的呵护抚慰之后，A 太太如释重负，她的儿时记忆不再那么痛苦，她的成长需求也在一定程度上获得了满足。A 太太还表示，相比他人的肯定，她觉得自己给自己的肯定是更为重要的，更能让她觉得自己是被喜爱的、被认可的，而且，如果他人没给她肯定，这也不一定就意味着"我不可爱"。

诸如角色扮演、角色互换以及事件重演等技术，可帮助患者在认知与情感层面上更深入地处理往昔经验。这类练习会有助于 A 太太理解：对于父母曾经的行为，是可能做出替代性的解释的。角色扮演和角色互换练习，帮助 A 太太从不同视角重新理解他人的行为，从而促进了她对他人的共情。

当 A 太太回顾了生活中那些对自己造成强烈情感冲击的重大事件之后，她开始理解了核心信念如何贯穿自己的生命历程，如何影响了自己感受与行动的方式。当 A 太太遇到的信息与其自我认知及其对他人的认知相悖时，可运用"认知连续体"技术，帮助她削弱认知的僵化性，转变她的两极化（全或无）思维。A 太太曾相信，如果不能得到他人的关注与肯定，自己就是失败的，就是被他人拒绝了。治疗师要推动患者在现实生活中进行行为实验：将"保持沉默的、用非言语来表达关注与关心"的行为后果，与"表现出戏剧性的言辞、手势和行为"（即 A 太太成了他人的关注焦点）的后果加以对比。这类行为实验非常有助于改变 A 太太的思维与行为。在这方面，她报告说自己有生以来第一次感到无须表现出操纵性的行为，自己也能获得"真诚的关心与关注"。

A 太太说自己理智上能明白这些信念是非功能性的，但情感上仍会"觉得"它们有时就是真实的，要处理这种情况，除了行为实验，还要同时使用另一种被称为"点-对立"的技术。治疗师请患者扮演其头脑中的"情感"部分，这个部分强烈赞同与情感有关的、适应不良的信念；治疗师则扮演"理性"部分。稍后，他们交换角色，而且在角色扮演中，患者和治疗师都使用"我"这一口吻——以第一人称"我"的形式来表述（例如，说"我被伤害了"，而不是说"你伤害了我"）。角色交换为患者提供了机会，让其可以说出（voice）和理解治疗师所提出的理性论点。治疗师在角色扮演中使用患者所用过的、相同的情绪推理以及一样的话语。这一练习能帮助 A 太太更精准、更正确地应对自身的具体问题。虽然 A 太太刚开始对这一技术感到不舒服，因为她认为当做出非言语的手势时治疗师会批评自己，但随后她便掌握了要领，并对自己的"理性部分"与"情感部分"形成了更有助益的观点。

治疗进展、毕生发展及结束治疗的考量

HPD 患者那种表演展示性的、活灵活现的行为模式（patterns）由来已久。因此，他们通常会担心，如果不做出那种操纵性的、寻求关注的行为，自己就会被他人视为"无趣"或"乏味"的。重要的是，治疗师要向患者澄清治疗的目标——不是将这类行为全盘放弃，而是要更加建设性地加以运用，同时，要获得他人的欣赏、认可与肯定，还需要发展出更为高效的新方法。需要强调的是，"寻求肯定"可能是一种很正向的特质，因为这说明个体在意他人的观点与感受。然而，如果一个人"自我价值"的建立要依赖于他人所给出的肯定与欣赏，这就会妨碍一个人的分化（differentiation），也可能造成他／她自我身份认同的模糊——与他人的看法混淆莫辨了。实际上，当治疗师询问 A 太太对治疗中所运用的体验式技术有怎样的理解时，她回答说："我们可以尽自己之所能来讨好他人，但想让他人肯定与欣赏我们一切行为的话——这自然是无法掌控的，所以我们要学会泰然处之。"不过，治疗师还是告知 A 太太，想获得他人的认可，可以参加一些具有竞争性的、令人兴奋的活动，这在一定程度上会满足她"被

认可"的需求。很重要的一点，是要让患者明白：在社交互动中要积极地倾听、共情他人，而不去表现得像个导演似的，当然也不要像出演"女主角"似的。本着这种与原先不同的视角，A 太太"被人欣赏"的需求是可以达成的。

治疗师让 A 太太对他人的问题表露出真诚的兴趣与关注，而不是试图成为他人关注的焦点，并让她将自己在这种方式下获得的认可与欣赏程度与她运用常用策略时获得的关注程度进行比较。两周后她报告说，虽然觉得"只倾听别人，不展示自己"有困难，但其收获是：她明白了，其实无须画蛇添足般的努力，自己也会被他人欣赏。

为了治疗顺利地进展，另一个需要处理的问题是：患者始终有疗愈往昔情感创伤的需求，这也是他们缺乏进步与合作的原因所在。运用"意象重写"这类技术，针对患者深感无助的那些情境，使其获得力量感，这样做可能会有所帮助。实际上，A 太太觉得这种技术帮助她认识到：自己是一名生还者，而非受害者；自己不再是那个无助的、无法拒绝自己不想接受的行为的小女孩了；想获得重要他人的关注，没必要靠操纵性的或性感诱惑的行为来达成。

在 HPD 患者的治疗上，除了个体形式的治疗外，其他的干预方式极少被提及。A 太太的治疗始于个体治疗，但随着治疗的推进，又加入了夫妻治疗。因为 A 太太的丈夫对她的戏剧化行为无条件地接纳，所以请她丈夫加入治疗是很有必要的。评估表明他存在依赖性的人格特质，而且他认为：A 太太越是对这段关系不负责任，他就越要负起更多的责任。对于丈夫的逆来顺受，A 太太既爱又恨，有时会因此威胁要分居或离婚，丈夫对此忧心忡忡。A 太太苦于缺少情感互动，也指责丈夫不懂浪漫、生活乏味，她厌倦了婚姻。行为系统夫妻治疗取向，帮助他们解决关系中的"支配与顺从"问题，也平衡了他们在关系中的投入与承诺。

A 太太总共进行了 61 次会谈，历时两年半。在治疗的早期阶段，她的抑郁和惊恐发作症状迅速得到改善，但 HPD 症状在 30 次会谈后才有相对明显的改变。在治疗进程中，其改善的起伏波动也是很常见的，但 A 太太报告说直到 50 次会谈结束时她才感到情绪和行为的稳定。她也报告自己与丈夫建立起了一种更良好、更有意义、更稳定的关系（包括性行为）。

在第 50 次会谈之后，治疗师通过拉长治疗会谈的间隔，启动了逐渐结束治疗的程序。这让 A 太太意识到，这段她觉得很有呵护感、帮助自己成长的关系即将要结束了，失功能的表演模式（patterns）在几次会谈中反复出现。A 太太有关治疗师的"救世主"与"呵护者"角色幻想，被再度处理。她幻想"在治疗结束后仍能与治疗师保持关系"，对此，治疗师以共情的方式与 A 太太进行了讨论。A 太太认识到，这些渴望不再像过去一样有强迫感，也不再无法忍受了。治疗师和 A 太太讨论了她近期与其他人所建立的真诚关系，以此来平衡这种分离。在第 58 次会谈中，当治疗师就治疗关系即将终止这一分离事实温和地面质她并告知"不可能建立治疗之外的关系"时，A 太太的焦虑感达到了峰值。治疗师再一次指出，进一步维持联络可能无助于患者提升自我效能感，也无助于个人成长，而这些正是 A 太太经过漫长的治疗要去达成的目标。

　　预防复发是最后两次会谈议程中的主要议题。治疗师和患者充分讨论了特定的情境、地点、内部状态以及可能会增加原有模式（patterns）发生概率的其他脆弱易感之处。治疗师与 A 太太合作性地解决"如果……怎么办"这类会引发焦虑与担忧的问题。例如，"如果我又想吸引他人的关注时，怎么办？""如果我又开始靠自我牺牲来讨好他人、争取他们的肯定时，怎么办？""如果我又开始相信原有的信念、而不是后来的新观点时，怎么办？"可通过角色扮演和角色互换练习来提升她的自信。可制作应对卡，以备 A 太太在不知所措时使用。要细致地分析诱发 A 太太表演行为模式（patterns）的重要因素，如人际关系因素，让她感到自己有能力也有信心应对之后的挑战。

常见问题挑战与临床工作者的自我关怀

　　在 HPD 的治疗过程中，治疗师会遇到很多挑战。要建立起有效的治疗方案，就需要形成准确的、量体裁衣的个案概念化并将之与患者分享。如果有新收集到的信息，也要将之恰当地纳入到概念化中。因此，治疗师必须足够灵活，在有需要时，可以修正和完善最初形成的个案概念化。新收集到的信息，可能会证实早先做出的一些假设，但也可能会不支持原先的某些假设，而基于这些新的信息，可能还会形成新的假设。与 HPD 患者分享个案概念化的内容，一开始可能会激怒某些患者，但通过向他们说明（问题和工作）原理，帮他们理解那些起初看似不合理的、一无是处的经验，将会有助于资料搜集工作的持续开展。而借助画图的说明，还可以帮助患者明白：其后续的种种经历、体验是如何被纳入整体的概念化之中的。

　　HPD 患者的治疗参与性也是个大问题，因为很多患者的治疗依从性都较低，治疗脱落也很常见。有些患者之所以会脱落，是因为他们相信：如果披露自己，就可能受到伤害。另一些脱落的患者则认为：做出改变太困难了，而且改变本身也是一种威胁，或者他们觉得根本不需要做出改变。直接面质这类歪曲的、偏差的思维方式，或者面质性地指出矛盾之处，可能都会导致患者的敌意，损害到治疗关系。因此，接纳与认可患者往昔的经验，表达出共情，努力对患者那些看似一无是处的经验赋予意义，这些做法都会让患者更有动机参与、更配合治疗。在治疗的初期阶段，HPD 患者很可能会认为"我改变不了""我病入膏肓了"。大多数情况下，可以与患者讨论"改变"的定义，挑战他们的偏颇信念（"只有完全而彻底的改变，才是有价值的"）对此加以处理。以连续谱的视角重新定义"改变"，讨论微小的改变对生活品质的提升作用，这些做法都可能会促使患者理解到：微小的改变也是美好的，也十分可贵。

如果 HPD 患者对先前的治疗师（们）持有负面的经验，那么创设并维系良好的治疗关系便十分具有挑战性。A 太太曾经找过几位治疗师，她觉得他们肤浅、业务能力有限。她所期待的"好治疗师"是能替她解决一切问题的救世主。移情的问题，如患者的救世主幻想、对治疗师有情欲、理想化治疗师；反移情的问题，如治疗师承担救世主角色并感到焦虑、挫败、愤怒，以及可能有剥削患者的风险——这些都应该认真处理。如果这些问题没有在职业框架内得到妥善的处理，就可能导致治疗师疲惫、厌倦、冷漠、后悔和自责。即便是经验丰富的治疗师，也有必要去寻求督导，获得相应的反馈与指导。

CBT 的"箭头向下"技术，对治疗症状性障碍十分有效，但对 HPD 这样的人格障碍却可能效果有限。这类人格障碍通常需要一个更为长程的治疗，包括增加体验式技术的运用，如行为实验、意象重写、自我效能促进、力量感提升，还需要发展新技能。有时候，患者没有发展新技能的动机，因为他们相信："即便自己具备了这些新技能并能在问题解决中予以使用，自己恐怕还是要面对无能为力、毫无办法的现实困局。"

治疗的另一个挑战，是患者在两次会谈之间完成家庭作业的问题。治疗师必须与患者合作，弄明白是什么妨碍了患者。如果患者可能害怕做家庭作业时体验到负性的情绪，那么在布置作业时便难以建立合作。治疗师必须确保患者理解：为什么要布置家庭作业，做作业的结果是什么？这样处理可能有助于提升患者做作业的动机。家庭作业一定要具体、可接受且在患者可用的时间内可以完成。有时候，患者不做作业，所传达出的是对治疗师或治疗的敌意，或者也可能是其操纵治疗师、博取治疗师关注的一种方式。

"结束治疗"可能是特别有挑战的问题，因为随着治疗的进展，患者的分离焦虑感可能被触发并会在治疗结束时达到峰值。有时候，HPD 患者担心失去治疗师的关注,所以又表现出他们原有的寻求关注模式(pattern)。治疗结束的预期以及潜在的边界模糊,无论是对治疗师,还是对患者而言,都是具有挑战性的。所以在治疗关系中,有必要设置并保持符合现实的、具有功能性的限制。

结论

总体而言,我们认为 HPD 的认知疗法需要治疗师具备共情能力,也需要具备灵活性、接纳性、创造力以及足够的耐心。本章所提出的概念化内容还需要更多的实证研究来检验,同时还需要分析 HPD 治疗的成功案例,明确其中的有效成分。

第 16 章

反社会型人格障碍

达蒙·米切尔（Damon Mitchell），哲学博士；

美国中康涅狄格州立大学犯罪学与刑事司法学系教授。

雷蒙德·奇普·塔夫瑞特（Raymond Chip Tafrate），哲学博士；

美国中康涅狄格州立大学犯罪学与刑事司法学系教授。

阿瑟·弗里曼，见第 1 章。

以下案例给出了反社会型人格的侧写，这种人格在被法院强制治疗的门诊中十分常见。本书已对该案例的个体信息进行了化名处理。沃伦（Warren）是一名 35 岁的男性假释犯，在一座经济萧条的城市中长大。在成长过程中，沃伦只与父亲有过短暂的接触。他认为父亲是个酒鬼。沃伦的母亲是一名助理护士，带大了他和两个兄弟。沃伦说，兄弟们的生活都很稳定，也是亲社会的。而他自己则曾两次休学，在高二时因为对老师说脏话、逃学、打架而多次被停课并最终辍学。沃伦目前失业，而且他的工作一直都不稳定，他通常会在餐馆、建筑工地、公园做些没有技术要求的临时性短工。他已经离婚，但总会卷入短期的不稳定关系中。沃伦有个 17 岁的儿子，但他们很少联络。沃伦披露说，自己从 15 岁起就经常抽大麻，同时也开始尝试使用可卡因和苯环利定（phencyclidine，缩写为 PCP）。沃伦说自己只是偶尔会喝酒，但每次都会喝得酩酊大醉。他没有接受过正规的心理治疗，只是依稀记得小时候因为在学校表现出的品行问题而接受过心理咨询。沃伦在 16 岁时第一次被捕，此后就常进出刑事司法系统。其犯罪史包括：入室盗窃、偷盗、抢劫、人身攻击、贩卖毒品以及家庭暴力。沃伦因为在毒品交易中刺伤了另一名男子，被判恶性人身攻击罪，入狱服刑 8 年。他最近所犯的罪行是在跟前女友发生争执后，前去恐吓她的几位家人。在他因恐吓罪被起诉而遭逮捕时，警方发现他还持有未注册的枪支。因为最近这段罪行，沃伦又被判入狱 2 年，目前他处于 6 个月的假释中。沃伦的大麻尿检呈阳性，他也很少参加法院强制的愤怒管理项目，所以他有违反假释法的风险。

临床体征与症状："反社会"概念

关于"反社会"这个概念，现存三种公认的概念化方式：《精神障碍诊断与统计手册》（DSM-5）中称为"反社会型人格障碍"（Antisocial Personality Disorder，缩写为 ASPD）；国际疾病分类标准（ICD-10）中称为"反社会性人格障碍"（dissocial personality disorder）；在黑尔（Hare）的"精神病态检核表 - 修订版"（Psychopathy Checklist -Revised，缩写为 PCL-R）中称为"精神病态"（psychopathy）。治疗师所面对的难题是，以上这些概念化，既有重叠之处，但又不完全相同，各自强调不同的症状组群。

DSM-5 的概念化着重在患者外显的品行上，所设定的诊断标准包括：犯罪行为、说谎、鲁莽与冲动行为、攻击以及工作和财务上的不负责任。相对而言，针对反社会性人格障碍的诊断标准则不太聚焦在品行方面，而是还包括了相应的认知体征（如责备他人的倾向、不负责任的态度），情感体征（如无情、没有负罪感、低挫折耐受性）以及人际体征（如可以建立但无法维系关系的倾向）。精神病态的体征与症状则更为复杂，可以说是品行与人际 / 情感方面的结合体。PCL-R 的两个高阶因子体现了这种结合：因子 1 是人际 / 情感（Interpersonal/Affective），所包括的体征有肤浅的魅力、病理性说谎、操纵性、自大、缺乏懊悔与共情以及情感淡薄。因子 2 是生活方式 / 反社会（Lifestyle/Antisocial），包括寻求刺激、冲动、不负责任、各种犯罪活动以及去抑制化行为。精神病态被认为是以上三种障碍中最为严重的一种。所以，精神病态的患者自然也会符合反社会型或者反社会性人格障碍的诊断标准，但不是所有被诊断为反社会型或反社会性人格障碍的患者都是精神病态。

奥格洛夫（Ogloff）指出，"反社会"的三种概念化之间是有区别的，因为发现其中某一种的诊断标准并不一定也适用于另一种，而且在违法人群中，这三者的患病率也不同。更为复杂的是，治疗师所遇到的患者，可能同时具备出自上述三种诊断体系的特征，而非只是出自一种体系的表征。鉴于这些原因，本章中我们会使用"反社会的"（antisocial）、"反社会"（antisociality）以及"反社会患者"（antisocial patients）等术语，而并不会使用一种特定的诊断标签。虽然反社会患者最常见的治疗是在法院强制的治疗门诊或矫治机构中进行，但在物质滥用康复中心也常会见到这类患者，在一般门诊的心理治疗或咨询中偶尔也会见到这类患者来求助其"反社会"的附带问题（如关系问题和就业困难问题）。

鉴别诊断与共病诊断

单一的一次被捕，即使是暴力犯罪，并不会被认为存在反社会模式（patterns）。在临床上，对偶发的犯罪行为与一系列的反社会体征加以区分，是非常重要的。而且，还有必要区分犯罪行为是否是另一些障碍——如物质滥用障碍、双相障碍或精神病性障碍——所引发的后果。例如，某位海洛因成瘾患者，他/她虽然没有明显的反社会模式，但仍可能会为了得到购买毒品的费用而犯盗窃罪；他/她不再吸毒之后，这种犯罪模式也就终止了。相反，一名海洛因成瘾的反社会患者则会参与各种犯罪活动，既可能跟其毒瘾有关，也可能是与之无关的。当然，物质滥用障碍、双相障碍或精神病性障碍的患者，也可能同时被诊断为共病"反社会"。这类共病案例在症状的严重性及功能的受损程度方面，都比那些未共病"反社会"的患者更高。

治疗师需要关注反社会患者自陈报告的真实性与可靠性，因此应努力取得有关的档案文件，如先前的治疗和/或司法记录。在判断患者对自己罪行或其他反社会行为所持观点是否扭曲以及扭曲程度如何时，这些信息会特别有用。例如，当治疗师询问沃伦服刑生活的体验时，他说自己跟矫治人员通常都相处融洽，跟别的犯人之间也少有问题，这给临床工作者的第一印象是：沃伦很好地适应了服刑生活。但是，回看他的矫治记录却发现，他竟然有50多起违纪，而且期间大量时间都在隔离禁闭中度过。

概念化

从信念与认知的角度看，反社会患者有些让人摸不到头脑。他们的认知活动与受困抑郁或焦虑问题的人正好相反。例如，当受到批评时，反社会患者不太可能去严厉责备或评判自己，但抑郁患者通常却会如此。实际上，对于"别人怎么想"或者"自己给别人造成了什么影响"，反社会患者通常漠不关心、毫不介意。他们也不太可能去高估或夸大潜在的危险，但焦虑障碍的患者却通常会如此。反社会患者倾向于低估危险、寻求具有刺激性但却有风险的事物（情境）。

犯罪思维

有关"**犯罪思维模式（促发犯罪及自毁行为的思维模式）**"评估的实证研究文献，有助于概念化反社会患者的认知历程。自 20 世纪 90 年代中期以来，至少已开发出七个评估犯罪思维的量表："犯罪思维风格心理问卷"（Psychological Inventory of Criminal Thinking Styles，缩写为 PICTS）、"犯罪情操量表 - 修订版"（Criminal Sentiments Scale-Modified，缩写为 CSS-M）、"犯罪态度与同伙量表"（Measure of Criminal Attitudes and Associates，缩写为 MCAA）、"德克萨斯基督教大学犯罪思维量表"（Texas Christian University Criminal Thinking Scales，缩写为 TCU CTS）、"罪犯思维风格量表"（Measure of Offender Thinking Styles，缩写为 MOTS）、"犯罪诱因思维侧写"（Criminogenic Thinking Profile，缩写为 CTP）以及"犯罪认知量表"（Criminal Cognitions Scale）。上述每个量表都测量了多种思维模式（3~8 种不等），其依据的是犯罪学和心理学中各种不同的概念化理论（如传统的认知行为疗法、中立化理论、精神病态以及差别接触理论）。克罗纳（Kroner）与摩根（Morgan）建议，可用多个量表施测，这样有助于治疗师广泛获取可作为潜在干预目标的思维内容。

综合上述所有的评估量表，其所测量的思维模式总计达 37 种之多。但是，各量表所测的思维模式在内容上也有一定程度的重叠；将这类重叠合并之后，最终缩减为 13 种不同的思维模式，这也更便于临床管理。这 13 种思维模式，大致上又可以分为两大类：关于"自己""他人"的信念；关于"与环境互动"的思维模式：

- **关于自己、他人：**

1. 认同犯罪同伙，寻求同伙的肯定（如"我跟那些普通人不一样"）；

2. 漠视他人，缺乏共情，缺乏悔意，冷酷无情（如"无须介意你所伤害的人"）；

3. 回避亲密，掩盖脆弱（如"假如我跟别人敞开心扉，他们便会利用我"）；

4. 对刑事司法人员充满敌意和猜疑（如"警察才是真正的罪犯"）；

5. 自大及自许权利（如"所有的女人都想跟我来一炮"）；

6. 寻求支配、控制他人（如"谁也别想指挥我"）；

• 关于"与环境的互动"：

7. 需要并寻求刺激（如"偷东西时最爽了"）；

8. 剥削、操纵情境 / 关系，以满足一己私利（如"要是能上马一个政府项目，又何必去辛苦地劳作全职工作？"）；

9. 敌视规章、制度及法律（如"法律只能伤人，可帮不了人"）；

10. 对于自己的有害行为，找借口、正当化、缩小影响（如"就算我不在门口卖毒品，他人也会卖的"）；

11. 任性懒散，找捷径图省事（如"船到桥头自然直嘛"）；

12. 遭遇不顺利，就放弃（如"我理解不了的事物，我不想理解了"）；

13. 低估负面后果（如"我才不会因为卖毒品蹲监狱呢，因为我对下家可是知根知底的"）。

通常来看，犯罪思维模式似乎是在"中间信念"的层面上运转的，因为它们既不像图式一般牢固、笼统，也不像自动思维那样具有情境特异性。感兴趣的读者可参阅近期发表的、有关"图式疗法治疗反社会及攻击型人格模式患者"的文献。在概念化过程中，我们聚焦于"中间信念"层面，并不是想否定图式在人格病理中的重要作用。我们聚焦于中间信念，将其作为概念化和治疗的起点，是因为中间信念可以进行稳定的评估，有关犯罪思维的评估量表也易于获得且免费使用，还便于施测和计分。

犯罪思维跨生活领域起作用

沃伦的个案概念化，为我们揭示了在犯罪行为及各种非犯罪的问题行为中，犯罪思维是如何体现出来的：沃伦在假释期间，虽然需要频繁接受尿检，但他仍旧会抽大麻找乐子（所以其尿检自然呈阳性），不顾有再度入狱的风险。沃伦却笃信，自己能把控好抽大麻的"时间点"，尿检不会呈阳性，而且假释官也不会因为尿检阳性就裁定他违反假释（上述犯罪思维的第 13 条"低估负面后果"）。他也不参加"愤怒管理"项目，因为觉得没有必要，反正自己在上次服刑期间已经全程参加过一回了，沃伦认为：

我都参加过一回了，现在不去，你还能就这事说我违反了假释（犯罪思维的第 9 条和第 13 条）？而对他之前街头抢劫案的讨论揭示出沃伦认为自己是个犯罪奇才，聪明无比，是不会被抓到的（犯罪思维的第 5 条和第 13 条）。在说到其罪行给他人造成的不良影响时，沃伦明显漠不关心："我可不关心这个。我想要的，他们有，我就拿喽……我想要好衣服、好珠宝……要是我被抓了，可能会觉得倒霉吧，不过对那些受害者，我不觉得有什么歉意（犯罪思维第 2 条）"。

沃伦所表现出的犯罪思维，让他具备了再犯（recidivism）风险。首先，说到那些吸毒、贩毒或从事其他犯罪勾当的朋友们，沃伦根本不想跟他们断交："我们都打交道很久了（第 1 条）。"其次，沃伦现在几乎没有机会跟其亲社会的家人接触了，是他主动断交的，因为在他最近出狱后家人们拒绝为他提供住处，但这也是因为沃伦先前几年借钱从来不还，还赖上家人了，白吃白喝、不知感恩。不过沃伦却觉得，他这么做其实没什么大不了的，因为"他们是我的家人啊，他们不就得帮我吗？他们也有能力供着我啊"（第 8 条）。再次，沃伦也没好好利用过服刑期间的教育资源，他说："我在街头学到的东西才有价值呢，比很多人在学校里学到的都强。"在找工作方面，沃伦也是颇不顺利，主要是因为他总觉得"我所能找到的工作（没什么技术含量的），对自己来说是大材小用、屈才了（第 5 条）"。沃伦不愿意做低收入的工作，也不愿意努力打拼，而只是想着如果有人能"慧眼识珠"，自己便会立即得到提拔（第 5 条）。

治疗的主要目标

区别反社会患者与传统心理健康症状患者的另一种途径是：二者对于"需要改变"以及"不做改变的后果"的认知不同。那些体验到抑郁及焦虑症状的患者，通常认为自己是痛苦而备受煎熬的，所以会主动寻求帮助来缓解症状。比起旁人，他们自己更会觉得"不去处理症状"贻害无穷。反社会患者则正相反，他们可能会觉得自己的犯罪、危害模式（patterns）益处多多，好处巨大，而且也会自我协调。他们对于"做出改变"本来就缺乏兴趣，而且其有些特点还会阻碍其做出改变——如反社会患者是缺乏主观痛苦感（distress）的，而这种痛苦感恰恰会推动一个人做出改变。即便负面的结果出现了，反社会患者一般也觉得困境都是由外部因素导致的，而跟自己的行为则毫不相干。他们常认为自己遭遇了不公平、有偏见或者敌意的对待，自己才是受害者。在他们看来，问题出在他人身上、出在制度方面，所以如果需要改变也是他人和制度需要改变，他们自己没有什么问题，也无须改变。不治疗反社会型人格障碍患者所造成的后果（后续的犯罪行为以及加害他人），对他人的危害甚于对患者自己。因此，即便反社会人格存在明显的体征，该障碍也不是症状性的，因为患者几乎没有内在痛苦，也没有改变的动机。

上述在"需要改变"及"不做改变的后果"方面的认知差异，对治疗具有重要的意义。首先，对于反社会患者，治疗师可能需要投入巨大的精力去跟他们确定治疗目标，远远超过与传统心理健康症状患者合作时所需的精力。其次，因为患者的犯罪行为和加害行为会危害他人、危害社会，所以首要的治疗目标应该是"削减犯罪及操纵行为"，即使患者自己觉得这些行为好处多多、合理合法。

风险 - 需求 - 响应模型

识别并削减与持续犯罪行为相关的风险因素，已成为理论和实证研究的重要课题，由安德鲁斯（Andrews）、博纳（Bonta）、霍格（Hoge）开发的"风险 - 需求 - 响应模型"（Risk-Need-Responsivity，缩写为 RNR）可用于罪犯的评估及康复工作。虽然，在传统心理健康设置下工作的治疗师可能并不熟悉 RNR 模型，但该模型在矫治评估和矫正治疗领域的影响越来越大。下文将简述 RNR 模型的各成分。

风险成分处理"干预的剂量"，基于"应根据患者再犯风险来调整干预强度"。高风险患者应比低风险患者接受更多的干预。需求成分处理"干预的目标"，基于"干预应聚焦在与患者再犯风险相关的特定因素上"。响应成分处理"患者与干预之间的互动作用"。干预应与患者的学习风格、能力及动机相匹配，匹配度越高，治疗就越可能取得成功。

与再犯相关最强的风险因素被称为"核心八因素"，详见表 16.1。RNR 模型区分了**静态**风险因素（那些不能改变的因素，如之前的犯罪行为）和**动态**风险因素（那些可以改变的因素，如当前的物质滥用），并将动态风险因素进一步区分为，**犯因性需求**（那些与再犯强相关的因素，如犯罪思维和犯罪同伙等）以及**次级犯因性需求**（那些与再犯弱相关的因素，如自尊、身体健康状况等）。对核心八因素的评估，可通过临床访谈来完成，或者运用标准化的测量工具来完成，如"矫治服务级别量表 - 修订版"（Level of Service Inventory-Revised，缩写为 LSI-R）、"替代性惩处矫治罪犯管理剖析表"（Correctional Offender Management Profiling for Alternative Sanctions，缩写为 COMPAS）或"俄亥俄风险评估系统"（Ohio Risk Assessment System，缩写为

ORAS)。

　　在核心八因素之中，静态因素只有一个（反社会行为史）。其余七个都被认为是
"犯因性需求"，因为这些因素只要一变化，就会造成患者再犯风险的增加或减少。这
七个犯因性需求中，有两个是"反社会型人格"和"犯罪思维"。其余五个因素则表征
了会促发犯罪和自毁行为的各种附带问题（如物质滥用、无益的休闲生活）。治疗师在
与反社会患者合作时，在处理犯罪思维的同时，还要去处理患者的这些附带问题，这
二者都应该作为治疗的主要目标。针对基于 RNR 模型的矫治项目进行的第一个元分析
研究有两个发现：第一，这些矫治项目大幅减少了患者的再犯，而原有的通用矫治项
目在减少再犯方面则收效甚微；第二，那些服刑期间未接受治疗或未做康复努力的罪
犯其"再犯率上升"。研究发现 CBT 的治疗模块尤其有效，这一发现在后续的元分析
研究中已获得了重复验证。

表 16.1　犯罪风险的核心八因素

风险因素	主要方面
1. 反社会行为史	始于童年的反社会行为模式，且持续到成年
2. 反社会型人格	"ASPD" "反社会性人格障碍"及"精神病态"的体征与症状
3. 反社会认知（犯罪思维）	促发反社会及自毁行为的态度、价值观及信念
4. 反社会同伙	与反社会的朋友来往密切，或寻求其肯定；相对绝缘于亲社会的影响
5. 家庭 / 婚姻	在家庭和婚姻关系中，缺失抚慰，家人或配偶忽视、强化或示范了反社会行为
6. 学业 / 工作	在学业或工作上表现不佳，满意度低；对学业 / 工作持负面态度
7. 休闲 / 娱乐	在亲社会活动中，愉悦感、满意感都低；参与有危险的活动；享受反社会活动
8. 物质滥用	酒精或药物滥用；对物质使用持正面态度

　　回到沃伦的案例中，我们认为他具有犯因性需求，也发现他之后的犯罪风险很高。

　　·**反社会型人格 / 犯罪思维**　与沃伦犯罪及其他反社会行为有关的思维模式，是
贯穿治疗中的主要处理目标（犯罪思维模式 1、2、5、8、9 和 13）。这些思维模式可
能与沃伦其他犯因性需求中的问题也有一定程度的相关。

　　·**罪犯朋友和同伙**　沃伦不愿意与先前的反社会朋友断绝来往。他目前还没有发展
出可以为其提供支持与示范的亲社会朋友网络。因此，沃伦的一个治疗目标就是要让
他参加相应的社交活动，从而让他能与亲社会的人群结识并发展关系。

·**家庭** 沃伦与家人关系不佳，这一点很值得关注，因为在该案例中，家人其实可以给患者提供亲社会接触与支持的可能。所以，"修复沃伦与其家人的关系"可能是治疗的一个目标。假如沃伦所在的家庭充斥着犯罪及其他反社会行为，那么治疗的目标可能就变成了：帮助沃伦规避这样的家人，还要帮助他在新的家庭关系中获得抚慰与照顾。

·**就业问题** 沃伦处于失业状态，对于找工作，他心态消极。所以，眼下的一个目标就是要帮沃伦建立一个长远的职业规划，以使其获得并从事有技术含量的工作。

·**休闲** 沃伦不参与有组织的亲社会活动，如体育运动、相同爱好者交流会、社区服务或宗教活动。沃伦的日常生活中有大量空闲时间，所以其治疗的另一个目标就是"帮助他发展出一些富于建设性的休闲活动"。

·**物质滥用** 沃伦一直在抽大麻，这让他处于违反假释、重被收监的风险之中。治疗的一个近期目标就是要帮他戒掉大麻。沃伦积极的一面是，出狱后他没有喝过酒，而且他还把"坚持戒酒"作为了一个重要的治疗目标。

RNR 与传统的心理健康症状

值得注意的是，核心八因素并未涉及抑郁、焦虑、低自尊以及其他常见的心理健康症状。这些症状与再犯相关，但不如核心八因素的相关程度强，所以被 RNR 模型归入到"次级犯因性需求"之中。聚焦在这些症状上，可能无法对反社会患者将来再次犯罪起到影响作用。实际上，近期的一项研究发现，针对兼具显著的心理健康症状以及犯因性风险 / 需求的患者，只聚焦心理健康症状的治疗在减少再犯行为方面效果有限。甚至对那些患有严重心理健康症状的反社会患者来说，要干预他们的再犯罪行为，也需要直接处理其犯因性需求。在那些心理健康症状极度严重的案例中，缓解心理痛苦是很重要的，因为缓解症状之后才能和反社会患者处理其犯因性需求。不过，针对与"今后犯罪行为"高相关的风险因素的干预工作，才是重中之重，"缓解患者的心理症状（痛苦）"不能作为干预工作的核心。

合作策略

不论真人秀节目中是怎么呈现的，我们还是不提倡对反社会患者采用"强硬"或"现实"的工作方式。面质很快就会导致患者不再参与治疗，导致干预工作无法展开。

在与反社会患者合作时，治疗师会遇到患者缺乏改变动机的问题，所以对治疗师来说，保持温暖、合作、指导、鼓励的工作态度以及很快能理解患者的观点便可能更为关键。而且，在运用更加结构化、更具指导性的 CBT 干预之前，有经验的治疗师会先花时间建立良好的合作关系，促发患者的改变动机，探讨反社会模式对患者生活的不良影响，还要发现患者的优点，深入了解他们最看重的是什么。要对反社会的患者群体开展治疗工作，需要治疗师在"治疗导入"方面具备扎实、娴熟的技术。

动机性访谈

动机性访谈（Motivational interviewing，缩写为 MI），或 MI 的改编形式，是司法实践设置下非常重要的一项技术。在 CBT 框架中运用 MI，有着立竿见影的效果：可以大幅推动患者的参与性、合作性，同时还能让治疗师减少对质患者、减少给建议，也避免在患者还没做好准备时就实施干预。MI 是一种复杂的治疗风格，由四个宽泛而动态的过程所构成：治疗导入（treatment engagement）、聚焦（focus）、唤起内在动机（evoking intrinsic motivation）及计划改变（planning change）。MI 的谈话是非评判性、非对质性、尊重、好奇、支持性以及合作性的，强调来访者的自主性与自我定向。运用 MI 时，反映（reflection）是提问的两倍，极力强调开放式的提问（而非封闭式的提问），并会技术性地强化患者自己所提出的改变原因。

MI 的核心策略是唤起患者自身的改变动机并发现改变的途径。有两个术语与该唤起过程有关："维持性谈话"和"改变性谈话"。维持性谈话（sustain talk）所涉及的是患者想维持现状、不想做改变的谈话内容。沃伦的案例中，维持性谈话的例子可以是这样的："抽大麻没什么大不了的，假释官很少检测我。"改变性谈话（change talk）则是患者所谈到的、推动其进步及承诺改变的任何内容，例如，"如果我下决心戒掉抽大麻，我是能做到的。"改变性谈话在比例上占优的话，就预示着行为的改变会实际发生，而如果维持性谈话比例更高的话——或者维持性谈话与改变性谈话比例相当——则预示着不会发生改变。

对改变性谈话与维持性谈话之间的相对比例，治疗师是可以去施加影响的，即运用娴熟的 MI 逐步增加改变性谈话的比例。因此，运用 MI 技术可以"打开"来访者的"改变"语言，促进这种表达。学习 MI，对很多接受过 CBT 培训的治疗师来说，无异于增加了一种理解患者语言的新视角。有关 MI 与司法实践结合运用的更为详细讨论，可参见塔夫瑞特（Tafrate）与路德（Luther）的著述。

回顾体征和症状

治疗导入的另一种策略是与患者一起回顾症状清单（如 ASPD、反社会性人格障碍、精神病态）。"反社会"可被理解为日积月累发展形成的"生活方式障碍"。个体通常不会觉知到相应的体征，但若不予处理，这种生活方式障碍将造成长期的负性后果（如损害关系、造成职业上的不适应、财务不稳定以及被捕入狱）。治疗师可以提醒患者，这种障碍是非常严重的，会影响到一个人的判断与行为。治疗则能提供一个契机，在病入膏肓之前，先行评估可能已发生的变化。然后，治疗师请患者回顾相应的体征，根据自身的成长史和模式（patterns），留心哪些体征是符合自己的，哪些是不符合的。治疗师可以询问患者："这些模式，你觉得哪种（些）出现在自己的生活之中了？"一旦确认出某一模式（pattern），就可以进一步探索下去了（如"该模式第一次出现，是在什么时候""该模式是怎样给你生活带来不便的""如果不去改变它，会有什么危害"以及"可以分几步来改变该模式"）。

回顾反社会体征可促进患者觉知那些重要的行为组群，这些行为先前并未被患者视作其问题的一部分。对患者而言，这种觉知的益处在于：将看似不相干的行为联系起来并视其为同一主题的一部分，这有助于患者理解自己生活的各领域中出现的问题。例如，患者可能会承认长期撒谎、易激惹、无法维持稳定的工作，这些都对自己的生活产生了破坏性影响，但他们可能从未将其看作是同一个问题的各种表现。治疗师需要谨记，回顾体征不是为了给患者贴标签。实际上，我们建议：在与患者讨论问题时，要避免使用如"反社会""社会病态"或"精神病态"这样的标签，不仅是因为这类标签会引发阻抗与争辩，还因为这类标签传达出"糟糕"的含义，会引发患者的痛苦情绪，最终破坏治疗的导入。治疗师应促进患者觉知其长期存在的、普遍出现的行为模式所带来的负面后果。

聚焦优点与价值观

治疗师认可患者的优点，有助于促进其改变动机，从而双方可以共同努力。针对反社会患者，最有名的优点取向治疗就是"美好生活模式"（Good Lives Model，缩写为 GLM）。基于 GLM，治疗师与反社会患者合作，阻断其高风险行为（规避性目标），但这只是改变过程的"上半部"；治疗师还要帮助患者发展出一种"能过上有意义生活"的行为模式（趋近性目标），这与前者同等重要，是改变过程的"下半部"。该策略旨在发掘患者的胜任力并予以增强，以利用这种胜任力减少风险因素。例如，沃伦表示希望讲述自己坐牢的前车之鉴，现身说法，帮助周围邻里中那些有犯罪风险的青少年远离犯罪。对沃伦而言，发展出这样的趋近性目标，自然会让他投入很多时间在各种公益组织中做志愿者工作，这样利用闲暇时间就颇具建设性，也从而减少了他跟那些罪犯熟人见面的可能，而且还促进了沃伦与没有犯罪思维的人们发展关系。

基于接纳的 CBT 干预取向，聚焦于探索和澄清患者的价值观，这是非常重要的贡献。接纳与承诺疗法（ACT）区分了目标与价值。价值，指引着今后的行为选择，有助于减少干扰核心价值的行为选择，增加"朝向更有意义生活"的行为激活计划。例如，某位反社会患者的目标可能是"顺利度过假释期"，所以他会参加强制性的家暴干预项目。不过，一旦假释监察期平稳度过了，他的目标可能就完成了，也就不再参加干预项目了。但是，如果这位患者所持的价值是"具有良性、正向的家庭关系"，那么他可能在完成假释监察后，仍然会以各种形式去努力实现这一价值。一旦确认了患者的核心价值，治疗师通常可以问他们："这周你能做哪一件符合自己价值观的事呢？"

我们注意到，治疗师在咨询工作中常有一定的担心：与反社会患者探讨核心价值可能徒劳无益，因为他们所持的价值观与目标恐怕异于常人，即有悖于亲社会和良性改变的原则（如"想成为当地最受尊敬的毒贩"）。不过，在现实的实践工作中，反社会患者其实跟传统的患者也有许多相似之处：他们也想为家人付出、与他人交朋友、从事有意义的工作，如此等等。在大多数案例中，反社会的行为模式通常也并不符合患者的价值观——这种行为模式，只是患者为了实现价值、应对（虽然是非建设性地）生活挑战的一种生硬尝试。这里并不是在说"治疗师不会遇到具有反社会价值观的患者"，而是想说明"这种情况其实没有通常认为的那么多、那么普遍"。当然，即便是技术最为纯熟的治疗师，也无法有效地治疗所有的反社会患者。重要的是，如果先入为主地认为大多数反社会患者天然具有反社会的价值观，那就是关闭了跟患者探讨"最看重、最在意的事物"这扇大门。沃伦的案例中，虽然他没怎么尽到父亲的责任，但他对此有遗憾感、有悔意，而非觉得自己了不起，或者无所谓。最近，沃伦得知儿子被捕后，他深感愧疚。沃伦传达出了一种价值观，即"想与儿子重归于好，想帮助儿子"。

临床干预

犯罪思维模式影响着一个人的选择与行为，倘若不予处理，最终会影响到个体的人生轨迹。反社会患者的 CBT 干预目标是：针对那些会害己害人的决策，改变其背后的思维模式，同时去促进那种能带来有益行为、亲社会结果以及能最终达成非自毁性生活的那种决策。本节中，我们将给出三种策略，用来干预反社会的模式与决策。

聚焦犯因性风险 / 需求的 CBT 序列

CBT 对话，或称 CBT 序列，可用于说明与核心八因素相联系的犯罪思维模式如何影响患者在生活各领域中的决策。例如，沃伦的一个风险因素就是他一直与反社会的朋友们保持接触。以下给出了一个 CBT 序列范本，可能适用于那些在决策上受到同伴负面影响的患者。治疗师在导入 CBT 序列时，应记得去反映出（reflect back）患者有关其思维内容的谈话，还要反映出患者任何的"改变性谈话"。

F-T-D 序列：朋友 - 想法 - 决策

1. 谈谈高犯罪风险的朋友以及这样的朋友对其（沃伦）高风险行为所起的影响。

"回顾过去的一年，请谈谈你的一个亲戚、朋友或熟人，他 / 她容易触犯法律，或者你觉得他 / 她给你造成了某些不好的影响。他 / 她为什么会陷入麻烦，或者为什么会给你造成不良的影响？少跟他 / 她来往，为什么会很难？"

2. 探讨跟这个朋友有关的危险决策。

"请举例说明一下，你跟这个人在一起时遇到的麻烦。"

或者

"请举例说明一下，你跟这个人一起做的哪些事，你觉得对自己有不好的影响，或者说是自挫性的。"

3. 探讨与这个朋友有关的、危险决策之前的思维。

"当你同意 [填入 "某事件"] 时，你跟自己说了什么？"

或者

"当你赞同 [填入 "某人"] 时，你头脑中想到了什么？"

4. 探讨规避这个朋友的影响后所做出的、更好的决策。

"请举例说明一下，那种你可以避开这个人的影响，从而摆脱了跟他 / 她有关的麻烦的情形。"

5. 探讨做出更好决策前的思维。

"当你不附和 [填入"某人"] 时，你头脑中想到了什么？"

或者

"当你 [填入"某正向事件"] 时，你的想法有什么不同？"

6. 针对导致两种不同决策的思维，总结其差异性。

"所以，总结一下你跟 [填入"某人"] 以及不良结果之间的联系，当时你可能想到的是 ＿＿＿＿＿＿＿；

而在你做出更好的决策时，你更可能想到的是 ＿＿＿＿＿＿＿。"①

自我监测及重建中间信念

另一种策略是：确认上文列表中 13 种犯罪思维模式中的哪一种影响了患者的决策？请患者持续监测这种思维模式，并进行认知重建。沃伦的案例中，他较难工作的一种思维模式是"漠视他人"（第 2 条）。治疗师最好是以非评判的口吻来提出这种思维模式，将其作为有待探索的内容。治疗师可以跟沃伦这样说："基于我们的讨论以及你所填写的问卷内容，你好像有这样的倾向——会在意自己，但不太考虑自己的行为会给他人造成什么样的影响。我想知道，我们是否可以关注一下这种模式（pattern），看看它给你的日常生活带来了什么样的影响？"

如果沃伦对这种探讨很配合的话，那么治疗师可引入"思维帮助表"（图 16.1），并以此作为后续会谈的焦点。在第一部分，沃伦与治疗师合作性地讨论"漠视他人是如何反复造成不良决策、关系恶化以及可能的犯罪行为的"。在第二部分，沃伦回忆起了"思维模式影响决策"的具体某件事。在第三列，他总结了自己当时的想法，尽量准确地给出当时的观点（当时的即刻想法）。第四列为沃伦提供了一个契机——开发一种替代性的视角（更好的想法）——这种新想法可能会带来不一样的结果。在"实际决策"部分，沃伦回顾了自己原来的决策（所体现的是中间信念的影响），然后，将其拿来与"基于替代性想法所做的决策"相对比。在两次会谈之间，治疗师要求沃伦去监测与其日常生活决策有关的特定思维模式。

---

① 关于犯因性需求 / 风险的 CBT 序列，详见达蒙·米切尔的著述。我们在此感谢汤姆·霍根（Tom Hogan）对开发 CBT 序列所做的贡献。

第一部分：由治疗师完成			
思维模式：			
第二部分：由来访者完成			
确认该思维模式出现的情境：具体说明，当时发生了什么，在哪里发生的，跟谁有关	请圈出问题领域 或 与该情境有关的领域	即刻的想法：请用一到两句话描述：在当时的情境中，你想到了什么	更好的想法：请写出替代性的想法——会引发更好的决策，或能让你更好地把握方向
	朋友和同伙 家人 物质使用 就业或教育 闲暇或没事做时 其他：_____	**想法：** **实际决策**：写下最终的行动决策	**想法：**

图 16.1　思维帮助表

决策回顾

　　治疗师还可以采用一种结构化的表格，来回顾患者不同的问题领域，并对患者的各种选择进行"风险 - 收益比"评估。治疗师可使用"决策帮助表"（图 16.2）作为家庭作业，或加以修改以适合于患者的特定需求。该表广泛涵盖了各种情境，可帮助患者识别相应的问题情境，考虑自己可能采取的行动并评估该行动的利与弊。在表格的顶部，患者描述问题领域，也包括与情境相关的事件。例如，在沃伦的案例中，可能就包括出问题的家庭关系、就业困难，或者持续抽大麻的风险。

　　表格的下半部，"可能的决策"一栏用来列出可能出现的各种选择。此栏通常包括当前的各种适应不良行为以及更具适应性、更被社会接纳的替代性行为。写在"可能的决策"中的各种选择，既包括患者当下即刻的"自动化"反应，也包括他们与治疗师所讨论出的亲社会选择。沃伦"可能的决策"栏里可包括"避开抽大麻的朋友们""一旦感到无聊厌倦了，尝试去参加别的活动，而不是抽大麻"。紧接着的两列，用于讨论每种决策的益处与弊端。在该部分，如果患者未考虑到可能出现的后果，治疗师要帮他们关注到。在列出每种决策的利弊之后，患者要用一个0~10级的量表（0为最无效，10为最有效）来评价其生活中每种选择的有效性。之后的治疗性会谈应继续回顾这些行为选择，同时评估其有效性。如果患者反复选择无效的行为，则说明有必要回顾和/或修改先前所写的该行为的"益处"及"弊端"；或者有必要确定患者是否有某些技能缺陷需要处理。还有另外一些情况，患者之所以会反复选择无效的行为，可能是因为那些他们未觉知到的中间信念在作祟。

描述一个需要做决策的当前情境。			
可能的决策 列出3~4个可能的决策选择	**益处** 描述该决策可能的益处	**弊端** 描述该决策可能的弊端	**效果** 从0~10评价该决策可能的效果（0=极为无效，10=极为有效）
1.			
2.			
3.			
4.			

图16.2　决策帮助表

治疗进程、毕生发展及结束治疗的考量

反社会患者，如果他们能找到情感上令自己信服的理由让自己实施在治疗中学到的新策略，那么患者行为及认知上的治疗收益都能保持得更为持久。因此，定期与患者一起回顾他们的小进步，提升他们对此的觉知，强化这些进步（正面的改变），是非常有帮助的。此外，只要有机会就要强化和鼓励患者建立和维持亲社会人际关系及网络。

在法院或矫治系统的监管下与患者工作时，其特别之处就在于：治疗工作的结束可能是突如其来的，完全来不及计划。例如，服刑人员的转移羁押，无论是对服刑人

员本人来说，还是对心理健康矫治工作者来说，可能都是很突然的，这会造成治疗的突然终止。类似的情况是，缓刑管束下的患者以及门诊设置下的治疗师，也都可能突然收到"缓刑撤销"的裁决，治疗也会因此提前终止，无法按计划完成。此类结局可能会加重患者的失功能思维及行为模式。为了尽量减少这种情况对患者造成的伤害、尽量保持治疗中的收获，治疗师应与患者讨论"意料之外的治疗提前终止"，以及将来一旦有可能，还要尽量去恢复治疗，尽量消除可能的负面反应。

常见问题挑战与临床工作者的自我关怀

反社会患者——无论是服刑人员还是门诊患者——他们之所以来治疗，多半是因为外界要求他们"改变"。法庭、矫治系统、家人或雇主可能会向患者发出最后的通牒：要么接受治疗，要么"坐牢 / 取消假释 / 解雇 / 从学校开除 / 断绝家庭关系"等。所以，反社会患者在寻求改变、参与治疗、做出改变等方面，动机恐怕都较低，甚至是抗拒性的。不幸的是，近期一项元分析研究也发现：针对罪犯的强制治疗，在减少再犯行为方面，一般是无效的；但自愿治疗却与再犯减少相关。这意味着，如果被强制治疗的患者也能对改变发展出兴趣——类似那些自愿治疗的反社会患者——治疗可能会最为有效。所以治疗师应努力让那些声称自己"被迫来访"的患者，转变成认为自己"想要做出一些改变"。

对于患者的移情行为，治疗师必须予以觉知，冷静恰当地回应。同时，治疗师也必须监测自己对患者的自动化（通常是负性的）情感反应。例如，患者反复爽约，而其所给出的借口让人质疑，甚至荒诞可笑，治疗师可能就会觉得自己被患者操纵了。反社会患者可能还会尝试夸大症状、诈病，想搞到受管制的处方药，想更换监舍，想博得法庭的同情，诸如此类——这些都可能会造成更大的反移情挑战。治疗师必须谨记，与患者的合作可能是遵循 80/20 或 90/10 法则的——治疗师初期会有很大的压力，甚至可能出现职业倦怠。

结论

我们鼓励 CBT 治疗师不要回避与反社会患者的合作，因为这种合作有利于我们的社会安全，能减少犯罪所造成的危害与痛苦，也能给这些患者提供洗心革面、过上更积极生活的机会。虽然反社会患者最初可能对治疗毫无兴趣，但通过整合性地运用 MI 技术、回顾反社会模式造成的损失、探讨核心的价值观，治疗师可以推动患者觉知自身的改变需求，将患者导向与其价值观一致的亲社会行为上。治疗一旦顺利地导入，我们就建议将治疗焦点放在与患者"犯因性风险 / 需求"有关的思维与决策模式上，因为正是这些因素导致了他们的高风险的反社会品行。下一步的治疗工作将聚焦于改变这些促发反社会行为的思维模式，同时还要鼓励那些更好的决策——能促进患者追求核心价值，心怀希望、更具自我实现地生活下去。

| 第17章 |

边缘型人格障碍

阿诺德·阿恩茨（Arnoud Arntz），哲学博士；
荷兰阿姆斯特丹大学临床心理学系教授。

边缘型人格障碍（Borderline Personality Disorder，缩写为BPD）的个体在人际关系、自我形象、情感和行为等人格特征方面表现出显著的不稳定性。例如，娜塔莎（Natasha），她29岁，结婚多年；近一年多来，因感到"太疲惫"而无法工作，每天大部分时间都躺在床上度过，因此前来求助。她的问题似乎始于工作中的人际冲突。娜塔莎曾与老板交往，但最终分手了，因为老板在与她交往之前已经与别人订婚并会履行这一婚约。娜塔莎对此失望至极，于是她开始了与另一位男士的交往。据娜塔莎自述，老板因此心生怨恨，给她降级，还经常当着其他员工的面批评她，这让她"精疲力竭"。在第一次访谈后，治疗师对娜塔莎的初步诊断为"适应障碍伴混合性情绪特征"以及人际关系问题。但在第二次访谈之后，治疗师判断，娜塔莎的临床状况远非如此简单。娜塔莎说自己的婚姻中充斥着争吵、遍布着攻击性威胁，还表达了对家人的怨恨，并承认自己酗酒、常抽大麻。她反复诉说着对生活的绝望和对他人的不信任。当治疗师询问娜塔莎"希望治疗带来什么收获"时，她的回答有些含糊不清："要让我感到，就像我一个人待在家里时一样。"虽然治疗师认为娜塔莎可能正遭受着严重的焦虑、悲伤和孤独的困扰，但她却一脸强硬，所以很容易想象到，对于其他人来说，她这种态度是多么惹人生气。

治疗师察觉到了娜塔莎更多的心理病理迹象，于是对她进行了半结构化的临床访谈。除了若干症状性障碍外，娜塔莎的问题包括很多未解决的情感问题，如青少年时期的问题、与父母之间的关系问题，明显符合 BPD 的诊断标准。临床工作者判断，BPD 应该是娜塔莎最主要的问题，并与她讨论了治疗人格问题的利与弊。娜塔莎决定针对自己的人格问题，进行长程的认知疗法治疗。娜塔莎认为，她有关"自己"以及有关"他人"的体验方式，是需要做出一些根本性的改变了；她还想从情感上解决自己对父母抱有的痛苦体验。

BPD 是一种相对常见的障碍，在成人群体中有 1.1%~2.5% 的人罹患 BPD，其中女性患者通常占到 70%。与精神分裂症相比，BPD 的社会成本更高，患者的自杀风险更高（10~15 年间，大约有 8%~10% 的患者死于自杀），BPD 患者的自杀率比一般人群高出 50 倍，该障碍对个体的生活造成了严重损害。随着卫生保健领域诊治强度的提升，BPD 的病患比例普遍升高，从不到 10% 的门诊病例比例增加到超过 50% 的专科住院病例比例。BPD 患者给亲属、朋友及同事都造成负担，其后代的心理病理风险也很高。很多 BPD 患者天资聪慧，但该障碍却妨碍了其发展，导致很多患者无法完成学业、完全不工作或者从事着与其能力不相符的工作。虽然 BPD 的症状可以通过治疗得到缓解，但患者的社会功能、社会参与以及生活质量问题仍会长久持续，所以治疗应该更多聚焦在这些方面。对 BPD 患者而言，人际关系危机也是普遍的，包括与朋友或同事之间关系的强烈波动。多数 BPD 患者都有自伤行为（60%~70%），虽然自伤行为并不是 BPD 患者所特有的；而且他们经常还会滥用物质并常将此作为一种自我药疗（self-medication）的方式。虽然在心理健康护理中心，大多数 BPD 患者是女性，但在司法机构和戒毒所中男性 BPD 患者更为普遍。BPD 患者也是身体健康保健机构的重度消费者。很多患者会因个人危机、创伤后应激障碍、抑郁或物质成瘾而前来求助。治疗师应帮助 BPD 患者从人格问题的视角来理解自身困境，同时给他们注入"治疗这类问题"的信心和希望。

BPD 患者的"勃然动怒"与"危机频发"，让他们在卫生保健领域声名狼藉，很多治疗师对其心存畏惧。"BPD 患者不可救药"的看法已深入人心。最近的研究表明，这种看法是不正确的。专病模式的认知疗法是治疗 BPD 最具前景的疗法之一。虽然针对 BPD 的认知疗法绝不单一，但很多治疗师发现，基于认知疗法的框架，可有效地治疗 BPD 患者。

临床体征与症状

虽然 BPD 已呈现出高患病率，但还是不乏被漏诊的情况。一旦患者明显、稳定、自主性的症状性障碍是其前来求助的主要原因，则"治疗的开展"可能就不是太大问题了，即使 BPD 可能是其治疗脱落的高风险因素。但是，在很多案例中，当患者的主要问题是 BPD，而治疗中却诊断不足时，所造成的最大问题就是：BPD 无法得到充分的治疗。

DSM-Ⅳ-TR 以及 DSM-5 将 BPD 的特征总结为"不稳定"与"冲动"。"不稳定"主要表现在以下三个方面：（1）人际关系上，倾向于热情投入，但常常又会戛然而止，突然中断关系；（2）身份认同上，在对自己的看法、理想、未来计划以及道德价值观方面表现出不稳定；（3）情感上，强烈的情感反应，表现为突然、急剧地在各种情绪之间转变。"冲动"也主要表现在三个方面：（1）潜在自毁性的行为，具有短期的奖赏性，但却出于冲动，如冲动消费、物质滥用、暴食和冲动性性行为；（2）勃然动怒，难以控制自己的愤怒；（3）自杀行为及自伤行为。其余的诊断标准还包括：害怕被抛弃，力图防止自己被抛弃；长期的空虚感；应激（压力）相关的暂时性偏执体验或解离体验。要诊断为 BPD，以上标准需要达到五条或更多。这些 BPD 的诊断标准，虽然在理论上可以有很多种的组合可能，这表明，BPD 患者之间其实存在很大的差异；但是，一旦将这组诊断标准作为一个维度看待，其内部一致性就会很高了，这又表明，BPD 的大部分特征都与一个潜在的维度相关。ICD-10 将 BPD 定义为"情绪不稳定型人格障碍"的一个亚型。情绪不稳定型人格障碍（emotionally unstable personality disorder）的定义为：

一种人格障碍，罹患该障碍的患者表现出明显的易冲动、不计后果以及情绪不稳定。患者欠缺计划能力，当其冲动行为受到他人的批评或反对时，他们常会暴怒，从而导致其暴力行为或"行为大爆发"。该人格障碍已确定出两个亚型且两者都体现出"冲动"和"缺乏自控"。

边缘型亚型的定义为：

患者具有情绪不稳定的特征，其自我形象、目标和内在偏好（包括性偏好）常不明确或紊乱。患者通常有长期的空虚感。他们易卷入热烈但不稳定的人际关系，这可能会造成其面临反复的情感危机，但患者极力避免被抛弃，并可能会做出一系列的自杀威胁或自伤行为（而其发生可能并无明显的诱因）。

相比 DSM-5 中 BPD 的诊断标准，情绪不稳定型人格障碍的冲动性、攻击性更强，类似于反社会型人格障碍。与 DSM-5 相比，ICD-10 中的边缘型亚型没有"应激（压力）相关的解离与精神病性发作"这项诊断标准（DSM-5 中的诊断标准 9）。这显示出，两种诊断体系的诊断一致性有限。

鉴别诊断

BPD 的高共病性使初步诊断与初始治疗计划的制订都变得更为复杂、更加困难。几乎所有的障碍都可能与 BPD 共病，尤其是心境障碍、物质滥用 / 依赖、焦虑障碍（特别是社交焦虑障碍和创伤后应激障碍）、精神病性障碍以及其他的人格障碍。因为 BPD 被视为最严重的人格障碍之一，所以 BPD 应作为最先考虑的人格障碍诊断，治疗方案要兼顾 BPD 及其共病的障碍。但共病反社会型人格障碍和自恋型人格障碍时，则可能例外，尤其是当患者具有犯罪特征时。

某些与 BPD 共病的障碍，应优先予以治疗，其中最为突出的有：双相障碍、严重的抑郁障碍、精神病性障碍（不含短暂、应激相关的精神病，因其与 BPD 第 9 项诊断标准相重叠）、需要（临床）脱毒的物质滥用、注意缺陷和 / 或多动障碍以及神经性厌食。上述障碍应优先治疗。这些障碍也会造成其他的问题：因其症状与 BPD 的诊断标准部分重叠，会造成 BPD 诊断中的多种问题。例如，双相障碍会被误诊为 BPD，或者 BPD 会被误诊为双相障碍。此外，某些病况——诸如创伤后应激障碍以及慢性物质滥用（如可卡因）——会造成个体人格的明显改变，呈现出类似 BPD 的症状。

针对症状性障碍与人格障碍进行结构化的评估，可能是防止误诊的最佳方法。BPD 患者支出庞大、遭受痛苦且其治疗过程艰难漫长，进行半结构化的临床访谈工作其实也就不算辛苦了。

概念化

粗略来讲，BPD 的认知行为概念化有三种：莱恩汉（Linehan）的辩证行为观、贝克式（Beckian）概念化以及杨（Young）的图式模式模型。

莱恩汉的辩证行为观

根据莱恩汉的模型，BPD 患者的典型特征是情绪调节紊乱，而且这可能是气质性的。情绪调节紊乱不仅会导致个体对应激事件反应剧烈，而且导致其需要花很长的时间进行平复。该模型的第二个假设是，BPD 患者通常处在"不被认可的环境"（invalidating environments）中。父母针对儿童的情绪反应做出否定的、惩罚性的或不恰当的回应，导致 BPD 患者在情绪调节、理解情绪以及对情绪反应的容忍上出现问题。之后，BPD 患者也会不认可自己的情绪反应，并对自己的情绪采取过于简化且不切实际的态度。治疗的首要目标是改善不适宜的情感反应，特别是针对缺乏控制的冲动行为以及自毁行为，包括（准）自杀行为。治疗师采取辩证的立场，一方面接纳患者的情感伤痛（而非试图改变），另一方面改变应激的前置事件，并改变患者应对情绪的方式。莱恩汉的辩证行为疗法（Dialectical Behavior Therapy，缩写为 DBT）的核心是使患者习得耐受情绪和调节情绪的技能，同时认可自己的情绪反应。DBT 的开发初衷是用于治疗（准）自杀患者，后来明确的是，大多数（准）自杀患者可能都符合 BPD 的诊断。在专门治疗 BPD 的方法中，有关 DBT 的研究最多，尽管这些研究在方法论上未必是最好的。研究表明，DBT 的效应值平均达到了中等水平。

贝克式概念化

早期的贝克式 BPD 概念化，强调"假设"在 BPD 中的作用。贝克、弗里曼及其同事认为：很多在其他类型人格障碍中常见的假设，在 BPD 中也处于激活状态。普雷策（Pretzer）进一步提出 BPD 的三个核心假设："世界是危险的、充满了恶意。""我是无力、脆弱的。""我天生就不被接纳。"普雷策认为，前两个假设相结合导致了患者的高度警觉以及人际不信任。除了高警觉外，BPD 还有另外两个核心性的认知特征："二分法（非黑即白）思维"及"较弱的身份认同感（含混不清的自我图式）"。这三种核心性的假设和这三个认知特征，对 BPD 的维持发挥了重要的作用，因此它们也是 BPD 的主要治疗目标。例如，依赖性假设（患者认为自己是软弱、无能的，而别人则是强大、能干的）和偏执性假设（患者认为其他人是不可信任、心怀恶意的）二者相结合时的矛盾性，维持着 BPD 患者的不稳定、极端的人际行为，使患者在"黏着别人"与"因不信任而推开别人"之间摇摆。二分法（非黑即白）思维，不能从连续体

（灰度）的视角来评价事物，导致了 BPD 患者突兀的、极端的转变，造成了情绪紊乱、极端化决策。因此，一旦工作联盟形成，治疗就应尽早去处理患者的二分法（非黑即白）思维。

莱顿（Layden）、纽曼（Newman）、弗里曼与摩斯（Morse）进一步细化了该认知模型，提出了很多其他类型的认知偏差和认知加工方式，将其与儿童早期发展联系起来，并认为这些偏差及加工方式与 BPD 患者的发展停滞有关。莱顿及其同事同样强调非言语成分在 BPD 患者核心图式中的作用，他们还将非言语成分与儿童学会讲话前的发展联系起来。因此，莱顿及其同事强调在治疗中采用体验式技术，尤其是意象（imagery）治疗。阿恩茨把 BPD 患者童年期的高虐待率与普雷策的观察相结合，认为儿童处理虐待的方式可能导致他们形成 BPD 的核心假设和认知特征。阿恩茨提出将贝克式"此时此地"的认知疗法与针对成长史的工作相整合，以此处理儿童时期的虐待并矫正"虐待致病"的结论。与莱顿及其同事的观点相一致，阿恩茨也强调了体验法在早期童年创伤记忆治疗中的重要性。针对贝克式 BPD 认知疗法的研究检验少之又少。布朗（Brown）、纽曼、查尔斯沃斯（Charlesworth）、克里斯 - 克里斯托弗（Crits-Cristoph）及贝克在一项开放式试验中发现，认知疗法有中等水平的效应值。考特拉克斯（Cottraux）及其同事将认知疗法与支持性的罗杰斯疗法对比后发现，认知疗法的治疗留存更久，疗效上也有一定的优势，但二者的脱落率都比较高。戴维森（Davidson）及其同事检验了在常规治疗中加入一定次数的认知疗法会谈，是否会产生更好的治疗效果。就首要结果而言，并未发现疗效更佳的证据，但在次要结果中发现了一定的疗效更优证据（11 个结果指标中有 4 个），尤其在自杀行为、杨的图式问卷这些指标上体现出更好的疗效。一项针对成本 - 收益的研究表明，常规治疗加入或不加入认知疗法，在成本与生活质量的改善上没有显著差异。

杨的图式模式模型

针对 BPD 核心病理的概念化模型指出，BPD 的根源在于：一个极度恐惧且遭受虐待的孩子被独自留在了恶意的世界里，他 / 她渴望安全与救助，但又害怕再次被虐待或被抛弃，因而不信任他人——这与杨提出的"图式模式模型"高度相关。为了理解 BPD 患者行为骤变的原因，杨细化发展了贝克在 20 世纪 80 年代临床工作坊中提出的观点，即 BPD 患者的某些病理状态是一种退行——退行到童年时所体验到的、强烈的情感状态。杨将这类情感状态概念化为"图式模式"，除了这些孩子般的退行状态外，他还提出了非退行性的图式模式。"图式模式"是基于一系列的图式组织起来的个体的思维、情感和行为模式，各图式模式之间是相对独立的。杨认为，BPD 患者有时会从"某一种图式模式"骤然转换为"另一种图式模式"。正如贝克所观察到的，这类状态有的会呈现出极度的孩子气，无论是患者本人还是其他人都对此困惑不解。杨认为，BPD 的核心是以下四种图式模式："遭遗弃或虐待的儿童模式""愤怒/冲动的儿童模式""惩罚性的父母模式"以及"超脱的保护者模式"。此外，还存在"健康成人模式"，代表着患者健康的一面。

"遭遗弃或虐待的儿童模式"意味着患者可能处于绝望的状态，而这一状态与患者童年时期遭受到的（或被威胁会遭受的）遗弃和虐待有关。该模式的典型核心信念如下："别人都是心怀恶意、无法信任的，都会抛弃或者惩罚我，尤其是在我与他们的关系逐渐亲密时。"其他的核心信念还包括以下几条："我的情感伤痛没有终点。""我将永远孤身一人。""没有人会关心我。"患者的行为举止就好像一个心烦意乱、绝望无助的孩子，渴望安慰与呵护，但同时又对此担惊受怕。通常，患者是害怕该模式的，不仅因为会伴有强烈的情感伤痛，会再度激活与创伤相关的记忆与感受，而且也因为紧随该模式之后的是"惩罚性的父母模式"被激活，这预示着"一种严厉的自我惩罚状态"，在这种状态下，患者会谴责自己，认为自己糟糕至极、罪孽深重，活该受到惩罚。患者在童年时期表达负面的情绪、观点或愿望时，常会遭到其照料者的惩罚——无论是明确的惩罚（"你是个坏孩子"），还是隐含的惩罚（如无视孩子好几天）——并将之归结为患者孩童时的品性。照料者遗弃性的威胁话语（"我要把你送到孤儿院去"）、语言或肢体上的攻击以及严厉的惩罚（或惩罚相关的威胁），都被内化嵌入了"惩罚性的父母模式"中。该模式典型的核心信念如下："我糟糕至极（罪孽深重），活该受到惩罚。""我的想法/愿望/情感是病态的。""我无权表达自己的想法/愿望/情感。""我只能受人摆布。"通常情况下，患者不仅体验到惩罚性的想法，还会对自己施加惩罚性的行为，如自伤、毁掉自己生活中的美好事物、不来治疗等。患者的主要感受是负罪感（guilt）。患者还可能会激起他人——包括治疗师——对他们的惩罚性反应。

患者（也包括治疗师！）常会害怕的另一种图式模式是"愤怒/冲动的儿童模式"。这种模式表现为孩子气的愤怒或自我满足式的冲动行为，长期来看，该模式对患者自身及其人际关系都会造成损害。不过杨、克劳斯科（Klosko）及维斯哈尔认为，BPD 患者一般会回避体验、回避表达愤怒，这种被压抑的愤怒便会在内心积聚并以相对失控的方式喷涌而出。根据杨的图式模型，在这种"发飙"状态之后，接踵而至的就是"惩罚性的父母模式"被激活。冲动性的、即刻性的、需求满足的行为，也是因为"愤怒/冲动的儿童模式"。其背后的信念是："我的基本权利被剥夺了。""他人是恶意、刻薄的。""我必须为了生存而战斗，或者至少要拿到我所需要的。"在杨的模型中，并不把该模式视为"贪婪"，而是将其视为对虐待（也可能是患者主观感知的）的反抗，因此，（鉴于 BPD 患者童年时经历的虐待）这种情感状态就是本质良善、合情合理的了，尽管这种状态会导致患者的失功能行为。

虽然 BPD 患者因"危机频发"与"勃然大怒"而声名狼藉，但长期致力于治疗此类患者的治疗师发现，BPD 患者大多数时间都处在"超脱疏离"的状态之中。他们似乎并不与他人真正地接触、建立联系，他们对自己的感受和想法好像也没有真正去体验。根据杨及其同事的观点，患者处于"超脱的保护者模式"——儿童发展出这种保护性模式，在"危险的"世界中得以生存。杨及其同事认为，该模式的作用是防御依恋风险（因为依恋可能会带来痛苦、被遗弃、被惩罚或被虐待）、情感体验、自信决断表达、成长发育——因为这些都意味着潜在的痛苦以及惩罚性模式的激活。其核心信念是：体验情感以及与他人接触都是没有意义的，甚至是一种危险的行为；"超脱疏离"才是生存和掌控生活的不二之法。患者常会采用各种策略维系该模式，包括：对感受和想法的认知回避；不交流；回避其他人和活动；睡觉、发展形成并主诉身体的不适；吸毒、酗酒；甚至（准）自杀。表面看来，患者似乎是理性和健康的，但这并不是真正的健康，因为患者在诸多重要的功能领域压抑了自己。

基于杨的图式模型所开发的疗法（即图式疗法）旨在减少患者采用"超脱的保护者模式"，通过提供安全感及处理创伤来疗愈"遭遗弃或虐待的儿童模式"，逐步将"愤怒/冲动的儿童模式"重新塑造为"健康的自信决断表达"，从患者的系统中剔除"惩罚性的父母型模式"，增强其"健康成人模式"。研究发现，基于该模型的治疗效应值很强，无论治疗是以个体形式、团体形式还是个体团体相结合的形式进行，且脱落率很低——这一点尤为重要，因为 BPD 患者的治疗脱落率通常较高。

治疗的主要目标

治疗的主要目标是什么，要根据治疗的疗程的长短来决定。在短程治疗中，治疗通常旨在缓解 BPD 最为严重的症状，如自杀企图、自伤行为、其他形式的自毁冲动行为、物质滥用等。通常，患者仍旧还存在很多问题（即便患者的症状已达不到 DSM

所规定的 BPD 诊断标准了），因此，如果条件允许，患者应被转介接受进一步的治疗。

一个更全面的治疗方案，一般包含下列主要目标：

（1）缓解 BPD 的所有症状（包括人际关系方面的问题、害怕被抛弃、身份认同问题、情绪不稳定以及空虚感）；

（2）体验、表达情感与需求时，与他人进行私人接触时，都感到安全；

（3）在个人、社交及社会层面，建立起自己感到满意的生活方式。

在限定时程、目的明确的治疗中，治疗师与患者设定具体的目标是相对容易的，但那种更长程的治疗则不容易设定目标。在长程治疗中，治疗目标自然是总体的、笼统的，目标的表述基于以下内容：削弱核心图式与失功能策略的影响，形成并增强健康的图式与策略。长程治疗的个案概念化（formulating）可能会更复杂、更困难，因为许多 BPD 患者并不知道"健康的图式与策略是什么样子的"。

在治疗开始之前，治疗师应先决定要提供哪种疗程的治疗？一方面，偏短程的治疗可以帮助 BPD 患者缓解最棘手、最危险的问题。那么，治疗目标就可以是"减少患者的冲动行为和自伤行为"，还可能包括"减少物质滥用"以及"让患者获得情绪掌控感，能对问题内省自知"，从而更适合进行下一步的心理治疗。莱恩汉、阿姆斯特朗（Armstrong）、苏亚雷斯（Suarez）、阿尔芒（Allmon）、赫德（Heard）以及布朗及其同事的研究表明，这些目标都可以在为期一年的治疗内完成。另一方面，要想切实解决与 BPD 有关的所有问题，那么长程治疗就势在必行了——在长程治疗期间，治疗师与患者之间（或团体治疗中的团体成员之间）通常会形成较紧密的（intensive）人际关系。BPD 患者本质上不信任他人，尤其是当他们与他人关系逐渐亲密时，患者的依恋风格也很病态，所以治疗师需要拿出相当多的时间去解决患者的这些人际壁垒。因此，要切实、深入地治疗 BPD，就有必要花时间发展、培养一种新的"安全依恋"，以从根本上矫正患者在童年时期形成的问题。相应地，治疗会聚焦在患者儿时的创伤记忆上，这也是旷日持久的一项工作。

合作策略

治疗师要与患者发展哪种关系类型，也要根据治疗的疗程长短及所设定的目标来决定。如果是短程的治疗，会较快地结束，治疗师应与患者多保持一些距离——因为，在短程的治疗中，如果安全依恋刚刚被建立起来，治疗就结束，可能造成很多问题，这甚至对 BPD 患者是有害的。治疗从始至终都要提供危机支持，但在短程治疗中，治疗师不必深入涉及对危机的治疗。会谈的频率可以是一周一次或一周两次。

本章将着重讨论长程治疗中的情况：治疗师尝试与患者建立起一种更加私人化的、更具关怀呵护的关系。治疗师要主动去打破患者的超脱疏离，主动涉入患者的危机，抚慰患者的悲伤，让自己作为一个"人"来与患者互动。最初的会谈频率是一周两次，这有助于培养患者的安全依恋，复习会谈中的新领悟，避免遗忘。与大多数症状性障碍的治疗相比，治疗 BPD 时，治疗师需要在治疗内容和过程中提供更多的指导，因为患者缺乏健康的观念，难以采用苏格拉底式对话。因此，治疗师通过心理教育让患者具备以下方面的健康观念：情绪、需求及人际关系方面；儿童发展、健康的教养方面；儿童和成人普遍的权利方面（如参考《联合国人权宣言》）。治疗师也要更为私人化地、更为直接地对患者表现出更多的关心与兴趣，因为 BPD 患者需要这些。治疗师运用"自我披露"这种有感染力的治疗方法来教导患者，也能使治疗关系更为私人化——只要这种方法能对患者有帮助（如果该方法给患者的压力过大，或令患者感到害怕，就不要使用了）。同样，与针对症状性障碍的标准治疗不同的是，治疗师要在职业边界以内尝试满足患者的需求，以直接矫正患者在治疗关系上的失功能图式。杨及其同事称这一方法为"有限定的再抚育"（limited reparenting），旨在部分地修正患者童年时发展形成的不良图式。

大多数患者都认可、肯定该方法。研究表明，采用此方法，治疗关系的品质更高，治疗脱落更少。但是，因为该方法会触发核心图式，所以也会引起患者的不适感，不过这也有其好的一面，因为随后就可以在治疗中对这些核心图式加以处理了。因此，"再抚育"法是治疗的必要成分。为促进安全依恋的形成，治疗师可鼓励患者在两次会谈之间可用电子邮件进行联络沟通，或者当出现危机事件时，可以给治疗师打电话。两次会谈之间的私人联络，驳斥了患者所认为的"没有人真正关心自己"以及"一旦自己表达了负面情绪，接踵而至的就是惩罚和抛弃"，从而强化了患者的安全依恋。当出现危机事件时，治疗师接纳性地与患者交谈，尤其是接纳性地倾听他们，对于教会患者耐受和接纳负面情绪是最为有效的办法。治疗师借此向患者证明：其实负面的感受总会平复的。患者在两次会谈之间联络治疗师，这样做并不意味着治疗师始终应该随叫随到或无所不能。除了选择联络治疗师，患者应该也可以向危机干预机构求助（万一患者无法联络到治疗师，或与治疗师交谈后仍无法平复情绪时，可联络危机干预机构）。

　　"有限定的再抚育"法，要求治疗师具有界限设置的能力，以防患者越界进入治疗师的私人领域。治疗师通过设置私人界限，而使患者感到受挫，这是再抚育法中必要的一个环节：这种挫折感，就如同患者在其现实的抚育关系中所经历的一样，但是，这种挫折感也是可疗愈的，尤其是当患者能够去检验他们有关受挫后果的负面信念时，如"设置界限意味着对方完全不喜欢我"以及"一旦我对设置界限表达出愤怒，随之而来的就是治疗师的惩罚或抛弃"等。在与 BPD 患者申明个人界限时，有两点非常重要：第一，治疗师应只处理患者的问题行为，不要像其儿时的照料者一样做品性方面的归因；第二，治疗师应为设置界限给出私人原因，而不是仅以机构或行业规范来做出解释。例如，因为有其他的私人事务，治疗师可将接电话的时间限定在一天的某些固定时段内。以下对话是治疗师申明私人边界的例子。

　　娜塔莎： 这周末我要开一个生日派对，庆祝自己 30 岁的生日，我邀请你参加，这样就可以把你介绍给我丈夫和朋友们了。

　　治疗师： 非常感谢你的邀请，但我恐怕是不能参加的。

　　娜塔莎： 为什么啊？我特别希望你能来。

　　治疗师： 我很喜欢你，但我想把闲暇时间留给家人和朋友。

　　娜塔莎：（有些恼怒）这么说你没把我当成朋友啊？你不是说过吗，可以对治疗抱有不一样的期待，在这儿能唤起我内心深处的感受，你会是那个特别的人，你会照顾我，对吧？像父母照顾孩子一样，对吧？而现在，我向你提出一些私人请求，这对我来说非常重要，而你却拒绝我！你是个骗子！我竟跟个傻子一样相信你！

　　治疗师： 你说的没错，尽管我很喜欢你，但并没有把你当成朋友，而且我也需要时间和家人、朋友增进感情。所以这是出于我私人的原因。在这儿，我很高兴见到你，也喜欢和你一起合作，但我并不想参加你的派对。

　　娜塔莎： 上帝啊！你别再说了，别在伤口上撒盐了。我听见你说的了。（开始担心起来）哦，天哪！我本不该问这个的，我就知道会是这样，我知道你会拒绝我，我有这样的非分要求，你会讨厌我的。我想离开这儿。我不能留在这儿了（起身，准备离开会谈室）。

　　治疗师： 请不要走，请留下来。我知道自己的回绝让你很伤心。我也明白，现在你特别担心："我竟然对他提了这样的要求，他会变本加厉地伤害我的。"我说的对吗？让我们探讨一下这个话题吧。如果你现在离开的话，我也感觉不好受啊。我们可以尝试探讨一下这个话题吗？

娜塔莎：（又坐下来了，哭了）好吧，但我感到很丢脸……

再抚育法要求治疗师对高强度的负面情绪具备耐受力，特别是能耐受患者对他们的愤怒，还有患者自己的悲伤与绝望。患者对治疗师所持有的正面情感，同样可能是问题挑战的来源，尤其是患者对治疗师的相思之情或其他一些不切实际的期待。与治疗类似这样患者的同事们多进行会诊磋商，是有极大帮助的。

虽然，建立这样的治疗关系，其目的是明确的，但在实际应用时却不见得一帆风顺。虽然 BPD 患者对那种"关怀照顾性的关系"充满了渴望，但他们同时对此也非常害怕。对于长期私人性的、敞开心扉的关系，患者会感到担心、不信任、无所适从、难以耐受。因此，治疗师应尝试在"保持距离"与"增进亲密"之间取得平衡。这样做，不但让关系适配于不同的治疗阶段，而且也能主动处理患者在治疗中出现的担心与不信任。如普雷策所说："（一旦明确了）患者难以信任治疗师，那么对此开诚布公地予以承认、接纳，是建立信任感最为行之有效的办法，而后，治疗师也要以一种始终如一的、令患者信任的方式审慎进行。"。将问题与其背后的核心图式（或图式模式，如果治疗师使用的是模式模型）联系起来，有助于患者用新的视角审视问题，还可以给患者注入希望："通过治疗，这些问题将会得到解决。"

患者的高脱落风险是个大问题，应未雨绸缪。治疗师应主动采取行动，挽留患者，例如，打电话给缺席会谈的患者，询问（并主动建议患者打破超脱疏离的状态）不来治疗的原因，同时调整自身的行动方式，来适应患者的需要。不来治疗的常见原因包括：超脱策略（与世隔绝，回避、驱赶与困境有关的感受和想法，以此作为生存之道）；担心被治疗师虐待或抛弃；自我惩罚的态度（"我不配得到治疗""我应该毁掉美好的事物，以此惩罚自己"）。治疗师应向患者澄清这些潜在信念，同时还要针对现实情况共情性地面质患者："不来治疗"意味着问题会延续下去，也会失去矫正这些信念的机会。

惯于治疗症状性障碍的认知疗法治疗师，应克服自己如下的习惯：迫切去寻找"导致患者失功能情感的偏差解读"。相反，治疗师可以接纳、认可患者的情感体验，但不鼓励他们的冲动性情绪行为，从而为患者的情绪调节载入更加健康的图式。治疗师通过示范以及直接指导，帮助患者矫正其特异性的负面信念——那些关于"情感体验"的信念——"我的感受是没有意义的""我有这种感受是'不好的'""我会被这种感受搞得抓狂失控"以及"其他人（包括治疗师）会针对这种感受、行为惩罚或拒绝我"。

最后要说一项建立关系的重要技术，即"共情性面质"，一条面质性信息包含三个成分：（1）治疗师共情性地表达自己的见解：患者为什么会选择一种失功能的策略；（2）面质患者：倘若真的遵循了此策略，将会导致怎样的负面后果，障碍会不会继续下去；（3）明确、清晰地开发出一种全新的、具功能的替代性策略，请患者遵循新策略行事。以下的例子展示出治疗师是如何运用共情性面质向患者说明：可采用具有功能的（而非失功能的）行为，来应对压力性的人际情境。

"我明白你为何对马克（Mark）的话感到如此气愤，因为这些话深深地刺痛了你的心。我也明白，你现在特别想去伤害自己的身体，让他看看他伤你有多深、他有多不是人。但请不要这么做，因为你一旦做了，你俩的关系恐怕就会雪上加霜。他会火儿更大，你会心更怕，如此升级下去只会让你愈发觉得'他人都不是好东西，都不能信任'。换句话说，遵循旧策略，问题也会照旧。相反，在明白你感受的前提下，我还要请你去尝试一种新的策略——去跟马克讲明，他的所作所为让你感到痛苦，告诉他你为何有这种感受，还有，请他不要这样做了。运用这种新策略，你不需要伤害自己；你是可以掌控自己的行为的。这样解决问题是更健康的。还有，如果他执迷不悟、还继续伤害你，我们将一起找出应对的办法。我知道，新的方式对你来说不容易，甚至让你担惊受怕，但我对此还是坚持的态度——因为这是种抛砖引玉，能帮你学到更加健康的问题解决之道。"

临床干预

分级处理

将待处理的问题区分优先级，再按级干预，这是较明智的做法。表17.1对问题分级做了一个概览。生死问题始终应该排在**第一位**。其中就包括了自杀冲动以及其他的危险行为以及给他人（特别是相关儿童）造成生命危险/威胁的行为。排在**第二级**的是"威胁治疗关系的问题"。其中包括：患者想提前结束治疗、想搬家到其他城市、不来接受治疗、在当前治疗的过程中另行展开其他的治疗；患者跟治疗师，相互之间都是负面感受；会谈迟到；会谈中使用手机等。之所以把"威胁治疗关系的问题"优先级定的这么高，是因为良好的治疗关系是解决一切问题的前提。排在**第三级**的是"患者的自毁行为"，眼下虽然不会威胁到生命，但其具有破坏性，会干扰到治疗中处理图式。这类破坏性行为包括自伤、物质与药物滥用、不工作、冲动行为与冲动决策、食宿条件不好、失控性的情绪爆发等。针对这些问题反复处理，要求患者终止这类行为，合作找出替代性的行为及解决办法。这些做法虽然都是有帮助的，但在治疗的早期阶段，治疗师不能去期待、当然也不能去坚持"让患者做出此类的改变"。这并不是指"别在治疗议程上重复设定这些问题"，而是说，因为患者的心理病理程度可能是非常严重的，所以治疗师需要假以时日。排在**最后一级**的问题，其实也很重要，包括针对图式的工作以及创伤处理。

表 17.1　问题分级

1. 危及生命的问题
2. 治疗关系
3. 自毁行为
4. 其他问题、图式工作、创伤处理

对问题进行分级，不仅有助于设定治疗会谈的议程，而且也有助于全盘规划整个治疗过程。治疗师应该谨记，就算已经进入了图式工作的阶段，先前的 1~3 级问题还是有可能需要再度处理的。例如，在处理儿时创伤时，很可能会带出患者危及生命的行为，所以治疗就要返回处理第一级的问题了。处理第一级问题后，治疗的焦点可以再次回到"创伤处理"上。

危机处理

虽然一直有危机干预机构的存在，但治疗师仍旧是危机治疗中最重要的角色。如前所述，患者的大多数危机是源于他们对"体验到强烈情绪"的负面信念。要消解这类信念，治疗师的主要策略就是采取一种冷静、接纳、抚慰的立场。共情性地倾听患者，询问他们的感受与解读，认可此类感受的重要性。通常，惩罚性的想法与行动（杨及其同事所开发的模型中的"惩罚性的父母模式"）发挥着失功能的作用，所以治疗师需要主动地询问与消解这类想法（如"不是那样的，你其实是个好人啊""丈夫离你而去了，所以你感到悲伤与气愤，这是人之常情""你能把感受讲给我听，我很高兴"等）。

当患者出现危机事件时，有干预资源可用，这是很重要的。因为及时的干预，通常可以避免问题恶化、自残、物质滥用或其他的适应不良行为，也会降低患者的住院必要性。在治疗中，或早或晚都有可能与患者达成以下共识：在与治疗师交谈之前，不要做出失功能的行为（如自伤）。据我们所知，在很多案例中，通过电话共情性地倾听患者、共情性地与之交谈能对危机事件起到 15~20 分钟的抑制作用。通过治疗，患者会逐渐内化有关"不适、难挨感受"的新态度，并能以此态度来对待自身的问题，这样一来，他们也就不那么依赖于他人的即刻援手了。治疗师可以录制"抚慰 / 舒缓话语"的音频、制作抽认卡，来帮助患者回想起那些起到抚慰 / 舒缓作用的思维想法，从而推动这种转变。

常见的一种误区是，治疗师过早地给出问题解决及危机处理方面的建议。这无疑会强化患者的惩罚性信念（"看来是我错了"），也不利于培养那种有关情绪体验的健康态度。一旦患者情绪冷静下来，切实的问题还是要去解决的——而且，通常这会儿患者已经可以自己解决问题了。不过，有时候情况是很复杂的，治疗师可能没法按照上述的原则来工作。例如，当患者物质（酒精、苯二氮卓等）中毒严重时，谈话就没什么帮助了，因为他 / 她已经无法控制自己的攻击冲动了。此刻需要介入更具医学取向的援助。再例如，患者在与治疗师谈话时，做出自伤行为。治疗师此时应设置严格的界限（如"请你立刻停止割伤自己，然后我们谈谈你的心情感受，所以请把刀放下"）。

界限设置

某些行为是绝不可接受的，所以治疗师必须对此加以限制。这些行为包括：跨越治疗师私人界限的行为（如跟踪、恐吓或侮辱治疗师）；危及患者生命的危险行为；威胁到治疗继续进行的行为。此处所强调的"正式的界限设置"，只有在治疗师觉得万不得已，已有"终止治疗"的心理准备时才能给出。如果治疗师觉得还不至于到这一步，那么就应该继续容忍患者的行为，同时就此面质患者，并推动他们做出改变。在给出界限设置时，治疗师应当坚定不移，以自己的私人原因来做解释，只论及患者的行为，而不针对他们的品性。还有，千万不要想当然地认为"患者应该知道这类行为是治疗师不能接受的"。下面的例子便展示了治疗师怎样通过设置界限来处理患者不恰当的打电话联络问题。

"昨天，当你感到极度痛苦时，给我打了电话，咱们是这样约定好的。但我听说你当时喝醉了，还服用了很多镇静药。因为你当时已处于物质中毒状态，我觉得咱们是没法理性沟通的。当时谈什么都没有意义。所以，如果你喝醉了（或者说中毒了），请不要给我打电话。在考虑喝酒和吃药之前，欢迎你给我打电话，这样咱们才能展开真正的交流与沟通。请在喝酒和吃药之前联系我，而不是之后。"

患者的行为可能会照旧，这种情况下，治疗师要坚定不移地重申界限。

"两周前，咱们重新制定了'你打电话给我'的条件。我说过，如果你喝醉了、吃了镇静药，是不能给我打电话的。但是，在上周三，你服了药也喝了酒，然后又给我打了电话。我必须要说明的是，当我发现你又喝多了，又物质中毒了时，我是有些生气的。我不想和酩酊大醉的人交谈，我也不想因为你来电时的醉态而开始对你印象不好。所以，请你在遇到危机，需要我时，但也必须是你清醒时，才能给我来电。你喝醉时、物质中毒时，请不要给我打电话！请在你喝酒和服药之前联系我！"

表 17.2 总结了设置界限时要采取的步骤。如该表所示，只有在先给出"警告"的前提下，才可能执行相应的"后果"，这样是给患者留有改变自己行为的机会。而且，后果在一开始时要设定得较轻，如果可能，最好还能和非合意（undesired）行为形成因果关系（例如，患者占用咨询师太多私人时间的话，下次的治疗会谈就会相应缩短时间）。设置界限，可能会激起患者强烈的愤怒，对此，治疗师要基于前文所述的合作策略加以处理。

表 17.2 设置界限的步骤

- 解释规则；治疗师给出私人原因
- 重申规则；治疗师表达一些私人感受，重申私人原因
- 同上；同时提出警告，申明后果
- 同上；执行后果
- 同上；申明更严重的后果
- 同上；执行更严重的后果
- 治疗师申明：为了患者能做出反思，会暂时中断治疗
- 执行"暂时中断治疗"，让患者决定是否要接受该界限设置下的治疗
- 申明会终止治疗
- 终止治疗，转介患者

注：以上内容基于杨、克劳斯科和维斯哈尔的著述。

认知技术

发现潜在的图式与模式

因为 BPD 患者最初无法恰当理解自己的情绪、想法及行为，所以治疗的一个重要部分就是帮助患者加深这种理解。一旦患者明白了"是哪些图式（或模式）在起作用"，就会有助于他们减少认知混淆，提升对自己行为的控制。让患者记录每天的情绪、想法及行为，能有助于他们发现自己潜在的图式与模式（modes）。将所发现的潜在图式（或模式）与患者的成长史相联系是特别有帮助的——患者借此就能明白"图式是如何发展形成的"以及"其所发挥的功能是什么"。

例如，娜塔莎（本章开头的案例）就明白了：自己一旦感到不确定，或一旦担心被伤害，就会采取一种傲慢的、挑衅性的态度，好像这样一来，就没人能伤害自己了。但通常，这反而引发了别人更具伤害性的行为，而这正是娜塔莎最不希望发生的。娜塔莎和治疗师一起认识到，她之所以会在儿时发展形成这样的态度，是因为她要以此来应对母亲的威胁与躯体虐待。娜塔莎以此来向母亲表明：自己深感伤害且心存愤怒，但这恰恰会遭致母亲更严厉的惩罚；但娜塔莎也靠这种态度，来帮助自己维系住价值感并惩罚母亲。将图式与娜塔莎的成长史做这样的联系，让她明白了图式的保护性作用——在自己儿时，这是适应性的。但是，在娜塔莎成年后，这种图式还是会自动激活，而且在来治疗之前，她对此几乎是毫不觉知的，所以，理解"为什么自己的行为会火上浇油，给自己招致更多而非更少的伤害"，让她花了很长的时间。一切都明了之后，再谈及那些对自己有威胁的情境时，娜塔莎便更愿意学习替代性的应对方法了。

处理两分法思维

BPD 患者常以二分（非黑即白）的方式来思考问题，这造成了他们情绪的极端化、冲突的两极化处理，还易出现突发的、极端的、冲动性的决策。让患者觉知到这种思维方式，明白其害处所在，同时教他们用多元的视角来评估情境。结构化的练习能帮助患者发展出更具适应性的思维方式。其中的一种方法，就是用白板画图来演示非黑即白思维与多元化思维的差异所在。在白板上，治疗师将"某种行为"或"某个人"，在两个非此即彼的端点（黑或白）上二选一；而相对的是，治疗师运用"视觉类比量表"（Visual Analogue Scale，缩写为 VAS）将两个端点用一条水平的线连接起来。这样，不同的人、不同的行为或不同的品性特质，可被置于两分法系统中，或者也可以被放在 VAS 的连续体之上。如果需要就多个维度的情况做出评估，建议对每个维度都画出单独的 VAS。

抽认卡

BPD 患者常会出现一种情况：会谈中学到的东西，在有需要时却想不起来了。一旦患者的某种图式被完全激活，他们的所思所感似乎就全然臣服于该图式了——患者很难再看到其他的观点、视角。抽认卡特别有助于患者回忆起治疗所学的内容，以便即刻对抗那些致病性图式。一般的做法是，抽认卡的一面描述了"致病性推理"以及"被激活的图式（模式）"，这样患者就可以明白"自己的情绪，是因为相应的图式被激活了，所以才引发的"。抽认卡的另一面，给出了"健康的看法"以及"具有功能的问题应对方式"。有的患者会一直随身携带抽认卡，将其作为一种安全措施，这不仅是因为抽认卡的内容有帮助，而且这些卡片还会让患者感到"自己与治疗或治疗师是紧密相连的"。

体验式技术

意象重写与成长史角色扮演

"意象重写"是在图式层面改变童年痛苦记忆的一项很有效的技术。详细步骤读者可参考其他文献。在大多数案例中，当下的负面感受可作为桥接"童年记忆"的媒介——治疗师请患者想象儿时的情形（如果可能），闭上眼睛。一旦患者可以鲜活地想象出儿时的情形且其情感被激活时，治疗师（或其他让患者感到安全、可靠、可以帮助自己的人）应进入患者的想象场景中，实施干预。BPD 患者通常——至少是在治疗开始时——不够健康，也力不从心，不足以对其自身实施干预，所以其他人就要承担这种"干预者"的角色了。干预者会阻止虐待，为儿童创设安全的环境，并询问儿童的需求。治疗师应特别关注——要矫正儿童负面的解读，抚慰舒缓儿童的情绪——这期间可以让患者想象肢体接触，这是向儿童传达爱与安抚的最为有效的方式。如果患者不能接受这种"肢体接触"，切忌强求。

在下面的例子中，娜塔莎想象着与妈妈有关的儿时威胁性情形。

娜塔莎： 我什么也做不了。我太害怕了。

治疗师： 我加入进来了。能想象一下，我就站在你身旁吗？

娜塔莎： 可以的，可以看见你在我旁边。

治疗师： 好的。我现在要跟小娜塔莎说话……你需要什么？我能为你做些什么？

娜塔莎：（什么都没说，看起来很害怕。）

治疗师：好，听听下面我跟你妈妈说的话……女士，您是娜塔莎的妈妈吗？您是吗？我必须告诉您，您现在对女儿的所作所为是非常可怕的。您女儿的自行车被人偷走了，她对此无能为力，她有情绪。这都是人之常情，重要的东西丢了，谁都会有情绪的。但您却因为女儿有情绪，就当着其他家人的面羞辱她。更过分的是，您还指责是女儿造成了财产失窃。您说女儿一直就是坏孩子，总是惹麻烦，是您的小冤家。但是，您说的都不对，娜塔莎是个好女孩！她理应获得您的同情与抚慰，因为您是她妈妈啊，孩子现在不是正在苦恼中吗？如果您不能满足娜塔莎的需求，也不能满足其他子女的需求，这本身就成问题了。所以，您不能指责娜塔莎，因为是您自己处理不好情绪，也尽不到家长的义务。所以，停止指责女儿，为自己的所作所为道歉吧！

娜塔莎，现在看着妈妈，她在做什么？她在说什么？

娜塔莎：她看起来有点吃惊……没人跟她说过这些话……她不知道说什么了……好吧，她说："娜塔莎你本应该提前知道的，你那么放自行车，是可能出问题的。你应该接受教训。"

治疗师：女士，请听我说。您的话根本就没有道理，娜塔莎不可能提前知道车会被偷，而且她也因此感到伤心了，所以，您要是不能安慰她，那也请您别再说这样的话了，然后离开这个房间。娜塔莎，现在你妈妈在做什么？

娜塔莎：她不再说话了，就是坐在躺椅上。

治疗师：现在，小娜塔莎感觉如何？

娜塔莎：我怕你一走，她就会惩罚我了。

治疗师：我能做些什么帮助你吗？请要求我！

娜塔莎：我希望你留下来，照顾我。

治疗师：好的，娜塔莎，我会留下来，照顾你……你现在需要什么？

娜塔莎：请你不只照顾我，还要照顾我妹妹。

治疗师：我应该让你妈妈离开这儿吗，还是我应该带上你和你妹妹，让你们和我待在一起？

娜塔莎：带上我们，跟你在一起。

治疗师：好的，我带上你们两个人，和我在一起：请想象，你带上自己的动物玩具，还有其他你喜欢的东西，拉上妹妹，我们一起离开这里。我们开车去我家。我们现在进了屋，你坐了下来。你想喝点什么吗？

娜塔莎：我现在很伤心（哭了起来）。

治疗师：嗯，都会有这种感受的，你希望我安慰你吗？让我抱抱小娜塔莎吧……能感受得到吗？

娜塔莎：（哭得更厉害了。）

请注意，治疗师在此发挥了多种作用：进行干预、保护儿童；矫正有关"有罪"和"坏孩子"的失功能认知；抚慰了儿童，从而能从情感上处理相应的经历了。换句话说，治疗师所做的就是"一位好家长本应做到的事情"。重写意象的目的，不是要扭曲或者替换掉患者童年的真实经历（这种经历一般是不好的），而是要矫正患者与此有关的失功能信念，提供一种矫正后的体验并引出患者曾回避或压抑的感受。通常，意象重写是高度"面质性的"（confrontational），因为患者将开始意识到：自己失去了什么，自己遭受了怎样的虐待。这可能会造成患者有一段哀痛期。治疗师要帮助患者渡过这段时期，在"此时此地"与"处理童年记忆"之间，寻求焦点的平衡。也可以针对患者儿时的情境做角色扮演，以此代替意象法。但是，对于角色扮演练习而言，有些行为可能是令人尴尬的，或是有悖伦理的（如，治疗师把孩子抱在自己的腿上），相对而言，意象法可能是一种更容易、更安全的策略。

空椅子技术

可以用一把空椅子，象征性地让惩罚性的照料者、当前的威胁性人物或惩罚性的图式模式"坐"在其上，而治疗师和／或患者可以安全地向他们表达感受与意见。通常，治疗师应先示范这一技术，因为患者可能太害怕了，难以自我表达。娜塔莎就常受困于自己的惩罚性图式模式，心中回荡着妈妈的言语攻击，所以治疗师反复将该模式（即"娜塔莎富于攻击性的母亲"）请到空椅子上——驳斥她、让她停下、撵她离开。录制相应的音频，供患者在家使用，这也是有帮助的。在治疗的后期，治疗师帮助娜塔莎自行做这种空椅子练习，当她在家时，只要被该模式困扰了，就开始做空椅子练习，她进行得也很顺利。

体验情绪

BPD 患者还应学习耐受"强烈的负面情绪体验"，而不做出"逃避这种体验"的行为。行为疗法的暴露技术可提供帮助，形式可以是"写作练习"，请患者给之前的虐待者写一封信（但并不寄出去），表达自己的感受。BPD 患者特别害怕体验到愤怒，因为他们担心自己失控或充满攻击性。在治疗的中期阶段，治疗师可向患者示范"一边击打垫子，一边说出自己的愤怒"，并请患者模仿这种做法，加入进来。这种做法可降低患者对愤怒的恐惧感。之后，治疗师再请患者尝试：在不做出任何行为、行动的情况下，体验自己的愤怒感。患者会发现，其实自己无须用行为表达，也无须失控，就能耐受住高强度的情绪。

行为技术

角色扮演

治疗师可利用角色扮演技术教授患者人际技能，如以恰当的方式对别人自信决断地表达感受。通常，治疗师会先示范自信决断表达，因为许多 BPD 患者真的不清楚"该如何有效地表达感受"。即便患者拒绝在会谈中练习自信决断表达，我们也已然见到了治疗师的示范，这仍然有助于患者在会谈外开始适宜性的感受与意见表达。

实验新行为

强化新图式、新策略的一种有效方法，就是请患者"照此行事"。即便患者会报告说这种新的行为方式感觉怪怪的（即还未内化），但这样做最终是会有成效的，所以治疗师要一直鼓励患者做这样的尝试。这是治疗后期的重要部分。娜塔莎在治疗的后期，就开始去表露更多的不确定性与情感痛苦了，而不是在感到不确定或内心痛苦时，摆出强硬的态度来。娜塔莎发现，表露感受是更具有功能性的，大多数人也会接纳她。在与其富于攻击性的前夫离婚后，娜塔莎在约会时也尝试了新的行为方式。她发现，随着自己以新的行为方式行事，其他类型的男性——比她原先的伴侣更多体贴、更少威胁感的那种——也对她更青睐了。

药物干预

BPD 患者可能会体验到非常强烈的负性情绪，同时他们的情感耐受力又低得可怜。因此，他们经常会去开处方药。不幸的是，一旦一种药物不起效时，他们通常会再加开一种新药，这会导致异常的、不必要的、甚至可能是有害的多重用药。临床工作者也应该认识到，总的来说，目前尚未出现具有效力支持的、针对 BPD 或严重 BPD 症状的药物。虽然有文献综述认为，某些特定的药物可用于缓解 BPD 的特定症状，但另一些研究结论却与此不符。几乎没有证据支持选择性五羟色胺再提取抑制剂（Selective Serotonin Reuptake Inhibitors，缩写为 SSRI）有干预优势，即便是对 BPD 患者的抑郁心境而言亦是如此。目前，虽然还缺乏特别丰富的研究证据，也需要更多的随机对照试验跟进，但学界还是认为心境稳定剂与非典型抗精神病药对 BPD 患者某些特定的症状最为有效。总的来说，学界认为药物疗法可作为心理疗法的辅助手段，但其本身并不能治疗 BPD。而且，给 BPD 群体开处方药还存在特定的风险：药物逆反效应、滥用、依赖以及被用于自杀尝试。特别是苯二氮卓类药物，一旦患者陷入急性恐惧状态或者受困于睡眠问题时，就会开这类镇静药。通常，患者所恐惧的是"自己无法控制的攻击冲动"。服用苯二氮卓类药物，可能会减少患者对"冲动表达"的恐惧，降低冲动表达的阈限，其作用类似酒精。临床上我们已观察到：患者服用苯二氮卓类药物，特别是与酒精混用时，其情感危机加剧，导致其自伤行为与自杀尝试。这种"逆反效应"，临床工作者应向患者说明清楚，同时也应要求患者停止服用苯二氮卓类药物，还要停止喝酒。当患者的焦虑水平上升到其无法耐受的程度时，短期服用抗精神病药或抗组胺药通常是一种安全的备选方案。而另一种更好的选择则是"让患者与治疗师进行私人联系"。长期服用抗精神病药可减弱许多 BPD 的症状，但却可能丧失了处理患者重要感受的机会，所以还是不太提倡。

治疗进展、毕生发展及结束治疗的考量

对于结束治疗，患者可能是非常害怕的，所以这方面应做好充分的准备并作为疗程中的一个部分加以讨论。患者有关治疗结束的感受与负面信念，应加以澄清。此外，还应制定出"残存问题"清单，并选择合适的治疗策略。建议治疗师逐渐缩减治疗会谈的频率，让患者能够明白"没有治疗师的帮助，日子会如何"。强化会谈可能是尤其有帮助的，能让患者保持住具功能性的策略，防止"旧图式"的复发。有的治疗师建议设置一种开放式的结局——患者有需要的话，随时可以回到治疗中进行几次会谈。有意思的是，因为这种开放式设置给患者提供了一处可撤退的安全基地，反而让患者更少复发，卫生保健的消费也更少。因为 BPD 患者一般不太会健康地选择伴侣，而治疗又会带来患者的巨大改变，所以关系问题自然会接踵而至。可建议患者接受婚姻治疗，这样夫妻双方就都能适应新的变化了。但是，患者的伴侣依然可能是非常不健康的，所以患者可以决定结束这种关系。治疗师可以帮助患者学会如何选择更健康的伴侣，因此也防止了患者又滑落回原有的模式。一些临床工作者就认为：曾罹患 BPD 的患者，长期而言，最好的防止复发方式就是"与关怀体贴的伴侣相处融洽"。

同样，治疗师也应鼓励患者去发现、发展自己真正的兴趣与能力——这对患者选择学习什么与做什么工作，发展什么爱好与交什么样的朋友，都意义深远。治疗的最后一个阶段，应更多倾向于创设一种广义上良性、健康的环境。当然也会存在一种风险，即：患者想要提前结束治疗，说自己已经没问题了，但治疗师知道重要的问题其实还没有处理。如果共情性面质对患者的这种"超脱疏离策略"不起作用的话，治疗师所能做的最佳选择可能就是：告诉患者，一旦有需要，可以回来继续做治疗。

青少年中的 BPD

由于青少年的快速发育，而且 BPD 的某些特征在青少年中其实也相当普遍，所以是否能对青少年做出 BPD 的诊断莫衷一是。但是，临床工作者也观察到，有些青少年的问题是可以划归为 BPD 的，这些问题也是需要在治疗中处理的。本章所述的方法，可以用于治疗这些青少年，不过先要阻止他们家庭（或患者所依赖的其他系统）中的虐待或其他形式的负面影响。否则，一周两小时的治疗会谈，相比患者一周中其余时间里所受的强化，绝对是杯水车薪。同样，青少年患者可能也害怕"背叛"父母，因为这将会招致严厉的惩罚或严酷的抛弃。所以，应该纠正青少年的父母（有时父母本身是需要治疗的），或者应该让青少年患者生活在更健康的环境中，这样，对于那些把自己推回失功能模式的人，青少年就无须再依赖了。

常见问题挑战与临床工作者的自我关怀

对大多数治疗师而言，治疗 BPD 患者充满了挑战。他们面临主要的风险有职业倦怠、逾越职业边界以及对患者形成负面的感受（反移情）。因此，组建以相同模型工作、互助互利的治疗师同辈督导小组，是非常重要的。同辈督导小组应认可"治疗师被患者激起的困难感受"，相互支持，共情性地面质治疗师们的失功能态度与行为。情感上超脱疏离的治疗师，较难敞开自己，较难表露个人感受，所以一般不太匹配 BPD 患者，因为患者需要的是更为私人化的关系。那些个人需求严重未获满足的治疗师，有逾越个人边界的风险，因为他们可能会利用患者来满足自己的需求。近期，一项有关团体和个体形式图式疗法相结合的前导性研究表明，治疗师们喜欢这种结合，因为这能让团体治疗师与个体治疗师共担责任，而且在患者从团体治疗中受益的同时，也有可能对其展开更为深入的个体治疗。

结论

本章所述的方法，是基于认知模型框架，对认知技术、行为技术、体验式技术以及治疗关系技术的一种整合。此方法有助于治疗师在依据患者的需求调整治疗的同时，还能保持住治疗的焦点。实证研究已给出了证据支持：此方法非常有效，患者的接受度也很高。今后，可以预见会有更高效的疗法变式被开发出来。针对治疗的成分以及团体、个体形式相结合的可能性展开分解研究、实验检验，将会促进治疗变式的开发。

致谢

感谢蒂姆·贝克（Tim Beck，"蒂姆"是 A.Beck 的中间名——译注），克丽丝汀·帕德斯基、杰弗瑞·杨（Jeffrey Young）、琼·法雷尔（Joan Farrell）以及艾达·肖（Ida Shaw），感谢你们在工作坊及问题探讨时给我的指导。感谢我的同事们，特别是汉娜·范·盖德林（Hannie van Genderen）与吉塔·雅各布（Gitta Jacob），还要感谢来访者们——是你们帮助我开发与验证了本章所述的方法。

第三部分

共病与临床管理

第18章

与症状性障碍的共病

罗伯特·A.迪托马索（Robert A. Ditomasso），哲学博士；

美国专业心理学委员会（ABPP）认证；

美国费城医学院心理学系教授／系主任。

布拉德利·罗森菲尔德（Bradley Rosenfield），心理学博士；

美国费城医学院心理学系副教授。

　　人格障碍与症状性障碍（DSM-Ⅳ轴Ⅰ障碍）之间存在高度的共病，这是有大量文献证据可查的。伦森威格（Lenzenweger）、莱恩（Lane）、罗瑞格（Loranger）及凯斯勒（Kessler）认为，人格障碍会影响所共病的症状性障碍的促发、病程以及严重程度；对各种症状性障碍的治疗结果也会产生负面影响。这些负面影响最可能通过以下这些情况造成：工作联盟的损害、病理性的加重以及患者自我反思能力的受限。因为患者不能考虑到自己的行为与情绪给他人造成什么影响，也不会认识到失功能人格如何给自己带来痛苦困扰，所以人格病理很可能也会影响到症状性障碍。克里斯-克里斯托弗与巴伯（Barber）认为，人格障碍会对症状性障碍的治疗结果造成持续负面的影响，并强调需要仔细评估患者的人际问题，不过也有些发现与以上观点并不吻合。

　　人格障碍能使个体易感其他障碍，也会让治疗困难化、复杂化。在11种人格障碍中，边缘型、回避型、反社会型、依赖型、强迫型、分裂型人格障碍，似与心境障碍及焦虑障碍的最高患病风险相关。关于人格障碍与其他特定障碍的共病问题，一般有以下 10 点考虑。

1. 人格问题将会对评估准确性与个案概念化造成威胁。例如，回避型人格障碍的患者往往不愿想起有关的问题，这可能不利于信息的搜集，不利于获知有关共病障碍的重要信息。当患者处于症状发作期时，对人格障碍进行评估，避免过度诊断是很重要的，这样可防止拔高人格障碍的患病率。相反，在治疗急性症状性障碍时，也可能发生对人格障碍的漏诊。

2. 即使对于同样罹患特定人格障碍的患者而言，某种特定的症状性障碍在他们身上的具体表现可能也会存在很大的个体差异性。通常，这两类病况之间交互作用，彼此加剧。症状性障碍可能会放大特定人格障碍的有关缺陷，使其更加过度依赖适应不良的应对策略；而人格障碍则会让患者对症状性障碍更易感。

3. 人格障碍与症状性障碍的交互作用，可能会影响到治疗。但是，大多数症状性障碍的手册化治疗并没有把人格障碍考虑在内。而且，失功能的人格特征是自我和谐的，常会妨碍患者的自知内省，干扰他们做出改变的动机。针对共病人格障碍的患者，循证治疗方案在应用时通常需要做出修改。

4. 虽然单靠治疗关系可能不足以改变症状性障碍，但毋庸置疑的是：治疗关系对于帮助患者参与治疗、推动其接受治疗建议是必要的。对于建立治疗联盟以及治疗（包括人格障碍在内的）共病障碍而言，治疗师在告知患者信息时的灵活性及其在临床工作上的创造性，都是特别关键的。

5. "是否将人格障碍的诊断告知患者"是一个重要的议题。方索与弗里曼认为，除非这类诊断标签对治疗不利，否则，患者有权了解自己的诊断，也有权获得相应的心理教育，即明白这类障碍具有长期性，而且也需要其主动地参与治疗来促进症状的缓解。科里·F. 纽曼（Cory F. Newman）提到：与患者讨论其人格的优势以及问题性症状，比给他们贴上人格"障碍"的标签可能更有利于治疗。治疗师真诚地共情患者，与其讨论具体的症状，对其进行心理教育，使其明白"这类问题与特定'人格'的特点相符合"——这样处理可能较为可取。但如果确实需要给出诊断，纽曼建议临床工作者应询问患者是否认同相关的症状。如果对于治疗而言，"给出诊断"并无不妥之处，治疗师便可以将相应诊断告知患者。这样做也有助于探索患者关于诊断的认知，纠正其中的误解。以二分法看待人格障碍，这本身就是扭曲的——没有人是绝对的人格障碍。那些不同的人格类型（types），其中所含的种种特征，其实我们每个人都具有，只是组合的方式和程度不同而已。但是，画蛇添足性的诊断标签，反而可能会造成人们的认知失调，使其急切地希望产生改变。所以，是否将"相应的人格障碍诊断"告知症状性障碍患者应基于对个案的充分概念化、这样做是否能给患者带来潜在的受益来综合决定。

6. 从哪里开始呢？是先处理症状性问题，还是人格障碍呢？弗里曼和洛克（Rock）认为，应先聚焦于症状性障碍，但也有一些例外。症状性障碍一般是患者前来求助的首要原因，希望缓解症状是患者参与治疗的强大推动力，这也为建立工作联盟提供了契机。如果患者的人格功能严重紊乱，如边缘型人格障碍，那么最好还是先聚焦于其人格问题，或至少需要明确是否将边缘型人格障碍纳入症状性障碍的治疗计划之中（见第17章）。纽曼认为，共病各种障碍的患者，通常需要对各种障碍同时展开治疗。

7. 在对各共病障碍进行概念化以及制定治疗方案时，我们必须谨记：患者的临床表现，是各种障碍相互重叠的复杂组合。

8. 那些聚焦于潜在图式（和技能缺陷）的干预，最有可能具高效率和持久的效果。因为图式（和技能缺陷）可能是患者各种共病问题的共同主题。

9. 制订有效干预方针应从确认患者的动机开始，然后才是矫正那些最不僵化的、最易于改变的适应不良的行为与认知。

10. 对共病的各障碍进行鉴别颇具挑战。但上述各条却都是以细致的鉴别诊断为基础的。

总的来说，共病对于建立治疗关系、探讨诊断结果、引发治疗动机、制定治疗方案这些评估与治疗工作而言，都具有重要的影响。为有效处理人格病理对治疗症状性障碍的影响，我们必须首先对患者的问题做出正确的诊断。下一步，我们必须假设：有哪些独特的人格障碍特征，可能会干扰到认知行为疗法（CBT）治疗过程中的重要方面？这样做，可以让我们未雨绸缪，提前做好计划，以减少可能出现的患者阻抗或治疗无应答的情形。因此，我们可以对典型治疗方案加以修改，以处理人格障碍特定方面对治疗造成的干扰。在本章的其余部分，我们将针对共病人格障碍的焦虑障碍、心境障碍、自闭症（孤独症）以及健康谱系障碍，考虑相应的治疗影响。

人格障碍共病焦虑障碍

焦虑障碍是常见的、令患者损失巨大的、衰弱人的疾病，但是焦虑障碍对 CBT 治疗具有高应答性。恐惧与回避似乎是焦虑障碍和 C 组人格障碍之间的共同之处。马修（Mathew）及其同事提出了一个双向模型，即：人格障碍对将来形成焦虑障碍造成影响，早发性焦虑障碍也会增加罹患人格障碍的风险。不过，人格障碍对所共病的焦虑障碍的影响似乎并不一致。因此，针对焦虑障碍的治疗，人格的影响可能是特异性的。

在回避型和依赖型人格障碍的患者中似乎最常见到焦虑障碍。共病人格障碍并被诊断为焦虑障碍的患者，情况如下：社交恐惧症（22.9%）、广泛性焦虑障碍（21.4%）、强迫障碍（15.6%）、创伤后应激障碍（29.6%）以及惊恐障碍（26.1%）。焦虑障碍与边缘型人格障碍也常会共病。这些研究结果强调，临床工作者需要考虑到：约有四分之一的焦虑障碍患者，除了需要典型的、针对症状性障碍的循证治疗之外，可能还需要更多的额外治疗。

例如，在治疗初期，具有依赖性特征、功能较好且正经历着强烈担忧和抑郁的边缘型人格障碍患者，他们常给治疗师打电话寻求安慰。治疗师决定接听这类危机电话，并逐渐设置"通话 5 分钟"的合理限制，之后，会降低通话的频率和持续时间，并进一步让患者同意"在给治疗师打电话之前，能想出一个（之后增加到两个或三个）可能的解决方案"。通过这种基于有效个案概念化的治疗处理，认知疗法治疗师可以让患者做好准备，让其更好地接受循证性的治疗方案。

人格障碍会影响焦虑障碍治疗的长短以及其复发率。在焦虑障碍患者中，特定的人格障碍与高复发率相关［回避型、分裂型人格障碍与社交恐惧症；边缘型、强迫型、分裂型人格障碍与广泛性焦虑障碍；边缘型、回避型人格障碍与强迫障碍；分裂型人格障碍与创伤后应激障碍（强迫型人格障碍会起到保护作用）；边缘型、回避型人格障碍与伴场所恐惧的惊恐障碍；强迫型人格障碍与不伴惊恐障碍史的场所恐惧症］，还与更长的疗程相关（回避型人格障碍与社交恐惧症）。人格障碍可能还会对治疗结果产生不利影响。例如，针对强迫障碍的暴露与仪式阻止疗法，对共病强迫型人格障碍的患者就明显疗效欠佳——患者的强迫型人格障碍越严重，就预示其强迫障碍的治疗效果越差。不过，只有"完美主义"预测了更差的结果。雷克森瑞格（Leichsenring）及其同事认为，焦虑障碍共病边缘型人格障碍的患者，主要聚焦于治疗人格障碍的话，会更具效果；但另一些学者则认为，这些病理状态其实很难独立去处理。

安塞尔（Ansell）及其同事针对罹患特定焦虑障碍的患者**共病和不共病人格障碍的情况**进行比较后指出：一旦特定的焦虑障碍共病了特定的人格障碍，将造成患者的焦虑障碍更严重，心理社会功能更差，预后更不良，其表现为：症状缓解更差、出现新发作的概率更高、发作的时间也会更长，治疗花费的时间也会更久。最可能造成问题的是分裂型、强迫型与回避型人格障碍。坎布莱斯（Chambless）、伦内贝格（Renneberg）、戈德斯坦（Goldstein）、格雷斯利（Gracely）以及坎布莱斯、伦内贝格、格雷斯利、戈德斯坦、费德瑞奇（Fydrich）发现，在运用暴露疗法或暴露疗法外加其他疗法治疗场所恐惧症时，那些共病回避型人格障碍的患者，其治疗结果较差。米尼基耶洛（Minichiello）、贝尔（Baer）及詹尼克（Jenike）的研究发现，针对共病分裂型人格障碍的强迫症患者的行为治疗，其结果较差。共病人格障碍者其社交恐惧症以及惊恐障碍的 CBT 治疗结果不佳相关，因此需要额外的治疗。不过，坎普曼（Kampman）、凯瑟斯（Keijsers）、胡格杜茵（Hoogduin）、亨德里克斯（Hendriks）、斯特科蒂（Steketee）以及夏皮罗（Shapiro）的研究却并未发现与这些特定的、预测惊恐障碍治疗结果的因子有关的证据。

想要干预成功，全面的评估以及个案概念化是必要的。某些人格障碍很可能会对治疗特定的焦虑障碍造成干扰，如下面的例子所示。

约翰（John）患有严重的社交焦虑障碍及回避型人格障碍。对他来说，建立治疗关系无疑就是一种明显的威胁源。他只向治疗师提供很有限的信息，而且会把治疗师提出的问题误读为批评。约翰害怕暴露在社交情境中，这让他失去了实境暴露的机会。约翰"会被批评"的先占观念妨碍了他如实反馈其治疗感受，也让他无法充分地投入到暴露练习之中。治疗师聚焦于治疗目标并将治疗框确定为"一种安全、非批评性、支持性的环境"，这让约翰逐渐学会了以下的技能：当他练习完成恐惧暴露层级时，可以管理好自己不断升高的主观威胁感。在下一节中，我们将探讨人格障碍共病心境障碍的情况。

人格障碍共病心境谱系障碍

虽然《精神障碍诊断与统计手册》（DSM-5）将重性抑郁障碍的基本症状界定为"抑郁心境或快感缺乏"，但其认知层面的症状则明显与许多人格障碍特征重叠，如**难以决策**（在边缘型、依赖型、强迫型、回避型以及表演型人格障碍中存在）；**无价值感**（在边缘型、反社会型、回避型、依赖型、自恋型、强迫型以及表演型人格障碍中存在）；**负罪感**（在边缘型、回避型、依赖型以及强迫型人格障碍中存在）；**自杀意念**（在边缘型、表演型、反社会型、自恋型以及其他类型的人格障碍中存在）。在罹患抑郁障碍的患者中，共病人格障碍的患病率范围为 28%~81%。

　　格里洛（Grilo）及其同事发现，在基线水平时若抑郁共病人格障碍，则对重性抑郁障碍的更高复发率与更短缓解期具有很强的预测性。共病边缘型、分裂型、强迫型人格障碍的重抑郁患者，尤其具有该风险。边缘型、回避型、依赖型人格障碍也与抑郁障碍的极高罹患风险相关。斯科多尔（Skodol）及其同事认为，所有的人格障碍都与难治性重性抑郁障碍相关，边缘型人格障碍是重性抑郁障碍慢性持久的最有力预测因子。

　　史密斯及其同事指出，在人格障碍患者中，有两种适应不良的认知模式能够预测抑郁障碍：**认知风险**（失功能的态度和负面的归因风格）与**思维反刍**。认知风险与偏执型、表演型、自恋型、回避型、依赖型、强迫型、分裂型人格障碍的症状相关；思维反刍与边缘型、强迫型人格障碍的症状高相关。许多前瞻性研究已经确定，生活应激源与认知易感性之间的交互作用可预测未来罹患抑郁症的可能性。纽曼认为，许多人格障碍患者都伴有慢性愤怒及严重的回避——这二者都妨碍了有效的治疗。

　　研究结果明确了治疗抑郁共病人格障碍的患者时所存在的妨碍因素，包括早期症状很少缓解、负面的治疗期望、较低的治疗参与度、较弱的工作联盟、不完成家庭作业、社会支持不足、愤怒、回避、思维反刍以及提前终止治疗。因此，解决这类阻碍应作为治疗的首要目标之一。

　　对具体的共病而言，在抑郁障碍样本中边缘型人格障碍的患病率范围为 2%~24%。麦格拉申（McGlashan）及其同事则发现，在边缘型人格障碍的样本中，差不多 71%的患者符合重性抑郁障碍的诊断标准。因此，一定程度上来说，在抑郁障碍患者中，边缘型人格障碍比较普遍；而在边缘型人格障碍患者中，抑郁障碍的患病率很高。重性抑郁障碍与边缘型人格障碍——二者中任何一方的改善或加重，均可预测另一方的相似变化。

　　当共病抑郁障碍时，边缘型人格障碍的症状，尤其是冲动性和攻击性，会与更为严重的、次数更多的自杀尝试相关。共病这两种障碍的住院病人，一生中至少曾有过一次自杀尝试的比例竟然高达 92%，这一比例显著高于只患其中一种障碍的患者。最让人担忧的是，5%~7% 的抑郁共病边缘型人格障碍的患者最终自杀身亡。阎（Yen）及其同事发现：抑郁心境的恶化、饮酒和 / 或物质使用，可预测下个月内的自杀尝试。因此，在治疗边缘型人格障碍与心境障碍共病的患者时，持续监测自杀意念是必要的，特别是当其还伴有慢性愤怒、心境恶化及物质使用时。

在 18 个国家参与的跨国研究中，有 14.5% 的边缘型人格障碍患者的症状也符合双相情感障碍的诊断标准。而且，比起仅罹患双相情感障碍的对照组，共病组呈现出更强的病理性，如起病年龄更早、心境不稳定、易激惹，并且更可能共病焦虑障碍、进食障碍、注意力缺陷和／或多动障碍、混合发作、季节性情感症状、物质使用、精神病、自杀尝试。值得注意的是，共病边缘型人格障碍的双相组，服用抗抑郁药会出现问题，包括较低的治疗应答以及由抗抑郁药引起的易激惹和情绪不稳定。

根据 DSM-5，边缘型人格障碍与心境障碍可能较难做出鉴别诊断，因为边缘型人格障碍的极端性心境浮动，既像抑郁发作，又像躁狂发作。如果有明确的发作间期复原，那么就支持心境障碍的诊断；而如果病程持续、早年起病则通常更支持边缘型人格障碍的诊断。一旦双相障碍的心境发作频次开始增加，诊断的难度会变得更高。

如果诊断患有心境障碍，临床工作者可先给患者提供这两种障碍的心理教育——讲解"素质-应激模型"（diathesis-stress model）：解释"脑部化学物质"与应激（这又被患者的主观知觉所影响）的交互作用，与边缘型人格障碍及双相情感障碍遗传易感性的交互作用。童年受虐待的成长史在这两种障碍的患者中都是普遍常见的。这两种障碍的患者都习得了高风险的、适应不良的行为——作为补充性策略发挥着作用——从而应对适应不良的信念：（1）我不能忍受负面的感受；（2）我的情绪会失控，一发不可收拾；（3）做高风险及自伤行为能暂时缓解，如果这么做会有什么恶果，我也是活该（或我也能摆平）。这些信念的激活，无论是在边缘型人格障碍还是在心境障碍中，都会造成患者剧烈的情感起伏。由此导致的不稳定行为，会让患者的努力付之东流，还会严重损害其人际关系。而这些所带来的应激压力会再次诱发心境障碍发作。

双相情感障碍最基本的治疗目标包括抑郁的行为激活／躁狂的减少活动。共病边缘型人格障碍与双相情感障碍，可能会让形势急转直下，因为边缘型人格障碍所特有的补偿性高风险行为、认知缺陷以及心理社会应激源，既会诱发抑郁发作，也会诱发躁狂发作。高度刺激性的活动、性事，甚至适应性的成就（如提薪），一般认为会有助于改善抑郁，但其实也会诱发夸大和躁狂发作。当然，躁狂和抑郁也都会放大边缘型人格障碍的人格特质。

在前驱症状以及轻躁狂或躁狂发作时，行为干预会聚焦在保持日常行为、限制不必要的活动、减少刺激、改善睡眠和饮食。共病心境障碍与边缘型人格障碍的患者特别难以治疗，因为他们根本无法忍受"厌倦无聊"。学习情感耐受技巧，可降低患者寻求情感调节外在模式（external modes）的趋势，如毒品、不安全的性行为、轻率驾驶以及自残等。相反，拉姆（Lam）及其同事则建议使用"刺激控制法"，来回避那些与适应不良行为相关的人、事、物，并要找出更具适应性的、替代性的"安全刺激"，如适度的运动、电子游戏、电脑模拟的危险行为（武术、赛车、登山）等。也可以从事一些"愉快的非任务性活动"，包括放松、与家人朋友共度休闲时光、业余爱好、阅读、宗教活动、正念练习以及轻度运动（如散步）。

睡眠剥夺是心境障碍发作的一个危险信号。拜特汉姆（Batterham）、格罗泽（Glozier）及克里斯坦森（Christensen）在一个历时四年的追踪研究中发现，睡眠紊乱可预测重性抑郁障碍的发作。但在控制了思维反刍和神经质（常见于边缘型人格障碍）之后，睡眠紊乱的影响作用就下降到统计上非显著的水平了。这表明，"思维反刍"和"神经质"应作为治疗失眠和心境障碍的首要目标。贝尔与索尔（Sauer）列举了特别聚焦于"思维反刍"的疗法，包括聚焦思维反刍的 CBT、行为激活、正念认知疗法。用这些方法治疗焦虑与抑郁，都是具有效力的，而且对于治疗边缘型人格障碍共病双相情感障碍，这些方法在临床上也颇具前景。佩尔利斯（Perlis）、荣奎斯特（Jungquist）、史密斯以及波斯纳（Posner）开发出了失眠的 CBT 治疗手册。

最后，针对急性发作期的躁狂，单纯的心理社会干预的效果目前并无支持性的证据。美国精神医学学会以及其他机构的指南，都推荐结合心理疗法与药物疗法（心境稳定剂、抗精神病药、抗惊厥药以及较少用到的抗抑郁药）治疗共病心境障碍与边缘型人格障碍的患者。共病中一旦有双相 I 型障碍，就需要转介精神科进行会诊磋商。

总之，CBT 治疗共病心境障碍与边缘型人格障碍的情况可通过以下方式实现：处理失功能认知、情绪失调、药物依赖性问题；维持睡眠、运动、社交及职业活动方面的规律日常；提早发现前驱症状；帮助患者维系夫妻或家庭关系。

回避型人格障碍与抑郁障碍存在高共病。在抑郁障碍患者中，共病的回避型人格障碍患病率为 6.9%~30.4%。在恶劣心境障碍的患者中，回避型人格障碍的患病率为 16%~32%。反过来看，在回避型人格障碍的患者样本中，重性抑郁障碍的患病率为 81.5%。

回避型人格障碍和重性抑郁障碍之间存在高共病与高相似性，这是可以理解的。回避型人格障碍的 DSM-5 诊断标准，似乎就是对抑郁障碍的症状及相关特征做了一次要点复述。共病抑郁障碍与回避型人格障碍的患者，向往理想化的、亲近的人际关系；但是，相应的努力却都会半途而废，因为患者害怕遭到拒绝——这种害怕源自那些长久的、普遍的、引发抑郁的核心信念——"我不可爱""我讨人厌""我没有价值""我无能"或"我很笨"。患者认为自己无法忍受负面的想法与情绪，所以他们表现出社交退缩并深感孤独、焦虑与抑郁，同时还会把自己的隔绝与抑郁视为个人缺陷的佐证。无休止的自我批评进一步维持了适应不良的图式与抑郁。这些早期适应不良的童年图式（屈从、遗弃及情感抑制），很大程度上调节着患者回溯报告的童年经历（家庭的社交性、过度保护的教养方式）与患者成年时的回避型人格障碍症状之间的关系。而且，抑郁与焦虑还会放大恐惧性特质和回避性特质。

早在首次治疗会谈时，治疗师就要对共病抑郁障碍与回避型人格障碍的患者进行心理教育——"披露自己，是认知疗法的常规组成部分"——这样做是非常重要的。治疗师可将治疗框定为一种探索，旨在发现并随之消除干扰目标的回避行为。认知回避与情感回避常源于以下信念："如果我不去想这些问题，我也就不用'务必解决'了。""我应付不了这类情绪。""这类情绪会一发不可收拾。"但是，回避就像"不灭眼前小火苗，蜷缩一隅寻求平安"一样。其实，在这种情况下，当下即刻处理才是最好的！一根火柴的火苗，吹口气就可以将其熄灭，这样便完全可以避免更严重的危害。此外，真言"回避即敌"让人们对回避心存愤怒，这可能是有好处的。对于恐惧或抑郁而言，"愤怒"是一种不兼容的反应，可激活患者的行为。

行为激活是一种非常好的早期干预技术。科夫曼（Coffman）、马特尔（Martell）、迪米德坚（Dimidjian）、盖洛普（Gallop）和霍伦（Hollon）发现，针对行为回避以及极端的治疗无应答者的活动不足问题，技能训练和行为激活要优于偏认知的技术。用"心境日志"将社交行为与心境的改善联系起来，体现出行为激活的积极效果，并增加患者的自我效能感，这也是非常有益的做法。

在会谈时，患者的补偿性回避策略可能包括沉默、改变话题、开玩笑以及注意力不集中。当患者出现沉默与不适时，要处理会谈中的这类回避，最好对患者说："好像有些话，你想跟我说说。"而不是更实际的"好像有些话，你不想跟我说。"也可以问患者："你在担心我会怎么想吗？"。在会谈中，治疗师直接寻求患者的正面或负面反馈有助于推动他们的自信决断表达。即便患者说一切都好，治疗师也可以询问："如果有哪方面是我还可以改进的，你可以跟我说说吗？"在这方面，治疗师幽默风趣一些也是有帮助的。

嗜睡与物质滥用可能会作为患者的极端回避策略，但也会加剧其抑郁。有效的干预措施包括：动机性访谈、设定目标、对现状与改变做成本 - 收益分析、问题解决以及行为激活。一旦患者建立起改变的动机，针对物质滥用的 CBT 就可以有序开展了。

总之，针对回避型人格障碍与抑郁障碍共病的 CBT 治疗应包括：削弱维持患者的抑郁、社会抑制、回避的负面的核心信念，如"不可爱""无助""无价值"等，激活患者的行为，提升其效能感、自信决断表达以及对负面评价的耐受力。接下来，我们将考虑反社会型人格障碍与抑郁障碍的共病情况。

反社会型人格障碍，单就其本身来说，就是治疗结果的负性预测因子。很多的反社会型人格障碍患者因自身缺乏动机而需要强制治疗。反社会型人格障碍患者通常会感到抑郁，因为他们认为当局或社会规则一直在"束缚着自己"。而且，与常识相悖的是，想快速缓解患者的抑郁可能是错误的。相反，前期的治疗策略应该是对患者所出现的问题、想法、行为以及负面情绪进行探讨。患者的烦躁不安感会增加他们在当前行为和期望目标之间的认知失调，这对于推动改变而言是强大的动力。接下来的一步，就是要把烦躁不安、生活应激源与患者的反社会模式联系起来。然后，治疗师要与患者合作性地设定目标——目标应该是合意的（desired）、行为上的、可测量的。聚焦治疗目标，可以减少患者的"阻抗"以及他们"反刍过去"的倾向，同时还会增加希望、改善心境。大多数患者都认同这样的比喻：盯着后视镜看，是很难向前开车的。相反，一个人应该把关注焦点放在"要去的地方"，然后采取行动去到那里。

在与患者合作性地建立起"改变意愿"之后，要将患者所提出的目标作为其行动的动力，所以治疗的焦点应转移到提升患者的自我效能感、为改变做准备、行为激活方面。在该治疗阶段，不宜去灌输什么道德观念，而是要将治疗焦点放在"目标达成"上。反社会型人格障碍的患者一般多从自己的个人利益出发看待事物，而不考虑是否有利于他人、有利于社会。一旦治疗进程中出现了无法规避的绊脚石，那么将这些不利于改变的阻碍识别出来的治疗体验是最具有价值的。这类阻碍往往是认知上的，或者也是实际存在的。反社会行为同样被框定为"妨碍了目标达成"，并造成了导致抑郁的恶性循环。

最后要说的是，反社会型人格障碍患者的愤怒与攻击行为，会伤害到他人，也会让他们自己深陷麻烦。这些后果都会增加患者罹患抑郁症的风险。临床工作者可与患者合作性地拟定一份书面协议，针对以上方面，详细明确边界，说明相应的后果。临床工作者可教授患者分辨"攻击"与"自信决断"，教授他们有效沟通的技巧，从而帮助患者达成当下目标（如让喧闹的邻居安静下来等）、实现长期目标（如不再入狱）。之后，可能还需要进行冲动控制训练，特别是针对反应性攻击的案例。治疗共病抑郁障碍与反社会型人格障碍的患者，需要治疗师与患者在特定的边界限定内展开合作、相互尊重。

人格障碍共病孤独症（自闭症）谱系障碍

在有关成人的临床文献中，对孤独症（自闭症）谱系障碍的关注相对很少。DSM-5 已将"阿斯伯格障碍"与"孤独症"都归入到了现在的官方诊断"孤独症（自闭症）谱系障碍"之中——将孤独症（自闭症）谱系障碍理解为三种水平，而非不同的类型。孤独症（自闭症）谱系障碍现在被包含在"神经发育障碍"的大类中。

孤独症谱系障碍（水平 1）与分裂样、强迫型、分裂型以及回避型人格障碍，在表现上有相似之处。虽然 DSM-IV-TR 要求的标准"沟通缺陷要早于 3 岁"现已取消，但与分裂样及分裂型人格障碍不同的是，孤独症谱系障碍的沟通缺陷仍是在童年较早期出现的。而且，孤独症（自闭症）谱系障碍患者的回避性可能非常高。

孤独症（自闭症）谱系障碍与人格障碍之间的关系尚不明确。卢内加德（Lugnegård）、海勒拜克（Hallerbäck）和吉尔伯格（Gillberg）发现，在一个由 54 名年轻成人构成的阿斯伯格障碍患者样本中，26% 的人也符合分裂样人格障碍的诊断标准，19% 的人符合强迫型人格障碍的诊断标准，13% 的人符合回避型人格障碍的诊断标准，2% 的人符合分裂型人格障碍的诊断标准。而且其中还存在显著的性别差异，男性患者中有 65% 的人共病人格障碍，而女性患者则只有 32% 的人共病人格障碍。卢内加德及其同事认为，分裂样人格障碍和孤独症谱系障碍的共病，可能是因为二者的症状性诊断标准重叠而造成的。强迫型人格障碍的诊断标准也与孤独症谱系障碍有大量的重叠，如僵化、对朋友较少的兴趣、其他受限的兴趣和行为等。回避症状可能是个体的补偿性策略，以逃避"因视、听知觉方面的困难而造成的、对压力（应激）环境的高敏感"。而且，患者有关"社交上被嘲笑、遇困境"的预期，可能也会造成焦虑。

CBT 治疗孤独症谱系障碍的相关文献还不成熟，但该领域正在茁壮成长。CBT 治疗高功能的孤独症谱系患者，在降低焦虑、改善社会认知、提升社交技能方面，有一些支持性的研究结果。相关的临床经验，不仅可以帮助治疗师仔细诊断那些妨碍治疗的人格特质，而且还会另辟蹊径——让治疗师能有效地运用"人格障碍病理"来促进患者的功能改善。

例如，弗兰克（Frank）是一名高功能（水平 1）的孤独症谱系障碍患者，他很焦虑，同时还具有自恋型的人格特征；弗兰克的大学生活过得一塌糊涂。虽然弗兰克很聪明，但他却不来上课，也拒绝参与小组科研项目，弗兰克也害怕与教授见面。这种模式（pattern）源于弗兰克根深蒂固的信念——别人会觉得我怪异、格格不入。他虽然也盼望着"有朝一日，自己能成为一名电脑大亨"，但其学业表现却严重影响了他的前途。治疗被框定为寻找帮助弗兰克达成心仪目标的方法。将弗兰克的各目标与特定的行为（如去上课）建立起联系，可帮助他克服焦虑、改变行为，在学业上表现得更好。为了帮弗兰克克服健忘，治疗师让他把日常的约会安排设为手机屏保，并设置闹铃以提示行动。治疗师请大学残疾学生支援室的同辈指导教师，为弗兰克提供社会支持，为其示范适应性的社交行为，从而帮助弗兰克克服社交焦虑。弗兰克也阅读了西格尔（Segar）的阿斯伯格社交指导手册并受益匪浅——此书可作为阿斯伯格障碍患者适应社交生活的指南——作者就是一名年轻的阿斯伯格障碍患者。

人格障碍共病健康谱系障碍

针对躯体疾病患者的治疗，常会因为他们的人格障碍特质，而使得治疗难上加难。CBT 治疗师常会跟治疗共病患者的初级保健医师（Primary Care Physicians，缩写为 PCP）及其他的专科医生进行对接。文献表明，人格障碍患者的酒精、香烟及药物（drugs）滥用问题更多。边缘型、反社会型和分裂型人格障碍的诊断，都会预测出持久性的物质使用问题。失功能的人格也与更高的躯体疾病风险相关。边缘型人格障碍就与更高的肥胖及糖尿病风险相关。分裂样、回避型以及强迫型人格障碍的患者具有更高的心脏病风险。拜恩（Byrne）、切尔尼亚克（Cherniack）和佩特里（Petry）的研究指出，反社会型人格障碍患者因物质滥用而领取残疾抚恤金的概率会增加五倍。

人格障碍患者也会过度使用医疗服务。边缘型人格障碍的患者，与未罹患该障碍者相比，会寻求开具更多的处方药，更频繁地拜访 PCP，在两次预约之间更多地来电话。边缘型人格障碍与高血压、肝脏疾病、心血管疾病、胃肠道疾病、关节炎以及性病相关；罹患边缘型人格障碍并有自杀未遂史的患者，其罹患心血管疾病与性病的风险更高。而且，边缘型人格障碍患者还会更频繁地更换 PCP，干扰医护工作的连续、全面展开，妨碍临床工作者做出正确的诊断、制订相应的治疗计划。芬斯特拉（Feenstra）及其同事发现，展现出人格病理的青少年，生活质量更低，卫生保健的消费更高。

人格障碍对健康的其他不利影响还包括不依从医嘱、人际攻击或躯体虐待。但是，福尔（Pfohl）、巴拉什（Barrash）、特鲁（True）及亚历山大（Alexander）的研究显示，在一个男性高血压患者的样本中，人格障碍并不能预测患者的非依从性。

对于生活应激源与生活变化，人格障碍患者通常也是应对不良的，他们所报告的生活应激事件比一般人更多，在经历这类事件之后，患者的功能受损也更严重。最后要说的是，对人格障碍患者而言，出现新的健康问题可能是特别有压力的。总之，患者们独有的特征，可能会让与之合作的卫生保健小组在帮助他们维持健康状态以及降低健康风险方面，遭遇到严峻的挑战。

安格斯特曼（Angstman）和拉斯穆森（Rasmussen）总结了人格障碍患者对卫生保健人员造成的各种挑战。A组人格障碍的患者，因为他们不信任别人、回避别人，所以可能很难与医生或护士建立关系。B组人格障碍的患者，如边缘型的患者，可能会出现愤怒问题；而自恋型的患者因为会自许权利，而且还觉得自己与众不同，所以会让卫生保健人员在沟通时倍感压力。C组人格障碍的患者易焦虑，他们会给出大量的无关信息，让卫生保健工作者不堪重负，还会大量占用保健工作者的时间。强迫型人格障碍的患者会表现出完美主义，也会过度地关注细节。依赖型人格障碍的患者可能会过度依赖医生，不断寻求医生的保证。边缘型人格障碍患者出现损害医患关系的破坏性行为（如咒骂或威胁保健工作者）的风险是双倍的，这让他们成为PCP遇到的最困难的、最具挑战性的、要求也最多的患者。这类挑战包括自杀意念、精神病性症状、精神障碍共病以及较差的情绪与躯体健康水平。最后要说的是，格罗斯（Gross）及其同事的研究表明，PCP未能识别的人格障碍，很可能会对医患关系造成不利的影响。

总之，对于焦虑障碍、抑郁障碍、孤独症（自闭症）谱系障碍的治疗，以及对于个体的健康而言，人格障碍的不利影响是相当值得关注的。针对这类影响症状性障碍治疗的人格障碍问题，治疗师运用标准化的认知模型进行处理，可能会有所帮助。

无论是对人格障碍，还是对症状性障碍，恰当到位的评估与诊断都是必需的。在对症状性障碍共病人格障碍的患者进行评估与治疗时，将临床经验与实证研究相结合，得出以下的工作指导：要避免漏诊和过度诊断；详细记录人格障碍"在何处""是如何"干扰了症状性障碍的治疗，相应地调整治疗方案；利用症状造成的痛苦来推动患者参加治疗；必要时考虑药物治疗；要聚焦在初期的症状缓解以及正向的治疗预期上；对患者进行心理教育，使其认识到家庭作业的好处：降低脱落、有利于正向的治疗结果、改善心境；要处理"慢性愤怒、思维反刍、负性心境"这类妨碍治疗的问题；教授患者问题解决的策略，以缓解压力（应激），防止患者终止治疗，同时减少症状的复发；还要聚焦在患者的潜在图式上——这些图式是患者各共病问题的共同主题。

结论

症状性障碍与人格障碍的共病，可能会让治疗变得更为复杂和困难，造成更高的复发率，加重症状性障碍，延长疗程，还会导致治疗结果不佳。临床工作者要基于充分的个案概念化，同时还要认识到"人格障碍可能会让治疗时间延长、内容增加"，从而谨慎地根据个案需要来调整手册化的治疗方案。

因为针对治疗结果的研究，一般是不包括"在临床实践中实际指导治疗的"个案概念化的，所以通常，对手册化的治疗方案进行修改、调整是必要的。临床工作者最好能详细考察患者的具体特征，理解患者的特异性认知与其症状性障碍的关系——这些认知，如何促发了起病，如何维持着症状，又如何导致了复发——还要明了要如何在治疗中处理这些因素。最后，特别需要谨记：我们治疗的不是那些障碍，而是那些具有独特的认知、情感和行为模式的人。基于认知模型，最高效的治疗方案可能就是：识别共病障碍背后的适应不良图式与技能缺陷，并加以干预处理。

第 19 章

临床管理：与人格障碍患者的合作

吉娜·M. 方索（Gina M. Fusco），心理学博士；美国宾夕法尼亚州
基层行为健康与社区家庭护理中心临床主任。

> 护理这类患者太难了，让人深感挫折
>
> ——沃德（Ward）

治疗小组在针对一位患者的出院提案进行讨论，但大家越讨论越泄气，最终都沉默下来。这位患者就是乔纳森（Jonathan）：男，37岁，白人，大约10天前被收治入精神科病房。乔纳森在过量使用了酒精和药物之后，披露了自己的自杀企图，然后变得攻击性十足——当地急诊科把他转介至此。乔纳森打骂警察与医务人员，咆哮着骂他们是不可理喻的"蠢蛋"。乔纳森的体检显示其身体健康，所以急诊科确定他并不需要脱毒治疗，也不用在医疗机构（medical facility）住院治疗，急诊科建议乔纳森接受心理健康服务的住院治疗。乔纳森最初拒绝了这一建议，但因他不断表达出自杀意念，可能会被强制住院，所以乔纳森最终还是同意了住院治疗，他的治疗工作由一支多科室的住院治疗小组负责。乔纳森的心理社会史表明，他酗酒、好争辩、与家人恩断义绝，所以家人也拒绝参与乔纳森的治疗。乔纳森明确地知道，自己没什么社会支持，

失业后也不再有保险了，而且最近还被逐出了公寓。乔纳森在住院期间，总与人争辩，还总说轻蔑挑刺的、侮辱人格的话来"劫持"治疗小组成员，接着又会突然龟缩回自己的病房不出。他会被女性医护人员吸引，有时还会出言挑逗。他摇摆不定，时而说"谢谢医护人员的努力付出，帮助自己改善症状"，时而又说出"治疗小组都是废物"这样含有愤怒和敌意的话语。乔纳森对直接护理人员颇具对抗性，但对临床工作者较为尊重。不过，这种尊重也转瞬即逝——乔纳森会向社工抱怨精神科医生，又会跟护理人员抱怨社工。这让治疗小组成员都深感紧张、困惑，也让大家开始觉得"所有的努力都徒劳无功"。因为乔纳森已不再符合严格的住院标准了，所以治疗小组急需为他制定相应的出院方案。一位烦透了乔纳森的治疗小组成员说："什么时候才能把他弄走啊？他就是个害群之马。"但另一位成员则说："我担心他自杀，也担心他会做出什么事情来。"对此，有几位小组成员回应说，乔纳森是靠自杀来博取同情，他在"寻求关注"，在"操纵别人"。负责制定出院计划的社工哀叹道，门诊机构不会接收这种没有医疗保险的患者，就社工可提供的资源来看，社区心理健康中心、康复之家、团体之家需要等待两个月之久。社工说她现在也是无计可施。治疗小组认识到，在乔纳森出院一事上，他们太急于求成了，太想一蹴而就了，所以治疗小组要求对本案进行会诊与回顾，以确保所做出的的临床建议是正确可行的。

临床挑战与社区环境

治疗小组成员之间精诚合作，力图确定出一个适宜、有效的出院方案。因预期患者在刚出院的一周之内再次尝试自杀和自杀身亡的比率较高；患者从住院治疗转到门诊治疗的过渡期中，自杀风险较高；同时，数据还显示，未制订方案计划的出院，也会增加患者的自杀身亡率，所以，推迟让乔纳森出院是更为慎重、合理的临床决定。

在治疗具有高风险症状以及人格病理的那类患者时，治疗小组会遭遇相同的问题。乔纳森就很难建立和维持人际关系，他孤立隔绝，社交技能有限，行为举止也不适宜，还出现了攻击以及其他一些对治疗构成挑战的行为。乔纳森的反移情、不沟通以及不屑一顾的态度，把治疗小组压得喘不过气来，急切想为他制定出院方案，但这却妨碍了深入的风险评估。现行的干预（或没有干预）并未基于客观的临床评估，也非优势取向，也没有确定好出院后的可用资源。治疗小组的应对反应，恰恰印证了伯吉斯（Burgess）及其同事的研究发现：差强人意的临床工作者 - 患者关系、风险评估上的不到位，都会提升患者出院后的自杀风险。

　　鉴于直接护理人员受训有限，再加上小组成员们意见分歧、心态消极，这使得治疗小组中派别林立，却又都士气低落——这样的小组无法维持稳定的治疗干预，也无法为患者制定出切实可行的、治疗性的出院方案。

　　鉴于在卫生服务系统中，情况瞬息万变，所以治疗师要面对的挑战是：患者表现出非常复杂的临床问题，但却资源寥寥，而且其疗程也受限。临床工作者，不但要把个案概念化工作做得充分透彻，而且还要做得快速、高效，同时还要去关怀、尊重患者。这类高易感的患者群体，往往还缺少社会支持及治疗支持，这让他们的治疗难上加难。例如，洛根邦姆（Roggenbaum）、克里斯蒂（Christy）及勒布洛克（LeBlanc）对佛罗里达州内四家接收急诊患者的医疗机构的心理健康专业工作者进行了调查，近半数的被访者都表示：社区心理健康治疗是"不足的"。因为这些资源的不足，许多临床工作者就只能建议患者继续接受传统的治疗服务，而且还得帮助患者解决基本的福利需求——住房、食物及卫生保健方面的需求。

　　杜布尔斯坦（Duberstein）与维特（Witte）从公共卫生的角度出发，给出建议：全民性质的举措，如"公共卫生运动"，不应关注那些常接受危机干预与急诊治疗的小群体，而应创建起相互联系的支持系统，从而有助于预防障碍和疾病，提升全民健康。两位学者说："心理学家们必须致力于主动建构起适用于所有设置下风险患者的卫生服务系统……需要发展出新设置下的治疗。"因为住院患者中，那些罹患人格障碍的患者会更频繁地接受急诊治疗，非传统的卫生服务系统可提供重要的预防措施，推动早期干预，还能为那些从危机干预机构出院的患者（或那些需要在传统治疗之外获得支持的患者）提供持续的支持网络。复原为本的宣导，以及如"美国精神疾病联盟"（National Alliance on Mental Illness，缩写为 NAMI）这样的民间组织，相对传统的治疗取向，能提供一种多资源的支持性网络，包括：获得认证的同龄人支持专家、志愿者、教育与支持小组以及维护个体复原的社区意识。NAMI 以及类似的组织，遍及全国与地方，便于患者利用这方面的资源。鉴于人格障碍患者较难建立及维系终身性质的关系，所以，提供相互联系的支持网络，会特别有助于患者维持稳定与平衡。

　　独特、创新的社区性"患者帮扶"项目，有望帮助患者维持其治疗收获。这类项目包括在患者出院后与他们保持联络，帮助他们建立起持久的人际关系与支持网络。莫特（Motto）及博斯特罗姆（Bostrom）的研究也显示，追踪随访或在治疗之后联络患者是有帮助的。该项研究发现，针对因自杀尝试而住院的患者，在其出院后，给他们寄去"慰问信"，这些患者之后的自杀尝试会显著减少。随访项目可包括给患者寄明信片、信件、打电话、发短信以及发电邮。勒克斯顿（Luxton）、琼（June）及克姆托耶斯（Comtois）做了关于患者出院后随访的文献综述，其结论是：与患者联络接触，似乎可以减少他们的自杀及自杀行为。在实践工作中，临床工作者最好能备有一份可用的资源清单，在征得患者的同意后，可提供相应的随访支持，如向他们介绍 NAMI 等组织的相关资源。

共病与早期检测

要充分治疗患者，早期检测是十分重要的，但针对人格障碍的早期检测，通常举步维艰。鉴于人格障碍的高共病现象，患者常是因为心境、焦虑、物质使用或创伤方面的症状而来求治。自伤或其他伤害性的高危行为一旦出现，便提示了人格障碍存在的可能性——但恐怕这也很难与患者严重的症状期相鉴别。韦迪格与塞缪尔（Samuel）建议采取一种整合性的通用方法及策略来评估人格障碍，包括施测自陈量表，筛查是否存在适应不良的人格特质，然后进行半结构化的访谈，针对自陈量表中相应的题目评估、确认具体的诊断学症状。患者家人或监护人所提供的详细成长史资料可进一步补全信息，提供相应的证据。克里辛思卡（Krysinska）、海勒（Heller）以及德·里奥（De Leo）指出，当人格障碍——特别是 B 组人格障碍——共病临床障碍时，会与自杀行为、自杀尝试、自杀身亡相关联。兰伯特（Lambert）认为，各类型人格障碍之间共病，并且还共病物质滥用以及心境障碍，会增加自杀身亡的风险，另外，若患者在童年时遭受性虐待以及具有反社会人格特质，则其自杀身亡的风险也会增加。约翰逊（Johnson）、施梅莱斯（Smailes）、科恩（Cohen）、布朗（Brown）以及伯恩斯坦（Bernstein）基于对童年创伤的研究做出总结：成人的心理健康及人格障碍与儿童期性虐待、复杂虐待以及早期成长创伤相关。鉴于儿童期的虐待常与 B 组人格障碍相关，所以关注创伤信息，会有助于评估患者的童年创伤影响以及图式的发展形成。总之，程（Cheng）、曼（Mann）以及陈（Chan）的研究表明：最高的自杀风险与患者共病临床障碍及人格障碍相关。因此，为保证患者治疗过程的高效，确保临床处理选择的最优化，建议进行一次全面、到位的评估，包括评估患者的安全风险、评估共病情况以及综合考虑相应的治疗路径；同时，还建议拟订出一份出院方案和/或安全计划——计划方案要切实可行，还能为患者提供相应的支持性资源。

如果患者曾有过危及生命的自杀尝试（这可能是自杀身亡的最强预测因子），拥有高致命性物品（如枪支），罹患躯体疾病，刚刚出院，有自伤性的命令性幻觉（在司法强制住院的患者中），那么其自杀风险会更高。沙利文（Sullivan）及宝嘉（Bongar）的文献综述又确认了另一些自杀风险因素：心理障碍，如精神分裂症、进食障碍、心境障碍、物质滥用障碍、强迫障碍、惊恐障碍等；近期的丧失、应激压力、生活事件；白人男性（年龄越大风险越高）；青少年；社交孤立；家庭成员中曾有自杀身亡者。

治疗、治疗师变量及护理质量

美国心理学会临床心理分会全面回顾了人格障碍的治疗结果，将"患者/治疗师特征""治疗关系""与人格障碍治疗效果相关的技术"总结归纳为"人格障碍特有""人格障碍与其他障碍共有""从其他障碍泛化到人格障碍"这三类。就患者的变量而言，"人格障碍特有"这类包括"愿意且能够参加治疗"；在"人格障碍与其他障碍共有"这类中，包括"患者的正向依恋史及积极应对风格"。就咨询师的变量而言，"人格障碍特有"这类包括适应长期的治疗关系，情绪耐受、治疗过程耐受，耐心，心态开放，接受过针对特定人格障碍的专业培训——如对高危行为及边缘型人格障碍的管理。"与人格障碍治疗效果相关的技术"这方面包括：咨询师对"患者相对高活性水平"的立场；治疗师在患者危机时的支持性与灵活性；在保持界限的情况下维持治疗关系；平衡有关"改变"的焦点；保持督导/会诊磋商。

鉴于此类患者群体的需求相当复杂，所以要求临床工作者可以足够灵活、有所储备并受过"自杀及暴力"评估方面的训练。心理健康领域的专业工作者常会遇到或需要干预自杀性的或危机中的患者，但这些工作者却可能缺乏足够的训练。克里斯皮尔斯（Kleespies）、派克（Penk）与弗西斯（Forsyth）针对 1985 年—1990 年期间心理工作者的受训情况进行了调查研究，结果表明，有 97% 的受访者在受训期间遇到过自杀性的患者。执业社工报告接触过自杀性患者的比率高达 87%，有 28.8% 的执业心理学家报告至少遇到过一位自杀性的患者，而且遇到"一位可能自杀的患者"是工作中最为可怕的事情。尽管这些统计数字很高，但施米茨（Schmitz）及其同事写道："在心理健康专业人员的储备机构中，缺乏相应的培训，这种情况已达数十年之久。"对临床工作者而言，无论是在哪种设置下，接受自杀评估、风险评估、高危行为管理方面的培训，都将受益——从新手入职开始，以及通过反思回顾、在职培训、继续教育来保持业务胜任力，使其与时俱进。

对治疗小组高级别护理的支持

治疗人格障碍患者，要求临床工作者接受过专业训练、开展会诊磋商、持续接受同辈或督导支持。治疗小组要负担的临床及行政要求会越来越多，同时还要让治疗保持合作性、一贯性及安全性。就提升疗效的技术、觉知和管理患者反应的技术方面对临床工作者进行培训，有助于治疗的实施，也有助于保持治疗的平衡一致。具体而言，达夫（Duff）建议：临床工作者所接受的全面培训中，专业的"落地"技能应有一席之地，包括以下几个方面：（1）关于实际的工作设置、工作所面对的患者群体及相关问题（如自伤）的专业入职培训；（2）师徒制；（3）个人发展计划；（4）支持及督导小组；（5）工作述职。除此之外，临床工作者的自我觉知，学习人格障碍的相关资料，理解与该患者群体有关的治疗关系困难——这些都是大有帮助的。患者人际功能上的问题，要求工作人员采取一致的、共情的以及支持性的方法，同时要学习去管理分歧，避免工作人员之间产生冲突；学习管理边界问题；学习管理因"患者困难行为和波动性"而产生的情感反应。正式的培训内容包括循证性的、言语及非言语的标准化危机降级项目——以系统化的、文化敏感的、关注创伤经验的方法——来管理高风险情境。克里斯皮尔斯与德特默（Dettmer）建议设立师徒制项目，以帮助临床工作者做好"与存在自杀行为的高危人群合作"的思想准备与情感准备。

若干研究已表明，与确诊为人格该障碍的患者合作，临床工作者可能会对患者发展出负面的态度与污名感。因此，重要的是，要评估工作人员对诊断标签的负性认知以及他们描述患者行为时的贬义用词，然后通过培训和教育来对此做出改变。用诸如"操纵"及"寻求关注"这类否定性的措辞来描述患者行为，临床工作者会减弱共情，也会滋生挫折感。可鼓励工作人员重新理解患者那些具有挑战性的行为——是一种想要达成需求或解决问题的适应不良模式（pattern）。同样，机构政策的制定，也要求能体现出工作人员的业务胜任力与治疗效果，从而引导他们提升护理质量。参照美国卫生与公共服务部的品质管理工具，（美国）医疗机构认证联合委员会认为，高度可靠的机构组织拥有自己成体系的文化，该类组织会将安全性置于首位，会努力推动开放、学习、透明化，而且重视质量管控。

机构的政策、程序、评估策略、针对患者和员工安全的紧急激活系统（如紧急呼叫按钮）、标准化的危机管控方法、对治疗方案效果的持续质量管控——都为临床执业树立了一个高标准。作为患者知情同意程序的一部分，可告知他们如何使用非工作时间护理或应急护理。如果患者处于危机状态中，临床工作者可能需要对标准化的会谈加以调整，以应对紧急状况，或者临床工作者作为一名患者权益倡议者来确保护理的持续进行。罗伯特森（Robertson）界定了临床工作者在提供危机和/或应急干预时的一般责任或"护理义务"，即为患者提供日常护理与合理护理，这是临床工作者的法律及伦理义务。

心理工作者与医疗工作者的合作

理想情况下，护理工作上的协调合作会是紧密一致、积极主动、兼容并蓄的。通过知情同意程序，患者可授权医护人员公开其受保护的健康信息。心理治疗工作者及医疗工作者，在与人格障碍患者进行工作时，尤其需要基于"提升患者总体的健康及功能水平"这一目标，对彼此的沟通交流抱以明确的期待。临床工作者需要全面知晓当前的治疗内容（如家庭治疗、成瘾治疗），这会大有益处。针对临床工作者不愿交流治疗信息的情况，可就合作动机展开访谈，既支持他们的自主性，也推动他们做出"会在治疗过程中做出改变"的承诺。当信息出现不一致时，尤其是有关患者的药物依赖性问题及其药物混用的危害问题（如与物质滥用、各躯体疾病有关的药物混用）时，医疗人员，包括初级保健医师（PCP），与临床精神科医生之间需进行持续沟通并做出书面记录，这是必要的。

管理临床挑战

危机的表现

人格障碍患者可能长期以来都使用适应不良的应对策略，因此导致了他们的自伤或伤害他人、自我药疗、不健康的关系、社交及职业领域的困难，而且他们也常被自己内心的困扰摧垮。一旦遭遇压力应激，患者通常都会表现得不舒服、失功能、失控、手足无措，无法借助内在或外在的资源解决困难。患者受损的问题解决能力，导致他们易被压力摧垮，也让他们无以应对。有的患者，"陷在危机中，就是生活的常态"，生活对他们而言可能就是日复一日、持续不断的危机。患者强烈的情感状态及相关危机事件，让他们如是看待生活——无常莫测，无法掌控。

认知行为模型认为，在人格组织的整体图式中，情感发挥着至关重要的、决定性的作用（见第 2 章）。当患者处于危机状态时，强烈的情感借助歪曲的知觉过滤器激活了相应的优势图式，从而导致了患者的适应不良行为与应对策略。阎（Yen）及其同事关注高危行为中的情感作用，发现：在一个人格障碍患者占多数的样本中，"负性情感"这一人格特质（负性气质 / 情绪），相对"去抑制"或"冲动"而言，更能预测患者的自杀尝试。情感对问题解决及认知加工的深度影响——情绪占优时，会压制住认知系统——可能与"寻求快乐"或"回避痛苦"有关，临床工作者在准备干预时需要考虑到以上的问题。与此一致的是，克里斯皮尔斯与里奇蒙德（Richmond）强调情感在危机中的作用，建议应急访谈的主要任务如下：（1）控制患者的情感混乱；（2）界定问题；（3）预估患者对人、对己的风险；（4）针对所出现的、所确定的问题，提供合适的治疗。临床工作者在评估患者时，可通过口头限制（verbal limits）、积极倾听、结构化提问来控制患者的情感混乱。一旦患者手足无措或情绪失控，简明扼要的封闭式问题可使患者聚焦，有助于他们转移注意力并平静下来。例如，"我准备问您一些问题……希望您集中注意力，关注我所提的问题，可以吗？第一个问题是，您为何会来这儿？"克里斯皮尔斯与里奇蒙德建议，多个简短的、有间隔的访谈，也能帮助缓和患者的状态，使其平静下来。

危机干预与应急干预

危机干预，需要根据情况的性质，来决定护理级别（Level-Of-Care，缩写为 LOC）——是在精神科急诊室或急诊科进行？是对已收治的、出现危机的患者进行评估，还是要安排一系列简短的治疗会谈来帮助患者恢复原有的功能水平？确保患者的安全，无论是患者自己的安全还是其他人的安全——这是所有危机干预中都需要做的工作。危机干预的这部分工作涉及了深度评估及治疗关系的快速建立。

在危机干预文献中，通常会对危机服务与应急干预加以分工区别。具体而言，克里斯皮尔斯及其同事把"危机"定义为"个体的基线功能遭到严重破坏，依靠其日常的应对机制已无法恢复平衡"，危机是情感显著的，既能带来正面的结果，也能造成负面的结果。卡拉汗（Callahan）认为，危机干预包括：24~48 小时以内的响应；发展或重建平衡的治疗；4~6 周内的危机解决。相对而言，克里斯皮尔斯及其同事将"应急"定义为"当个体进入某种心理状态时，他们做某事（或不做某事）从而造成对其自身或他人的严重伤害或死亡的风险迫在眉睫，除非立即予以干预。"卡拉汗认为，在处理应急情况时，临床工作者对迫在眉睫的风险必须立即做出反应，着手干预以防范伤害，并通过单次的会面来解决迫在眉睫的风险威胁。因此，危机与应急管理中的临床技能包括：确定迫在眉睫的风险；懂得如何获得应急服务；与相应的医疗工作者合作；确保危机及应急管理过程中自己与他人的安全；转介或在合适的时间段提供危机稳定服务。

对于危机干预过程，罗伯茨（Roberts）建议划分成七个阶段：（1）评估致命性及安全需求；（2）建立心理契约，并快速建立融洽的治疗关系；（3）考察问题的各个方面，从而更好地界定问题；（4）鼓励患者表达感受；（5）探讨先前的应对尝试；（6）制定行动方案；（7）后续执行。如果在步骤（1）中确定了存在迫在眉睫的风险，那么就要开始危机处理的步骤了（如需要急诊）。

自杀风险管理

说到底，重中之重，还是患者的安全。施耐德（Schneider）及其同事指出，要降低自杀身亡率，就务必对人格障碍展开治疗。人格障碍与自杀风险相关，对自杀身亡者的心理剖析发现其中大约 30%~40% 符合人格障碍的诊断。虽然近期一些研究呈现出极大的变异性（这部分上可能是源于地域差异），但那些被剖析的样本，符合人格障碍诊断的比率中值是 32%。具体而言，边缘型及 B 组人格障碍患者、跨组诊断的人格障碍患者、C 组人格障碍中的男性患者、分裂样人格障碍患者、回避型人格障碍患者呈现出更高的自杀率，而且据杜布尔斯坦和维特的资料综述显示，依赖型与偏执型人格的自杀风险也呈现出上升趋势。对自杀及伤害评估的程序与策略展开详细论述，并不在本章的范畴之内。不过，施米茨及其同事参考了奎因特（Quinnett）对自杀评估胜任力的定义：

> 针对自杀受访者的一对一评估 / 干预，无论是以电话的形式，还是面对面访谈的形式，都需要针对受访者当前的自杀意念、行为能力、意图、求死原因、求生原因，特别还有自杀尝试计划、曾经的自杀尝试以及保护性因素，进行充分透彻的访谈。访谈后会做出风险分级决策、风险减控干预以及合作性的风险管理 / 安全计划，对所做的和 / 或所推荐的评估及干预也要书面记录在案。

沙利文及宝嘉建议，恰当的诊断评估最少也应包括以下方面：评估精神障碍；自杀的促发因素，如绝望感、心理痛苦、近期丧失、物质滥用、枪支获取以及失眠。还要评估潜在的伤害、创伤史、精神状态的变化，还要评估涉及儿童 / 老人虐待的可能状况以及人际暴力。访谈会直接询问自杀意念、行为、风险与保护性因素。临床工作者主要会根据临床访谈及观察，来确定自杀风险。但心理测验可有助于进一步地识别自伤风险。没有哪个单一的量表或测验可以将自杀风险明确无误地确定出来，因此，应综合利用所有的风险评估工具。常用的心理测验包括 "明尼苏达多相人格调查表 -2"（Minnesota Multiphasic Personality Inventory-2，缩写为 MMPI-2）以及在 "罗夏墨迹测验综合系统" 中新增的 "自杀指数"（Suicide Constellation，缩写为 S-CON）。自杀评估量表，包括 "贝克抑郁量表 II"，旨在评估抑郁水平，其中有两道题目是直接评估自杀倾向的；"贝克绝望量表" 评估了个体有关未来的想法、动机与期望——这两个量表都很常用，也具有良好的信效度。需要留意的是，有的患者在自陈量表中披露的信息，会比他们口头报告给临床工作者的更多，而且患者本人与临床工作者在风险评估上往往存在差异。

一次充分的访谈，无论是否使用了心理测验，都应该对自杀风险做出全面的预估，并以此（通常还会结合精神科评估）来确定护理级别（LOC）或护理安置。LOC 可能包括以下多个方面，转介患者进行精神科门诊评估、物质滥用或其他专病的评估或治疗，更频繁地接触负责治疗的临床工作者（加护门诊）、部分住院治疗、住院治疗；或者，如果怀疑患者有自杀企图，和 / 或要评估排除躯体疾病，那么就要立刻将患者转到医疗机构进行体检。怀特（White）认为，通过体检可获知：虽然患者可能处于危机状态，但并无躯体疾病；虽然存在躯体疾病，但其并不是当前行为症状的原因；或者，体检表明该躯体疾病不再需要医学治疗。对于患者的恰当转治及护理级别调整，体检说明是必不可少的，因为这可以保证患者的心理与医疗需求都获得满足。所以，至关重要的是，要确保临床工作者没有忽视患者的医学评估或体检，因为很多重大的躯体疾病会具有许多与心理症状相似的表现。

只要治疗的是具有自杀倾向的患者，临床工作者就必须时刻当心言语及非言语的交流。自杀预防专家建议，临床工作者不应忽视自己凭 "直觉" 做出的自杀预警，而是应该对此做充分的评估与追踪，从而安全稳妥地探明这种 "直觉到" 的危险。如果患者请求临床工作者安排一次紧急会谈，并显现出自杀意念的话，那么一定要查明患者是否已经尝试过自杀了（还要一直留意患者的呼吸、含糊不清的言语、声音变化等）。如果患者已尝试过自伤行为，只有通过体检才能确认他们的药物过量程度或切口深度（许多患者可能会低估伤害的程度或可能性）。鉴于患者的家人可能不愿意披露伤害的严重性，矢口否认，或者认为靠自己应对好患者，把握住状况，所以一旦有患者的家人卷入，那就一定要审慎全面地做出临床判断了。如果某些情况下需要联系应急服务，那么临床工作者就应该将任何潜在的安全风险都告知应急人员，包括患者拥有枪支，或任何的高危症状，如自杀倾向、偏执以及凶杀倾向等。在患者入院之前，建议急诊科的医务人员应了解相关信息，包括用药、医疗问题、自杀计划或自杀尝试的性质及方法以及简要的案例梗概——这都是有帮助的。其他方面的资料还应包括患者的精神科医生和 PCP 的联络信息。患者治疗小组的成员（精神科医生、PCP）——在他们同意的情况下——患者应该能联络上他们，而且如果适用的话，患者也应该能与其保险公司保持联络。

自愿住院与非自愿住院

如果患者表现出自伤或伤害他人的风险，或出现了无法自理的情况，那可能就需要住院治疗了。根据设置的环境、保险公司的情况，可能需要通过精神科面对面的评估来决定医疗必要性以及住院的付费授权。最优的实践方式需要包括了解社区内有什么可获得的项目与设施，以及如何才能获得精神科的急诊服务。流动危机处理小组可在社区内提供干预，但其中精神病学的干预或评估可能会不足。如果经过评估，发现患者需要住院治疗，但患者却拒绝入院或无法自己做决定，那么可能需要非自愿的强制住院，从而保证患者或其他人的安全。强制住院时，需要具有关于患者特定行为、口头陈述以及病历观察的清晰文件记录。美国各州都有相应的民法条令，为那些可能已罹患精神障碍、可能伤害到自己或他人的个体，提供非自愿的住院治疗。但是，这些法律及规章在时间限定上存在差异。所以，非常重要的是，临床工作者要了解、也要受过相应的训练，懂得怎样在自己的地区内申请、获得或启动非自愿住院流程。因为这种强制住院会剥夺一个人的自由、也可能会造成患者的污名感，所以在保证安全的前提下，应努力去寻求一切有可能的、替代性的临床或医疗护理方法。从伦理上讲，临床服务的提供者一定要在"患者的需求"与"其他人的安全和福祉"之间取得平衡——秉持自我决定论的观点。麦加维（McGarvey）、里昂 - 维尔丁（Leon-Verdin）、旺柴克（Wancheck）以及波尼（Bonnie）建议投资建设"密集型社区服务的连续系统"，从而可能降低非自愿干预的需求，就如那些在弗吉尼亚州做社区服务的应急服务临床工作者所指出的：假如社区可以提供自愿住院式的、短期的危机稳定化服务，那么有 27% 的强制住院患者本来是可以接受这种服务的。

塔拉索夫案与警告 / 保护义务

1974 年的"塔拉索夫（Tarasoff）诉加州大学校董案"是一项具有里程碑意义的案件，该案的裁决开创了"警告义务"（Duty To Warn，缩写为 DTW）之判例，即：如果患者在心理治疗期间透露了可能给第三方人士造成危险的信息时，心理健康专业工作者必须对相应的第三方人士做出警告。在 1976 年的后续裁决中，法院修正并扩充该义务为更加宽泛的保护责任：心理健康专业人员有义务采取合理的照护来保护潜在的受害人。塔拉索夫案首次明确了门诊临床工作者有责任保护公众安全，即使他们不得不违反保密义务并将信息提供给其他相关方。在随后几年中，各州都通过一些方式完成了该项法令的确立，但在义务的规定上有所不同，大体包括以下内容：对遭受具体人身伤害威胁的潜在受害人行使具体的 DTW；保护潜在受害人免受伤害的更宽泛的义务；准许（但不是要求）违反保密规定，而在某些州并没有这条义务规定。塔拉索夫案强调，临床工作者应在"诚信关系"的深度理解、对危险的预测、预见性、可辨识的受害者（们）、合理护理、义务规定等方面具备特定的知识。帕比安（Pabian）及其同事对来自四个州的心理学家展开了调查，结果显示，有 76% 的受访者对其所在州的法律存在误解，许多受访者知道自己有 DTW 的法定责任，但并不清楚还有其他一些保护行为也是获得准许的。要符合法规要求，临床工作者们就必须了解执业所在州的相关法律：有关知情同意的规定、DTW 或保护的触发条件以及法律条款规定的免责情况，包括临床上的处理权。

暴力评估

有实证研究证据支持了人格障碍与暴力行为之间的联系。罹患反社会型、边缘型人格障碍的患者以及那些入院前就有暴力行为的患者，与那些没有人格障碍的患者相比，在出院后更有可能出现暴力行为。据一项全国性的调查研究显示，人格障碍是排在精神分裂症之后，在各种设置环境下攻击心理学工作者的主要群体。出于对自身和他人安全的考虑，临床工作者应对"患者对人施暴的风险"具备一定程度的检测或预估能力。不过，"暴力预测"既复杂，也颇具争议，会影响到患者的护理以及公共政策的制定。不同的评估工具所评估出的结果莫衷一是，虽然这些评估工具对于治疗干预、当前实践以及在不同设置下执行社区政策，如学校设置下对暴力的零容忍，都会产生深远的影响。风险评估工具可确认出那些与暴力结果最紧密相关的变量，为临床工作者提供了风险因子清单——借助量化评定来对暴力风险加以预估。麦克尼尔（McNeil）针对当下使用的暴力风险筛查及评估工具做了一次全面的概述。与单独运用某一评估工具进行评估相比，采取"有系统的专业判断"（Structured Professional Judgment，缩写为 SPJ）来评估暴力风险，会力求将非结构化的临床访谈与精算式风险评估"结合"起来。SPJ 将实证确认的风险因子与个性化的评估相结合，进而得出风险管控策略，整合临床判断。例如，临床工作者可选用一种纳入了风险变量的、正式性的风险评估工具，同时也进一步搜集与患者所具有风险因子有关的信息（历史、当前、背景环境与保护性信息），并根据患者的情况量体裁衣，形成个性化的风险概念化与记录，从而发展出有的放矢的风险管控策略以及对临床建议的总结整合。

在治疗那些可能会出现暴力行为的患者时，重中之重，是要保证好所有人员的安全，其中包括患者本人、临床工作者、其他患者以及公众。无论是在哪种设置下，"安全方案"都必须是临床工作者标准化培训、实践演练以及护理品质管控过程中的一部分。在各类心理健康服务中（包括危机干预项目或干预中心），对物理环境都必须仔细地加以考量，包括家具的类型及位置（如固定的、安稳的、边角锋利的）；出口；因布局（死角）而不易看见或观察到的区域；有需要时能够提供支持的人员配备；可被用作武器或投掷物的物品；安全风险（如绳索）；会引发患者状况或使状态恶化的声响水平。候诊区的设计与服务流程，也应该考虑到潜在的、令患者激越（agitating）的成分，例如，候诊区的电视播出了诱发暴力的电视节目（如犯罪题材的电视剧、新闻及脱口秀节目）；模糊不清、让人一头雾水的挂号流程；候诊区的读物、音乐、温度、过度拥挤、高音量或刺耳的号码提示音或资讯发布音；是否提供补充精力的资源（如喷嘴式饮水机、小吃）；没有隐私或空间狭小；文化回应有限；没有意识去搜查违禁物品或要求患者脱衣服搜身；工作人员衣着不得体或不整洁；对禁烟痛苦的患者缺乏共情。

克里斯皮尔斯及其同事注意到，临床工作者针对逐渐增多的攻击行为，其反应会根据设置环境的不同而有所不同。针对临床工作者的培训应包括安全议题，如服饰及装束的选择（如领带、围巾、项链）；在给出口头限制（明确说明哪些是可以接受的行为，哪种语气是中性的／正面的）、拉近心理距离以及非言语反应（如避免激烈的目光接触）方面的基本技巧。临床工作者要觉察到患者逐渐升高的激越、挫折感，以及显示出患者紧张感增加的言语及非言语信号，如咬牙、踱步、提高声音或改变音调、扭曲痛苦的表情等，从而提醒自己：患者可能需要支持或干预，包括建议更高的

LOC、启动非自愿强制住院程序、警告潜在的受害人、逃脱以自保、报警、叫救护车；或者，如果是在住院设置的条件下，启动应急代码或使用强力（force）管束或更具约束性的手段，包括治疗性的身体约束。

　　麦克尼尔、宾德（Binder）及格林菲尔德（Greenfield）指出，在暴力评估中，患者曾经的暴力行为史是他们未来出现暴力行为的稳定的、最佳的预测因子，而且这些研究者还得出结论：那些在社区中就曾出现暴力行为的患者，在医院中出现暴力行为的可能性更高。跟暴力风险相关的 LOC 与决策，需要评估攻击行为的迫近性、性质（虐待类型）、出现频率、攻击程度，而且尽量要对患者的暴力行为加以预测，同时还要谨记：州政府规定对于虐待儿童和 / 或虐待老人是要求呈报的；另外的一些需要呈报内容，临床工作者也要记得。一次信息充分的暴力评估，可包括以下几个方面：询问患者所明确表达的伤害他人的意图 / 欲求或隐含的针对他人的威胁；近期的攻击行为；过往的伤害他人史；攻击行为的频率；攻击行为的模式和 / 或诱发条件；与攻击行为有关的精神障碍症状（如幻觉、心境改变）；过往攻击行为的发生环境；是有计划的攻击行为，还是冲动性的攻击行为；患者对自己过往攻击行为的态度；暴力性的威胁或幻想；特定的威胁（与 DTW 有关）；以及为了实现这种幻想或威胁而策划伤害、采取手段与进行准备的程度。其他方面的询问，最好还包括以下几个内容：充分评估患者的司法史，过往或当前是否被执行了虐待保护令（禁制令）；服刑情况；当前的司法管制状态（如缓刑或假释）；先前的精神障碍治疗史（自愿的及非自愿的）；还要充分评估患者的武器获取或持有情况，包括枪支、刀具等。以上内容，要访谈哪些呢？这方面的临床判断，需要考虑到设置及可获得的支持情况，特别是在更为孤立的门诊设置下，需要维系同患者的融洽关系，缓和任何可能加剧患者潜在暴力行为的风险，因为这可能会在当下威胁到临床工作者或他人。麦克尼尔、韦弗（Weaver）与哈尔（Hall）建议：应该将询问是否可获得枪支作为标准化筛查程序的一部分，只要患者出现了行为上的危急（emergencies）情况，并因此具有了更高的冲动性自杀或暴力行为风险，就要立即评估，如在住院部和急诊科中进行这部分的评估，而不是在日常评估中发现患者拥有枪支的可能性较大时，再询问这方面的问题。检查患者的精神状态可识别急性症状，如偏执、敌对、兴奋、幻觉以及紊乱症状等，这些意味着患者具有高暴力风险。

关系危机与亲密伴侣暴力

对人格障碍患者而言，最难的莫过于建立并维系人际关系，这势必会带来他们人际功能方面的危机。与人际关系有关的图式一旦激活，如"被抛弃感""被拒绝感""孤立""敌意"以及"无价值"，便会让患者本已受损的应对系统雪上加霜。基于这些图式的强度及强制属性，患者的危机爆发要么源于他们对关系动荡的现实性评价，要么就源于他们并不准确的主观知觉。临床工作者通过合作性的治疗过程，与患者一起探索、检验、挑战其自动思维与假设，从而让患者对人际关系建立起更为平衡的、更符合现实的评价。治疗方案中的必要成分是：针对患者的冲突反应、破坏行为及关系稳定问题，培养他们相应的管控、应对策略。培养患者的社交及沟通技能，可有助于他们建立起一种更具适应性的、更为正向的人际互动模式。行为实验可为这种"功能的适应性螺旋渐进"提供契机。

全面评估亲密伴侣暴力（Intimate Partner Violence，缩写为 IPV）是必要的。达顿（Dutton）注意到，近期的一些研究已经确认，虐待伴侣的男性罹患人格障碍的比率比一般人群高六倍。与人格病理有关的施暴者类型包括边缘型 / 烦躁不安型、低水平的反社会型、一般性暴力 / 反社会型以及仅限于家庭的暴力。埃克哈特（Eckhardt）、霍兹沃斯 - 门罗（Holtzworth-Munroe）、诺兰达（Norlander）、西布利（Sibley）以及卡希尔（Cahill）发现，施暴者的类型与他们在"施暴者干预计划"上的完成情况相关（"边缘型 / 烦躁不安型"与"一般性暴力 / 反社会型"的脱落度较高），也与抗拒改变或较难改变相关，如出现累犯或再度被捕。达顿进一步提出，人格障碍患者的症状模式与其施暴虐待的类型是相关的。例如，情绪失调节的边缘型人格障碍患者，一旦心境不稳定或者其"被抛弃感"相关的图式被激活，那么就有风险出现 IPV 了。一项针对 50 组 18 岁 ~25 岁之间的、报告至少出现过一次男性攻击女性的大学情侣样本的研究发现，动机性访谈策略可帮助参与治疗的情侣们减少躯体攻击以及有害的酒精使用。对于那些决定离开家、寻求保护的女性，应使她们便于获得有确定资源配置（如妇女庇护中心）的安全计划。

安全计划

对于那些出现了高危行为或生活在高危情境中的患者而言，建立安全计划、提供支持、提升力量感（empowerment）是非常重要的，因为这些人格障碍患者常常表现为"没有能力组织和计划自己的活动"。针对患者的危机情境，可为其量体裁衣地设计出个性化的、书面化的安全计划，此中信息可提醒患者明确出来的诱发刺激、积极的应对策略、应急服务信息、支持者的具体电话号码或联络信息以及随访预约的时间日期。确认并提供可用的支持性网络，无论是正式形式的，还是非正式形式的，包括朋友、家人、精神支持团体、员工帮助计划（Employee Assistance Programs，缩写为EAP）、员工、支持小组、12 步互助小组、保证人、热线电话、康复小组及同辈小组以及那些能够在治疗期间和治疗之后为患者提供支持的服务。无论是要挑战患者的固有信念、挑战他们相应的无价值感与孤立感，还是要强化安全计划或解决其他问题，患者的家庭与支持性资源都是作用巨大的。关于"不伤害协议"（No-Harm Contracts，缩写为 NHC）的使用目前仍存有争议，并不确定是否可以减少或预防自杀或伤害行为。许尔达尔（Hyldahl）与理查德森（Richardson）建议：临床工作者应慎重考虑是否使用 NHC，而且要谨记，需要持续进行风险评估和治疗工作，订立"不伤害协议"只不过是其中的一部分工作而已。

保险

鉴于保险公司关注的是短程性质的治疗或住院，所以很多保险公司是不会对主要诊断为人格障碍的患者做支付授权的——可能因为"人格障碍"这一病况的慢性（chronic）属性。关于人格障碍的治疗效力，同样也存在着负面的看法与态度。如果患者出现的行为风险急迫，如自伤或伤害他人、无法自理和 / 或物质使用——需要在结构化、系统性的设置下进行治疗，保险公司一般是会同意为更高级别的护理进行授权支付的。患者病历中清晰的文件记录，可针对特定的行为，证明"支持继续治疗"的医疗必要性，也有助于医疗人员与治疗提供者（如针对特定目标的、有具体议程的正式治疗小组）之间保持持续、稳定的沟通交流。临床工作者可能还需要协助所在机构的财务部门设计方案，从而帮助那些没有保险的患者备齐所需文件，力争获得保险支付。保险公司通常会有专门的团队来协助患者处理此事，如密集个案管理者及预防项目工作组。

临床工作者的自我关怀及心理弹性

临床工作者的共情能力，正是他们职业的独特性质所在，但共情同样也会给他们带来困扰和痛苦。临床工作者的自我关怀及其对私人界限的关注是非常重要的。人格障碍患者的个案概念化常会呈现出复杂的面貌，不仅包含高风险行为，而且患者的治疗依从性也颇为多变，这些无疑都会增加负担、造成挑战。在面对危及生命的行为之时，临床工作者也会出现压力应激、关系问题、替代性创伤以及临床障碍。调查表明，心理学工作者们也都面临着出现心理健康问题的风险，包括抑郁，因此心理学工作者务必高度谨慎，以确保可以觉知到自己的不堪重负；确保自己的社会支持、同辈支持和／或督导；还有确保自己的计划与进度符合实际。无论是在过往的培训阶段，还是在当下的实践工作中，强调预防都可有助于培养、强化临床工作者在遭遇困难时的心理弹性。临床工作者要重视"自我关怀"，将之视为个人福祉的必要成分，具体包括保持健康、注重营养、做一些放松性的活动（如冥想）、平衡工作与私人时间。因为电子科技可以让人们全时段地使用时间，所以临床工作者通常很难真正地放松下来、得到休息。计划好休息的时间、设定固定的工作时段、也可与同事轮休，从而能让自己获得一些私人时间，会有助于临床工作者缓解疲劳、休息得当。正式的同事援助计划引入了一些预防性举措，如经常性的自我评估，以及引入了一个可寻求支持的保密性平台。临床工作者所在的工作机构以及相应同事，如果能对临床工作者的状态保持持续的关注觉察并始终提供支持，那么将会促进临床工作者的健康与福祉，并最终造福于所服务的患者群体。

重看乔纳森的案例、重新组织治疗小组

既然院方已经认识到，需要有正式的流程来提高执业质量、为临床工作者提供支持，所以就为治疗小组的全体成员，外加小组外的几位专业人员（作为客观的顾问），启动了个案回顾程序。多科室联合治疗小组开启了彼此支持的、开放沟通的合作过程，他们回顾了乔纳森的心理社会史、个案概念化以及治疗方案，针对"治疗小组怎样合作开展治疗"进行了讨论。在临床方面，治疗小组也讨论了乔纳森的人格特点与应对模式（patterns）是怎样影响他的反应及其对重大应激源的管理的。进而，治疗小组提出了治疗的目标：针对乔纳森诸多的近期生活挑战，如被撵出了公寓，培养其适应性的应对技巧与问题解决的技能。因为乔纳森通常态度轻蔑、讲话挑衅，所以跟别人都合不来，因此，他的治疗方案中增加了针对社交互动技能的训练。在治疗小组的凝聚力建设方面，鼓励小组成员讨论各自遭遇的挫折以及相应的改善建议。这类挫折包括临床工作者缺少指导治疗决策的相关临床信息以及在管理患者的挑战性行为时的无力

感、无能感。为解决以上问题，治疗小组转介乔纳森接受了包括物质滥用筛查在内的心理测评。在此之后，为了让患者更为便捷地在机构内接受心理测评，对治疗方案做出了相应修改。另外，还要为全体工作人员持续地组织培训学习，内容包括：对患者挑战性行为的管理；用贬义的字眼描述患者行为，会如何影响治疗小组对患者的认知与反应；如何保持边界；在发生攻击或使用约束性干预（如治疗性的身体约束）后，如何做出解释说明。为社工人员提供所辖医院的数据库查询权限，以便查询相应的出院后资源、支持与宣导小组、其他的专业支持。治疗小组在深入、清晰地理解了乔纳森的需求与风险之后，提振了工作的信心，并建议乔纳森延长住院一周。在乔纳森的评估显示出其自伤风险较低，而且也有额外的社区资源可以使用之后，他顺利出院了。不过，还是要履行全面的安全计划，包括：接受加护门诊服务、入住可提供结构性及支持性环境的中途之家（halfway house）、从当地的"复原为本的宣导小组"那里获得额外的支持。

第 20 章

汇总与展望

丹尼丝·D. 戴维斯，见第 5 章。

阿瑟·弗里曼，见第 1 章。

"人格障碍"这一概念在不断地演变。有关"人格障碍"的理论观点、问题范畴、定义以及相关术语，在美国精神医学学会陆续出版的各版《精神障碍诊断与统计手册》（即 DSM）中，就有着显著的变化。一些新的障碍得到了确认，而另一些旧有的障碍则被删除。例如，DSM-Ⅲ 删除了 DSM-Ⅱ 里的"不适型人格"（inadequate personality）和"衰弱型人格"（asthenic personality）。同时 DSM-Ⅲ 里首次出现了"自恋型人格障碍"。DSM-Ⅳ 则将"被动-攻击型人格障碍"从正式的人格障碍诊断改为"暂定的"诊断，之后在 DSM-5 中则被降格成为"一种人格特质"。"抑郁型人格"在 DSM-Ⅳ 也是一种"暂定的"诊断，之后在 DSM-5 中同样被降格成了一种人格特质。不过，仍可以将相关的临床病况诊断为"其他特定的人格障碍"（other specified personality disorder）。在诊断史长河中，一些术语也发生了变化。例如，DSM-Ⅰ 里的"情绪不稳型人格障碍"，在 DSM-Ⅱ 中变成了"癔症型人格"，而在 DSM-Ⅲ 中则变成了"表演型人格障碍"并一直沿用至 DSM-5。有几种人格障碍的表面效度较低，相互之间含义重叠也较严重，学界对此一直是忧心忡忡。不过，各人格障碍独特的人格侧写现已可被描绘出来了，而且针对"可鉴别各种人格障碍的特定认知因素"的有效测量工作也在进展中。

DSM-5 的人格障碍诊断标准与《国际疾病分类》有所不同，临床工作者越是同时参照这二者就越可能会混淆不清。诊断分类应提供出一个有效且实用的概念框架来，从而对有效的临床干预以及连贯的临床研究给予支持，这是非常重要的。

评估

持续的评估、认知过程的监测、对个案的概念化决定着治疗的效果。评估的一个总体目标为：确保可以将"长期具有的人格特质"与那些"因为环境或症状性障碍而造成的、更为暂时性的状态"区分开来，而且还要确保对"适应不良"的解读没有文化偏差。认知疗法治疗师通常会整合多方面的资料来源，包括诊断访谈、回顾附带的资料、行为观察、自陈量表以及一直在与患者所进行的讨论内容。使用如"人格信念问卷"或"图式问卷"这样专门设计的测量工具，可精确探查出患者信念的特异性细节，将其人格特征的相对维度勾勒出来。

临床准则

如之前各章所述，认知行为疗法在治疗人格障碍上已取得了巨大的进展。但是，临床执业者在治疗复合型（complex）障碍时还是会面对挑战——没有可靠稳定的、经过验证的治疗方案。而且，在很大程度上，针对每种人格障碍的治疗都是被孤立考量的。然而，前来求治的患者其实极少会完全只符合一种单一的诊断分类。人格障碍患者前来求治时，其表现可能会符合好几种人格障碍的特征，而不会完全符合某一种人格障碍的诊断标准，又或者，这些患者可能同时符合多种人格障碍的诊断。某一种人格障碍的特征，既可能弱化也可能放大另一种人格障碍的特征，进而改变临床体征的模式（pattern）。此外，患者一般也会共病症状性障碍，所以临床工作者可能要些时间才能分辨出那些长期维持着患者痛苦困扰的、稳定且广泛的特征。

在临床实践中，针对复杂的情况给出有效的治疗并不容易。还好，在寻找如何治疗人格障碍患者的方法时，治疗师并非一无所获。回顾本书所列的实证及临床文献——为运用认知行为疗法治疗那些人格功能显著受损或主观痛苦的患者们——提供了一般性的准则。这些准则总结如下。

1. 当干预基于对患者问题的个性化概念化时，会最为有效。 人格障碍患者有着复杂的、根深蒂固的、发展过度的问题，这些问题又与暂时性的、情境性的困难并存。治疗师经常要面对的是，在众多可能的干预目标中，该如何选择？在众多可能的干预技术中，该如何选择？如果治疗师没有思路清晰的治疗方案，治疗很容易变得混乱、无序，而且那些乍看起来适用于患者的干预方法也容易"没效果"或者"帮倒忙"。托卡塔（Turkat）及其同事指出，基于详细的评估形成对患者的个性化概念化，并通过收集新的资料信息以及观察临床干预的效果来检验所做概念化的有效性，这是非常有价值的。

本书所给出的概念化可作为一种基础框架。不过，很重要的是，干预要基于对患者的个性化概念化，而不是想当然地认为，对于某种特定的诊断，存在适用于每位患者的"标准性"概念化。虽然要理解一位情况复杂的患者颇具难度，但鉴于认知行为疗法的概念化会随着治疗推进而细化完善，所以可以说认知行为疗法是一个自修正的过程。一旦治疗师基于初始评估开始了概念化，并去寻求与患者的合作，那么这些努力都将获得有价值的反馈。针对概念化的检验包括：它是否解释了过往的行为，是否说明了当下的行为，是否预测了未来的行为。如果干预工作符合预期，那么就说明概念化目前还是非常准确的。但如果干预无效或造成了预料之外的结果，就说明相应的概念化不充分或只是部分正确。另外，对干预引发的患者想法和感受仔细考察，可为完善概念化及治疗方案提供宝贵的资料信息。

2. 对治疗师和患者而言，彼此合作、对治疗目标达成共识，是非常重要的。 与人格障碍这一类颇具复杂性的患者一起工作时，有必要制定清晰、一贯的治疗目标，从而避免浅尝辄止式的问题切换。但是，这些目标最好是治疗师与患者双方达成共识的，这样便可将妨碍治疗的不合作（noncollaboration）以及权力争夺最小化了。如果患者给出了大量含糊不清的主诉，而且也不愿意针对治疗师认为特别成问题的行为做出改变，那么共识性的治疗目标是很难建立的。投入时间与努力发展双方都可接受的目标是一种良性投资——有可能最大化患者的改变动机、最小化治疗阻抗，还有助于保持治疗焦点的一致性。询问患者："变得更好"对其意味着什么？"变得更好"在现实生活中又是怎样的具体体现？一般可借此建立起共识性的治疗目标。治疗师要常跟患者探讨"改变"，从而引出患者的矛盾心态，并让他们找到追求改变的原因所在，这样做会有助于患者对治疗目标保持持续的投入与追求。治疗师可能还需要调整自己的目标取向，同时运用如动机访谈这样的技术，可避免引起患者的阻抗，还能有助于他们成功地克服其矛盾心态。

　　3. **要更多地关注治疗师 - 患者关系。**无论是认知行为疗法，还是其他取向的疗法，良好的治疗关系都是有效干预的必要条件。行为及认知行为治疗师通常的习惯是：在治疗开始时建立直接明了的合作关系，在随后进程中则没有更多地关注双方的治疗关系。但是，如果治疗的是人格障碍患者，那治疗通常就没法这样"直接明了"了。患者失功能的图式、信念及假设会导致其偏差性地知觉他人，同样也会造成他们偏差性地知觉治疗师，而患者在治疗以外关系中表现出的失功能人际行为，很可能也会出现在治疗师 - 患者的关系之中。患者成长至今明确显现的依恋模式，可用于理解他们如何看待治疗及治疗师——焦虑、矛盾、无序或疏离？治疗师 - 患者关系上的这种人际困境，如果得不到有效处理，可能会干扰治疗。但是，这种困境也为治疗师提供了实境观察和干预的契机，而不是只能依靠患者对会谈以外人际问题的报告才得以进行。

　　在人格障碍患者的治疗中，有一种现象不但更为突出，而且还是治疗的核心所在，即传统所说的"移情"。该术语是指患者基于自己过往的重要人际经验，而非基于治疗师的行为，对治疗师产生了极端或持久的错误认知。从认知的角度看，该现象源于患者过度概况的信念及其在重要关系中所习得的期望。人格障碍患者对于"所害怕的事物"，一般会风声鹤唳、草木皆兵，当治疗师的行为与其预想的情况似乎吻合时，他们就倾向反应过激。这类情感强烈的反应一旦出现，治疗师就需要意识到"患者对他人偏差性的看法造成了这种情况"，还要迅速明白"患者的想法"，直接但不失敏锐地处理他们对治疗的误解。虽然此类反应会造成很多问题，但也为识别那些在患者现有问题上发挥着重要作用的信念、预期、人际策略提供了契机。治疗师也因此有了机会不按患者失功能信念或预期中的方式回应，并帮助患者理解认知模型的工作原理及其如何能帮助他们打破问题性的关系模式。"共情性的人际反馈"及"有限定的或部分的再抚育"技术在这一环节是特别需要的。

　　4. **开始时，要考虑那些无须患者做太多自我披露的干预形式，特别是对那些不信任他人的、高焦虑或高恐惧的患者而言。**很多人格障碍患者一开始都是不愿意在治疗中披露自己的。他们可能是不信任治疗师，可能会对"哪怕稍微亲密一点点的关系"都感到不舒服，可能担心被拒绝，等等。有时候，要进行的干预可能是从一开始就广泛讨论患者的想法及感受，但是通常而言，治疗还是从行为干预开始，然后才逐渐引入自我披露。在开始阶段，治疗师针对具体的行动给出一些小建议，会让患者有具体的事情可做，这能给患者时间去适应治疗，也能给治疗师时间去取得患者的信任、探索患者对自我披露感到不适的原因。

5. 那些提升患者自我效能感的干预，通常可降低症状强度并推动其他干预的开展。 人格障碍患者情绪反应及行为反应的强度，常会因为他们担心自己无力应对而恶化。这种担心不但会加剧患者的情绪反应，而且还可能让他们做出过激的反应。只要能提升患者应对问题情境的信心，通常就能降低他们焦虑程度、缓解他们的症状，有利于他们三思而后行，也能推动其他干预的开展。患者的自我效能感，即"他们相信自己可以有效应对所遇到的具体问题"，可通过以下方式得到提升：矫正患者对"情境需求"的夸张化认知，或他们对"自身能力"的妄自菲薄；学习掌握新的应对技能；或者将以上两方面结合起来。在治疗的早期阶段去提升患者的自我效能感，同样传达出了"治疗师相信患者的能力"，为患者注入了来自他人的鼓励——这可能是患者一直以来都缺乏的。

6. 不要太倚重言语形式的干预。 患者的问题越严重，就越需要运用行为干预来达成认知与行为的改变。体验式技术，如会谈中的角色扮演以及会谈之间逐级进行的"行为实验"，能帮助患者对有关事件脱敏、建立信心，对自己不切现实的信念与预期发起更有效的挑战。当只能做言语形式的干预时，具体且真实的生活实例通常会比抽象性的、哲学性的探讨更为有效。其他的体验式技术还包括正念练习、意象法、图式对话、情感觉知训练，这些方法能为患者创造出强度足够的治疗体验。

7. 识别并处理患者的恐惧在先，实施改变在后。 人格障碍患者常会将强烈的、不可言状的恐惧深深植入自己的信念与假设之中，从而导致一种笼统而普遍的恐惧——"如果我有所改变，就会有不好的事情发生。"想搁置这些恐惧，单纯引导患者"做起来"，通常是不会成功的。如果治疗师能先与患者探讨他们的预期与担忧，然后再考虑改变，那么有可能降低患者针对治疗的焦虑程度，并提升他们的治疗依从性。治疗师可将总体性的目标分成更小的子目标，从而让"改变"更具可控性，也更方便患者看到"好的事情会发生"。例如，患者的总目标是"更为自信决断"，可先针对以下的子目标开展工作——应对一位难相处同事的低程度挑衅。

8. 帮患者适应性地应对厌恶性情绪。 人格障碍患者通常会在某些特定情境中体验到非常强烈的厌恶性情绪。这种强烈的情感反应对他们自身而言是很严重的问题。更重要的是，患者试图回避体验这种情绪，希望逃离这种情绪——患者对这种情绪的认知及行为反应，往往发挥着重要的作用，左右着他们的问题。人格障碍的患者，很多都成长于情感扭曲或情感不被认可的环境中，极少或压根就没有耐受、管控厌恶性情绪的经验，他们不知道该如何从这类情绪中复原。因此，应对技能的缺失维持着他们"一体验到厌恶性情绪，就开始害怕随之而来的后果了"。针对这种情况，需要进行特别的干预，旨在提升患者耐受及有效应对强烈情感的能力。患者一般乐于接受治疗师运用"共情性面质"，即治疗师认可（validate）患者的情绪，然后指出"以适应不良的方式（内化或外化的方式）表达情绪"的风险所在，然后再讲解更具功能性的表达方式，并鼓励患者选择运用。

9. **帮患者应对由治疗干预引发的厌恶性情绪**。患者除了会在日常生活中体验到强烈的情绪，治疗本身也会引发他们这样的体验。一旦治疗进展到需要患者直面他们对人对己的恐惧，需要他们做出生活上的改变，需要他们勇于自我披露，需要处理他们的痛苦记忆，就会激起患者一系列情感反应。治疗师要觉察到患者因治疗而引发痛苦情绪，理解、同情并指导患者运用新学习的应对技能。否则，这类情绪体验很可能造成患者的治疗脱落。如果治疗师具有定期寻求患者反馈的习惯，而且也能留意患者在会谈中的非言语情绪表达，那么觉察到这类问题性的情感反应也并非难事。一旦这类厌恶性情绪出现了，对治疗师而言，重要的是能对患者的想法与感受做出概念化理解，并且也要帮患者理解他们自己的情感反应。治疗师要把握好治疗的步调节奏，使其利大于弊，并确保患者也明白这一点。

10. **要预计到作业完成方面的问题**。人格障碍患者很多都不做作业，造成这种情况的因素有很多。除了前文说过的治疗师-患者关系以及患者害怕"改变"以外，人格障碍患者的失功能行为也是根深蒂固的，而且也常被其环境所强化。不过，与其说"不做作业"是一种治疗阻碍，不如说这正好为详细考察患者激活状态的图式与模式（modes）提供了契机。治疗师要通过合作性的回应，请患者思考这些阻碍，并评估相应的干扰情况。治疗师需要制定一个方案，以精确探明患者在想起做作业但最终决定不做时，他们的想法是什么，这可能揭示出的最严重的治疗阻碍；当然也需要仔细考量，有可能是作业太复杂了，或者是与患者的目标不相干，又或者治疗师没有合作性地布置作业。

11. **不能先入为主地认为患者所处的环境合乎常理**。某些行为，如自信决断，通常而言都是适应性的，因此也容易让人觉得"放之四海而皆准"。但是，人格障碍患者往往是不正常家庭的产物，患者自己往往也生活在不正常的环境中。治疗师需要评估，一旦患者做出了改变，他们身边的重要他人会如何反应？而不能先入为主地认为这些人的反应一定会合乎常规。通常，让患者先在低风险的情境中实验新行为，是会有帮助的，因为这样唤起的焦虑会更少，也让患者有机会练习、完善相应的技能，然后再去面对更具挑战性的情境。治疗师承认"患者所处的环境可能不正常、极具挑战性"会非常有助于患者对治疗持之以恒，也会显著促进他们的自我效能感。当患者得到以下的反馈"你所处的环境，无论对谁而言可能都是艰苦的"时，会有助于他们更准确地理解什么是正常的，什么又是不正常的。这有助于培养患者"基于事实来思考"（fact-based thinking）的技能。

12. **要安排时间来回顾患者的发展（成长）叙事。**我们所见的人格障碍患者，大多在成长中都有着社会性的前置事件（antecedents）：要么是不被认可、多被批评的童年环境；要么是冰冷、严苛的童年环境；要么就是不稳定、混乱、周围人喜怒无常的童年环境；或者有其他影响严重的创伤事件，尤其是人际性的创伤。将此类成长经历作为潜在的影响因素加以探索，可帮助患者形成关于"成长岁月中逐渐建构起的图式模式（modes）"的概念化理解，从而明白"自己的信念与行为，在某些成长时刻中，是具有意义的"。回顾成长叙事，不是为了搜捕和控诉相关的照料者，而是为了帮助患者理解那些塑造着他们信念的痛苦推论最初是怎样形成的，又为何会形成。治疗师可以做以下解释：过去的记忆成了偏差性信息加工的组成部分，造成了问题的持续维持，但是这种情况是可以通过治疗来改变的。同时，治疗师还要根据患者的具体情况，把握成长史回顾的时机与深度。如前文所述，有的患者不信任他人，他们可能一开始更愿意聚焦在行动步骤上，而需要更多的时间来适应自我披露。另一类患者可能很适应自我披露，但需要帮助他们处理因探索成长史而引发的强烈情绪。可在评估患者时，简要地涉及成长史信息，然后再在之后的会谈中进一步探索，请患者简略说明或者是请他们展开讲述自己的成长史。这种探讨，无论步调节奏如何，都是为了弄明白：这些重要的经验，是如何支持或者驳斥了患者的问题性信念与假设，又该如何理解或修正这些经验，从而推动患者做出改变。

13. **治疗计划中必须有"界限设置"这一环节。**设置稳固的、合理的界限，一如既往地坚定执行，对于人格障碍患者的治疗具有以下意义：第一，一如既往地设置界限，能帮助患者以更为适应性的方式组织生活，防止他们行为过激而给自己和他人造成问题；第二，"设置界限"给治疗师提供了机会，向患者示范理性的问题解决方式；第三，"设置界限"还为维持长期的、潜在不稳定的治疗关系提供了一种安全的结构；第四，恰当的设限也会减少治疗师觉得自己被患者利用、心生怨恨的风险，并降低治疗脱轨失控的风险。

治疗师慷慨无私地、尽己所能地帮助一位深受痛苦煎熬的患者，这看似是件好事，但这种"慷慨无私"却容易适得其反。治疗师给患者特别的对待，如果时间较短，这样可能还可以接受。但如果是经年累月地要求特别对待，那治疗师就难以承受了。如果治疗师听任事态发展，直至自己心生怨恨之情，那么就已经严重妨碍有效的治疗了。特别重要的是，治疗师要格外小心，所做的回应不要在无意中强化了患者的失功能行为——破坏边界、期待特权、操纵关注。

14. 治疗师要关注治疗过程中自己的情感反应。与人格障碍患者互动，可能会引发治疗师各种各样的情感反应：从共情性的抑郁体验，到强烈的愤怒、沮丧、恐惧或性吸引。治疗师需要觉察到这类可能的情感反应，从而将其作为可备使用的资料信息。治疗师可以对自己使用某些认知技术（如"失功能思维记录表"），回顾所做出的个案概念化，和/或与某位具备客观性的同事会诊磋商。治疗师应将自身的情感反应视为治疗过程的自然产物，而不要将之视为错误或失误。若治疗师尝试回避或压抑情绪，则会增加治疗关系受损的风险。

治疗师的情感反应不是无故出现的。虽然他们异乎平常的强烈情感通常是对患者某些行为的反应（reaction），但是，也可能还有更为突出的原因存在，如治疗师自己的成长史或职业问题。因为治疗师可能在并未理性觉察到患者的某种行为模式（pattern）之前就早已对此做出情感反映了，所以，治疗师准确解读自己的反应其实可有助于觉察到患者的行为模式。

治疗师要不要跟患者披露这类情感反应呢？如果要，如何将这种披露服务于治疗呢？这些都是需要仔细考虑的。一方面，人格障碍患者可能会对治疗师的自我披露反应过强，很容易就误读了这部分信息。另一方面，治疗师对患者的情感反应——无论是治疗师透过非言语线索明显表现出来的，还是患者基于其他的关系经验推测出来的——如果治疗师不予披露，就很可能导致患者的误解或不信任。究竟要怎样选择，治疗师最好充分考虑个案的概念化、患者当前的状态、治疗关系状况，还有治疗师自己的唤起水平及应对能力之后，再来决定。共情性的人际反馈是一项重要的技术，对于某些人格障碍而言，这项技术是有效干预的必备成分，如自恋型人格障碍——因为操纵他人是这种心理病理现象的核心部分。治疗师运用这种共情性反馈，始终要以温暖和支持的方式来传达，但是，只要患者的适应不良行为在治疗会谈中出现了，治疗师就要给出相应的反馈。反馈是要立刻、当场给出的，一旦患者的模式（mode）被激活，他们就会出现情感唤起体验，这将有助于患者的改变。

15. 治疗师要对治疗时长、治疗目标抱以现实的预期，而且他们的自我评价标准也要切合现实。许多运用行为疗法及认知行为疗法的治疗师，都习惯了相对快速高效地取得实质性的治疗成果。一旦治疗进展缓慢，这样的治疗师就容易有挫折感，以及对"阻抗的"患者动怒，而如果他们与患者的互动愈发困难了，或太容易引发情绪了，这些治疗师又会陷入自我批评与灰心丧气之中。所以，无论治疗是部分成功，还是部分不成功，都要谨记：许多因素在影响着治疗的结果，治疗师的业务胜任力只是其中一个因素而已。当治疗进展缓慢时，治疗师既不要过早放弃，也不要固执在不成功的方法上。行为及认知行为干预可以为某些人格障碍患者带来实质性的、持久性的改变，但却只能为另一些患者带来适度有限的变化，而在某些患者身上甚至几乎没有效果，至少短期看是没有效果的。

结论

在过往的二十年中，人格障碍特异性认知特征的确定以及认知干预技术的完善这两方面都取得了飞快的发展。今后的研究前沿，除了要进一步建立人格障碍认知干预的临床效力外，可能还要明确人格障碍形成或发生改变的一般性路径。希望在不久的将来，人格障碍这种一度广为人知的难治型障碍能找到相应的治疗方法，就如同曾经在情感障碍和焦虑障碍领域发生的情况一样。

认知行为疗法已从最初的默默无闻，成长为世界上发展最快的心理疗法。我对《人格障碍的认知行为疗法》第三版尤为自豪，因为这是许多最有能力的同仁们（当然也包括我的女儿朱迪斯）精诚合作的结果。感谢本书的每一位撰稿者，还要特别感谢丹尼丝·戴维斯、阿瑟·弗里曼、苏珊·布拉希汉姆（Susan Blassingame）、卢卡斯·祖罗（Lucas Zullo）以及凯莉·迪维尼（Kelly Devinney），多亏了他们，本书第三版才能开花结果。

——亚伦·T.贝克

多年来，蒂姆·贝克与阿瑟·弗里曼一直致力于推动认知疗法发展，他们鼓舞和启迪着后继者。随着本书几个版本相继问世，我与蒂姆、阿瑟的友情日渐深厚，他们对我的鼓励也始终如一，我要在此向他们表达我个人最深的谢意。他们对我的信任，我视若珍宝。本书的撰稿人也都非常出色，都令人受益匪浅；虽然时间紧、任务重，但他们依然非常积极；能有机会向他们学习，我心存感激。我与温蒂·比哈里（Wendy Behary）以及朱迪斯·贝克合作，重新编写了几章内容，我对她们十分敬佩。此外，我还要感谢我生活中的搭档、爱人——查理·沙贝尔（Charlie Sharbel），感谢你给我的欢乐，感谢你为我留出足够的空间，并始终如一地支持我，让我能全情投入到本书的工作之中。

——丹尼丝·D. 戴维斯

1977 年，我来到宾夕法尼亚大学认知疗法治疗中心工作，从那时算起，我与蒂姆·贝克已经合作了将近 40 年。这是我职业生涯的转折点，也是我个人生活的转折点。蒂姆是我的同事、搭档、好友，他给过我很多指导与支持，也给过我很多批评，能与他共事，是我的荣幸。同样，过往的 35 年里，丹尼丝·戴维斯也是一位不可多得的好同事、好朋友、好搭档。我在费城医学院以及现在在中西大学的同事、学生及好友，也都为我提供了丰富的资源，助我思考，助我形成概念化，我能在工作中感到满足，享受其中，体会到此中之乐趣，也是他们的功劳。在此感谢他们每一个人。

——阿瑟·弗里曼

版 权 声 明

好书推荐

基本信息

书名：《异常心理学》（第 9 版）

作者：杰弗里·S. 尼维德（Jeffrey S.Nevid）

斯潘塞·A. 拉瑟斯（Spencer A.Rathus）

贝弗利·A. 格林（Beverly S. Greene）

定价：168.00 元

书号：978-7-115-48571-7

出版社：人民邮电出版社

出版日期：2018 年 8 月

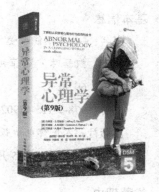

推荐理由

- 根据 DSM-5 全新改版，以使其符合 DSM-5 的分类标准。
- 《异常心理学》一书的三位作者都是长期从事心理障碍与异常行为研究、教学和临床实践工作的临床心理学家，他们不仅学术造诣深厚，而且有丰富的临床和教学经验。本书第 6 版曾被选中列入"当代心理科学名著译丛"，广受心理咨询师、心理学专业学生和老师以及大众的认可。
- 本书重点章节由国内临床与心理学界知名专家审定，保证了内容的专业性和实用性。
- 考虑到书中有大量的图片和表格，也为了把原版书的风采呈现给读者，本书采用大开本、全彩印刷，提升读者的阅读体验。

作者简介

杰弗里·S. 尼维德（Jeffrey S. Nevid）

◎ 纽约圣约翰大学心理学教授，教授临床心理学博士课程，持有美国职业心理学委员会的颁发临床心理学资格证书，美国心理学会和临床心理学学会的会员，担任数家心理学杂志的编辑。

斯潘塞·A. 拉瑟斯（Spencer A. Rathus）

◎ 他在（纽约州立大学的）阿尔巴尼分校获得了博士学位，是新泽西学院的教员。他感兴趣的领域包括心理评估，认知行为治疗，以及异常行为。

贝弗里·S. 格林（Beverly S.Greene）

◎ 阿德菲大学研究所临床心理学博士，圣约翰大学的心理学教授，临床心理学学会的董事会成员，担任众多学术期刊的编辑。

好书推荐

基本信息

书名：《外表不能承受之重：疗愈躯体变形障碍》

作者：凯瑟琳·A.菲利普斯（Katharine A. Phillips）

定价：69.90 元

书号：978-7-115-47902-0

出版社：人民邮电出版社

出版日期：2018 年 5 月

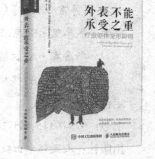

推荐理由

- 作者是 DSM-5 焦虑、强迫谱系、创伤后应激障碍和解离障碍工作组主席。
- 集合了几十年的研究与实践成果。
- 案例详实生动，症状呈现直观，引起共鸣。
- 书中对于家人的指导与建议，帮助家人与患者相处，切实减少家庭矛盾。
- 书中对各种治疗方法的总结以及治疗结果的呈现，令人信服，有助于患者做出正确的选择。
- 本书数据更新，视角更全面，案例更精炼，语言更简洁。

专家和读者推荐

菲利普斯博士又一次完成了一件了不起的事，这本充满同情和希望的《外表不能承受之重：疗愈躯体变形障碍》，有助于人们全面理解躯体变形障碍，同时还提供了行之有效的治疗方法。毫无疑问，这本书将会成为普及躯体变形障碍相关知识及治疗方法的佳作。

——布兰妮·布林霍尔　躯体变形障碍中心主任

我是一个心理学家，从事 BDD 的治疗，我认为这是一本非常有用的书。书里分享的统计数据和生活故事很有用，因为 BDD 患者发现还有很多和他们一样的人，他们并不孤独。这本书资料丰富，逻辑清楚，其最突出的优点，就是让咨访双方更加理解这种疾病。

——R. N. 卡罗尔　博士

《外表不能承受之重：疗愈躯体变形障碍》是一本很有价值的书，清晰易懂且内容丰富，很适合普通大众阅读，对于临床心理咨询师、心理医生也大有助益。

这本书帮助我理解了躯体变形障碍患者的家人所处的困境，教给了我知识和技术，让我能更有效地为家人提供支持。更为重要的是，它消除了我的误解，帮助我避免了一些错误的做法。

——亚马逊读者